Posttraumatische Belastungsstörung und Substanzmissbrauch

Lisa M. Najavits

Posttraumatische Belastungsstörung und Substanzmissbrauch

Das Therapieprogramm „Sicherheit finden“

2., unveränderte Auflage

Deutsche Übersetzung und Bearbeitung von
Ingo Schäfer, Martina Stubenvoll und Anne Dilling

hogrefe

Die Originalausgabe dieses Buches ist unter folgendem Titel erschienen:
Seeking Safety. A Treatment Manual for PTSD and Substance Abuse

Wichtiger Hinweis: Der Verlag hat gemeinsam mit den Autoren bzw. den Herausgebern große Mühe darauf verwandt, dass alle in diesem Buch enthaltenen Informationen (Programme, Verfahren, Mengen, Dosierungen, Applikationen, Internetlinks etc.) entsprechend dem Wissensstand bei Fertigstellung des Werkes abgedruckt oder in digitaler Form wiedergegeben wurden. Trotz sorgfältiger Manuskriptherstellung und Korrektur des Satzes und der digitalen Produkte können Fehler nicht ganz ausgeschlossen werden. Autoren bzw. Herausgeber und Verlag übernehmen infolgedessen keine Verantwortung und keine daraus folgende oder sonstige Haftung, die auf irgendeine Art aus der Benutzung der in dem Werk enthaltenen Informationen oder Teilen davon entsteht. Geschützte Warennamen (Warenzeichen) werden nicht besonders kenntlich gemacht. Aus dem Fehlen eines solchen Hinweises kann also nicht geschlossen werden, dass es sich um einen freien Warennamen handelt.

Bibliografische Information der Deutschen Nationalbibliothek
Die Deutsche Nationalbibliothek verzeichnet diese Publikation in der Deutschen Nationalbibliografie; detaillierte bibliografische Daten sind im Internet über http://dnb.dnb.de abrufbar.

Hogrefe Verlag GmbH & Co. KG
Merkelstraße 3
37085 Göttingen
Deutschland
Tel. +49 551 999 50 0
Fax +49 551 999 50 111
verlag@hogrefe.de
www.hogrefe.de

Satz: Beate Hautsch, Göttingen
Druck: mediaprint solutions GmbH, Paderborn
Printed in Germany
Auf säurefreiem Papier gedruckt

2., unveränderte Auflage 2019

ISBN 978-3-8017-3020-8
http://doi.org/10.1026/03020-000

Meinen Eltern
Magda Najavits (1929-1980)
und Joseph Najavits (1918-1996),
die immer nach den Idealen strebten,
die dieses Buch prägen

Inhaltsverzeichnis

CD-ROM

Die CD-ROM enthält PDF-Dateien von allen Materialien, die für die Durchführung des Therapieprogramms notwendig sind. Die PDF-Dateien können mit dem Programm Acrobat® Reader (eine kostenlose Version ist unter www.adobe.com/products/acrobat erhältlich) gelesen und ausgedruckt werden.

Vorwort

Ich gehöre zur dritten Generation von Frauen in meiner Familie, die eine Posttraumatische Belastungsstörung (PTBS) bewältigt haben. Meine Mutter und Großmutter waren Ungarinnen, die den Horror des Holocaust überlebten und dabei wiederholte Traumatisierungen erlitten. Meine Mutter war zu Beginn zehn Jahre alt. Im Jahr 1987 brachte mir ein Fremder in New York bei einer versuchten Vergewaltigung mit einem Rasiermesser Schnittverletzungen im Gesicht bei. Ich erwähne diese Geschichten, weil das vorliegende Werk Ergebnis der emotionalen Arbeit ist, die erforderlich war, um diese Traumatisierungen zu bewältigen – sowohl jene Arbeit, die ich bei meiner Mutter und Großmutter beobachtet habe, als auch meiner eigenen. Ich erwähne diesen Hintergrund auch, weil dieses Buch (auf irrationale, anachronistische Weise) einen Versuch darstellt, ihr Leid zu lindern, das ich als Kind gespürt habe und für dessen Linderung ich mich verantwortlich gefühlt habe. Mir ist jedoch auch bewusst, dass viele der von uns behandelten Patienten weitaus schlimmere Geschichten haben. Zu diesem späten Zeitpunkt stellt das vorliegende Buch einen Lösungsversuch dar, der, wie ich hoffe, anderen Menschen helfen kann. Der einzige Nutzen, der vielleicht aus dem Leid hervorgeht, ist, dass man daraus lernen und es in etwas umwandeln kann, das anderen hilft. Wenn ich die Zeit zurückdrehen könnte, würde ich mir wünschen, dass meine Familie mehr Hilfe bekommen hätte als zum damaligen Zeitpunkt, als das Wissen über Traumatisierungen und ihre Behandlung noch völlig unterentwickelt war.

Ich bin glücklich, dass ich die Möglichkeit hatte, dieses Projekt in den vergangenen Jahren voranzubringen. Wir befinden uns im Moment in einer sehr aufregenden Phase, in der neue Psychotherapien entwickelt und Fortschritte insbesondere in der Behandlung von PTBS und Suchtmittelmissbrauch gemacht werden. Es ist bemerkenswert, wenn man sich vor Augen führt, wie jung diese Bereiche sind. Der Begriff „Alkoholismus" wurde erst vor 150 Jahren geprägt. Die Anonymen Alkoholiker (AA) sind 1935 gegründet worden. Das erste AA-basierte Therapieprogramm für Suchtmittelmissbrauch, das Minnesota-Hazelden-Programm, wurde erst 1950 eingeführt (Miller, 1995) und das National Institute on Drug Abuse (NIDA), welches das vorliegende Projekt ermöglicht hat, wurde erst in den 70er Jahren gegründet. Die psychotherapeutische Behandlung von Substanzmissbrauch wurde in der ersten Hälfte des 20. Jahrhunderts sogar als „Verschwendung" erachtet (Najavits & Weiss, 1994a), und erst in den vergangenen zehn Jahren sind bemerkenswerte Erfolge erzielt worden, Suchtmittelmissbrauch mit anderen psychischen Erkrankungen in Zusammenhang zu bringen. Ebenso wurde die PTBS erst 1980 als psychiatrische Erkrankung klassifiziert, und die Aufmerksamkeit, die dieses Krankheitsbild erhalten hat, unterlag im Verlauf des 20. Jahrhunderts starken Schwankungen (Herman, 1992). Vergleichbar einem Patienten in der Therapie haben also auch diese beiden Bereiche im Laufe der Zeit unterschiedliche Stadien durchlaufen.

In diesem Buch habe ich versucht, ein Behandlungsmodell zu entwickeln, von dem ich hoffe, dass es anderen helfen wird. Es vereint in sich eine Mischung verschiedener Einflüsse, über sechs Jahre empirische Erprobung mit Patienten im Rahmen verschiedener Studien und viel Erfahrungswissen, das durch Versuch und Irrtum entstanden ist (siehe Kapitel 2). Es befindet sich in einer frühen Entwicklungsphase. Obgleich es die erste Behandlung für diese Doppeldiagnose mit einer publizierten empirischen Überprüfung ist (Najavits, Weiss, Shaw & Muenz, 1998e), hatte diese Überprüfung den Charakter einer Pilotstudie. Es gibt noch weitaus mehr zu erforschen, etwa wie sich dieses Modell in verschiedenen Settings und bei unterschiedlichen Patientengruppen bewährt und ob es spezifisch für die Behandlung dieser Doppeldiagnose ist. Bislang sind mehrere Studien abgeschlossen worden, andere laufen noch. Trotz der sehr frühen Entwicklungsphase dieser Therapie können bereits einige sehr positive Ergebnisse festgehalten werden, sowohl im Bereich der Forschung als auch in der klinischen Erprobung mit Therapeuten und Patienten, die das Programm eingesetzt bzw. durchlaufen haben (siehe Kapitel 2).

Ich möchte außerdem festhalten, dass ein Manual zwar den Eindruck erwecken kann, „alle Antworten" parat zu haben (und das vorliegende aufgrund seiner hohen Strukturiertheit, seines Umfangs und der Menge an Arbeitsblättern vielleicht mehr als die meisten anderen), mir jedoch sehr bewusst ist, dass es keine einfache Antworten gibt. Es ist sogar ein wenig ironisch, dass ich, die ich immer geglaubt habe, der Therapeut sei weitaus wichtiger als das Therapieprogramm, ein Manual geschrieben habe. Was ich deshalb versucht habe, ist Therapeuten eine Menge an Material zur Verfügung zu stellen, das sie in dieser Form nicht ohne viel Mühe allein hätten zusammentragen können. Aber in letzter Instanz *sind* die Therapeuten die Therapie. Ich mache mir keine Illusionen darüber, dass dieses Manual, wenn es inkompetent eingesetzt wird, viel Gutes bewirken kann. Umgekehrt glaube ich nicht, dass bei hoher Kompetenz gute Ergebnisse von einem Manual abhängen. Ein Manual ist ein Werkzeug und wie jedes Werkzeug kann es dazu verwendet werden zu helfen oder zu schaden. Ein scheinbar so einfaches Thema wie „Um Hilfe bitten" kann den Patienten so vermittelt werden, dass sie sich gestärkt, aber auch so, dass sie sich herabgesetzt fühlen. Ich muss auch erwähnen, dass diese Behandlung auf meinen eigenen Bewältigungsstrategien basiert. Es ist handlungsorientiert und informativ, aber (wie ich hoffe) auch sensibel gegenüber dem emotionalen Schmerz, der die Patienten in die Therapie führt. Vor einiger Zeit habe ich im Gespräch mit Kollegen festgestellt, dass jeder von uns eine Behandlung entwickelt hatte, die unser eigenes individuelles Bewältigungsverhalten widerspiegelte, mit allen damit verbundenen Vorlieben und Neigungen.

Als ich dieses Buch schrieb, war es für mich sehr wichtig, den Versuch zu unternehmen, mich nicht nur auf die Tradition der kognitiven Verhaltenstherapie (KVT) zu beziehen, sondern zum Teil auch auf die psychodynamische Therapie. Teilweise beruht dies auf dem außergewöhnlichen Privileg, dass ich während meines Studiums und der klinischen Ausbildung (und darüber hinaus) sowohl KVT als auch psychodynamische Modelle studieren musste. Aber es geht auch auf meine Arbeit als Therapeutin zurück, denn keines der beiden Modelle hat sich für mich vollständig angefühlt. Beide therapeutischen Schulen können sich gegenseitig sehr bereichern. Wie ein Kollege beim Lesen eines Entwurfs dieses Manuals sagte: Das psychodynamische Element hat „durch die Hintertür hereingelinst." Auch wenn die Behandlung in erster Linie auf KVT aufbaut, hoffe ich doch, dass es auch ein wenig von der Weisheit der psychodynamischen Therapie in sich trägt. Da Substanzmissbrauch ein Schwerpunkt der Therapie ist, werden auch Zwölf-Schritte-Gruppen und andere Selbsthilfetraditionen gewürdigt.

Mir ist zudem sehr bewusst, was diese Behandlung nicht leisten kann. Ich kann nicht die erbarmungslose Tendenz der Menschen verhindern, einander zu verletzen. Ich kann nichts ausrichten gegen die ungeheuren Schwierigkeiten, mit denen die am meisten benachteiligten Patienten zu kämpfen haben (angefangen von schwierigen Lebensumfeldern bis hin zu einem unzureichenden Sozialsystem). Ich kann die ungeheuren Investitionen seitens der Patienten, Therapeuten und der Gesellschaft nicht ausgleichen, die unabhängig von Therapiemanualen für einen tief greifenden Lernprozess erforderlich sind. Trauma ist eine extreme Form von *Pech* – das Pech, in der falschen Familie, am falschen Ort oder zur falschen Zeit geboren worden zu sein. Das Leben ist von der Unsicherheit überschattet, dass ohne Grund und ohne Gerechtigkeit die Dinge extrem schief gehen können. Auch Substanzmissbrauch ist eine Erkrankung, die durch Kontrollverlust charakterisiert ist, und in Verbindung mit einem Trauma ist es eine enorm schwere Aufgabe, sie zu bekämpfen.

Und schließlich weiß ich sehr genau, dass Veränderung ein mysteriöser Vorgang ist. Es ist schwer vorauszusehen, wem es gelingt, sich zu verändern, und warum. Viele Dinge geben Impulse – ein Therapeut, ein Buch, etwas, das in bestimmter Weise an einem bestimmten Tag gesagt wird – aber am Ende weiß man nicht, was wirklich Veränderung bewirkt hat. Trotzdem steht außer Frage, dass ein Veränderungsprozess von den Patienten und Therapeuten alles verlangt. Zwei meiner Lieblingszitate beschreiben, wie unglaublich schwierig Veränderung ist.

Do you think it is easy to change?
Alas, it is very hard to change and be different.
It means passing through the waters of oblivion.
D. H. Lawrence, aus dem Gedicht „Change" (1971)

How do people change? God splits the skin with a jagged thumbnail from throat to belly and then plunges a huge filthy hand in, he grabs of your bloody tubes and they slip to evade his grasp but he squeezes hard, he insists he pulls and pulls till all your innards are yanked out and the pain! We can't even talk about that. And then he stuffs them back, dirty, tangled and torn. It's up to you to do the stitching.
Tony Kushner, aus dem Theaterstück „Angels in America" (1994)

Dies ist nicht erfreulich, aber auch das, was diese Patienten erlebt haben und die emotionalen Tiefen, die sie im Laufe ihrer Genesung durchmachen müssen, sind nicht erfreulich. Sie verdienen das Beste, was wir ihnen geben können, und eine Zukunft, die besser ist als ihre Vergangenheit.

Lisa M. Najavits

Danksagung

Dank gebührt folgenden Menschen, ohne die diese Arbeit nicht möglich gewesen wäre:

- Den Mentoren, bei denen ich das Privileg hatte zu lernen: Steve Hollon, PhD; Hans Strupp, PhD; John Gunderson, MD und Roger Weiss, MD. Steve und John gebührt besonderer Dank dafür, dass sie mich zu intellektueller Strenge geschult haben: Klischees zu vermeiden, hart zu arbeiten und sowohl Patienten wirklich zuzuhören als auch Daten zu sehen, ohne voreingenommen zu sein. Ich hatte Glück, in entscheidenden Momenten meiner Ausbildung auf so viel Idealismus zu stoßen und sowohl KVT als auch psychodynamische Therapie von diesen Vorbildern zu lernen. Roger Weiss ist für meine Karriere im Suchtbereich verantwortlich. Er gab mir 1992 den Anstoß, den Antrag zu stellen, mit dem das vorliegende Projekt begann, und er war der Mensch, der mir als Ratgeber bei der Durchführung am beständigsten zur Seite stand. Hans war einer meiner Helden ebenso als Mitbegründer der Psychotherapieforschung wie aufgrund seiner Freundlichkeit und Großzügigkeit während meiner Karriere.
- Den teilnehmenden Patienten in den Studien und Therapiegruppen am McLean Hospital, die aus diesen Seiten sprechen.
- Den Kollegen auf dem Gebiet von PTBS und Substanzmissbrauch für ihre Zusammenarbeit und Freundschaft: Bonnie Dansky, PhD; Margaret Kramer, PhD; Vivian Brown, PhD; Denise Hien, PhD; Lisa Litt, PhD; Joe Ruzek, PhD; Caron Zlotnick, PhD; Norma Finklestein, PhD, und die Mitarbeiters des WELL-Projekts; Kathleen Brady, MD; Bob Rosenheck, PhD; Frances Hutchins, PhD; Terry North, MA und Carey Smith, MA.
- Den Therapeuten, die in den Studien diese Therapie durchgeführt haben, die rohen Entwürfe und hohen Erwartungen toleriert und hilfreiche Rückmeldungen gegeben haben: Henrietta Menco, LICSW; Judi Zoldan, LICSW; Ronda Yeomans, PhD; Monika Kolodjiez, PhD; Rima Saad, MA; Deborah Fraser, PhD; Kay Johnson, LICSW; Linda Centano, MA; Helen Duane, MA; Barbara Wolfsdorf, PhD; Celia Winsor, BA; Maryellen Crowley, PhD und Martha Schmitz, PhD.
- Zwei langjährigen Forschungsassistenten, die für dieses Projekt Außergewöhnliches geleistet haben: Sarah Shaw, BA, und Amy Dierberger, BA.
- Den Ratgebern bei der Studie: Bruce Liese, PhD, „dem Zuhörer", für seine frühe Unterstützung dieser Arbeit, und Larry Muenz, PhD, für exzellente statistische und Lebensratschläge sowie Kathleen Carroll, PhD, für methodische Hinweise.
- Aaron Beck, MD, und Marsha Linehan, PhD, für ihre herzliche Unterstützung und ihre bahnbrechenden Arbeiten zur Entwicklung der Psychotherapie.
- Stacey Luftig, für die Gespräche über das Schreiben und dafür, während unserer mehr als 30-jährigen Freundschaft immer für mich da gewesen zu sein. Und anderen, deren Gegenwart in den vergangenen Jahren so wichtig war: Judy Najavits, Fran Grossman, Brian Sands und Linda Schulman.
- Lisa Onken und Jack Blaine von der NIDA, die mit ihrer Initiative, die Entwicklung neuer Behandlungsansätze zu fördern, diese Arbeit ermöglicht haben sowie Lisa für ihre Unterstützung weiblicher Forscherinnen.
- Institutionen, die mich nachhaltig beeinflusst haben: Dem Barnard College/Columbia University für den Unterricht in Humanwissenschaften, der Vanderbilt University für die Forschungsausbildung und dem McLean Hospital, an dem diese Arbeit entstanden ist. Und zwei weiteren Einrichtungen: der International Society for Traumatic Stress Studies und der Society for Psychotherapy Research.
- Und schließlich und am allermeisten meinem Ehemann, Burke Nersesian: Für das Zitat auf Seite 230 und für seine außerordentliche, anhaltende Liebe. Burkes Einfluss lässt sich nicht in Worten ausdrücken: seine Brillianz, seine tiefe Einsicht, seine Fürsorge, sein Humor wie auch sein Mut, um jeden Preis ehrlich zu sein und wirklich zuzuhören. Mir scheint, es sollte einen Begriff geben, der das Gegenteil von Trauma beschreibt, der ebenso willkürlich und gut ist, wie ein Trauma willkürlich und böse ist; für mich ist Burkes Gegenwart in meinem Leben dieser Gegenbegriff.

Dieses Projekt ist mit Mitteln der NIDA (R03-DA08631, R01-DA08631, K02-DA00400) und des National Institute on Alkohol Abuse and Alcoholism (R21-AA12181) unterstützt worden.

Vorwort zur deutschen Übersetzung

Die Biografien suchtkranker Menschen sind erschreckend häufig von traumatischen Erfahrungen geprägt. Dies gehört für alle, die an ihrer Beratung und Therapie beteiligt sind, zur Alltagserfahrung. Häufig bestehen offensichtliche Zusammenhänge zwischen Traumatisierungen und dem Substanzkonsum, der bei vielen Betroffenen im Sinne einer nachvollziehbaren Bewältigungs-, wenn nicht Überlebensstrategie verstanden werden kann. Dennoch erhalten Suchtkranke mit Traumatisierungen oft nicht die Unterstützung, die nötig wäre, um der Spirale aus Trauma und Sucht zu entkommen und den Substanzkonsum durch heilsame Bewältigungsstrategien zu ersetzen. In weiten Teilen des Hilfesystems herrscht große Unsicherheit im Umgang mit Traumatisierungen und ihren Folgen, spezifische Hilfen erschienen bislang nur schwer flächendeckend zu implementieren. Insbesondere muss davon ausgegangen werden, dass ein Großteil der im Hilfesystem Tätigen keine spezifische traumatherapeutische Ausbildung absolvieren kann oder möchte. Evidenzbasierte Methoden, die eine flexible, wirksame Therapie der „Doppeldiagnose" von Sucht und Traumafolgen ermöglichen, waren lange nicht verfügbar.

Lisa Najavits hat mit „Sicherheit finden" (engl. „Seeking Safety") ein Therapieprogramm vorgelegt, dass diese Lücke in idealer Weise schließt. Es integriert wichtige Behandlungsprinzipien von Sucht- und Traumatherapie, mit einem Schwerpunkt auf stabilisierenden Interventionen und dem Aufbau Sicherer Bewälitungsstrategien. Das Programm kann bei den unterschiedlichsten Patientengruppen und in allen Settings eingesetzt werden. Es hat sich im Gruppenformat bewährt, kann aber ebenso in der Einzeltherapie genutzt werden. Es liegt in Form eines umfassenden, gut strukturierten Manuals vor, kann ohne langjährige Zusatzausbildung von Angehörigen unterschiedlicher Berufsgruppen eingesetzt werden und hat sich in einer großen Anzahl von Untersuchungen als gut durchführbar und wirksam erwiesen.

„Sicherheit finden" wurde von der Autorin mit außergewöhnlicher Sorgfalt entwickelt. Es ist in seiner Behandlungsphilosophie und seiner Wortwahl bis ins Detail durchdacht und folgt wohl überlegten Prinzipien. Wir haben uns deshalb bemüht, den Aufbau und Sprachgebrauch des Programms in der deutschen Übersetzung so vollständig wie möglich zu erhalten. Dennoch erschien es nötig, einzelne Teile, etwa im Kapitel „Unterstützungsangebote", an das deutsche Hilfesystem anzupassen. Auch einzelne Formulierungen wurden behutsam an das im Deutschen Übliche angeglichen. Weiter wurden die Literaturquellen, die in verschiedenen Kapiteln der Originalversion enthalten sind, um eine Liste deutschsprachiger Referenzen zu den entsprechenden Themen ergänzt, die sich am Ende des Literaturverzeichnisses befindet. Abweichend vom Original ist der deutschen Übersetzung des Manuals auch eine CD-ROM beigefügt, auf der alle Arbeitsmaterialien enthalten sind. Schließlich wurde das Manual um ein Kapitel erweitert, das sich mit dem aktuellen Wissensstand zu Traumatisierungen bei Suchtkranken im deutschsprachigen Raum auseinandersetzt.

Unser großer Dank gilt zunächst Frau Professor Lisa Najavits, die mit ihrer freundlichen und unterstützenden Art die Idee einer deutschen Übersetzung ihres Therapieprogramms von Anfang an begleitet und gefördert hat. Weiter möchten wir sehr herzlich Frau Dipl.-Psych. Susanne Weidinger vom Hogrefe Verlag danken, ohne deren Interesse und geduldige Begleitung dies nicht geglückt wäre. Frau Professor Monika Bullinger vom Institut für Medizinische Psychologie der Universitätsklinik Hamburg-Eppendorf danken wir herzlich für ihre wertvolle Hilfe und Unterstützung des Hamburger „Seeking Safety"-Projektes, Frau Dipl.-Psych. Dina Barghaan und Frau Dipl.-Psych. Claudia Schulze für ihre engagierte und kompetente „Pionierarbeit" bei der Durchführung der ersten Hamburger Gruppen. Den Teilnehmern[1] der bisherigen Gruppen danken wir für ihr großes Vertrauen, ihre Geduld und ihre wertvollen Beiträge, die uns ermutigt haben, unsere Arbeit fortzusetzen und unersetzlich dabei waren, sie weiter zu verbessern.

Schließlich möchten wir Frau Dipl.-Psych. Johanna Hissbach und Frau Dr. med. Anna Niemeyer für ihre entscheidende Mitarbeit am deutschen Manual danken, aber auch für ihre Geduld und emotionale Unterstützung in kritischen Phasen der Arbeit daran. Ohne ihre kompetente Mitarbeit hätte die deutsche Version nicht im vorgesehenen Zeitrahmen fertiggestellt werden können.

1 Anmerkung: Der einfacheren Lesbarkeit halber wurde im gesamten Text auf die gleichzeitige Nennung der femininen und maskulinen Form (Patient/Patientin bzw. Therapeut/Therapeutin) verzichtet.

Wir hoffen, dass „Sicherheit finden" auch im deutschsprachigen Raum weite Verbreitung findet und denken, dass es einen wichtigen Beitrag dazu leisten kann, die Versorgungssituation Betroffener zu verbessern.

Hamburg, im April 2008

Ingo Schäfer, Martina Stubenvoll
und Anne Dilling

Kapitel 1

Traumatisierungen bei Suchtkranken – eine Herausforderung für das deutsche Hilfesystem

Ingo Schäfer, Martina Stubenvoll, Anne Dilling und Lisa M. Najavits

Die Diskussion darum, welchen Stellenwert traumatische Erfahrungen bei Suchtkranken einnehmen, bezog sich bis vor wenigen Jahren nahezu ausschließlich auf Befunde, die in nordamerikanischen Untersuchungen zusammengetragen wurden. Diese kamen zu dem Ergebnis, dass die „Doppeldiagnose" von posttraumatischer Störung und Sucht sehr häufig anzutreffen ist, beide Probleme in komplexer Weise miteinander zusammenhängen und sich bei vielen Betroffenen die Folgen traumatischer Erfahrungen negativ auf den Verlauf der Abhängigkeit und die Therapie auswirken. Weiter wurde deutlich, dass bei Personen mit beiden Störungen verschiedene zusätzliche Belastungen besonders häufig anzutreffen sind. Dies betrifft unter anderem interpersonale, rechtliche und medizinische Probleme, aber auch andere komorbide psychische Störungen (Schäfer & Najavits, 2007). Während diese Befunde inzwischen als gesichert gelten können, musste lange offen bleiben, ob sie auf den deutschsprachigen Raum übertragen werden können. Dies betraf zum einen die Angaben zur Häufigkeit traumatischer Erfahrungen bei Suchtkranken. Zu unterschiedlich schienen die Raten von Traumatisierungen, die in nordamerikanischen Untersuchungen bereits für die Allgemeinbevölkerung berichtet werden, verglichen mit denen in europäischen Studien (z. B. Breslau et al., 2004; Perkonigg et al., 2000). Zum anderen schienen auch die Befunde zu klinischen Besonderheiten bei Betroffenen aufgrund der Personengruppen, an denen viele Untersuchungen durchgeführt wurden, nicht direkt auf Suchtkranke im deutschsprachigen Raum übertragbar. Häufig handelte es sich dabei um Kriegsveteranen, teilweise auch um obdachlose Personen in amerikanischen Großstädten, bei denen sowohl die Art und Häufigkeit traumatischer Erfahrungen als auch ihre spezifischen Versorgungsbedürfnisse nicht mit denen der Mehrheit von Suchtpatientinnen und -patienten in Deutschland vergleichbar zu sein schienen.

1.1 Traumatisierungen bei Suchtkranken im deutschsprachigen Raum

In den letzten Jahren zeigte sich immer deutlicher, dass diese Annahmen nicht zutreffen. Systematische Untersuchungen auch im deutschsprachigen Raum bestätigten, was die Alltagserfahrung vieler Therapeutinnen und Therapeuten auch hierzulande bereits seit langem gezeigt hatte. Dies betrifft zum einen die dramatisch hohen Raten traumatischer Erfahrungen bei Personen mit Suchtproblemen, besonders in frühen Lebensabschnitten. So zeigte sich in einer Untersuchung bei über 900 Patientinnen in stationärer Sucht-Rehabilitation, dass 53 % der Frauen körperliche Gewalt und 34 % sexuelle Gewalt in ihrer Kindheit erlitten hatten (Zenker et al., 2002). Wurden auch seelische Gewalterlebnisse einbezogen, so berichteten 74 % der Frauen mindestens eine Form von Gewalt. Bei 48 % betraf dies nur die Kindheit, bei 22 % sowohl die Kindheit als auch das Erwachsenenalter. Andere Prävalenzstudien im stationären Bereich bestätigten diese Befunde (z. B. Kemmner et al., 2004; Thiel et al., 2006). Mit ähnlicher Häufigkeit finden sich traumatische Erfahrungen bei Personen in ambulanter Suchtberatung und -therapie. Dies belegt etwa die Hamburger Basisdatendokumentation, in die Daten von über 40 ambulanten Suchthilfeprojekten in Hamburg eingehen. In einer Auswertung, die knapp 12.000 Personen berücksichtigte, wies jede dritte alkoholabhängige Klientin und die Hälfte aller drogenabhängigen Klientinnen sexuelle Gewalterfahrungen in ihrem Leben auf (Neumann et al., 2004). Weitere Untersuchungen unterstreichen die hohen Raten von Traumatisierungen, die sich insbesondere bei Personen mit Drogenabhängigkeit bzw. polyvalentem Konsum finden. So ergaben Studien, die sich auf Opiatabhängige bzw. Mehrfachabhängige konzentrierten, dass 25 bis 40 % der männlichen und 50 bis 60 % der weiblichen Personen sexuellen Missbrauch in ihrer Kindheit erlitten hatten (Schäfer et al., 2000; Schmidt, 2000). Auch die Besonderheiten in Verlauf und Therapie betroffener Patienten bestätigten sich im deutschsprachigen Raum. Betroffene waren jünger beim Einstieg in die Abhängigkeit und bei Beginn der Behandlung (Schäfer et al., 2007; Zenker et al., 2002), wurden auch im späteren Leben häufiger Opfer von Gewalt (Kemmner et al., 2004; Zenker et al., 2002), berichteten mehr Suizidversuche und eine deutlich höhere Belastung mit psychiatrischer Komorbidität (Krausz et al., 2002; Schäfer et al., 2007). Thiel und Szymalla (2006) konnten in einer Untersuchung bei 188 drogenabhängigen Klienten einer sozialtherapeutischen Einrichtung zeigen, dass körperliche Gewalterfahrungen auch einen erheblichen Einfluss auf die Therapieergebnisse hatten. So waren die 56 % der Klientinnen und Klienten mit schweren Gewalterfahrungen nach Beendigung der Therapie seltener beruflich-schulisch integriert und erreichten insgesamt geringere Verbesserungen durch den Aufenthalt in der Einrichtung.

Schließlich liegen auch in Bezug auf posttraumatische Störungen bei Suchtkranken inzwischen Zahlen für den deutschsprachigen Raum vor. Im Mittelpunkt steht dabei die Posttraumatische Belastungsstörung (PTBS), zu der auch international die meisten Untersuchungen durchgeführt wurden (Übersicht bei Schäfer & Najavits, 2007). Kutscher et al. (2002) erhoben die Häufigkeit dieser Diagnose bei 128 Personen im qualifizierten Alkoholentzug anhand eines Fragebogens. Sie kamen zu dem Ergebnis, dass 9 % der männlichen Patienten und 22 % der weiblichen Patientinnen die Störung aufwiesen. In einer weiteren Untersuchung, in der zusätzlich klinische Interviews zur Diagnostik der PTBS eingesetzt wurden, bestätigte sich die Häufigkeit der Störung bei alkoholabhängigen Patienten (Schäfer et al., 2007). Die Rate der akuten PTBS betrug in dieser Untersuchung bei Männern 11 % und lag bei Frauen, die etwa ein Drittel der Stichprobe ausmachten, mit 26 % ebenfalls deutlich höher. Damit wiesen von den 100 untersuchten Patientinnen und Patienten insgesamt 15 % eine akute PTBS auf. In fast allen Fällen ging diese auf Erlebnisse in der Kindheit zurück, wie sexuellen Missbrauch, körperliche Misshandlung oder Gewalt zwischen den Eltern. Besonders aufschlussreich sind schließlich die Ergebnisse einer multizentrischen Studie des Norddeutschen Suchtforschungsverbundes, an der insgesamt 14 ambulante und stationäre Suchttherapie-Einrichtungen teilnahmen (Driessen et al., 2008). Zum einen bestätigte sie die Häufigkeit von 15 % der alkoholabhängigen Patientinnen und Patienten, die eine akute PTBS aufweisen. Besonders alarmierend war jedoch die Häufigkeit einer gesicherten PTBS-Diagnose bei Personen mit Drogenabhängigkeit (30 %) und Mehrfachabhängigkeit (34 %). Unabhängig von der Art der konsumierten Substanzen waren Personen mit PTBS signifikant jünger bei Beginn der Abhängigkeit. Sie wiesen mehr Voraufenthalte auf, eine größere Schwere der Abhängigkeit, mehr aktuellen Suchtdruck und waren insgesamt stärker psychisch beeinträchtigt.

1.2 Aktuelle Versorgung Betroffener in Deutschland

Während die oben genannten Befunde deutlich werden lassen, dass auch im deutschsprachigen Raum ein erheblicher Bedarf an spezifischen Hilfen für Suchtkranke mit traumatischen Erfahrungen besteht, erhalten die Betroffenen in weiten Teilen des Hilfesystems offensichtlich bislang keine Versorgung, die dem aktuellen Wissensstand zur Behandlung von traumatisierten Menschen entspricht. Einen Eindruck davon vermittelte eine bundesweiten Befragung in allen Einrichtungen, deren Angebot von mindestens einem Kostenträger als ambulante Suchttherapie bzw. -rehabilitation anerkannt war (Schäfer et al., 2004). Von insgesamt 467 dieser Einrichtungen nahm über die Hälfte an der Befragung teil. Die Ergebnisse machten zunächst deutlich, dass für die Bedeutung von Traumatisierungen im Hilfesystem durchaus ein hohes Bewusstsein besteht. So schätzten über alle Einrichtungen hinweg die teilnehmenden Therapeuten, dass bei durchschnittlich einem Drittel der Patientinnen und Patienten Traumatisierungen „eine wesentliche Rolle bei der Entstehung und/oder Aufrechterhaltung der Suchtproblematik spielen“. In Einrichtungen, die ausschließlich Drogenabhängige behandeln, betraf dies die Hälfte aller Patientinnen und Patienten.

Von einem Großteil der teilnehmenden Personen wurden Besonderheiten bei den Betroffenen berichtet. Häufig betraf dies Schwierigkeiten in Bezug auf den therapeutischen Kontakt und den Therapieverlauf. So wurde berichtet, dass es bei traumatisierten Suchtkranken schwerer sei, ein therapeutisches Bündnis zu etablieren. Häufig komme es zu Kontaktabbrüchen und Unsicherheit seitens der Therapeuten. Die Betroffenen könnten die in manchen Einrichtungen geforderte Abstinenz nur schwer erreichen, und es komme besonders häufig zu Rückfällen. Oft wurde darauf hingewiesen, dass traumatisierte Patienten besonders niedrigschwellige und flexible Angebote benötigten und eine besonders lange Phase der Stabilisierung. Lediglich knapp ein Fünftel aller teilnehmenden Einrichtungen berichtete, dass dort bereits spezifische

Angebote für Betroffene etabliert worden seien. Dabei wurde oft angegeben, dass Traumatisierungen „in der Einzeltherapie berücksichtigt“ würden, ohne dass dies weiter ausgeführt wurde. Auch in den Einrichtungen, die berichteten, traumatherapeutische Angebote vorzuhalten, betrug der Anteil von Personen, die diese nutzten, lediglich 17 %, während der Anteil Betroffener dort auf durchschnittlich 44 % geschätzt wurde.

Auch im stationären Sektor kann bei weitem nicht von einer ausreichenden Versorgung traumatisierter Suchtkranker ausgegangen werden. Während eine begrenzte Anzahl engagierter Einrichtungen inzwischen adäquate Angebote vorhält (z. B. Teunißen, 2004; Hinz et al., 2004), betrifft dies nach wie vor nur eine Minderheit von Kliniken. So ließ sich bei einer Recherche in 2004 den einschlägigen Indikationslisten entnehmen, dass lediglich etwa 35 Suchtfachkliniken deutschlandweit angaben, spezifische Angebote für traumatisierte Patientinnen und Patienten vorzuhalten (Schäfer, 2004). Dies entsprach etwa 10 % aller Fachkliniken, wobei über die Hälfte davon lediglich weiblichen Patientinnen zugänglich war. Auf genauere Nachfrage zeigte sich zudem, dass die jeweiligen Angebote sich stark im Hinblick auf ihre Qualität unterschieden. Ihr Spektrum reichte von geplanten oder im Aufbau befindlichen Indikationsgruppen bis zu einer Ausrichtung des gesamten Settings auf traumatisierte Personen. Weitere Recherchen in den letzten zwei Jahren ergaben, dass trotz des wachsenden Bewusstseins für die Bedeutung traumatischer Erfahrungen bei Suchtkranken nach wie vor keine substanzielle Zunahme entsprechender Angebote festzustellen ist.

1.3 Anforderungen an spezifische Angebote

Wie können nun bedarfsgerechte Hilfsangebote für Suchtpatientinnen und -patienten geschaffen werden, die unter zusätzlichen Beeinträchtigungen in der Folge von Traumatisierungen leiden? Diese Frage berührt verschiedene Kontroversen, mit denen das Suchthilfesystem bereits seit langer Zeit konfrontiert ist, die jedoch bei der Versorgung traumatisierter Patienten besonders deutlich zutage treten (Schäfer, 2006a). Dies betrifft etwa die Diskussion, ob eine hohe Eigenmotivation und möglichst vollständige Abstinenz die zwingenden Voraussetzungen für eine sinnvolle Suchtbehandlung darstellen. In den wichtigsten Einrichtungstypen der traditionellen deutschen Suchtkrankenhilfe – Beratungsstellen und Fachkliniken – haben sich überwiegend hochschwellige „Komm-Strukturen“ entwickelt, die ein hohes Maß an Eigenmotivation und Bereitschaft zur Abstinenz voraussetzen. Nach wie vor wird häufig davon ausgegangen, dass weitere Schritte, etwa die Therapie psychiatrischer Begleiterkrankungen oder die Stabilisierung sozialer Beziehungen, erst bei erfolgreicher Abstinenzbehandlung möglich seien. Gerade bei traumatisierten Patienten greifen diese Ansätze jedoch oft zu kurz. Häufig muss damit gerechnet werden, dass Betroffene zunächst keine vollständige Abstinenz erreichen können und es während der Behandlung in verstärktem Maße zu Abbrüchen und Rückfällen kommt. Für viele Betroffene erscheint deshalb eine „sequenzielle“ Behandlung („Erst Suchtbehandlung, dann Traumatherapie“) unrealistisch.

Nötig sind hingegen niedrigschwellige Behandlungsangebote, die einen flexiblen, differenzierten Umgang mit Krisensituationen und Rückfällen ermöglichen, einen Schwerpunkt auf die Stabilisierung Betroffener setzen und die integrative Behandlung von Sucht, posttraumatischen Symptomen und weiteren Problembereichen anstreben. Zugleich ist zu fordern, dass die Wirksamkeit der Angebote ausreichend belegt ist und sie bei knapper werdenden Ressourcen eine kosteneffektive Behandlung ermöglichen. Dies beinhaltet auch, dass Verfahren zum Einsatz kommen, die ohne langjährige Zusatzausbildung von verschiedenen Berufsgruppen im Hilfesystem effektiv eingesetzt werden können. Während im angloamerikanischen Raum inzwischen verschiedene Therapieverfahren für traumatisierte Suchtpatienten publiziert wurden (Schäfer, 2006b), erfüllt das vorliegende Programm diese Anforderungen in besonderem Maße. Ein Vorteil, der gerade für das stark ausdifferenzierte deutsche Hilfesystem von Bedeutung ist, stellt dabei die hohe Flexibilität des Programms dar. So kann das Therapieprogramm „Sicherheit finden“ sowohl im ambulanten als auch stationären Rahmen, im Gruppen- wie Einzelsetting und bei den unterschiedlichsten Patientengruppen eingesetzt werden. Es setzt keine spezifische traumatherapeutische Ausbildung voraus, auch wenn eine umfassende Weiterbildung zu Traumatisierungen und ihren Folgen bei Suchtkranken sowie zur Durchführung des Programms empfohlen wird (s. u.). Als einziges Programm kann es auf eine größere Zahl von Evaluationsstudien verweisen, die seine gute Durchführbarkeit und Effektivität belegt haben. Schließlich kann das Programm „Sicherheit finden“ auch gut mit weiterführenden traumatherapeutischen Interventionen, etwa Expositionsverfahren, kombiniert werden.

1.4 Erfahrungen mit dem Therapieprogramm „Sicherheit finden“

Diese Übersetzung entstand im Rahmen von Aktivitäten, deren Ziel es ist, die Versorgung suchtkranker Menschen mit Traumatisierungen in Hamburg zu verbessern. Ein erster Schritt war dabei, ein spezielles Therapieangebot an der Klinik für Psychiatrie und Psychotherapie des Universitätsklinikums Hamburg-Eppendorf zu etablieren. Aus den oben genannten Gründen fiel die Wahl auf das Programm „Sicherheit finden“, und seit Spätsommer 2006 wurden mehrere Gruppen durchgeführt. Aufgrund der deutlich höheren Rate von Traumatisierungen bei Frauen wurde entschieden, zunächst Erfahrungen mit geschlechtshomogenen Gruppen für weibliche Patientinnen zu sammeln. Dem Behandlungsschwerpunkt der Abteilung entsprechend, richtet sich das Angebot an Frauen mit der Primärdiagnose einer Alkoholabhängigkeit, wobei die meisten Teilnehmerinnen auch Erfahrungen mit anderen Substanzen gesammelt haben und sie teilweise auch aktiv konsumieren. In Bezug auf posttraumatische Symptome wurde die Gruppe zunächst für Frauen angeboten, die zumindest eine „subsyndromale“ PTBS aufwiesen (d. h. belastendes Wiedererleben und zusätzlich mindestens einen der Symptomebereiche Vermeidung und vegetative Übererregung). Dieses Kriterium diente in erster Linie dazu, die Evaluation der ersten Gruppen zu erleichtern. Generell ist die Therapie auch für Personen äußerst hilfreich, die keine formale PTBS-Diagnose erfüllen.

Das Format, in dem die Gruppe seitdem durchgeführt wird, umfasst 12 verschiedene Sitzungen, die inhaltlich zu gleichen Teilen kognitive, behaviorale und interpersonelle Themen abdecken. Die Treffen finden wöchentlich statt und dauern jeweils 90 Minuten. Mit allen Teilnehmerinnen finden umfassende Vorgespräche statt, in denen sie über Inhalte und Ziele der Gruppensitzungen informiert werden und in denen gemeinsam geklärt wird, ob eine Teilnahme sinnvoll erscheint. Die Entscheidung für diese Rahmenbedingungen fiel, um die Ergebnisse mit denen der amerikanischen Pilotstudie (Najavits et al., 1998e) vergleichen zu können. Selbstverständlich kann die Therapie sowohl in der Anzahl als auch der Dauer der Sitzungen den jeweiligen lokalen Bedürfnissen angepasst werden (vgl. Kapitel 3). Bei den ersten beiden Durchführungen handelte es sich um geschlossene Gruppen, zunächst mit sechs, danach mit acht Teilnehmerinnen. Die erste Gruppe wurde hervorragend von den Teilnehmerinnen akzeptiert. Alle nahmen an mindestens acht der Sitzungen teil und gaben an, dass sie die Sitzungen sowohl für ihre Suchterkrankung als auch für die Traumafolgen als hilfreich empfanden (Dilling et al., 2006). Nachdem bei der folgenden Gruppe, an der fast ausschließlich besonders schwer beeinträchtigte Frauen teilnahmen, die Teilnahmequote geringer ausfiel, wird die Therapie inzwischen als halboffene Gruppe angeboten. Neue Teilnehmerinnen können so, nachdem sie eine Einführungssitzung im Einzelsetting erhalten haben, zu jedem beliebigen Zeitpunkt in die Gruppe aufgenommen werden.

Aufgrund unserer hervorragenden Erfahrungen mit dem Programm hoffen wir, dass „Sicherheit finden“ auch im deutschsprachigen Raum möglichst vielen Patientinnen und Patienten zugänglich gemacht wird. Eine deutschsprachige Website (www.trauma-und-sucht.de) soll diese Bemühungen unterstützen, über Schulungen informieren und Ressourcen zur Verfügung stellen. Zudem befindet sich ein Bereich zur deutschen Übersetzung auf der Website von Lisa Najavits (www.seekingsafety.org) im Aufbau. Bis zu einer angemessenen Versorgung traumatisierter Menschen mit Suchtproblemen ist noch ein langer Weg zurückzulegen. Wir hoffen, dass die deutsche Version von „Seeking Safety“ einen Beitrag dazu leistet, dieses Ziel zu erreichen.

Kapitel 2

Übersicht

2.1 Posttraumatische Belastungsstörung und Substanzmissbrauch

2.1.1 PTBS und Substanzmissbrauch aus Patientenperspektive

> *„Je mehr ich konsumiere, desto weniger fühle ich. Der Schmerz ist so groß, dass ich einfach nur sterben will. Es gibt keinen anderen Ausweg. Darüber zu sprechen würde zu sehr wehtun. Also behalte ich mein Geheimnis lieber für mich. Niemand erfährt davon."*
> *„Nüchtern wurde ich vollkommen verrückt und versteckte mich unter dem Bett."*

Diese Patienten haben etwas erlebt, das man im Bereich der Psychologie und der Suchttherapie gerade erst zu verstehen beginnt – dass die Posttraumatische Belastungsstörung (PTBS) und Substanzmissbrauch[2] bei einer großen Zahl von Patienten, insbesondere bei Frauen, gemeinsam auftreten. Ihre Geschichten lenken zudem den Blick auf einige wichtige Themen, die, basierend auf klinischer und wissenschaftlicher Evidenz, zunehmend Aufmerksamkeit erhalten:

- Die Doppeldiagnose PTBS und Substanzmissbrauch ist überraschend weit verbreitet. Die PTBS-Rate unter Patienten in der Suchttherapie beträgt 12 bis 34 %, für Frauen 30 bis 59 %. Die Zahlen für Traumatisierungen während des gesamten Lebens sind sogar noch höher (Kessler, Sonega, Bromet, Hughes & Nelson, 1995; Langeland & Hartgers, 1998; Najavits, Weis & Shaw, 1997; Stewart, 1996; Stewart, Conrad, Pihl & Dongier, 1999; Triffleman, 1998).
- Abstinenz heilt nicht die PTBS, vielmehr verschlimmern sich einige Symptome durch Abstinenz (Brady, Killeen, Saladin, Dansky & Becker, 1994; Kofoed, Friedman & Peck, 1993; Root, 1989).
- Die Behandlungsergebnisse von Patienten mit PTBS und Substanzmissbrauch sind schlechter als die von Patienten mit anderen Doppeldiagnosen oder von Patienten, die nur Substanzmissbrauch betreiben (Ouimette, Ahrens, Moos & Finney, 1998; Ouimette, Finney & Moos, 1999).
- Menschen mit PTBS und Substanzmissbrauch neigen zum Konsum „harter Drogen" (Kokain und Opiate), rezeptpflichtige Medikamente, Cannabis und Alkohol sind ebenfalls weit verbreitet. Substanzmissbrauch wird oft als „Selbstmedikation" verstanden, um den überwältigenden emotionalen Schmerz durch die PTBS ertragen zu können (Breslau, Davis, Peterson & Schultz, 1997; Chilcoat & Breslau, 1998; Cotler, Compton, Mager, Spitznagel & Janc, 1992; Dansky, Saladin, Brady, Kilpatrick & Resnick, 1995; Goldenberg et al., 1995; Grice, Brady, Dustan, Malcolm & Kilpatrick, 1995; Hien & Levin, 1994).
- Menschen mit PTBS und Substanzmissbrauch haben ein hohes Risiko für wiederholte Traumatisierungen (Fullilove et al., 1993; Herman, 1992), mehr noch als Patienten, die nur abhängig sind (Dansky, Brady & Saladin, 1998).
- Menschen mit beiden Erkrankungen haben viele Probleme, die ihr klinisches Bild zusätzlich erschweren, wie weitere psychische Störungen, zwischenmenschliche und gesundheitliche Probleme, Vernachlässigung oder Misshandlung ihrer Kinder, Kämpfe ums Sorgerecht, Obdachlosigkeit, HIV-Risiko und häusliche Gewalt (Brady, Dansky, Sonne & Saladin, 1998; Brady et al., 1994; Brown & Wolfe, 1994; Dansky, Byrne & Brady, 1999; Najavits et al., 1998c).
- Menschen mit PTBS und Substanzmissbrauch sind schwerer zu behandeln als solche, die nur unter einer der beiden Erkrankungen leiden (Najavits, Weiss & Shaw, 1999b; Najavits et al., 1998c).
- Unter den Patienten in Suchttherapie sind Frauen zwei- bis dreimal so häufig von dieser Doppeldiagnose betroffen wie Männer[3] (Brown & Wolfe, 1994; Najavits et al., 1998c).

---

2 Dieses Manual wurde ursprünglich für die Behandlung von Patienten mit Substanzabhängigkeit entwickelt, der schwersten Form der substanzbezogenen Störungen innerhalb des DSM-IV. Dennoch wird im Folgenden der Begriff „Substanzmissbrauch" verwendet, da er im Kontext von Therapien geläufiger ist.

3 An einer großen Stichprobe aus der Allgemeinbevölkerung konnten Kessler und Kollegen (1995) hingegen zeigen, dass die Raten für Männer höher waren als für Frauen.

- Die meisten Frauen mit dieser Doppeldiagnose sind Opfer körperlicher und/oder sexueller Gewalt im Kindesalter geworden. Männer mit beiden Erkrankungen sind typischerweise im Rahmen von Verbrechen oder Krieg traumatisiert worden (Brady et al., 1998; Kessler et al., 1995; Najavits et al., 1998c).
- Ungeachtet der Art des Traumas oder der konsumierten Suchtmittel hat sich gezeigt, dass beide Erkrankungen regelmäßig gemeinsam auftreten (Keane & Wolf, 1990; Kofoed et al., 1993).
- Häufig ist eine „Abwärtsspirale“ zu beobachten. So erhöht der Konsum von Substanzen das Risiko, ein neues Trauma zu erleiden, was wiederum zu mehr Substanzkonsum führen kann (Fullilove et al., 1993). Aus Perspektive der Patienten sind PTBS-Symptome häufige Auslöser für den Konsum (Abueg & Fairbank, 1991; Brown, Recupero & Stout, 1995), welcher umgekehrt die PTBS-Symptome verstärken kann (Brown, Stout & Gannon-Rowley, 1998; Kofoed et al., 1993; Kovach, 1986; Root, 1989).
- Bei verschiedenen Untergruppen wird die Doppeldiagnose besonders oft gestellt, darunter Kriegsveteranen, Gefängnisinsassen, Opfer häuslicher Gewalt, Obdachlose und Jugendliche (Bremner, Southwick, Darnell & Charney, 1996; Clark & Kirisci, 1996; Dansky et al., 1999; Davis & Wood, 1999; Jordan, Schlenger, Fairbank & Caddell, 1996; Kilpatrick et al., 2000; Ruzek, Polusny & Abueg, 1998).
- Der Zusammenhang zwischen PTBS und Substanzmissbrauch scheint dauerhaft zu bestehen und kein Artefakt, bedingt durch Suchtsymptome, Entzugserscheinungen oder überlappende diagnostische Kriterien, zu sein (Bolo, 1991; Kofoed et al., 1993).
- In einem hohen Prozentsatz von Fällen häuslicher Gewalt (50 %) und Vergewaltigung (39 %) konsumieren die Gewalttäter zum Zeitpunkt des Angriffs Suchtmittel (Bureau of Justice Statistics, 1992).

2.1.2 PTBS und Substanzmissbrauch aus Therapeutenperspektive

Die andere Seite bildet die Perspektive der Therapeuten. Ein privat arbeitender Sozialarbeiter sagte:

> *„Ich war immer überzeugt, dass ich mich Suchtpatienten nicht auf zehn Meter Entfernung nähern würde, dass ich niemals welche behandeln würde. Ich habe sie verurteilt. Vor allem habe ich sie nicht verstanden. Aber als mir bewusst wurde, dass viele von ihnen eine traumatische Vergangenheit haben, wurde ich mitfühlender mit ihnen. Mir wurde klar, wie oft sie ihren Schmerz mit Substanzen betäubten.“*

Der Psychiater einer Suchtstation eines Krankenhauses sagte:

> *„Wo ich arbeite, sagt man den Patienten, sie müssten zuerst ihren Konsum einstellen – erst wenn sie abstinent seien, könnten sie an ihrem Trauma arbeiten. Sie können jeden Tag vier verschiedene Suchttherapiegruppen besuchen, aber keine für ihr Trauma. Einige von ihnen fühlen sich nicht ernst genommen, weil ihr Trauma quasi ignoriert wird.“*

Der Kliniker mag sich unsicher fühlen in Hinblick darauf, wie er solche Patienten behandeln soll.

Einige Beispiele

- „Sollte der Patient während der Behandlung über seine schmerzhaften Erfahrungen sprechen?“
- „Soll ich darauf bestehen, dass der Patient abstinent wird, bevor wir an der PTBS arbeiten?“
- „Wie kann ich einem Patienten helfen, der von seinen PTBS-Symptomen überwältigt wird?“
- „Soll ich die Behandlung unterbrechen, wenn der Patient fortfährt, Suchtmittel zu konsumieren?“
- „Hilft dieser Patientenklientel eine Psychotherapie?“
- „Soll ich darauf bestehen, dass diese Patienten zu den Anonymen Alkoholikern (AA) gehen?“

So wie das Wissen über die Patienten wächst, vergrößern sich auch die Kenntnisse über ihre Behandlung:

- Die meisten klinischen Therapieansätze zielen auf die Behandlung der PTBS oder der Sucht, aber selten auf beide. Ein integratives Modell – in dem beide Erkrankungen zugleich behandelt werden – wird jedoch sowohl von Forschern als auch von Therapeuten gefordert, da es erfolgversprechender, kostengünstiger und den Bedürfnissen der Patienten angemessener erscheint (Abueg & Fairbank, 1991; Bollerud, 1990; Brady et al., 1994; Brown et al., 1995; Brown, Stout & Mueller, 1999; Evans & Sullivan, 1995; Fullilove et al., 1993; Kofoed et al., 1993; Najavits, Weiss & Liese, 1996c; Sullivan

& Evans, 1994). Auch die Patienten bevorzugen eine integrierte Behandlung beider Erkrankungen (Brown et al., 1998).

- Die Mehrzahl der Patienten mit PTBS und Substanzmissbrauch erhält keine spezielle PTBS-Behandlung (Brown et al., 1998; 1999).
- Bei vielen Patienten werden die Diagnosen PTBS und Substanzmissbrauch gar nicht erkannt (Fullilove et al., 1993; Kofoed et al., 1993). Nicht selten berichten Patienten, dass sie eine Vielzahl von Suchttherapien in Anspruch genommen hätten, ohne je nach ihrem Trauma gefragt worden zu sein. Ihnen sei nie mitgeteilt wurde, dass sie eine PTBS haben und dass dies eine behandelbare Erkrankung ist, für die es spezifische Therapieprogramme gibt. Ebenso gibt es Ärzte und Psychologen, die keine routinemäßige Suchtanamnese erheben.
- Es ist schwierig, Prognosen in Bezug auf die Genesung der Patienten zu stellen. Paradoxerweise kann der regelmäßige Konsum von Suchtmitteln, abhängig vom individuellen Patienten, die PTBS-Symptome sowohl verbessern als auch verschlimmern (Brown et al., 1998; Najavits, Shaw & Weiss, 1996b).
- Die Behandlung kann effektiv sein, sie ist aber oft auch schwierig und von einer instabilen therapeutischen Beziehung, wiederholten Krisen, unsicherer Teilnahme und Rückfällen in die Sucht gekennzeichnet (Brady et al., 1994; Brown, Stout & Mueller, 1996; Root, 1989; Triffleman, 1998).
- Sowohl in der Wahrnehmung der Allgemeinbevölkerung als auch unter Therapeuten besteht ein negatives Bild von Patienten mit Suchterkrankungen und/oder PTBS. Gegenübertragungsreaktionen sind weit verbreitet (Hermann, 1992; Imhof, 1991; Imhof, Hirsch & Terenzi, 1983; Najavits et al., 1995). Die Patienten werden oft als „verrückt“, „faul“ oder „schlecht“ wahrgenommen, sowohl von anderen als auch von sich selbst.
- Therapieprogramme, die für Suchterkrankungen oder PTBS jeweils effektiv sind, sind nicht zwangsläufig empfehlenswert, wenn beide Erkrankungen zugleich auftreten. So kann beispielsweise der Einsatz von Benzodiazepinen oder Expositionstherapie im Rahmen einer Traumabehandlung für süchtige Patienten kontraindiziert sein. Suchttherapieprogramme wie die Zwölf-Schritte-Gruppen funktionieren oft nicht, wenn der Patient eine PTBS hat (Ruzek et al, 1998; Satel, Becker & Dan, 1993; Solomon, Gerrity & Muff, 1992).
- Patienten mit dieser Doppeldiagnose haben oft umfassende Case-Management-Bedürfnisse, welche die Kompetenzen der Therapeuten übersteigen und mitunter zu einem Burnout-Syndrom führen können (Najavits et al., 1996b).
- Die Therapeuten benötigen eine breite Ausbildung: Die Kultur, Theorie und Behandlung von Suchttherapie und PTBS-Therapie können sehr unterschiedlich sein, und die meisten Therapeuten verfügen nicht über eine solide Expertise in beiden Bereichen (Evans & Sullivan, 1995; Najavits 2000; Najavits et al., 1996c). Suchtberater sind in der Regel nicht darauf vorbereitet, mit schwerwiegenden psychiatrischen Problemen umzugehen, so dass eine PTBS übersehen oder missverstanden wird. Ebenso sind die meisten Psychotherapeuten nicht kompetent im Umgang mit Suchterkrankungen.

2.1.3 Weiteres zum Zusammenhang zwischen PTBS und Substanzmissbrauch

Die oben genannten Punkte fassen eine wachsende Zahl von Forschungsergebnissen zusammen, die vor allem im Laufe der vergangenen 15 Jahre zustande gekommen sind und die auch weiterhin Gegenstand von Studien sind. Auch wenn eine erschöpfende Diskussion in diesem Manual nicht zu leisten ist, werden im Literaturverzeichnis weitere Literaturempfehlungen gegeben (siehe die mit Sternchen markierten Literaturquellen). Außerdem illustriert am Ende dieses Kapitels die Geschichte eines Patienten mit PTBS und Suchterkrankung, welche besonderen Erfahrungen Menschen mit dieser Doppeldiagnose machen (siehe Kapitel 2.7).

2.2 Über dieses Therapieprogramm

Dieses Buch beinhaltet ein Behandlungsprogramm für PTBS und Substanzmissbrauch mit 25 Therapiesitzungen. Es ist das erste Therapieprogramm für PTBS und Suchterkrankungen mit publizierten Evaluationsergebnissen (Najavits et al., 1997, 1998e). Es bietet eine Vielzahl an Hinweisen, die für die Therapeuten insbesondere zu Beginn der Behandlung so hilfreich wie möglich sein sollen, wenn die Zeit knapp ist, die Patientenbedürfnisse groß sind und pragmatische Hilfe benötigt wird. Der innovative Beitrag, den dieses Manual zu bieten erhofft, besteht in der Adaption verhaltenstherapeutischer Methoden an die Bedürfnisse der genannten Patientengruppe. Das Ziel war es, eine

Therapie zu entwickeln, die den Bedürfnissen dieser Patienten bestmöglich entspricht. Dazu war es nötig, ihnen während laufender Behandlungen sehr genau zuzuhören, alle verfügbare Literatur zu rezipieren und die Effekte der Behandlung empirisch zu überprüfen.

Die 25 Sitzungen der Behandlung gliedern sich zu gleichen Teilen in kognitive, behaviorale und interpersonelle Themen, in deren Zentrum jeweils eine für beide Störungen Sichere Bewälitungsstrategie steht. Jedes Thema ist so gestaltet, dass es unabhängig von den anderen bearbeitet werden kann. Dies ermöglicht den Patienten und Therapeuten eine größtmögliche Flexibilität bei der Auswahl der Sitzungen.

Die Behandlung kann sowohl als Gruppen- als auch als Einzeltherapie durchgeführt werden. Bislang konnten in verschiedenen Studien für beide Settings positive Ergebnisse nachgewiesen werden (Hien & Litt, 1999; Najavits, 1996, 1998; Zlotnick, 1999). Zudem wurde die Therapie im klinischen Kontext bei verschiedenen Patientengruppen durchgeführt (z. B. Frauen, Männer, Erwachsene, Jugendliche, Gefängnisinsassen, Kriegsveteranen, ambulante und stationäre Patienten, Großstadtbewohner, Einwohner weniger dicht besiedelter Gebiete, Minderheiten). Die bisher vorliegenden Daten belegen für verschiedene Untergruppen positive Effekte, weitere Studien werden aktuell durchgeführt (siehe auch Kapitel 3.2).

Im Folgenden werden zunächst die Prinzipien des Therapieprogramms „Sicherheit finden" erläutert, einige wichtige Aspekte diskutiert sowie Informationen dazu gegeben, was nicht Bestandteil der Therapie ist, wie sie entwickelt wurde und worin sich das Programm von anderen unterscheidet.

2.3 Prinzipien des Therapieprogramms „Sicherheit finden"

Dieses Therapieprogramm basiert auf fünf Grundprinzipien

1. Sicherheit als oberste Priorität.
2. Integrierte Behandlung von PTBS und Substanzmissbrauch.
3. Schwerpunkt auf Idealen und Werten.
4. Vier inhaltliche Bereiche: kognitiv, behavioral und interpersonell sowie Case Management.
5. Berücksichtigung von Therapieprozessen.

Diese fünf Prinzipien werden im Folgenden erörtert. Anschließend folgen einige weitere Aspekte der Therapie und ein kurzer Überblick darüber, was *nicht* Bestandteil von „Sicherheit finden" ist.

2.3.1 *Sicherheit als Ziel des Therapieprogramms*

Der Titel dieses Buches, „Sicherheit finden" („Seeking Safety"), beinhaltet die Philosophie dieses Therapieprogramms. Das heißt, dass die Herstellung von Sicherheit für eine Person, die sowohl substanzabhängig als auch traumatisiert ist, das wichtigste klinische Bedürfnis darstellt. „Sicherheit" wird hier in einem sehr weiten Sinne verstanden: Der Substanzkonsum soll eingestellt, Suizidalität, HIV-Risiko und unsichere zwischenmenschliche Beziehungen (wie häusliche Gewalt und konsumierende „Freunde") reduziert werden. Weiterhin soll Kontrolle über extreme PTBS-Symptome (wie Dissoziation) und selbstverletzendes Verhalten (z. B. Schneiden) erlangt werden. Viele dieser selbstverletzenden Verhaltensweisen können zu Retraumatisierungen führen, insbesondere bei Opfern von Missbrauch in der Kindheit, die einen großen Anteil der Patienten mit dieser Doppeldiagnose ausmachen (Najavits et al., 1997). Auch wenn das Trauma schon lange zurückliegt, wiederholen es Patienten oft durch ihre eigenen Verhaltensweisen, indem sie ihre Bedürfnisse ignorieren und in einem Zustand des Schmerzes verharren (mitunter auch in dem Versuch, kurzfristige Bedürfnisse zu befriedigen). Diese Patienten sind typischerweise missbraucht worden und missbrauchen nun sich selbst. Dies ist kein Zufall, sondern zeigt vielmehr den bedeutsamen Zusammenhang zwischen ihren Erkrankungen auf. „Sicherheit finden" zielt darauf, Patienten von derartigen negativen Verhaltensweisen zu befreien und sie dadurch auf tief greifende Weise von ihrem Trauma zu befreien.

Ebenso wie die Verletzung von Sicherheit „lebenszerstörend" ist, sind die Maßnahmen zur Herstellung von Sicherheit „lebensfördernd": zu lernen, bei sicheren Mitmenschen um Hilfe zu bitten, öffentliche Unterstützungsangebote in Anspruch zu nehmen, „heilsames Denken" kennenzulernen, gut für den eigenen Körper zu sorgen, Ehrlichkeit und Mitgefühl zu üben, Ich-stärkende Aktivitäten aufzunehmen und vieles mehr. Den Patienten diese Fähigkeiten nahe- und beizubringen ist das Ziel des vorliegenden Therapieprogramms.

Daher liegt der Schwerpunkt des Programms „Sicherheit finden" auf der ersten Phase der Therapie beider Erkrankungen. Sucht- und PTBS-Experten haben unabhängig voneinander auf sehr ähnliche Weise den ersten Behandlungsschritt definiert. So ist beispielsweise auf dem Gebiet der Traumatherapie das Modell von Herman (1992) durch einen Fokus auf Sicherheit und Selbstfürsorge als primäres Ziel der ersten Therapiephase charakterisiert. Durch Gegenwartsorientierung, homogene Therapiegruppen (alle Patienten haben die gleiche Hauptdiagnose), ein harmonisches Gruppenklima, ein flexibles Therapiesetting, didaktische Elemente und einen moderaten Zusammenhalt der Gruppe soll dieses Ziel erreicht werden. Analog dazu erklären Kaufman und Reoux (Kaufman, 1989; Kaufman & Reoux, 1988) als ersten Schritt in der Suchttherapie die „Erlangung von Abstinenz". Hierfür sollen Ausmaß und Hintergründe des Konsums exploriert werden, soll unter Berücksichtigung des jeweils aktuellen Konsumverhaltens und Suchtdrucks ein Abstinenzplan entwickelt werden und die Diagnose und Behandlung von Komorbiditäten erfolgen. Diese Vorschläge finden sich auch bei anderen Autoren (Brown, 1985; Carroll, Rounsaville & Keller, 1991; Evans & Sullivan, 1995; Marlatt & Gordon, 1985; Sullivan & Evans, 1996). In der Sitzung „Sicherheit" (vgl. Kapitel 4) werden die einzelnen Phasen der Genesung von PTBS und Substanzmissbrauch genauer beschrieben. Kurz zusammengefasst umfasst dies (in der Terminologie von Herman) die folgenden drei Phasen:

- Phase 1: *Sicherheit,*
- Phase 2: *Trauern,*
- Phase 3: *Reintegration.*

In diesem Behandlungsprogramm geht es nur um Phase 1. Der erste Schritt, Sicherheit, ist für einige Patienten bereits eine enorme therapeutische Herausforderung. Darum hofft dieses Therapieprogramm zu erreichen, dass Patienten, auch wenn sie sonst nichts aus der Therapie mitnehmen sollten, zumindest die Idee von „Sicherheit als oberstem Ziel" dauerhaft behalten. Sicherheit wird auf unterschiedliche Art und Weise immer wieder thematisiert, etwa im Arbeitsblatt „Sichere Bewältigungsstrategien" (siehe Kapitel 3.9), der Liste der Sicheren Bewälitungsstrategien (vgl. Sitzung „Sicherheit", Kapitel 4), im Sicherheitsplan (vgl. Sitzung „Rote und Grüne Signale", Kapitel 4), im Sicherheitsvertrag (vgl. Sitzung „Heilung von Wut", Kapitel 4) und der im Rahmen der Begrüßungsrunde am Anfang jeder Sitzung gestellten Frage nach unsicheren Verhaltensweisen in der letzten Zeit.

Die Konzepte von „Sicherheit" und der Schwerpunkt auf der Stabilisierungsphase sind dazu gedacht, die Therapeuten ebenso wie die Patienten zu schützen. Indem sie ihren Patienten helfen, mehr Sicherheit zu erlangen, schützen die Therapeuten auch sich selbst vor den Gefahren einer zu schnell, ohne ausreichende Stabilisierung verlaufenden Therapie: Sorgen um das Wohl ihrer Patienten, sekundäre Traumatisierung, rechtliche Konflikte und gefährliche Übertragungs- und Gegenübertragungsprozesse, die durch inadäquate Behandlung entstehen können (Chu, 1988; Pearlman & Saakvitne, 1995). „Sicherheit finden" sollte daher das Ziel sowohl der Patienten als auch der Therapeuten sein.

2.3.2 *Integrierte Behandlung von PTBS und Substanzmissbrauch*

PTBS und Substanzmissbrauch werden im Rahmen der Therapie durchgehend gemeinsam behandelt. Das heißt, dass beide Erkrankungen zur selben Zeit und von demselben Therapeuten behandelt werden. Dieses integrierte Modell steht im Kontrast zu sequenziellen Modellen, in denen zuerst die eine und dann die andere Störung therapiert wird und zu parallelen Modellen, in denen beide Erkrankungen behandelt werden, jedoch von verschiedenen Therapeuten. Es unterscheidet sich auch von Monotherapien, in denen der Patient nur Hilfe für eine Störung erhält (Weiss & Najavits, 1998).

Ein integriertes Behandlungsmodell für die Doppeldiagnose PTBS und Substanzmissbrauch ist seit langem gefordert worden (Abueg & Fairbank, 1991; Bollerud, 1990; Brady et al., 1994; Brown et al., 1995; Evans & Sullivan, 1995; Fullilove et al., 1993; Kofoed et al., 1993). Die vorhandenen Therapieprogramme sind dieser Forderung jedoch bisher nicht gerecht geworden (Abueg & Fairbank, 1991; Bollerud, 1990; Evans & Sullivan, 1995). Wenn Patienten auf einer Traumastation oder allgemeinpsychiatrischen Station behandelt werden, geht es in der Regel nur um Aspekte des Traumas. Im Rahmen einer Suchttherapie werden sie zumeist dazu angehalten, sich ausschließlich auf ihr Suchtproblem zu konzentrieren (Abueg & Fairbank, 1991; Bollerud, 1990; Evans & Sullivan, 1995). In einem Fall berichtete eine Patientin sogar davon, dass sie ihren Substanzmissbrauch leugnen musste, um in eine PTBS-Therapie aufgenommen zu werden, weil in der Therapiegruppe keine abhängigen Patienten akzeptiert wurden – eine nicht ungewöhnliche Verfahrensweise in klinischen Kontexten. In vielen Fällen hegen Kliniker einen Widerwillen dagegen, die „andere Störung" in den Blick zu nehmen (Bollerud, 1990; Fullilove et al., 1993), weil sie mitunter unsicher sind, wie sie sie behandeln sollen. Seitens der Patienten verstärken schließlich Schamgefühle und die Verheimlichung von Trauma und Substanzmissbrauch die Tendenz zu einer getrennten Therapie der beiden Erkrankungen (Brown et al., 1995). Therapieprogramme für Doppeldiagnosen sind nicht nur auf die Behandlung gleichzeitig vorliegender Erkrankungen ausgerichtet, sondern sie sind tendenziell auch allgemeiner als Therapien für spezifische Diagnosegruppen. Allerdings unterscheiden sich die Therapiebedürfnisse beispielsweise eines Patienten mit Schizophrenie und Substanzmissbrauch unter Umständen stark von denen eines Patienten mit PTBS und Substanzmissbrauch (Weiss, Najavits & Mirin, 1998b).

Integration ist letztlich ein intrapsychisches Ziel für Patienten wie auch ein strukturelles Ziel: Es geht darum, beide Erkrankungen zu „beherrschen", ihre Beziehung zueinander zu erkennen und der negativen Beeinflussung der einen Störung durch die andere häufiger Einhalt gebieten zu können. Darum geben die Inhalte dieses Therapieprogramms den Patienten Gelegenheit, in ihrem eigenen Leben Zusammenhänge zwischen beiden Erkrankungen zu erkennen: In welcher Weise und warum sind sie aufgetreten? Wie beeinflussen sie die Genesung von der jeweils anderen Störung? Inwiefern sind sie die Ursache von anderen Problemen (wie zum Beispiel Armut)?

Außerdem werden die Therapeuten dazu angehalten, den Einfluss jeder der beiden Störungen als Hilfestellung für den Patienten zur Bewältigung der jeweils anderen zu nutzen. Patienten legen selten auf beide Erkrankungen den gleichen Schwerpunkt. Einige möchten ausführlich über ihre PTBS sprechen und glauben, dass ihr Substanzmissbrauch kein echtes Problem sei. Einige erkennen ihre Sucht an, haben aber Angst davor, sich mit ihrer PTBS auseinanderzusetzen. Der Wunsch, einzelne Aspekte der eigenen Erfahrungen zu leugnen, ist bei diesen Störungen viel ausgeprägter als bei vielen anderen psychischen Erkrankungen (z. B. bei Depression oder Generalisierter Angststörung). Scham und Geheimnisse im Hinblick auf Trauma und Substanzmissbrauch sowie Angst vor der Verurteilung durch andere führen zu einer substanziellen Verdrängung. Sie kann intrapsychisch sein, etwa in Form dissoziativer Symptome, oder offensichtlich, beispielsweise als Unehrlichkeit über den Konsum von Substanzen. In jedem Fall erfordert es viel therapeutisches Können, um den Patienten dabei zu helfen, kontinuierlich an beiden Erkrankungen zu arbeiten.

Integration findet auch auf Ebene der Interventionen statt. Jedes Thema kann sowohl auf PTBS als auch auf Substanzmissbrauch angewendet werden. So lässt sich beispielsweise das Thema „Grenzen setzen" auf PTBS (z. B. sich aus einer gewalttätigen Beziehung lösen) und auf Substanzmissbrauch beziehen (z. B. den Mitbewohner darum bitten, im gemeinsamen Haushalt keine Marihuanapflanzen mehr zu züchten). Integration wird ebenfalls durch die kontinuierliche Verflechtung der vier Kernbereiche der Therapie erreicht – kognitive, behaviorale, interpersonelle Themen sowie Case Management. Der fließende Wechsel zwischen diesen Bereichen hilft den Patienten, Zusammenhänge zwischen ihren Gedanken, Handlungen und Beziehungen zu erkennen, aber auch zwischen ihrer Selbstwahrnehmung und der realen Bewältigung des Alltags.

Es ist wichtig zu betonen, dass „Integration" die Berücksichtigung beider Störungen zur gleichen Zeit *in der Gegenwart* meint. Es geht nicht darum, Patienten detailliert zu ihrer Vergangenheit zu befragen, eben dies ist explizit nicht Inhalt dieses Programms (siehe auch Kapitel 2.3.7). Es geht vielmehr darum, den Patienten zu vermitteln, welche Erkrankungen sie haben, warum sie gemeinsam auftreten und in welcher Form sie gegenwärtig miteinander zusammenhängen (z. B. der Konsum von Kokain in der vergangenen Woche, um „Flashbacks" im Rahmen der PTBS zu bewältigen). Aber auch das Verständnis dafür, inwiefern im Genesungsprozess beide Erkrankungen einander beeinflussen (z. B. dass sich in der Abstinenz PTBS-Symptome zunächst schlimmer anfühlen können, bevor sie schließlich nachlassen) und wie sie ihren Konsum als Mittel zur Bewältigung ihres Schmerzes einsetzen. Und schließlich geht es darum, Sichere Bewälitungsstrategien in Hinblick auf Trauma und Substanzmissbrauch zu vermitteln. Integrierte Behandlung bedeutet also nicht, Patienten zu sagen: „Sie müssen erst abstinent werden, bevor Sie sich mit Ihrer PTBS auseinandersetzen können", oder „Wenn Sie sich Ihrem Trauma stellen, wird auch der Substanzkonsum aufhören" (Sätze, die Patienten mitunter zu hören bekommen). Die Idee ist vielmehr, Kontrolle über die Negativspirale zu bekommen, mit der sich beide Störungen ständig gegenseitig beeinflussen. Besondere Beachtung finden auch Themen, die kennzeichnend für beide Diagnosen sind, wie zum Beispiel „Geheimnisse" und „Kontrolle".

2.3.3 Die Betonung von Idealen und Werten

Es ist schwierig, sich zwei psychische Störungen vorzustellen, die jeweils für sich und in besonderem Maße in Kombination zu einer vergleichbaren Demoralisierung und zum Verlust von Idealen führen. Beschreibungen über den Verlust von Idealen im Zusammenhang mit PTBS finden sich beispielsweise in Janoff-Bulmans (1992) Arbeit über das „erschütterte Weltbild“ und in Frankls (1963) Arbeit über die „Suche nach Sinn“. Wie ein Patient sagte: „Ich habe das Gefühl, als sei jeder neu geborene Mensch gut. Im Laufe des Lebens wird dieses Gute aber von der Welt zerstört. Mein nächster Gedanke ist dann ‚Wozu ist man überhaupt am Leben?‘ Und ich finde einfach keine Antwort auf diese Frage.“ Das Trauma kann ein existenzielles Dilemma nach sich ziehen: Bleiben die Überlebenden eines Traumas, nachdem sie Not und Leid erfahren haben, gefangen in Misstrauen, Zerstörung und Isolation (sich selbst und anderen gegenüber)? Oder überwinden sie diese seelische Situation und finden eine neue Sprache der Ehrlichkeit, Integrität, Verbindlichkeit und der höheren Werte? Diese Gegensätze finden sich wie ein roter Faden in der Literatur über verschiedene Traumata, sei es in Büchern über den Holocaust, über Kriegsveteranen, Opfer von Verbrechen oder Überlebende von Kindesmissbrauch (Frankl, 1963; Hermann, 1992; Shay, 1994). Einige Studien haben gezeigt, dass es jenen Menschen besser geht, denen es gelingt, ihrem Leid auch eine positive Bedeutung beizumessen (Janoff-Bulman, 1997). Viele Patienten berichten zudem, dass sie unter dem Verlust von Idealen, wie zum Beispiel Vertrauen, mehr gelitten hätten als unter bestimmten äußeren Bedingungen wie Armut oder Arbeitsplatzverlust.

Auch Substanzmissbrauch geht mit dem Verlust von Idealen einher. Das Leben der Betroffenen ist beschränkt auf eine einzige Sache. Die Patienten sind buchstäblich „am Boden“, sie können ihre Probleme nicht bewältigen, sie verdrängen die Realität, verlieren zusehends den Anschluss an das „normale Leben“ (mit einem Arbeitsplatz, einem Zuhause und Beziehungen), sie verleugnen ihren Substanzkonsum und können sich emotionalen Schmerzen nicht stellen. Es ist verblüffend, dass die Anonymen Alkoholiker (AA), die über weite Strecken des 20. Jahrhunderts die wichtigste Instanz im Suchthilfebereich waren, als einzige einen ausgeprägt spirituellen Schwerpunkt hatten. Das Ziel der AA, ein Leben in moralischer Integrität zu führen, ist ein Gegenmittel gegen den Verlust an Idealen, der durch Substanzmissbrauch entsteht.

Aus diesen Gründen bemüht sich das vorliegende Therapieprogramm explizit darum, verlorene Ideale wiederherzustellen. Die Überschrift jeder Sitzung in Kapitel 4 liest sich wie ein positives Ideal – ein Ideal, das bestimmten pathologischen Charakteristika von PTBS und Substanzmissbrauch diametral entgegensteht. So soll beispielsweise in der Sitzung „Ehrlichkeit“ Verdrängung, Lügen und einem „falschen Selbst“ entgegengetreten werden (vgl. Kapitel 4). Die Sitzung zu „Verbindlichkeit“ (vgl. Kapitel 4) ist das Gegenteil von Verantwortungslosigkeit und Impulsivität. *Gut für sich* [zu] *sorgen* ist ein Mittel gegen die oft mit PTBS und Substanzmissbrauch einhergehende Vernachlässigung des eigenen Körpers (vgl. Sitzung „Gut für sich sorgen“, Kapitel 4). Das Motto, das jeder Sitzung vorangestellt ist, soll die Patienten inspirieren, und die die gesamte Behandlung prägende Sprache betont Begriffe wie „Respekt“, „Fürsorge“, „Integration“, „Schutz“ und „Genesung“. Diese Ausrichtung auf das Mögliche und Positive soll den Patienten zu der Motivation verhelfen, die für die unglaublich schwere Aufgabe der Genesung erforderlich ist. Wenn sie ihren Konsum einstellen sollen, muss man ihnen einen Ersatz bieten, der besser ist als die Suchtmittel.

2.3.4 Vier inhaltliche Bereiche: Kognitionen, Verhalten, interpersonelle Aspekte und Case Management

Die Kognitive Verhaltenstherapie (KVT) ist die Basis dieser Behandlung, weil sie den Anforderungen eines „sicheren“ Therapieprogramms, mit Schwerpunkt auf der Stabilisierungsphase, unmittelbar gerecht wird. Beck, Emery und Greenberg (1985) haben verschiedene Schlüsselaspekte der KVT beschrieben. Sie ist gegenwarts- und problemorientiert, um aktuelle Symptome zu reduzieren. Sie ist kurz, zeitlich begrenzt und strukturiert und setzt anspruchsvolle Therapieziele, die in einem kurzen Zeitintervall erreicht werden sollen. Sie ist edukativ und legt einen Schwerpunkt auf den Erwerb neuer Fähigkeiten. Sie ist direktiv und impliziert die Mithilfe des Therapeuten, der die Patienten (ebenso, wie gute Eltern es tun würden) anleitet, ohne dabei den unabdingbaren Beitrag der Patienten zu ihrer eigenen Behandlung außer Acht zu lassen. Diese Vorgänge, die sich im Rahmen der Behandlung vollziehen, stellen ein Gegenmittel gegen die Machtlosigkeit und den Kontrollverlust dar, welche Teil von PTBS und Substanzmissbrauch sind. KVT liefert auch Strategien zur

Erlangung von Selbstkontrolle, um den Patienten beim Erwerb von Handlungsweisen zu helfen, die sie womöglich nie erlernt haben oder die in Folge von PTBS und Substanzkonsum verloren gegangen sind (z. B. Problemlösung, Gedankenkontrolle, zwischenmenschliche Fähigkeiten und Sorge für sich selbst). Experten für PTBS und Sucht betonen die Bedeutung solcher Bewältigungsstrategien (Ouimette et al., 1999). KVT beinhaltet auch Rückfallpräventionstraining, das üblicherweise eingesetzt wird, um Rückfällen in den Substanzkonsum vorzubeugen (Beck, Wright, Newman & Liese, 1993; Carroll et al., 1991; Marlatt & Gordon, 1985) und sich ebenso für die PTBS-Therapie eignet (Foy, 1992). Nicht zuletzt haben Studien erwiesen, dass KVT einer der vielversprechendsten Ansätze auch für die alleinige Therapie von PTBS (Marks, Lovell, Noshirvani, Livanou & Thrasher, 1992; Ruzek et al., 1998; Solomon et al., 1992) und Sucht ist (Carroll et al., 1991; Maude-Griffin et al., 1998; Najavits & Weiss, 1994a).

In den verhaltensbezogenen Sitzungen werden die Patienten zum Handeln ermutigt. Ihnen wird der „behaviorale Grundsatz“ ans Herz gelegt: Dass es nicht reicht, über Handlungen zu sprechen, sondern dass echte Handlungen, wie klein auch immer, essenziell sind. In jeder Sitzung verpflichten sich die Patienten zu einem konkreten Schritt, der ihre Genesung fördert (siehe Kapitel 3). Um den Patienten *wirklich* zuzuhören, werden die Therapeuten dazu angehalten, weniger auf deren Worte als auf ihre Handlungen (z. B. selbstverletzendes Verhalten als Hilferuf) zu achten. Mit dem Arbeitsblatt zu sicheren Verhaltensweisen sollen die Patienten lernen, Kontrolle über ihre Handlungen zu erlangen – also zu lernen, auch Notsituationen ohne Substanzen zu überstehen und Probleme zu lösen.

Der wichtigen kognitiven Komponente wird durch kognitive Standardinterventionen Rechnung getragen, wie zum Beispiel der Identifikation und Hinterfragung von Überzeugungen. Außerdem sollen die Patienten im Rahmen der kognitiven Sitzungen herausfinden, welche Bedeutung Suchtmittel im Kontext ihrer PTBS haben (z. B. Selbstmedikation? Ersatz für etwas? Langsamer Suizid? Rache?). Verzerrte Wahrnehmungen (Burns, 1980) im Rahmen von PTBS und Sucht werden identifiziert (wie zum Beispiel das Argument, bedürftig zu sein, die Tendenz, sich selbst herunterzumachen und eine verzerrte Zeitwahrnehmung) und mit gesünderen Vorstellungen konfrontiert (zum Beispiel „gesund leben“, „Wertschätzung der eigenen Gefühle“ und „eine Wahl haben“). Mithilfe der Sitzung „Mitgefühl“ sollen Wahrnehmung und Gefühl miteinander verbunden werden, um auf einer tiefen Ebene die Hintergründe der eigenen Handlungen zu verstehen anstatt sie zu verurteilen. PTBS bedeutet demzufolge nicht, „verrückt“ zu sein, sondern einem überwältigenden emotionalen Schmerz ausgesetzt zu sein. Substanzmissbrauch ist nicht einfach „schlecht“, sondern ein missglückter Versuch, Probleme zu lösen. Kurz gesagt kann die Sichtweise der Patienten auf ihr Leben interindividuell stark variieren. Der eine erzählt die traurige Geschichte eines Menschen, dessen Leben zerstört worden ist. Der andere erzählt die ermutigende Geschichte eines Menschen, der Hindernisse überwunden hat. Das Ziel der kognitiven Therapie besteht also darin, den Patienten zu einer positiveren Sichtweise zu verhelfen, in der sie ihr eigenes Schicksal respektvoll betrachten.

Ursprünglich war das Therapieprogramm nur kognitiv und behavioral. Die interpersonelle Perspektive und das Case Management wurden ergänzt, als durch die Arbeit mit Patienten deutlich wurde, dass diese Komponenten ebenso wichtig sind. Sitzungen mit interpersoneller Komponente machen nun ein Drittel der Therapie aus, und das Case Management wird in der ersten Sitzung begonnen und in allen folgenden immer wieder aufgegriffen. Die interpersonelle Komponente ist besonders wichtig, weil eine PTBS zumeist die Folge einer Traumatisierung ist, die den Patienten durch Mitmenschen zugefügt wurde (im Gegensatz zu Naturkatastrophen oder Unfällen, Kessler et al., 1995). Ob das Trauma ein physischer oder sexueller Missbrauch in der Kindheit, Kriegserfahrung, oder ein Gewaltverbrechen war – alle haben einen interpersonellen Hintergrund. Die Opfer haben in der Folge mit Problemen wie Misstrauen gegenüber anderen Menschen, Unsicherheit über adäquates Verhalten in zwischenmenschlichen Beziehungen sowie Angst vor erneuten Gewalttaten (sowohl als Opfer als auch als Täter) zu kämpfen (Herman, 1992; Shay, 1994). Ebenso wird Substanzmissbrauch oft durch zwischenmenschliche Beziehungen ausgelöst und unterstützt. Viele Patienten sind in Elternhäusern aufgewachsen, in denen ein Familienmitglied süchtig war, und oftmals ist Substanzmissbrauch ein Versuch, Anerkennung und Akzeptanz durch andere zu erlangen (Miller, Downs & Testa, 1993) und zwischenmenschliche Konflikte zu lösen (Marlatt & Gordon, 1985). Wie Trotter (1992) festgestellt hat, hadern Patienten mit PTBS und Substanzmissbrauch viel häufiger mit zwischenmenschlichen Konflikten als mit Fragen der Autonomie (z. B. einer geregelten Arbeit nachzugehen), welche zu einem fortgeschritteneren Zeitpunkt der Therapie in den Vordergrund treten können.

In den interpersonellen Sitzungen geht es daher darum, die Patienten darin zu unterstützen, dass sie so viel unterstützende Menschen wie möglich um sich scharen und sich von destruktiven Menschen lösen. In einer der Sitzungen („Andere dazu bringen, Ihre Genesung zu unterstützen", vgl. Kapitel 4) gibt es auch die Möglichkeit, subjektiv wichtige Personen zur Sitzung einzuladen, um die Patienten in ihrem Genesungsprozess zu unterstützen. Die Patienten werden ermutigt, ehrlich zu sein, sofern sie dabei sicher bleiben, d. h., ihr körperliche und seelische Unversehrtheit nicht aufs Spiel setzen. Sie sollen jedoch auch lernen, dass sie in diesem Punkt *nur sich selbst* ändern können, und dass der Versuch, andere zu Ehrlichkeit anzuhalten insbesondere in der frühen Phase der Genesung selten fruchtet. Die Patienten werden dazu angehalten, Parallelen zwischen ihrem Verhältnis sich selbst gegenüber und anderen gegenüber zu entdecken (z. B. kommt es oft vor, dass jemand sowohl Schwierigkeiten mit den eigenen inneren Grenzen hat, als auch mit äußeren Grenzen im Umgang mit anderen Menschen). Und schließlich sollen sie extreme zwischenmenschliche Dynamiken erkennen lernen, die zu einer Retraumatisierung führen können (z. B. Überangepasstheit, enge Verstrickungen mit anderen) oder Substanzmissbrauch begünstigen (z. B. „Freunde", die ihnen weiterhin Suchtmittel anbieten).

Das Case Management wurde in die Therapie mit aufgenommen, weil durch eine Pilotstudie zu „Sicherheit finden" deutlich wurde, dass viele Patienten vor der Behandlung keine oder nur wenig Unterstützung in Anspruch genommen hatten (Najavits et al., 1998e; Najavits, Dierberger & Weiss, 1999a). Das Gegenteil, nämlich dass die Patienten bereits intensive therapeutische Betreuung in Anspruch genommen hatten, war erwartet worden. Einige Menschen mit PTBS und Substanzmissbrauch mögen in der Tat viel therapeutische Hilfe bekommen, insbesondere wenn sie an eine spezielle Institution, wie das amerikanische Versorgungssystem für Kriegsveteranen angebunden sind oder sich in stationärer Therapie befinden (z. B. Brown & Wolfe, 1994). Im Gegensatz dazu sind die Patienten für die oben genannte Studie über Zeitungsannoncen rekrutiert worden, wodurch sich eine gänzlich andere Stichprobe ergab. Die meisten Patienten wünschten sich Unterstützung dabei, Zugang zu Hilfe in Bereichen wie Psychopharmakotherapie, Jobberatung, Wohnen etc. zu bekommen. Eine umfassende Diskussion über die Hintergründe und Methoden des Case Managements findet sich in der Sitzung „Einführung in die Behandlung/Case Management" (vgl. Kapitel 4). Psychologische Interventionen, so ist die zugrunde liegende These in Kurzform, können nur dann fruchten, wenn die äußere Situation der Patienten einigermaßen stabil ist.

2.3.5 Berücksichtigung des therapeutischen Prozesses

Die beste Technik ist nur so gut, wie der Therapeut, der sie anwendet. So belegen Forschungen zu diesem Thema, dass insbesondere bei Suchtpatienten die Effektivität der Therapie weitaus mehr durch den Therapeuten als durch eine bestimmte theoretische Ausrichtung oder die Charakteristika des Patienten bestimmt wird (Luborsky et al., 1986; McLellan, Woody, Luborsky & Goehl, 1988; Najavits, Crits-Christoph & Dierberger, 2000; Najavits & Weiss, 1994b). Selbst die Differenzierung in Inhalte und Struktur der Therapie stellt eine künstliche Unterscheidung dar (Strupp & Binder, 1984). Es ist der Therapeut, der die Behandlung gestaltet und ihre Wirksamkeit im positiven wie im negativen beeinflussen kann und je schwerer der Patient erkrankt ist, desto stärker wirken sich Probleme im Therapieprozess aus (Imhof, 1991; Imhof et al., 1983).

Die therapeutischen Prozesse, die in diesem Therapieprogramm betont werden, beinhalten den Aufbau einer tragfähigen therapeutischen Beziehung: Mitgefühl für die Erfahrungen der Patienten zu haben und die im Manual genannten Bewältigungsstrategien auch selbst anzuwenden (d. h. Patienten nicht zu Dingen aufzufordern, die man selbst nicht tun könnte). Es bedeutet auch, den Patienten die Kontrolle zu überlassen, wann immer das möglich ist (da Kontrollverlust ein wichtiger Punkt sowohl bei Traumatisierungen als auch bei Substanzmittelmissbrauch ist). Darüber hinaus durch das eigene engagierte Auftreten in der Therapie den Patienten zu zeigen, was es bedeutet, hart zu arbeiten (z. B. alles zu tun, was innerhalb professioneller Grenzen möglich ist, um den Patienten zu helfen). Schließlich gilt es Rückmeldungen der Patienten darüber einzuholen, wie sie die Therapie empfinden. Das Gegenteil solcher positiver Maßnahmen seitens des Therapeuten sind problematische Gegenübertragungsphänomenene wie drastische Konfrontation, aus Sympathie resultierende Unfähigkeit, die Patienten in die Verantwortung zu nehmen, sich von Patienten ausnutzen zu lassen, Machtkämpfe zu erlauben oder in der Gruppentherapie zuzulassen, dass ein Patient ausgegrenzt wird. Wie Herman (1992) feststellt, können Therapeuten ungewollt die verschiedenen Rollen einnehmen, die bei einem Trauma von Bedeutung sind – die des Opfers, Täters oder Zuschauers. Vorsicht ist auch geboten im Hinblick auf das, was man im Zusammenhang mit PTBS und Substanzmissbrauch als das „Paradox der Gegenübertragung" bezeichnet. Damit ist gemeint, dass PTBS und Substanzmissbrauch gegensätzliche Gegenübertragungsreaktionen hervorzurufen scheinen, die für den Therapeuten schwer ins Gleichgewicht zu bringen sind. PTBS ruft tendenziell Sympathie und Identifikation mit der Verletzlichkeit der Patienten hervor, was im schlimmsten Fall zu übertriebener Unterstützung und Nachgiebigkeit führen kann, anstatt die Patienten zu Eigenverantwortung und Wachstum zu motivieren. Substanzmissbrauch bewirkt auf Seiten des Therapeuten oftmals Sorge und Angst über den Konsum der Patienten, die sich im Extremfall zu scharfen Verurteilungen und Konfrontationen auswachsen können. Typischerweise tendieren Therapeuten entweder mehr zum einen oder zum anderen Extrem. Darum muss der Therapeut im Rahmen des Programms „Sicherheit finden" versuchen, die Wertschätzung des Patienten und die Verantwortung für ihn als zwei zentrale Punkte miteinander zu vereinbaren.

Maßnahmen, die von Seiten des Therapeuten zu ergreifen sind, werden in jeder Sitzungsbeschreibung an verschiedenen Stellen genannt: in der „Übersicht" erfährt der Therapeut Hintergründe über das Thema und erhält Hinweise dazu, wo problematische Gegenübertragungsreaktionen auftreten könnten. Unter der Rubrik „Schwierige Fälle" finden sich charakteristische Herausforderungen, anhand derer der Therapeut sich bereits vorab mit schwierigen Therapiesituationen auseinandersetzen kann. Mit Hilfe des „Fragebogens zum Ende der Sitzung", bekommt der Therapeut eine Rückmeldung von den Patienten zu jeder einzelnen Sitzung (siehe Kapitel 3.9).

Außerdem gestattet das Therapieprogramm „Sicherheit finden" trotz der stark strukturierten Herangehensweise die individuelle Gestaltung gemäß den Wünschen der Therapeuten. So setzen einige Therapeuten gerne Elemente der KVT ein, während andere sie eher meiden, darum werden sie stets angeboten, sind jedoch optional. Die meisten Themen haben verschiedene Unterthemen, unter denen eine Auswahl getroffen werden kann, und anstelle strenger Vorgaben gibt es immer mehrere Möglichkeiten, wie mit dem Material gearbeitet werden kann. Die Themen haben keine feste Reihenfolge, und es gibt eine Vielzahl von Vorgehensweisen, in denen die Therapie durchgeführt werden kann (siehe Kapitel 3). Kurz gesagt, es wird dem individuellen Stil der Therapeuten Rechnung getragen und versucht, sie bei ihrer sehr schwierigen Aufgabe so gut wie möglich zu unterstützen.

2.3.6 Zusätzliche Charakteristika des Therapieprogramms „Sicherheit finden"

Außer den oben beschriebenen fünf Grundprinzipien gibt es noch einige weitere Charakteristika des Therapieprogramms.

Verwendung von Strategien aus der Lernforschung. Verschiedene Strategien aus der Lernforschung sind in die Therapie aufgenommen worden, um den Lerneffekt der Patienten zu maximieren (Najavits & Garber, 1989). Dazu gehört die Arbeit mit Gegensätzen (die Gegenüberstellung von Extremen wie sichere vs. unsichere Bewältigungsstrategien, unterstützende vs. destruktive Mitmenschen), die mentale Vorbereitung der Patienten (z. B. indem ihnen konkret gezeigt wird, wie sie am meisten von der Therapie profitieren können). Wichtig ist auch die Integration von Therapieerkenntnissen in das Leben außerhalb der Therapie (z. B. werden die Patienten aufgefordert, neu erworbene Verhaltensweisen einer nahe stehenden Person zu erklären, die den Patienten dazu anhält, diese Verhaltensweisen zu verwenden). Auch ein strukturierter Ablauf (jede Sitzung folgt einem einheitlichen Format), ein emotionaler Bezug zu den Themen und Materialien jeder Sitzung (z. B. mit Hilfe des einleitenden Zitats) sowie Gedächtnishilfen für die Patienten (z. B. Liste mit „Grundgedanken der Therapie", vgl. Kapitel 3.9) sind zentrale Elemente.

Ressourcenorientierung statt Ausrichtung auf Defizite. Um die Zuversicht der Patienten (und der Therapeuten!) zu vergrößern, liegt der Schwerpunkt der Behandlung mehr auf der Gegenwart und Zukunft als auf der Vergangenheit. Nicht die Schwächen, sondern die Stärken der Patienten werden hervorgehoben. Es ist unabdingbar, sich die Defizite der Patienten bewusst zu machen. Allerdings scheint in einem so frühen Stadium der Behandlung, in dem es um die Herstellung von Sicherheit geht, eine zu starke Fokussierung auf die Vergangenheit und auf Defizite die Patienten eher zu demoralisieren. Eine optimistische Grundhaltung und das Festhalten an hochgesteckten Zielen (z. B. daran glauben, dass Genesung wirklich möglich ist) sowie die Verwendung von Lob statt negativer Verstärkung sind darum am besten geeignet, Veränderungen herbeizuführen. „Sicherheit finden" arbeitet mit spezifischen Techniken, um die Ressourcen der Patienten zu stärken. Dazu gehört, die Patienten im Rahmen der Eingangsrunde über die erfolgreiche Anwendung Sicherer Bewälitungsstrategien berichten zu lassen, sie zu Mitgefühl statt Selbstabwertung anzuhalten und ihnen stets eine Rückkehrmöglichkeit in die Therapie offenzuhalten (außer, wenn die Patienten gewalttätig sind). Und schließlich sind der Verzicht auf die Exploration des Traumas und interpretative psychodynamische Arbeit, die in fortgeschritteneren Stadien der Therapie geleistet werden können (siehe auch Kapitel 2.3.7), wichtige Aspekte.

Sorgfältiger Umgang mit Sprache. Das Manual ist in einer einfachen Alltagssprache formuliert. „Jargon" wird vermieden, auf Fachbegriffe wird weitgehend verzichtet. Wo möglich, finden die Patienten Zitate anderer Betroffener, anhand derer ihre eigenen Erfahrungen gespiegelt werden.

So ist beispielsweise bevorzugt von „Umdenken" die Rede anstelle von „kognitiver Umstrukturierung", von „Selbstverpflichtung" anstelle von „Hausaufgabe" und von „emotionalem Schmerz" statt von „psychiatrischen Symptomen". Um wirklich eine Ausrichtung auf Stärken anstelle von Defiziten zu erreichen, wurde buchstäblich jeder Begriff, der eine negative Konnotation hatte und die Patienten entmutigte, durch eine andere Formulierung ersetzt. So wurde beispielsweise ein Standardbegriff der KVT, „kognitive Verzerrung", durch den neutralen Begriff „sich Bedeutungen erschließen" ersetzt. Auch die Therapeuten werden dazu ermutigt, ihre Patienten mitbestimmen zu lassen, welche Begriffe ihnen angemessen erscheinen. So bevorzugen beispielsweise einige Patienten den Begriff „Heilung" anstelle von „Genesung", weil sie davon überzeugt sind, dass unabhängig davon, wie gut es ihnen eines Tages gehen mag, das Trauma sie für immer verändert hat. PTBS ist daher etwas Existenzielles und nicht eine „medizinische Erkrankung", von der man „genesen" kann. Schließlich wird, wann immer möglich, eine geschlechtsneutrale Sprache gewählt, so dass sowohl Männer als auch Frauen in den Arbeitsblättern angesprochen werden. Es werden durchgehend Zitate und Beispiele für beide Geschlechter verwendet sowie eine Vielzahl von Traumatisierungen angesprochen.

Schwerpunkt auf praktischen Lösungen. Das Therapieprogramm bemüht sich darum, konkrete und praktische Hilfen zu liefern: Listen von Unterstützungsangeboten, reichlich Arbeitsblätter zu jedem Thema, die umfassende Liste der Sicheren Bewälitungsstrategien und spezielle Übungen, die in den Sitzungen ausprobiert werden können (z. B. eine spezielle Vorlage, um „Erdung" zu üben). Die Patienten sollen niemals denken, dass es „nichts gibt, was ich tun kann". Wenn ein Hilfsmittel nicht funktioniert, kann ein anderes ausprobiert werden.

Das Arbeitsmaterial in Bezug zu den Patienten bringen. Angesichts der Fülle an Material ist es eine Herausforderung, die Behandlung wirklich therapeutisch und nicht didaktisch oder intellektuell zu gestalten. Um dies zu erreichen, müssen die Sitzungsunterlagen mit aktuellen und konkreten Problemen der Patienten in Verbindung gebracht werden. Wann immer möglich, sollen neue Verhaltensweisen schon in den Sitzungen geübt und auch außerhalb der Sitzungen weiter erprobt werden. Es geht, ganz im Sinne des berühmten Pädagogen John Dewey, um „learning by doing" (Dewey, 1983).

Realistische klinische Einschätzung. Die Arbeitsmaterialien gehen zwar von einem idealen Ablauf der Sitzungen aus, dennoch wird den realen Problemen in der klinischen Arbeit mit einer anspruchsvollen Patientenklientel breite Aufmerksamkeit gewidmet. Für Themen oder Material, das aufwühlend und verstörend für bestimmte Patienten sein könnte, gibt es die Rubrik „Warnhinweis für die Praxis", in dem Abschnitt „Vorschläge" werden Fragen vorweggenommen, die sich in Hinblick auf die Durchführung der Sitzungen ergeben können. Die Rubrik „Schwierige Fälle" liefert zu jedem Thema kritische Kommentare der Patienten, mit denen gerechnet werden muss. Darüber hinaus werden die Therapeuten durchgehend dazu angehalten, Verständnis für die Grenzen der Patienten zu bewahren und vereinfachende Lösungsvorschläge (wie zum Beispiel „positives Denken" in den kognitiven Sitzungen) zu vermeiden.

Schnelle Hilfe. Die oft kurze Verweildauer von Suchtpatienten in Therapien (Crits-Christoph & Siqueland, 1996) und die Schwere der Erkrankung von Patienten mit der Doppeldiagnose Trauma und Substanzmissbrauch legen eine gewisse Dringlichkeit in der Behandlung nahe. Darum wurde das Programm „Sicherheit finden" zunächst als Kurzzeit-Gruppentherapie (über 3 Monate) und mit einem Therapeuten durchgeführt, um zu überprüfen, ob Therapieziele innerhalb dieser Zeit erreicht werden können (Najavits et al., 1998e). Die Therapie kann und wird (hoffentlich) über einen längeren Zeitraum durchgeführt werden, wenn die Rahmenbedingungen dies erlauben. Dennoch geben sich die meisten Patienten nicht die Zeit und schaffen es nicht, die Therapie bis zum Ende durchzuhalten. Darum sind die Sitzungen darauf ausgerichtet, die zur Verfügung stehende Zeit bestmöglich zu nutzen und die Zeit außerhalb der Sitzungen ebenfalls in den Genesungsprozess einzubeziehen (z. B. das Case Management während der Sitzungen voranzutreiben, etwa in Form von Telefonanrufen bei Hilfseinrichtungen etc., und zwischen den Sitzungen Selbstverpflichtungen einzuhalten). Vor diesem Hintergrund ist es eine Schlüsselaufgabe der Therapeuten, beim Abschweifen vom Thema die Patienten immer wieder auf das Ziel der Sitzung zurückzulenken.

Die Therapie interessant machen. Es ist sehr viel Mühe darauf verwendet worden, die Therapie ansprechend und spannend zu gestalten. Dazu wurde das „Spiel der Lebensentscheidungen" (vgl. die entsprechende Sitzung in Kapitel 4) entwickelt, es gibt Vorschläge zur Herstellung therapeutischer Tonaufnahmen während der Sitzungen, in den Arbeitsblättern finden sich Selbstbefragungstests für die Patienten, es werden Metaphern verwendet und jedem Thema ist ein Zitat vorangestellt. Für Patienten mit PTBS und Substanzmissbrauch sind solche Bemühungen besonders wichtig, weil diese im Vergleich zu Patienten, die „nur" an einer der beiden Erkrankungen leiden, schwerer betroffen und zu behandeln sind (Brady et al., 1994; Najavits et al., 1996b, 1998c). Insbesondere zu Beginn der Behandlung kann diese dadurch erschwert sein, dass sich die Patienten schlecht konzentrieren können, dass sie dissoziieren oder impulsiv handeln. Dies beeinträchtigt letztlich auch die Wirksamkeit traditioneller gesprächsbetonter Therapieformen. Verschiedene Autoren haben über die Notwendigkeit geschrieben, die Patienten „einzufangen" und an die Therapie zu binden (Abueg & Fairbank, 1991; Jelinek & Williams, 1984; Kofoed et al., 1993). Angesichts der allgemein hohen Abbruchrate in der Suchtbehandlung (Craig, 1985) erfordert es besondere Anstrengungen, die Therapie attraktiv zu gestalten. KVT wird mitunter als mechanistisch, oberflächlich und unsensibel gegenüber Gefühlen wahrgenommen (Clark, 1995; Gluhoski, 1994), so dass es besonders wichtig erscheint, die Behandlung so kreativ wie möglich zu machen. Dies hat den positiven Nebeneffekt, dass zugleich ein wichtiges Heilmittel in der Behandlung der PTBS – Fantasie – zum Einsatz kommt (Herman, 1992).

Schwerpunkt Substanzmissbrauch. Suchttherapie auf der einen und die psychiatrisch-psychotherapeutische Behandlung auf der anderen Seite sind die meiste Zeit des 20. Jahrhunderts zwei eher getrennte Bereiche gewesen. Jeder hat im Laufe der Zeit vor dem Hintergrund klinischer Erfahrungen seine eigenen Behandlungsstrategien entwickelt. Therapeuten, die beginnen, sich mit Suchtpatienten zu beschäftigen, haben oft eine steile Lernkurve. Einige Ansätze innerhalb dieses Manuals stellen in jeder Sitzung die Bewältigung der Sucht in den Vordergrund. So wird hervorgehoben, dass zwar das Ziel darin besteht, die Hintergründe jedes Konsumereignisses zu verstehen, dass das Verstehen aber nicht bedeutet, den Konsum zu entschuldigen (die Botschaft dahinter ist, dass es stets eine bessere Bewältigungsstrategie gibt). Urin- und Atemkontrollen werden eingesetzt und widersprüchliche Gefühle im Hinblick auf Abstinenz angesprochen. Die Patienten werden darauf vorbereitet, dass sich der Verzicht auf Substanzen zunächst nicht gut anfühlen wird und sie lernen, wie Substanzmissbrauch die PTBS- und andere Probleme kurzfristig „löst", aber nicht auf lange Sicht. Sie erfahren etwas über die biologischen Hintergründe von Abhängigkeit, lernen Verleugnung und andere für Substanzmissbrauch typische Verdrängungsmechanismen zu erkennen. Ziel muss immer die Abstinenz sein, wobei ein Mittel, dieses Ziel zu erreichen, die Linderung von Schmerzen sein kann. Schließlich werden die Patienten nachdrücklich dazu ermutigt, Zwölf-Schritte-Gruppen zu besuchen, jedoch ohne dabei Zwang auszuüben.

2.3.7 Was nicht Bestandteil dieses Therapieprogramms ist

Zwei wesentliche Bereiche werden im Therapieprogramm „Sicherheit finden" ausgeklammert: Die Exploration zurückliegender Traumatisierungen und psychodynamische Interpretationen. Traumaexploration ist wichtiger Bestandteil vieler PTBS-Behandlungen, wie bei Herman (1992), in der Expositionstherapie (Foa & Rothbaum, 1998), dem EMDR (Shapiro, 1995), und den Methoden von Ochberg (1996), Muss (1991) und Figley et al. (1997). Indem Erinnerungen an das Trauma reaktiviert werden, verlieren sie ihre enorme emotionale Macht über den Patienten. In der Expositionstherapie (Foa & Rothbaum, 1998) beispielsweise beschreibt der Patient sein Trauma detailliert („Exposition in sensu"). Dieser Bericht kann auch aufgenommen und zu Hause regelmäßig abgespielt werden. Ebenso kann die direkte Konfrontation mit Dingen, die an das Trauma erinnern, Bestandteil der Therapie sein („Exposition in vivo", etwa wenn der Patient über die Brücke fährt, auf der er überfallen worden ist). Wenn sich Patienten mit diesen Traumaauslösern konfrontieren, werden sie von überwältigenden Gefühlen überflutet – typischerweise Angst, Traurigkeit oder Wut – die schrittweise nachlassen, je häufiger sich der Patient sich ihnen aussetzt. Dies folgt einem klassischen kognitiv-behavioralen Modell, in dem die Exposition gegenüber gefürchteten Stimuli mehrfach wiederholt wird. Für PTBS ist dieses Modell sehr effektiv (Foa & Rothbaum, 1998) und hilft bereits nach neun Sitzungen bzw. in umfangreicheren Formen bei komplexeren Fällen. Die von Herman (1992) beschriebene „Trauerphase" ist ähnlich, steht aber mehr in einer psychodynamischen Tradition: Erinnerungen an das Leben des Patienten vor dem Trauma und sinnstiftende Deutungen und Interpretationen dessen, was passiert ist, stehen im Mittelpunkt, sowie die Auswirkungen des Traumas auf Beziehungen.

Es gibt mehrere Gründe, warum die Exploration von Traumaerinnerungen nicht Bestandteil des Programms „Sicherheit finden" ist. Erstens ist bislang nicht geklärt, ob diese Methode auch für Patienten geeignet ist, die aktiv Substanzen missbrauchen. Um das wichtigste Therapieziel, Sicherheit, zu erreichen, haben viele Experten gefordert, nicht mit der Traumaarbeit zu beginnen, bevor die Patienten nicht eine stabile Periode der Abstinenz und guter Alltagsbewältigung hinter sich haben (Chu, 1988; Keane, 1995; Ruzek et al., 1998; Solomon, Gerrity & Muff, 1992). Die Sorge besteht darin, dass Patienten, die von schmerzhaften Erinnerungen überwältigt werden, verstärkt Substanzen konsumieren, als fehlgeleiteter Versuch, mit ihren Gefühlen umzugehen. Darüber hinaus ist „Sicherheit finden" zunächst in einer zeitlich begrenzten Gruppentherapie erprobt worden, die für Opfer von interpersonalen Traumatisierungen in der Kindheit, welche einen Großteil der Patienten mit dieser Doppeldiagnose darstellen (Najavits et al., 1997), nicht das geeignete Format für die Durchführung von Expositionsmethoden zu sein schien. Zudem hat sich gezeigt, dass selbst die geringfügige Erwähnung traumatischer Erlebnisse andere Patienten triggern kann, und in einer Kurzzeittherapie reicht mitunter die Zeit nicht aus, um dies vollständig zu bearbeiten.

Nicht unerwähnt bleiben sollte jedoch, dass das Programm „Sicherheit finden" als Einzeltherapie und über einen längeren Zeitpunkt durchgeführt auch mit Expositionsanteilen kombiniert worden ist und nach den bisherigen Erkenntnissen durchaus geeignet scheint, mit anderen Therapieelementen kombiniert zu werden. Eine Pilotstudie, in der diese Kombination bei männlichen Patienten angewendet worden ist, wird an späterer Stelle in diesem Kapitel beschrieben (Najavits, Schmitz, Gotthardt & Weiss, 2001). Hinweise, wie beide Therapien miteinander kombiniert werden können, werden im Kapitel 3 gegeben. Solange jedoch noch keine fundierten, d. h. durch entsprechende Fallzahlen belegten Studien über den Nutzen von Expositionstechniken bei Patienten mit der Doppeldiagnose Trauma und Substanzmissbrauch vorliegen, ist Exposition kein Bestandteil von „Sicherheit finden".

Interpretative psychodynamische Arbeit wird im Therapieprogramm „Sicherheit finden" ebenfalls vermieden. Es gibt kaum oder, wenn überhaupt, nur wenig Reflexion der Beziehung zwischen Patient und Therapeut beziehungsweise der Mitglieder einer Therapiegruppe untereinander. Darüber hinaus spielen auch intrapsychische Beweggründe oder psychodynamische Einsichten keine Rolle. Auch wenn diese wirksamen therapeutischen Interventionen in späteren Phasen der Therapie wahrscheinlich hilfreich sind, geht man davon aus, dass sie zu Beginn der Therapie zu früh kommen und die Patienten zu stark aufwühlen würden. Siehe hierzu auch die Sitzung „Sicherheit" in Kapitel 4.

2.4 Wie das Therapieprogramm entwickelt wurde

Die Entwicklung dieses Therapieprogramms wurde 1993 mit der Unterstützung des Programms zur Förderung von Verhaltenstherapie des „National Institute on Drug Abuse" (NIDA) begonnen. Ziel war es, ein Therapieprogramm zu entwickeln und im Rahmen einer Pilotstudie seine Wirksamkeit für Patienten zu evaluieren. Aufgrund der hohen Prävalenz dieser Doppeldiagnose bei Frauen sollte die Stichprobe aus weiblichen Patientinnen mit PTBS und Substanzmissbrauch bestehen und die Therapie (aus Kostengründen) zeitlich begrenzt sein. Bis zu diesem Zeitpunkt hatte es keine einzige veröffentlichte Studie über Patienten mit PTBS und Substanzmissbrauch gegeben. Die verfügbaren Informationen über Therapieerfahrungen beschränkten sich entweder auf eher kurze Artikel (Abueg & Fairbank, 1991; Bollerud, 1990), waren nicht empirisch belegt (Abueg & Fairbank, 1991; Bollerud, 1990; Evans & Sullivan, 1995; Trotter, 1992), enthielten keine Arbeitsmaterialen (Abueg & Fairbank, 1991; Bollerud, 1990; Evans & Sullivan, 1995; Trotter, 1992) und/oder waren nicht verhaltenstherapeutisch orientiert (Bollerud, 1990; Evans & Sullivan, 1995; Trotter, 1992).

Die Inhalte dieses Therapieprogramms fußen auf verschiedenen klinischen Traditionen:

- Suchtbehandlung (Beck et al., 1992; Carroll et al., 1991; Marlatt & Gordon, 1985; Miller, Zweben, DiClemente & Rychtarik 1995),
- PTBS-Behandlung (Chu, 1988; Davis & Bass, 1988; Herman, 1992; van der Kolk, 1987), KVT (Beck, Rush, Shaw & Emery, 1979),
- Bedürfnisse von Frauen in der Therapie (Jordan, Kaplan, Miller, Stiver & Surrey, 1991; Lerner, 1988) und
- pädagogische Literatur (Najavits & Garber, 1989).

Der Entwicklungsprozess des Programms „Sicherheit finden" beinhaltete zahlreiche Pilotuntersuchungen. Zunächst die initiale Pilotstudie im Gruppenformat (Najavits et al., 1998e), eine kontrollierte Studie, die „Sicherheit finden" im Gruppenformat mit der sonst üblichen Suchttherapie verglich (Najavits, 1996). Weiterhin eine kontrollierte Studie, in der „Sicherheit finden" als Einzeltherapie mit einem Rückfallpräventionsprogramm bei suchtkranken Frauen aus Problemstadtteilen verglichen wurde (Hien, 1997), eine Pilotstudie bei Frauen im Gefängnis im Gruppenformat (Zlotnick, 1999) und eine Pilotstudie bei Männern als Einzeltherapie. Das Programm wurde auch in drei klinischen Studien bei Kriegsveteranen eingesetzt, die Befunde zu männlichen (C. Smith, persönliche Mitteilung vom 10. April 2000; T. North, persönliche Mitteilung vom 12. Oktober 1999) wie weiblichen (J. Ruzek, persönliche Mitteilung vom 15. September 1998) Kriegsveteranen erbrachten. Die enge Zusammenarbeit mit verschiedenen Therapeuten in diesen Projekten war entscheidend bei der Überarbeitung und Verbesserung des Manuals. Dadurch wurde deutlich, dass das, was in schriftlicher Form einfach und verständlich erschien, sehr viel Mühe erforderte, um es effektiv an Dritte zu vermitteln. Ich habe die ersten beiden Therapiegruppen in der initialen Pilotstudie geleitet und danach andere Therapeuten in die Durchführung des Programms eingewiesen, ich habe mir viele Aufnahmen aus den Sitzungen angehört und eng mit den Therapeuten zusammengearbeitet, um herauszufinden, was nicht funktionierte. Auch die Reaktionen der Patienten auf verschiedene Aspekte der Therapie und ihre Änderungsvorschläge waren wertvolle Rückmeldungen. Außerdem wurde das Manual von verschiedenen Experten zu diesem Thema rezensiert.

Zwei weitergehende Studien sind durchgeführt worden, um zusätzliche Anregungen und Informationen zu erhalten. Die erste war eine Umfrage unter 50 verhaltenstherapeutisch orientierten Psychotherapeuten, in der sie um ihre Meinung zu Therapiemanualen, um eine Bewertung einzelner Bestandteile von Manualen, um die Nennung bevorzugter Manuale, um ihre Meinung zu kontroversen Sichtweisen in Bezug auf Manuale und um Informationen darüber gebeten wurden, wie sie Manuale in ihrer täglichen Arbeit einsetzen (Najavits, Weiss, Shaw & Dierberger, 2000). In der zweiten Studie wurden 30 Frauen mit PTBS und Substanzmissbrauch und 30 Frauen mit alleinigem Substanzmissbrauch anhand einer Vielzahl klinischer Instrumente untersucht (Najavits et al., 1999b). Ziel dieser Untersuchung war es, Variablen zu identifizieren, anhand derer Personen, die beide Erkrankungen entwickeln, von solchen mit nur einer der beiden Störungen unterschieden werden können (z. B. anhand vorbestehender psychischer Probleme, Risiko- und Schutzfaktoren während der Kindheit, kognitiver Verzerrungen, Therapievorgeschichte und Bewältigungsverhalten). Basierend auf diesen Findungs- und Erkenntnisprozessen sind einige grundlegende Veränderungen am Manual vorgenommen worden. Sie werden im Folgenden beschrieben, da es helfen kann zu sehen, was ausprobiert wurde, sich in der klinischen Erprobung aber nicht bewährt hat.

Durchführung kognitiver, behavioraler und interpersoneller Sitzungen in Form von Blöcken (jeweils acht aufeinanderfolgende Sitzungen). Ursprünglich wurden die kognitiven, behavioralen und interpersonellen Sitzungen blockweise durchgeführt (jeweils acht aufeinanderfolgende Sitzungen in festgelegter Reihenfolge). Die Idee dahinter war, dass die Patienten jeden Bereich vollständig verinnerlichen und beherrschen sollten. Es gab sogar drei Listen Sicherer Bewälitungsstrategien, eine für jedes dieser drei Module. Allerdings hat dies nicht besonders gut funktioniert. Die Patienten bevorzugten die Vielfalt, anstatt für mehrere Wochen in einem Bereich „festzustecken", und durch die Verflechtung der drei Bereiche konnten sie ihren Lernprozess eher vertiefen als durch die strenge Trennung. Darum erlaubt das vorliegende Manual den Patienten und Therapeuten, die Sitzungsthemen in eine beliebige Reihenfolge zu stellen:

- *Negativ formulierte Sitzungsthemen.* Es gab Themen mit der Überschrift „Kognitive Verzerrungen" und „Das beschädigte Selbst" diese heißen nun „Sich Bedeutungen erschließen" und „PTBS: Die eigene Stärke zurückgewinnen". Im gesamten Manual sind Arbeitsunterlagen, die defizitorientiert formuliert waren, entweder gelöscht oder so überarbeitet worden, dass die jeweilige positive Kehrseite deutlich wurde (z. B. mitfühlende vs. verurteilende Selbstgespräche, das gespaltene vs. das integrierte Selbst). Dies hat sich als hilfreicher und motivierender für die Patienten erwiesen.

- *Festlegung von Gruppenpartnern.* In der Gruppentherapie wurden die Patienten nach dem Zufallsprinzip zu Paaren zusammengefasst. Die Idee war, dass sich die beiden Partner gegenseitig unterstützen sollten. Der eine sollte den anderen zu AA mitnehmen, der Partner sollte Ansprechperson sein, wenn eine Sitzung verpasst worden ist, gemeinsam mit dem Partner sollten die Selbstverpflichtungen erledigt werden. Dieser Teil des Programms „Sicherheit finden" schien ernsthafte Abgrenzungsprobleme mit sich zu bringen und ist von den Patienten schlecht bewertet worden.
- *Hausaufgaben.* Ursprünglich folgte der Punkt „Hausaufgaben" dem Standardmodell der Kognitiven Therapie. Die Hausaufgabe wurde in schriftlicher Form angefertigt, als „Hausaufgabe" bezeichnet und war obligatorisch. Diese Punkte sind nun alle verändert worden: Die Aufgabe kann nun jede konkrete, festgelegte Handlung sein, die den Patienten voranbringt (siehe Kapitel 3). Sie muss nicht schriftlich angefertigt werden (viele Patienten haben die Schule nie gemocht, und schriftliche Hausaufgaben erinnerten sie an Versagenserfahrungen). Weiter ist die Hausaufgabe in „Selbstverpflichtung" umbenannt worden. Schließlich werden die Patienten nachhaltig dazu angehalten, die Selbstverpflichtung zu erfüllen, sie ist jedoch keine Pflicht.
- *Den Großteil des Materials dem Therapeuten zu überlassen.* Ursprünglich sollten die Arbeitsblätter schlicht gehalten sein und einfache, einseitige Zusammenfassungen enthalten. Der Großteil des Materials sollte in den Hintergrundinformationen für den Therapeuten enthalten sein. Nach einer Experimentierphase zeigte sich jedoch, dass die Patienten es gut fanden, viel schriftliches Material zu bekommen, auf das sie auch außerhalb der Sitzungen zurückgreifen konnten. Außerdem erleichterte es die Arbeit der Therapeuten, die ansonsten von sich aus eine Menge an Stoff vermitteln mussten.
- *Zu Beginn der Therapie die Patienten ihre Erwartungen und Ziele formulieren zu lassen.* In der ersten Sitzung wurden die Patienten gebeten, ihre Therapieziele zu nennen: „Schreiben Sie ihre persönlichen Ziele für Ihr Leben auf: Was würden Sie gerne erreichen, was würden Sie gerne lernen, wie würden Sie gerne leben?" Auch wenn diese Methode bei anderen Patienten funktioniert hat, so schien sie bei den PTBS- und Suchtpatienten zu versagen. Diese tendierten dazu, überhaupt keine Zukunftsvision zu haben (und in der Tat ist dies ein die PTBS definierendes Kriterium), sie hatten Schwierigkeiten damit, Ziele zu benennen und fühlten sich oftmals schlecht, wenn es ihnen nicht gelang. Nichtsdestotrotz waren sie in der Lage, sich sehr kurzfristige Ziele zu setzen (d. h. die Erfüllung der Selbstverpflichtungen zwischen den Sitzungen).
- *Das Anfertigen einer Autobiografie über PTBS und Substanzmissbrauch.* Eine Standardübung in der Rückfallprävention (Marlatt & Gordon, 1985) besteht darin, eine Autobiografie über den eigenen Substanzmissbrauch zu schreiben. Aufgefordert, eine Autobiografie über ihre PTBS und ihren Substanzmissbrauch anzufertigen, fühlten sich einige Patienten jedoch extrem getriggert, und nur wenige haben die Behandlung fortgesetzt. In der Tat ist es formaler Bestandteil der Expositionstherapie, über die eigenen PTBS-Erfahrungen zu schreiben, und es ist bekannt, dass diese Übung mit großen Belastungen verbunden ist. Als routinemäßiger Bestandteil dieser Behandlung ist es daher nicht geeignet, weil es die Sicherheit der Patienten gefährden könnte. Die Kombination beider Therapien – „Sicherheit finden" und Exposition – kann bei sorgfältiger Planung und Vorbereitung jedoch hilfreich sein (Najavits et al., 2001).
- *Jeden Substanzkonsum mit PTBS in Verbindung zu bringen.* Ein erster naiver Ansatz bestand darin, jedes Auftreten von Substanzkonsum in Verbindung mit PTBS zu sehen. Außer der PTBS gibt es jedoch noch viele andere Gründe, warum Menschen mit der Doppeldiagnose PTBS und Substanzmissbrauch Substanzen konsumieren (z. B. aus Gewohnheit, weil sie in Gesellschaft anderer Menschen sind, die ebenfalls konsumieren, oder aufgrund biologischer Faktoren).

2.5 Empirische Befunde

Das Therapieprogramm „Sicherheit finden" ist bisher in mehreren abgeschlossenen Studien empirisch überprüft worden. Bei ambulanten weiblichen Patientinnen, bei Frauen aus Problemstadtteilen und bei Frauen im Gefängnis (Hien, 1997; Najavits et al., 1998c, 2001; Zlotnick 1999). Außerdem wird das Programm zurzeit in zahlreichen weiteren Studien evaluiert. Bei weiblichen Jugendlichen (Najavits, 1998), bei weiblichen Kriegsveteranen (Rosenheck, 1999), in einer weiteren Studie bei weiblichen Suchtpatientinnen (Brown, Finkelstein & Hutchins, 2000), Frauen in ambulanter Therapie (Najavits, 1996), und in stationärer Behandlung (Detrick, 2001). In einigen Studien wird das Programm als Gruppentherapie durchgeführt, in anderen als Einzeltherapie.

Die Ergebnisse der Pilotstudie sind ausführlich in einer Publikation beschrieben (Najavits et al., 1998e). Kurz zusammengefasst waren 27 Frauen in die Studie aufgenommen worden, von denen 17 (63 %) die Mindestanzahl von sechs Gruppentherapiesitzungen besucht hatten. Alle Patientinnen erfüllten gemäß dem Strukturierten Klinischen Interview für DSM-IV (SCID; First, Spitzer, Gibbon & Williams, 1994) die aktuellen Kriterien für PTBS und Suchtmittelabhängigkeit, und alle hatten im Monat vor Beginn der Therapie aktiv Substanzen konsumiert. Außerdem erfüllten 65 % der Patientinnen die Kriterien für eine oder mehrere Persönlichkeitsstörungen. Die meisten Patientinnen der Studie hatten eine Geschichte von wiederholtem körperlichen und/oder sexuellen Missbrauch in der frühen Kindheit. Dies deckt sich mit späteren Forschungsergebnissen, denen zufolge die Mehrheit der Frauen mit dieser Doppeldiagnose Opfer frühkindlichen Missbrauchs sind (Najavits et al., 1997). Alle Frauen berichteten, fünf oder mehr Traumatisierungen im Verlauf ihres Lebens erlitten zu haben, wobei die erste durchschnittlich im Alter von sieben Jahren stattfand. 94 % berichteten über sexuellen Missbrauch, 88 % über körperliche Misshandlung, und 71 % hatten andere Opfererfahrungen. Gemäß DSM-III-R lag bei 41 % eine Drogenabhängigkeit vor, bei 41 % eine Alkoholabhängigkeit, und 18 % der Patientinnen erfüllten die Kriterien für beide Erkrankungen. Die Aufschlüsselung nach Art der konsumierten Substanzen ergab, dass 59 % Alkohol, 29 % Cannabis, 24 % Kokain, 6 % Anxiolytika, 6 % Sedativa und 6 % nicht verschreibungspflichtige Schlafmittel konsumiert hatten. Die Stichprobe setzte sich aus 88 % weißen und 12 % schwarzen Frauen zusammen. Die meisten waren arbeitslos (59 %) und hatten Kinder (59 %).

Vor, während und nach der Studie sind viele Daten erhoben worden, um verschiedene Schlüsselfragen zu beantworten: Wie veränderten sich die Symptome von PTBS und Substanzabusus im Laufe der Zeit (ebenso wie andere Lebensbereiche)? Wie zufrieden waren die Teilnehmerinnen mit der Behandlung? Was hatte ihnen gefallen, was nicht? Warum brachen einige die Therapie ab und andere nicht?

Die Ergebnisse der Pilotstudie, mit der die Effektivität der Behandlung überprüft werden sollte, bestanden aus den Angaben jener 17 Patientinnen, die die Mindestzahl von sechs Sitzungen absolviert hatten. Die Patientinnen nahmen im Schnitt an 67 % der Sitzungen teil. Basierend auf Befragungen vor, während und am Ende der Behandlung sowie einer Katamnese nach 3 Monaten zeigte sich, dass die Patientinnen signifikante Verbesserungen hinsichtlich Substanzkonsum, mit dem Trauma verbundenen Symptomen, Suizidgedanken und -risiko, sozialer Anpassung, Familienleben, Problemlösefertigkeiten, Depression, Kognitionen zum Substanzkonsum und in der Therapie vermitteltem Wissen erreicht hatten. Die Identifikation und die Zufriedenheit mit der Therapie waren sehr hoch. Interessanterweise waren die 17 Patientinnen, die die Mindestzahl an Sitzungen besucht hatten, in einer Vielzahl von Bereichen *schwerer* betroffen als die Abbrecherinnen und hatten sich dennoch stärker in der Therapie engagiert. Selbstverständlich müssen diese Ergebnisse jedoch mangels einer Kontrollgruppe, weiterer statistischer Vergleiche und einer Nachbefragung der Abbrecher als provisorisch betrachtet werden.

In einer Pilotstudie mit fünf ambulant behandelten Männern sind „Sicherheit finden“ und Expositionstherapie für PTBS in Form einer Einzeltherapie miteinander kombiniert worden (Najavits et al., 2001). Den Patienten wurden insgesamt 30 Sitzungen über einen Zeitraum von fünf Monaten angeboten, wobei Patienten und Therapeuten gemeinsam entschieden, wie viele Sitzungen im individuellen Fall, je nach Bedarf und Präferenzen, auf die eine bzw. die andere Komponente entfallen sollten. Durchschnittlich wurden 21 Sitzungen „Sicherheit finden“ und 9 Sitzungen Expositionstherapie durchgeführt. Alle Patienten waren als Kinder traumatisiert worden (mit einem mittleren Alter von 8,8 Jahren zum Zeitpunkt des ersten Traumas) und hatten seit vielen Jahren eine chronische PTBS und Substanzabhängigkeit. Die Studie zeigte, dass in einer Vielzahl von Bereichen einschließlich Drogenkonsum, Traumasymptome, Dissoziation, Ängstlichkeit, Feindseligkeit, Suizidgedanken und -pläne, Familien- und Sozialleben, allgemeine Lebensbewältigung und Sinnempfinden Verbesserungen erzielt worden waren. Die Teilnahme an den Sitzungen, die Zufriedenheit sowie die Identifikation mit dem Programm waren extrem hoch. Der Aussagewert der Studie ist jedoch insofern begrenzt, als es keine Kontrollbedingung gab, die Stichprobe sehr klein war und der Einfluss anderer Therapien nicht kontrolliert werden konnte.

Auch zwei weitere Studien liefern erste Ergebnisse. In einer Studie mit inhaftierten Frauen wurde das Programm „Sicherheit finden" bei 17 Frauen über drei Monate in einem Gruppenformat durchgeführt (Zlotnick et al., 2003). Alle Teilnehmerinnen erfüllten die Kriterien einer aktuellen PTBS und einer Substanzabhängigkeit und alle hatten eine Vorgeschichte von chronischer körperlicher Misshandlung, sexuellem Missbrauch oder beidem (Durchschnittsalter von 8 Jahren bei der ersten Traumatisierung). Die am häufigsten konsumierte Droge war Kokain. Alle Frauen, denen die Behandlung angeboten wurde, nahmen daran teil. Die Teilnahmequote über alle Sitzungen hinweg betrug 83 % der Sitzungen und es wurde eine hohe Zufriedenheit mit der Behandlung berichtet. Von den 17 in die Studie einbezogenen Frauen erfüllten am Ende der dreimonatigen Therapie 9 (53 %) nicht mehr die Kriterien einer PTBS. In einer Katamnese drei Monate nach Behandlungsende erfüllten 46 % nicht mehr die Kriterien einer PTBS. Die Symptome der PTBS nahmen von Behandlungsbeginn bis -ende kontinuierlich ab und blieben bis zur Katamnese stabil. Während der Haft zeigten Urinkontrollen, dass keine der Frauen Substanzen konsumierte. In einer Follow-up-Untersuchung sechs Wochen nach der Entlassung hatten 29 % Drogen konsumiert, und drei Monate nach der Entlassung lag diese Rate bei 35 %. Zurzeit wird eine weitere Studie durchgeführt (C. Zlotnick, persönliche Mitteilung), um herauszufinden, ob die Patienten von weiteren Sitzungen des Programms *„Sicherheit finden"* nach der Entlassung aus dem Gefängnis profitieren.

Bei einer randomisierten Untersuchung mit 100 Frauen aus Problemstadtteilen mit geringem Einkommen wurde das Programm „Sicherheit finden" (im Einzelsetting) *plus* Rückfallpräventionsbehandlung mit einer nichtrandominsierten Kontrollgruppe, die eine konventionelle Therapie erhielt, verglichen. Es wurden 25 Sitzungen innerhalb von drei Monaten durchgeführt, wobei alle Teilnehmer die Kriterien einer PTBS und einer substanzgebundenen Abhängigkeitserkrankung erfüllten (Hien et al., 2004). Am Ende der Behandlung konnte festgestellt werden, dass Teilnehmer der Experimentalgruppen („Sicherheit finden" und Rückfallprävention) eine signifikante Reduktion der Frequenz und Intensität des Substanzgebrauchs, der PTBS-Symptomatik sowie der psychiatrischen Symptomschwere aufwiesen, während bei der Kontrollgruppe keine signifikanten Veränderungen sichtbar waren. Verbesserungen bei der Schwere der PTBS-Symptome halten bei den Frauen in den Experiemtalgruppen („Sicherheit finden" und Rückfallprävention) im 6-Monats-Follow-up an, jedoch nicht mehr im 9-Monats-Follow-up. Obwohl statistisch signifikante Verbesserungen im Substanzgebrauch und der psychiatrischen Symptomschwere nicht für beide Behandlungen nach dem 6-Monats-Follow-up aufrechterhalten werden konnten, so wurden doch Trends gefunden, die auf einen geringeren Substanzkonsum und eine geringere psychiatrische Symptomschwere hinweisen. Die Ergebnisse wurden so interpretiert, dass eine behutsam durchgeführte kognitiv-behaviorale Intervention erheblich die aktuellen Symptome einer PTBS und einer substanzgebundenen Abhängigkeitserkrankung verringern kann, und dies bei einer schwer zugänglichen Population in relativ kurzer Zeit.

Um weitere Informationen über das Programm „Sicherheit finden" zu bekommen, besuchen Sie die Website www.seekingsafety.org. Hier finden sich laufend Aktualisierungen zu neuer Forschung, Publikationen können heruntergeladen, sowie Informationen über Schulungen und Hinweise zur Durchführung von Studien eingeholt werden[4].

2.6 Wie sich das Therapieprogramm „Sicherheit finden" von anderen Behandlungsansätzen unterscheidet

Die Psychotherapie befindet sich derzeit in einer fruchtbaren Entwicklungsphase, in der viele neue Therapien entstehen. Darum ist es wichtig, ein neues Therapieprogramm von bereits bestehenden zu unterscheiden. Auch wenn dieses Therapieprogramm auf den Traditionen vieler bestehender Behandlungen aufbaut (siehe oben), ist es entwickelt worden, um Lücken zu schließen, die bisher unberücksichtigt geblieben waren. Zusammenfassend unterscheidet sich das Programm „Sicherheit finden" von bestehenden Therapieansätzen durch die Kombination seiner Theorie (d. h. Sicherheit als oberstes Ziel), seiner Betonung humanistischer Themen (z. B. Sicherheit, Mitgefühl, Ehrlichkeit), seinem Versuch, den KVT-Ansatz auch

4 Seit der Veröffentlichung des Buches im Jahr 2002 sind zahlreiche Studien zu dem vorliegenden Behandlungsmodell durchgeführt worden. Weitere Informationen zu Schulungen im deutschsprachigen Raum finden sich unter www.trauma-und-sucht.de.

für schwer zu erreichende Patienten zugänglich und interessant zu machen, seiner starken Ausrichtung auf Case Management, im besonderen Aufbau der Sitzungen (z. B. das Verwenden von einleitenden Zitaten), seiner umfangreichen Auswahl an Materialien für Patienten und Therapeuten zu jedem Thema sowie der Aufmerksamkeit, das es Therapieprozessen widmet. Im Folgenden werden verschiedene Therapieprogramme vorgestellt, die als Manual vorliegen, empirisch überprüft sind und Ähnlichkeiten mit dem Programm „Sicherheit finden" aufweisen. Dabei soll auch auf die Unterschiede zum vorliegenden Manual eingegangen werden. Darüber hinaus sind alle der unten aufgeführten Therapieprogramme für Patienten mit PTBS und Suchtmittelabusus von hoher Relevanz, und für Therapeuten ist es daher ratsam, die Manuale zu lesen (vgl. auch die mit Stern markierten Einträge in der Literaturliste):

- *Kognitive Verhaltenstherapie (KVT).* KVT ist eine der am weitesten verbreiteten, manualisierten und empirisch überprüften Therapieformen. In jüngerer Zeit ist sie für PTBS (siehe Ruzek et al., 1998) und Substanzmissbrauch (Beck et al., 1993; Carroll et al., 1991) angepasst und übernommen worden. Für die Doppeldiagnose PTBS und Substanzmissbrauch sind diese Adaptionen jedoch nicht geeignet. Zudem sind die oben beschriebenen Merkmale von „Sicherheit finden" keine typischen Bestandteile von KVT. Das gleiche gilt für zwei „enge Verwandte" der KVT, nämlich das Rückfallpräventionstraining (ein für Substanzmissbrauch entwickelter Seitenzweig der KVT) und das Training sicherer Verhaltensweisen (siehe z. B. Monti, Abrams, Kadden & Cooney, 1989).
- *Dialektische Behavirorale Therapie (DBT).* Im Mittelpunkt dieses Behandlungsansatzes stehen Bewältigungsstrategien. Seit einiger Zeit liegt eine für Substanzmissbrauch angepasste Variante der DBT vor (Linehan et al., 1999). Letztlich ist diese Therapie jedoch für Patienten vorgesehen, die unter einer Borderline-Störung leiden und richtet sich nicht an von PTBS Betroffene. Auch wenn einige Patienten eine Borderline-Störung und eine PTBS haben, sind dies zwei verschiedene Erkrankungen (Herman, 1992; Linehan et al., 1999). Tatsächlich haben in der Pilotstudie zu „Sicherheit finden" nur 29 % der Patientinnen die Kriterien einer Borderline-Störung erfüllt. Die Prävalenz paranoider Persönlichkeitsstörungen war mit 47 % höher (Najavits et al., 1998e). DBT ist zudem eine wesentlich längere und intensivere Behandlung, die eine einjährige Gruppen- und eine begleitende Einzeltherapie mit einer wöchentlichen Gesamtsitzungsdauer von drei Stunden umfasst. Hinzu kommt bei Bedarf auch telefonische Unterstützung (Linehan et al., 1999). „Sicherheit finden" ist als kostengünstigere Behandlung entwickelt worden (etwa als Kurzzeit-Gruppentherapie mit einem Therapeuten) und kann bei ausreichenden finanziellen Ressourcen in Hinblick auf Intensität, Therapiedauer und Gruppengröße erweitert werden. Weitere Unterschiede zu DBT bestehen im Aufbau der Sitzungen, in den durch DBT vermittelten Fähigkeiten, in der Sprache und im Abstraktionsniveau.
- *Expositionstherapie für PTBS.* Dies ist eine weit verbreitete, empirisch fundierte verhaltenstherapeutische Methode zur Therpaie der PTBS. Die wichtigste Technik ist die Exposition gegenüber Traumaerinnerungen und Triggern, welche im Konzept von „Sicherheit finden" nicht vorgesehen ist (siehe oben unter Kapitel 2.37), auch wenn beide Therapien miteinander kombiniert werden können. Die Expositionstherapie ist kürzer (9 bis 12 Sitzungen) und beinhaltet keine Maßnahmen gegen Substanzmissbrauch, kein Case Management und keine tiefgehende Arbeit an Bewältigungsstrategien, auch wenn mitunter einige KVT-Interventionen verwendet werden (Foa & Rothbaum, 1998).
- *Motivationstherapie.* Diese Behandlung für Suchtpatienten (Miller & Rollnick, 1991) setzt auf positive zwischenmenschliche Therapieprozesse, um die Patienten aktiv und engagiert in die Behandlung einzubinden (z. B. „mit Widerständen umgehen", „Empathie ausdrücken", „Streit vermeiden"). Die Therapie liegt als Manual vor und hat in empirischen Studien positive Ergebnisse gezeigt (Projekt MATCH Research Group, 1997; Miller & Rollnick, 1991). Die Motivationstherapie umfasst jedoch keine Übungen für Bewältigungsstrategien, ist nicht explizit für die Doppeldiagnose PTBS und Substanzmissbrauch vorgesehen und ist nicht kognitiv-behavioral.
- *Zwölf-Schritte-Ansätze.* Zwar sind Zwölf-Schritte-Ansätze wie AA gut kompatibel mit dieser und anderen psychotherapeutischen Behandlungen, sie konzentrieren sich aber ausschließlich auf Substanzkonsum (nicht auf PTBS). Sie verfolgen ausschließlich ein Abstinenzmodell, sie sehen keine professionellen Therapeuten vor und bieten kein explizites Training von Bewältigungsstrategien an. Es gibt jedoch einige neuere psychotherapeutische Adaptionen, welche die zuletzt genannten beiden Punkte berücksichtigen.

- *Therapieansätze für PTBS und Substanzmissbrauch.* Für diese Doppeldiagnose sind mehrere Behandlungsprogramme entwickelt worden. Außer dem Programm „Sicherheit finden" sind drei weitere Programme empirisch evaluiert worden: Die gemeinsame Behandlung von PTBS und Kokainabhängigkeit von Brady und Kollegen (Brady et al., 2001), die Sucht- und PTBS-Therapie von Triffleman und Kollegen (Triffleman, Carroll & Kellogg, 1999) sowie das „Transcend"-Programm von Donovan und Kollegen (Donovan, Padin-Rivera & Kowaliw, 2001). Das Programm von Brady und Kollegen umfasst 16 Sitzungen und stellt eine Kombination aus Foas Expositionstherapie für PTBS (Foa & Rothbaum, 1998), Rückfallpräventionstechniken (Carroll, 1998; Project MATCH Research Group, 1997) und Psychoedukation für PTBS und Kokainabhängigkeit dar. Es unterscheidet sich von „Sicherheit finden" dadurch, dass es Expositionstechniken enthält, kürzer ist, auf ein anderes Substanzspektrum fokussiert (d. h. ausschließlich Kokain) und ein anderes Setting hat sowie spezifische Verhaltensweisen vermittelt. Die Behandlung von Triffleman und Kollegen (1999) unterscheidet sich von „Sicherheit finden" durch In-vivo-Exposition für PTBS, durch ihr Setting und bestimmte Fähigkeiten, die es vermittelt. Das Programm von Donovan und Kollegen (2001) ist für Kriegsveteranen entwickelt worden. Die Gruppentherapie ist auf 12 Wochen à 10 Therapiestunden angelegt und setzt die zusätzliche Teilnahme an einer Suchttherapie und zusätzliche Aktivitäten (z. B. ehrenamtliche Arbeit im öffentlichen Bereich) voraus. Das Programm umfasst einen sechswöchigen Intensivkurs, in dem Bewältigungsstrategien und Auseinandersetzung mit dem Trauma vorgesehen sind. Es basiert auf einer Kombination von konstruktivistischen, existentialistischen, kognitiv-behavioralen und Zwölf-Schritte-Therorien. Es unterscheidet sich von „Sicherheit finden" dadurch, dass es eine intensive teilstationäre Therapie vorsieht, durch die Fähigkeiten, die vermittelt werden sollen, sowie den Schwerpunkt der Auseinandersetzung mit dem Trauma. Außer diesen drei Therapieprogrammen gibt es fünf weitere Ansätze, die bisher nicht empirisch evaluiert worden sind oder keine ausführlichen Sitzungsmaterialien liefern (z. B. Ablaufpläne für die Sitzungen und Arbeitsblätter für die Patienten). Hier sind die Bücher von Trotter (1992) und Evans und Sullivan (1995) zu nennen, die beide in der Tradition der Zwölf-Schritte-Ansätze stehen. Des Weiteren ein Artikel von Abueg und Fairbank (1991), der ein Verhaltensmodell beschreibt, das in der Arbeit mit Kriegsveteranen entwickelt wurde, ein Artikel von Bollerud (1990), der ein eklektisches Modell für die stationäre Therapie beschreibt, sowie ein Kapitel bei Meisler (1990) über Gruppentherapie bei PTBS und Substanzmissbrauch und schließlich ein Buch von Miller und Guidry (2001).

2.7 Die Erfahrungen eines Patienten mit PTBS und Substanzmissbrauch

Es erscheint angemessen, dieses einführende Kapitel mit der Darstellung von PTBS und Substanzmissbrach aus Sicht einer Patientin abzuschließen. Für Therapeuten, die sich noch nicht lange mit dieser Patientengruppe beschäftigen, kann es hilfreich sein, die Erkrankung mit den Augen eines Betroffenen zu sehen. Zudem ruft es allen, die mit entsprechenden Patienten arbeiten, die Komplexität dieser Fälle ins Gedächtnis. Der folgende Auszug ist von einer Frau geschrieben worden, die an der Pilotstudie des Therapieprogramms „Sicherheit finden" teilgenommen hat. Sie hat in den Abdruck ihres Erfahrungsberichts eingewilligt, und alle Hinweise auf die persönliche Identität sind gelöscht worden.

> „Seitdem ich mich erinnern kann – da konnte ich noch nicht einmal laufen oder sprechen – hat mich mein ältester Bruder körperlich misshandelt. Der erste sexuelle Missbrauch durch meinen Bruder, den ich erinnere, geschah, als ich 3½ Jahre alt war. Das war das erste Mal, dass ich mich an die lähmende Angst erinnere, unter der ich seitdem gelitten habe. Ab diesem Zeitpunkt bis ins Alter von sechs bis sieben Jahren wurde ich dauernd körperlich, sexuell und emotional von meinem Bruder missbraucht. In dieser Zeit war meine Mutter emotional sehr weit weg von mir. Ich hatte immer das Gefühl, dass sie mich hasst. Sowohl meine Mutter als auch mein Bruder haben mich oft ausgelacht und in Verlegenheit gebracht. Mein Vater hat mich ebenfalls sexuell missbraucht. Zwischen meinem vierten und neunten Lebensjahr litt er unter einem Hirntumor. In dieser Zeit war er immer wieder im Krankenhaus. Manchmal kam er in manischer oder in depressiver Stimmung nach Hause, oder er war desorientiert und verwirrt. Ich erinnere mich daran, dass er meinen Bruder körperlich brutal misshandelt hat. Er

verwirrte und verängstigte mich sehr. In diesen Jahren zwang mich ein Nachbar zum Oralverkehr. Auch der Freund meines Bruders hat mich oft verprügelt. Ich lebte die ganze Zeit in Angst. Ich hatte das Gefühl, dass ich ein schlechter Mensch sei und an allem selbst die Schuld hätte. Ich habe es nicht einmal ertragen, wenn mich jemand ansah. Mein Vater starb, als ich neun Jahre alt war. Ich erinnere mich an nichts mehr von dem, was nach seinem Tod passiert ist. Ich blendete meine gesamte Kindheit aus, und erst in den letzten Jahren sind die Erinnerungen langsam zurückgekehrt.

Ich erinnere mich, dass ich in dem Gefühl aufwuchs, alle Menschen würden mich hassen und wollten mir wehtun. Ich war immer so nervös in Anwesenheit anderer Leute. Als ich elf Jahre alt war, begann ich zu trinken. Das linderte meine Nervosität und machte mich geselliger. Mit zwölf begann ich Drogen zu nehmen. Tranquilizer, Speed, LSD, Haschisch und auch Alkohol. Ich nahm die Drogen aus Neugier und fühlte mich besser durch sie – darum habe ich so viele verschiedene ausprobiert. Mein erster Freund war 16, als ich zwölf Jahre alt war. Er war ein guter Freund meines Bruders und hatte zwischenzeitlich bei uns gewohnt. Das erste Mal, dass ich Geschlechtsverkehr hatte, war kurz nach meinem 13. Geburtstag, und mein Freund vergewaltigte mich. Er versuchte, mich zu ersticken und würgte mich. Es war eine schreckliche Erfahrung, und es war niemand da, mit dem ich darüber reden konnte. Ich habe noch zwei andere Brüder, einen älteren und einen jüngeren, aber sie haben mich nicht missbraucht. Sie haben nichts gegen die Vergewaltigungen unternommen, aber ich weiß auch nicht, wie viel sie überhaupt wussten.

Mit 14 hatte ich einen anderen Freund, der 22 Jahre alt war. Er überredete mich, Heroin zu nehmen. Wir wurden beide abhängig. Ich ging weg, um vom Heroin loszukommen, und er wurde fuchsteufelswild. Er sagte mir, dass ich schlecht sei und ihn nicht mehr wiedersehen würde. Danach war ich wirklich außer mir vor Angst. Zwischen 15 und 17 nahm ich viele Tranquilizer und Speed. Ich hasste mich und wollte nur noch sterben. Mit 16 wurde ich dann mit vorgehaltener Waffe von drei Männern vergewaltigt. Mit 17 habe ich alle verfügbaren Drogen genommen und wusste, dass mir nichts mehr helfen konnte.

Mit 17 war meine Angst so groß, dass ich das Haus nicht mehr verlassen konnte, und ich merkte, dass es so nicht mehr weiterging. An dem Punkt dachte ich, dass ich keine andere Wahl hätte, außer der, mich umzubringen. Schließlich fand ich den Mut, 98 Beruhigungstabletten zu nehmen. Ich überlebte den Selbstmordversuch, aber danach fuhr ich fort zu trinken und Joints zu rauchen. Ich brauchte die Joints vor allem, um nachts schlafen zu können und die Sauferei, um meine Ängste unter Kontrolle zu halten. Mit 23 zog ich in den Süden, weil ich dachte, dass alles gut wird, wenn ich aus der Stadt raus bin. Aber das war ein Irrtum. Ich geriet auch da wieder in eine Beziehung mit jemandem, der mich missbrauchte. Er verprügelte mich so stark, dass mein Kiefer brach. Ich kehrte hierher zurück und fuhr bis Ende 20 fort zu trinken und Haschisch zu rauchen.

Dann kam ich zu AA und besuchte eine Nachsorgeeinrichtung. Nach 3½ Monaten verließ ich die AA-Gruppe. Ich hatte das Gefühl, mein Leben wieder im Griff zu haben. Trotzdem kehrte ich schon bald wieder in eine andere Nachsorge zurück, blieb diesmal aber nur sechs Wochen. Mit Anfang 30 traf ich einen anderen Mann. Wir nahmen zusammen Kokain. Auch diese Beziehung war wieder von Missbrauch geprägt. Wir blieben zusammen, bis er mich eines Nachts beinahe umgebracht hätte und ich im Krankenhaus landete. Trotzdem kehrte ich zu ihm zurück, und auch, wenn er mich nicht mehr körperlich misshandelt hat, so doch emotional. Die meiste Zeit während unserer Beziehung fühlte ich mich von ihm terrorisiert. Als ich 35 war, trennten wir uns im Guten. Jetzt mache ich eine Therapie. Ich habe begonnen, das Muster von Missbrauch zu erkennen, das mein Leben prägte. Und jetzt, durch die Therapie, fange ich an zu verstehen, warum mein Leben so war, wie es war. Ich bin jetzt 38 und nehme Antabus, damit ich in dieser schwierigen Zeit, in der ich mich mit meinen Erinnerungen und meiner Angst auseinandersetze, nicht trinke. Trotzdem rauche ich immer noch Joints und hoffe, dass ich lernen kann, Kontrolle über meine Träume und Ängste zu bekommen. Ich bin stolz, dass ich länger überlebt habe als mein Bruder, der mich missbraucht hat – er wurde mit 18 heroin- und kokainabhängig und blieb es, bis er sich im Alter von 36 Jahren umbrachte."

Kapitel 3

Durchführung der Behandlung

Dieses Kapitel beinhaltet allgemeine Hinweise für die Durchführung des Programms „Sicherheit finden" und enthält Arbeitsblätter für Therapeuten und Patienten, die bei allen Sitzungen benötigt werden (vgl. Kapitel 3.9). Unter Umständen ist es sinnvoll, zunächst die Themen der einzelnen Sitzungen durchzusehen und sich erst danach ausführlich diesem Kapitel zuzuwenden. Zusätzliche Hinweise zur Schulung und Einarbeitung von Therapeuten für die Arbeit mit diesem Manual können in einem entsprechenden Artikel (Najavits, 2000) nachgelesen oder Übungsvideos zur Behandlung von Patienten mit PTBS und Suchterkrankungen entnommen werden (Najavits et al., 1998a, 1998b). Bitte beachten Sie, dass die folgenden Hinweise entwickelt wurden, um Therapeuten im Vorfeld klinischer Studien für eine möglichst einheitliche Durchführung von „Seeking-Safety" auszubilden. Die Durchführungshinweise können je nach Behandlungskontext modifiziert werden.

3.1 Der Aufbau des Programms

Das Programm „Sicherheit finden" wurde als extrem flexible Therapie entworfen, um der breiten Vielfalt von Behandlungskontexten, den unterschiedlichen Präferenzen von Praktikern sowie den verschiedenen Bedürfnissen von Patienten gerecht zu werden. Gleichzeitig ist das Programm stark strukturiert, um die zur Verfügung stehende Zeit so effektiv wie möglich zu nutzen. Im Folgenden finden Sie einige Hinweise zum Aufbau von „Sicherheit finden".

Die Themen können in beliebiger Reihenfolge durchgeführt werden. Jede Sitzung ist so konzipiert, dass sie unabhängig von den anderen Themen durchgeführt werden kann, so dass es den Therapeuten und Patienten freisteht, wann sie welches Thema bearbeiten möchten. Die Sitzungen sind daher absichtlich nicht durchnummeriert. Wenn Sie vorhaben, alle Themen zu verwenden, empfiehlt es sich trotzdem, die Themen „Einführung in die Behandlung/Case Management" (vgl. Kapitel 4) und „Sicherheit" (vgl. Kapitel 4) zuerst zu behandeln, um eine Wissensgrundlage für die weiteren Sitzungen zu legen. Andere Themen, deren Behandlung sich in frühen Sitzungen anbietet, sind die Themen „PTBS: Kontrolle zurückgewinnen" (wenn die Patienten nicht wissen, was PTBS ist), „Wenn Substanzen Sie beherrschen" (wenn die Patienten aktiv Substanzen konsumieren), „Distanzierung von emotionalem Schmerz (Erdung)" (eine der Schlüsselkompetenzen) und „Verbindlichkeit" (dies ist für die am Ende jeder Sitzung vorgesehene Selbstverpflichtung wichtig). Viele Patienten motiviert es, wenn sie selbst die Reihenfolge festlegen dürfen. Es vermittelt ihnen das Gefühl, Kontrolle über ihre eigene Behandlung zu haben. Eine einfache Vorgehensweise besteht darin, den Patienten eine Themenübersicht auszuhändigen (vgl. Arbeitsblatt 3 in Kapitel 3.9) und sie zu fragen, welches Thema sie als nächstes behandeln möchten. Dies kann entweder am Ende der aktuellen Sitzung oder zu Beginn der folgenden geschehen. Hoch motivierten Patienten können Sie die Arbeitsblätter für die folgende Sitzung zur vorbereitenden Lektüre auch bereits im Voraus geben. In der Gruppentherapie scheint es jedoch am einfachsten zu sein, wenn der Therapeut die Themenreihenfolge festlegt, um einen längeren Entscheidungsprozess in der Gruppe zu vermeiden.

Die Behandlung kann länger oder kürzer als 25 Sitzungen sein. Die Behandlung umfasst 25 Sitzungen, ist aber so konzipiert, dass sie auch in mehr oder weniger als 25 Sitzungen durchgeführt werden kann. Einige Patienten können aufgrund von Beschränkungen durch den Kostenträger oder wegen kurzer Klinikaufenthalte nur wenige Sitzungen in Anspruch nehmen, während in intensiven oder langfristigen Programmen viele Sitzungen angesetzt werden können. „Sicherheit finden" hat sich im klinischen Kontext sowohl als Einzelsitzung als auch für die Dauer eines ganzen Jahres bewährt. Angesichts dieser Variabilität mussten bei der Entwicklung jedes einzelnen Themas zwei Voraussetzungen erfüllt sein. Erstens sollte jedes Thema unabhängig von den anderen durchführbar sein, d. h. es sollte zur Durchführung bestimmter Sitzungen keinerlei Vorkenntnisse aus anderen Sitzungen bedürfen, und es sollte keine Mindestanzahl an Sitzungen Voraussetzung für die Durchführung des Programms sein. Das heißt, dass ein Therapeut sich auch auf eine oder wenige Sitzungen beschränken kann, wenn die Zeit begrenzt ist. Zweitens sollte es zu jedem Thema so viel Material geben, dass die Arbeitsblätter auch für mehrere Sitzungen zum gleichen Thema reichen. So enthält beispielsweise das Thema „Sich Bedeutungen erschließen" (vgl. Kapitel 4) ein sehr langes Arbeitsblatt, für dessen Bearbeitung mehrere Sitzungen erforderlich sind. Darum kann die Behandlung auch ausgedehnt und vertieft werden, wenn es möglich ist, mehr als 25 Sitzungen durchzuführen. Genaue Vorschläge, wie das Programm unter unterschiedlichen Bedingungen durchgeführt werden kann, finden Sie in den Kapiteln 3.2 und 3.5.

Man kann davon ausgehen, dass insbesondere schwer erkrankte Patienten umso mehr davon profitieren, je länger die Behandlung dauert. Wenn PTBS und Substanzmissbrauch sich über Jahre chronifiziert haben, kann es beträchtliche therapeutische Arbeit erfordern, um klinisch bedeutsame und nachhaltig positive Ergebnisse zu erzielen. Dennoch bedarf es weiterer Studien, um das optimale Maß an Sitzungen zu ermitteln. Mit der Pilotstudie zum Therapieprogramm „Sicherheit finden" (Najavits et al., 1998e) sollte erforscht werden, ob auch innerhalb eines kurzen Zeitrahmens signifikante Erfolge erzielt werden können (ein Maximum von 25 Sitzungen innerhalb von 3 Monaten). Tatsächlich zeigte sich, dass der Anteil der Patienten, die eine minimale Zahl von sechs oder mehr Sitzungen besucht hatten, in einer Vielzahl von Bereichen (siehe Kapitel 2.5) signifikante Verbesserungen zeigten. Trotzdem war sowohl seitens der Patienten als auch der Therapeuten einer der Hauptkritikpunkte an dieser 25-Sitzungs-Behandlung der, dass sie eine Fortsetzung wünschten. Andere Therapieprogramme für schwer betroffene Patientengruppen tendieren zu längeren und intensiveren Behandlungen (so sieht z. B. Linehans DBT für Patienten mit Borderline-Störung und Substanzabhängigkeit für die Dauer eines Jahres wöchentlich 3 Stunden Therapie plus telefonischer Unterstützung vor; Linehan et al., 1999).

Die Therapie kann und soll mit anderen Hilfsangeboten ergänzt werden. Auch wenn „Sicherheit finden" als alleinige Behandlung durchführbar ist, liegt es angesichts der komplexen Bedürfnisse der Patienten nahe, dass diese an mehreren Therapien gleichzeitig teilnehmen (z. B. Pharmakotherapie, Einzeltherapie, Zwölf-Schritte-Gruppen). Das Therapieprogramm ist allerdings nicht nur auf die Ergänzung durch und mit anderen Therapien angelegt, sondern legt zudem einen Schwerpunkt auf Case Management, um die Patienten zu einem Engagement für ihre eigenen Interessen anzuleiten. Für mehr Informationen zu diesem Thema siehe „Einführung in die Behandlung/Case Management" in Kapitel 4.

Der Ablauf der Sitzungen kann sehr variabel gehandhabt werden. „Sicherheit finden" ist bereits in einer Vielzahl von Settings durchgeführt worden, darunter 50-minütige Sitzungen, 90-minütige Sitzungen, als Gruppentherapie, Einzeltherapie, als geschlossene Gruppe (d. h. dass alle Patienten die Behandlung zur gleichen Zeit beginnen und beenden), als offene Gruppe (kontinuierlicher Ablauf der Sitzungen, mit der Möglichkeit für Patienten, jederzeit ein- und auszusteigen), mit einem oder mit zwei Therapeuten und unterschiedlichen Zeitabständen zwischen den Sitzungen (ein- oder zweimal wöchentlich oder mit zwei Sitzungen pro Woche in der ersten Hälfte der Behandlung, und später, nach der Hälfte der Sitzungen, nur noch einer Sitzung pro Woche). Kurz gesagt, das Programm lässt sich in den unterschiedlichsten Formen durchführen. Während der subjektive Eindruck der Therapeuten stets positiv war, wird allerdings noch empirisch bestätigt werden müssen, welche Durchführungsarten die besten Ergebnisse erbringen. Die Evaluationsstudie (Najavits et al., 1998c) wurde unter strengen Bedingungen durchgeführt, um Erfolge innerhalb der typischen Grenzen des amerikanischen Versorgungssystems zu untersuchen. Das Setting der Studie umfasste zwei Sitzungen à 90 Minuten pro Woche über 12 Wochen, bis zu acht Patienten, einen Therapeuten und ein modifiziertes Modell einer geschlossenen Gruppe (ab der fünften Sitzungen durfte kein neuer Patient mehr hinzukommen). Andere empirische Ergebnisse über „Sicherheit finden" stammen bisher aus drei Studien mit jeweils unterschiedlichem Setting. Bei Frauen aus Problemstadtteilen wurde das Programm als Einzeltherapie mit einstündiger Sitzungsdauer durchgeführt (Hien & Litt, 1999). In einer anderen Studie wurde „Sicherheit finden" bei Frauen in Haft als Gruppentherapie mit 90-minütiger Sitzungsdauer angewendet (Zlotnick, 1999), und eine weitere Studie untersuchte das Programm als einstündige Einzeltherapie für Männer. Die erste Ergebnisse beider Studien sind positiv (siehe Kapitel 2.5).

Die Therapie ist für ein breites Spektrum von Patienten mit PTBS und Substanzmissbrauch geeignet. Dieses Programm wurde bereits bei verschiedenen Patientengruppen durchgeführt. Bei Männern wie Frauen, als gemischte Gruppen, bei Erwachsenen, Jugendlichen, Personen in Haft, Kriegsveteranen, ambulanten und stationären Patienten, Land- und Stadtbewohnern sowie verschiedenen Minderheiten. Erste Rückmeldungen lassen auf ein hohes Maß an Zufriedenheit in verschiedenen Untergruppen schließen, auch wenn empirische Ergebnisse noch ausstehen.

Das Programm ist stark strukturiert. Die Struktur von „Sicherheit" finden soll in jeder einzelnen Sitzung gewährleisten, dass die Zeit optimal genutzt wird, dass eng am Thema gearbeitet wird, dass Therapieziele festgelegt und Strategien zum Erreichen dieser Ziele entwickelt werden. Patienten mit PTBS und Suchtproblematik, die oftmals impulsiv und leicht zu überfordern sind, ist die klare Struktur der Sitzungen eine Hilfe, denn sie wissen, was auf sie zukommt. Im Ablauf der Sitzungen spiegelt sich zudem wider, welche gezielten und sorgfältigen Bemühungen notwendig sind, um von beiden Erkrankungen zu genesen. Es ist bemerkenswert, dass bei der Erprobung dieser Behandlung die Patienten angaben, dass die Struktur für sie angenehm gewesen sei und ihnen geholfen habe. Einige Therapeuten hatten es hingegen schwerer, sich an die Struktur zu gewöhnen (besonders jene, die zuvor weniger strukturiert gearbeitet hatten). Wenn Sie als Therapeut Zweifel am Nutzen der Struktur haben, empfiehlt es sich, ihr zunächst einfach zu folgen und dann die Patienten zu fragen, wie sie sich damit fühlen.

Die Patienten müssen nicht zwingend alle formalen Kriterien für eine gegenwärtige PTBS und Suchterkrankung erfüllen. Auch wenn das Programm „Sicherheit finden" anhand von Patienten erprobt wurde, die zu diesem Zeitpunkt die DSM-IV-Kriterien für PTBS und Suchterkrankungen erfüllten (z. B. Najavits et al., 1998e), hat es klinisch auch bei Patienten Anwendung gefunden, welche diese Kriterien nicht voll erfüllten. Dazu zählten beispielsweise Patienten mit traumatischen Erfahrungen, aber ohne die Diagnose PTBS, Patienten, die nur eine PTBS hatten, aber keine Sucht, sowie Patienten, in deren Vergangenheit beide Erkrankungen eine Rolle spielten, die zum Therapiezeitpunkt aber nur unter einer litten. Auch diese Patienten hatten angegeben, dass sie sich von der Therapie angesprochen fühlten. Die meisten Patienten hatten außer PTBS und/oder Substanzmissbrauch weitere Diagnosen (z. B. Depressionen, Persönlichkeitsstörungen und Angststörungen). Vor diesem Hintergrund hilft es den Patienten, wenn man sie dazu ermutigt, die Bewältigungsstrategien aus dem Programm mit Hilfe des Therapeuten auf das Problem anzuwenden, das bei ihnen gerade im Vordergrund steht. Das Material zum Konsum von Suchtmitteln kann auch für andere Bereiche, in denen die Impulskontrolle gestört ist, Anwendung finden (z. B. Essstörungen, Spielsucht, Arbeitssucht, Sexsucht, Internetsucht). Ein Patient, der gegenwärtig unter PTBS und Spielsucht leidet, profitiert daher davon, wenn er die Sitzungsthemen für sich in diesen Zusammenhang stellt. Man könnte dem Patienten sagen „Wenn in den Arbeitsblättern von ‚Substanzkonsum' die Rede ist, denken Sie stattdessen an Ihre Spielsucht". Trotzdem ist es wichtig zu wissen, dass der Einfluss der Therapie auf andere Störungen als PTBS und Sucht bislang nicht untersucht worden ist, so dass man noch nicht sagen kann, welche Ergebnisse zu erwarten sind. Wenn weitere Erkrankungen vorliegen (z. B. Essstörungen), sollten die Patienten stets in spezielle Therapien überwiesen werden. Der Besuch von Sitzungen des Programms „Sicherheit finden" ist kein Ersatz für anerkannte, effektive Behandlungen dieser Erkrankungen.

3.2 Die Anpassung des Therapieprogramms „Sicherheit finden" an verschiedene Kontexte

Aufgrund der Vielzahl möglicher Behandlungssettings, der Bandbreite an Patienten mit dieser Doppeldiagnose und äußeren Beschränkungen für die Durchführung der Behandlung gibt es viele verschiedene Möglichkeiten, die Behandlung umzugestalten. Einige Vorschläge dazu sind unten aufgelistet; sie beruhen momentan jedoch mehr auf klinischer Erfahrung als auf empirischen Forschungsergebnissen.

Wenn Ihnen nur wenige Sitzungen zur Verfügung stehen. Wählen Sie eines oder mehrere der folgenden Themen aus, die vielleicht die wichtigsten sind (vgl. Kapitel 4):

- Sicherheit,
- PTBS: Die eigene Stärke zurückgewinnen,
- Wenn Substanzen Sie beherrschen,
- Distanzierung von emotionalem Schmerz (Erdung),
- Um Hilfe bitten.

Orientieren Sie Ihre Auswahl an den dringendsten Bedürfnissen und/oder Präferenzen der Patienten. Wenn Ihre Patienten beispielsweise zum ersten Mal in ihrem Leben von PTBS hören, könnten Sie das Thema zu PTBS über ein bis drei Sitzungen hinweg bearbeiten und sich darauf konzentrieren, die Patienten über das Krankheitsbild zu informieren und mit ihnen zu planen, wie sie weitere

Hilfe bekommen können. Zusätzlich können Sie die Patienten bitten, außerhalb der Sitzungen Arbeitsblätter zu lesen, um den Effekt der Therapie zu verstärken und die begrenzte Zeit gut zu nutzen. Schließlich scheinen bei beschränkter Therapiezeit Einzeltherapien sinnvoller zu sein als die Gruppentherapie, weil sie erlaubt, dem jeweiligen Patienten volle Aufmerksamkeit zu schenken.

Wenn Sie mehr als 25 Sitzungen durchführen können. Handeln Sie nach Möglichkeit jedes Thema in mindestens zwei Sitzungen ab, je nach den Bedürfnissen der Patienten und Ihrer Einschätzung als Therapeut. Wenn das Thema also beispielsweise „Heilsames Denken" ist, können Sie den Patienten sämtliche Arbeitsblätter für diese Sitzung sofort aushändigen, aber in der nächsten Therapiestunde auf sie zurückkommen. Dies erlaubt ein vertieftes Einüben der Fähigkeiten und Bewältigungsstrategien und größere Fortschritte zwischen den Sitzungen. Einige Themen sind in der Tat schon in drei oder noch mehr konsekutiven Sitzungen behandelt worden. „Sicherheit finden" wurde auch schon für die Dauer eines Jahres durchgeführt, wobei die Patienten wiederholt verschiedene Themen behandelt haben und sich damit sehr zufrieden zeigten. Wie ein Patient sagte: „Jedes Mal entdecke ich etwas Neues." Trotzdem können Sie, wenn Sie die Therapie über eine lange Zahl von Sitzungen durchführen, Themen auslassen, die der Patient beherrscht, oder sich Themen auf weniger formalem Wege nähern (d. h. die Struktur der Sitzungen etwas lockern). Der Schlüssel bei der Verwendung des Materials über einen längeren Zeitraum besteht darin, die Inhalte danach auszuwählen, was den Patienten am hilfreichsten erscheint. Gegebenenfalls können Sie auch, wenn Ihnen mehr als 25 Sitzungen zur Verfügung stehen, eine kombinierte Therapie durchführen (z. B. mit zusätzlicher motivationaler Therapie oder mit Expositionstherapie). Dies bietet sich insbesondere in der Einzelbehandlung an. Wenn Sie Expositionstechniken anwenden möchten, sollten Sie jedoch die Sicherheitsaspekte beachten, die unter Kapitel 3.6 aufgeführt sind.

Wenn Patienten Probleme mit dem Lesen haben. Einige Patienten sind Analphabeten, lesen langsam oder mögen einfach keine Arbeitsblätter. In diesen Fällen empfiehlt es sich, dass der Therapeut das Material für die Patienten kurz zusammenfasst und versucht, die Inhalte im Verlauf der Sitzung einzuflechten. Dies hat in der Studie mit inhaftierten Frauen (Zlotnick, 1999), der Studie mit Frauen aus Problemstadtteilen (Hien, 1997) und der Studie mit jugendlichen Mädchen (Najavits, 1998) bei einigen Patientinnen gut funktioniert. Dennoch hat sich gezeigt, dass sich die Therapeuten nicht zu weit vom Material entfernen sollten. Mitunter schienen die Sitzungen ohne die Arbeitsblätter als Anker ihren Zusammenhalt und Fokus zu verlieren. Es wird eher empfohlen, dass der Therapeut die Patienten zum Lesen der Arbeitsblätter ermuntert und nur dann Blätter auslässt, wenn die Patienten wirklich nicht lesen können oder sich standhaft weigern, sie zu lesen. In der Gruppentherapie ist es möglich, dass die Patienten, die lesen können, den anderen Abschnitte aus den Blättern laut vorlesen. Diese Vorgehensweise ist besser, als wenn der Therapeut vorliest, weil die Sitzungen sonst den Charakter von Schulstunden anstatt von Therapie annehmen.

Wenn Sie eine spezielle Patientengruppe behandeln. Einige Therapeuten arbeiten ausschließlich mit Kriegsveteranen, Obdachlosen, HIV-Patienten, Minderheiten, Jugendlichen oder Gefangenen. Es gibt viele Bevölkerungsgruppen mit der Doppeldiagnose PTBS und Substanzmissbrauch. Versuchen Sie, das Material entsprechend auszuwählen und Beispiele hinzuzufügen, die zu dieser Untergruppe passen. Wenn Sie beispielsweise mit Migranten arbeiten, können Sie Beispiele wählen, die sich auf die Diskriminierung von Ausländern beziehen (z. B. „Wie würden Sie sich verhalten, wenn jemand Ihnen gegenüber eine rassistische Bemerkung macht?"). Versuchen Sie indes nicht, größere Veränderungen vorzunehmen (z. B. ganze Themenbereiche auszulassen), bevor Sie nicht von den Patienten eine Rückmeldung über das gesamte Material erhalten haben. Mitunter sind Themen, von denen Sie vielleicht glauben, dass sie auf Ihre Patientengruppe nicht passen (z. B. „Sich eine Freude machen" für männliche Veteranen), erfolgreich angewendet worden. Hören Sie auf die Reaktionen der Patienten und passen Sie die Behandlung entsprechend an.

Beispiele für verschiedene Anwendungen

- *Johanna, Sozialarbeiterin in einer Tagesklinik.* Johanna führt die Behandlung als zweimal wöchentlich stattfindende Gruppentherapie durch. Die meisten Patienten nehmen zwischen mehreren Wochen und einem Jahr daran teil. Sie sind relativ stark beeinträchtigt, so dass Johanna beschließt, ein „Thema der Woche" in jeweils zwei Sitzungen zu behandeln. Montags stellt sie das Thema vor und teilt den Patienten sämtliche Arbeitsblätter dazu aus. Sie bearbeiten einen Teil davon und vertiefen das Thema am Mittwoch.

Patienten, die kürzere Zeit an dem Programm teilnehmen, nehmen nur einige der Themen durch, während andere, die lange dabei sind, unter Umständen mehrfach das gleiche Thema bearbeiten.

- *Richard, Suchttherapeut in einer stationären Kurzzeiteinrichtung.* Richard arbeitet auf einer Entzugsstation, auf der die Patienten von wenigen Tagen bis zu einigen Wochen bleiben. Er entschließt sich zu Einzelsitzungen mit seinen Patienten. Er wählt die Sitzungsthemen entsprechend der jeweils dringendsten Bedürfnisse der Patienten aus, die er zuvor erhoben hat. Eine Patientin leidet unter Flashbacks und neigt zu Dissoziation, hat jedoch nur noch zwei stationäre Behandlungstage vor sich, bevor sie entlassen wird. Richard beschließt, Erdung mit ihr zu üben. Anschließend überweist er sie in eine ambulante PTBS-Therapie in eine psychiatrische Klinik vor Ort.
- *Dr. Klein, niedergelassener Arzt, der einen Patienten ohne zeitliche Begrenzung therapieren kann.* Dr. Klein ist niedergelassener Arzt, der eine Patientin dreimal die Woche für eine mehrjährige Therapie sieht. Seine Patientin hat eine sehr belastende Vorgeschichte mit Traumatisierungen in der frühen Kindheit und Abhängigkeit von multiplen Substanzen. Der Ehemann der Patientin ist bereit, die Kosten der Therapie mitzutragen, so dass keine finanziellen Einschränkungen für die Durchführung der Behandlung bestehen. Die Patientin hat angegeben, sowohl an Bewältigungsstrategien als auch an der Aufarbeitung des Traumas arbeiten zu wollen, und nach einer sorgfältigen Anamnese stimmt Dr. Klein mit ihr überein, dass dies hilfreich sein könnte. Zunächst arbeiten sie ausschließlich an den „Sicherheit finden"- Themen, um eine Grundlage an Bewältigungsstrategien zu erarbeiten. Nach zwei Monaten, als die Patientin erkennen lässt, dass sie die Strategien zu beherrschen beginnt, ergänzen sie unter Verwendung eines eigenen Therapiehandbuches die Sitzungen mit Expositionstherapie (siehe z. B. Foa & Rothbaum, 1998). Beachten Sie, dass Dr. Klein dies nur unter Erfüllung notwendiger Sicherheitsmaßnahmen tut (eine entsprechende Liste finden Sie unter Kapitel 3.6). Sie erstellen einen Plan, wonach sie Expositions- und Bewältigungstherapie im Wechsel durchführen wollen, behalten sich aber unter Berücksichtigung des Zustands der Patientin spontane Abweichungen von diesem Plan zu Beginn der Sitzungen vor. Wenn es der Patientin nicht gut geht, kehren sie solange zu den Bewältigungsstrategien zurück, bis sie wieder sicher über ihre traumatischen Erinnerungen sprechen kann.

3.3 Vorbereitung

Die folgenden Vorschläge können Ihnen bei der Vorbereitung Ihrer Therapiesitzungen behilflich sein. Beachten Sie auch die „Checkliste vor Beginn der Behandlung" (Kapitel 3.8) und „Materialien für alle Sitzungen" (Kapitel 3.9):

- *Lesen Sie das ganze Manual durch, bevor Sie mit der Behandlung beginnen.* So wie man im Vorfeld einer Reise die Landkarte studiert, vermittelt die Lektüre des gesamten Manuals einen ausreichenden Überblick, um die Therapie individuell zu gestalten. Darüber hinaus bietet sich der größte Teil des Materials dazu an, während der gesamten Behandlung verwendet zu werden. So enthält beispielsweise die Sitzung „Wenn Substanzen Sie beherrschen" (vgl. Kapitel 4) wichtige Anregungen für alle Sitzungen, in denen Patienten von Konsumereignissen berichten.
- *Beschaffen Sie sich zusätzliche Materialien, die Sie in den Sitzungen verwenden können.* Bevor Sie die Behandlung beginnen, hilft es, Listen lokaler Hilfsangebote für die Arbeit an den Case Management-Zielen zu erstellen. In der Sitzung „Unterstützungsangebote" (vgl. Kapitel 4) finden Sie Adressen, unter denen Sie (oft auch kostenlos) Broschüren von Einrichtungen auf Bundesebene beziehen können (z. B. Informationshefte für die Patienten, Poster oder Broschüren über einzelne Suchtmittel oder Fachbücher), zu einer Vielzahl von Themen wie Sucht, HIV, Trauma, seelische Gesundheit und häusliche Gewalt. Vielleicht möchten Sie auch Kontakt zu professionellen Einrichtungen oder Beratungsstellen aufnehmen, die sich auf die Themen Trauma oder Sucht spezialisiert haben.
- *Erweitern Sie gegebenenfalls Ihre Kenntnisse.* Die Schlüsselbereiche dieser Behandlung sind Sucht, PTBS und kognitiv-behaviorale Therapie. Wenn Sie mit einem dieser Bereiche nicht vertraut sind, ist es sinnvoll, sich entsprechend schulen oder supervidieren zu lassen. Hilfereiche Literaturhinweise sind im Literaturverzeichnis durch Sternchen gekennzeichnet. Gestehen Sie sich ein, wo Ihre Kompetenz endet, um die Patienten an einen Experten zu über-

weisen oder sich anderweitig beraten zu lassen. Dies gilt beispielsweise für Probleme mit häuslicher Gewalt, Psychopharmakologie und Behandlungen von anderen Störungen (z. B. Essstörungen, Angststörungen, Zwangsstörung). Und schließlich stellen Sie sicher, dass Sie ein Gespür für die beiden Störungen im Fokus des Programms „Sicherheit finden", also für PTBS und Sucht bekommen. Abgesehen davon, dass Sie den Patienten aufmerksam zuhören, besteht eine der besten Methoden, um dieses Gespür zu bekommen, darin, Filme zu sehen, die eine direkte Erfahrung mit diesen Erkrankungen wiedergeben, oder entsprechende Bücher zu lesen. Einige Empfehlungen finden Sie am Ende des Literaturverzeichnisses (vgl. Seite 369).

- *Bereiten Sie sich schon im Vorfeld auf etwaige Herausforderungen vor.* Lesen Sie die Kapitel 3.6 und 3.7, in denen es um Entscheidungen geht, die Sie möglichst schon vor Beginn der Behandlung treffen sollten. Sie können auch die Situationen, die unter „schwierige Fälle" in jeder Sitzung aufgelistet sind, einmal durchdenken. Wenn möglich, sprechen Sie einige von Ihnen in Form eines Rollenspiels mit einem Kollegen oder Supervisor durch, um Ihre Antworten zu üben.
- *Besuchen Sie mindestens ein Treffen der Anonymen Alkoholiker oder eine andere Veranstaltung, in der die „Zwölf Schritte" praktiziert werden.* Es ist sehr empfehlenswert, dass Sie mindestens einmal eine solche Gruppe besucht haben, sofern das nicht schon längst geschehen ist. Jeder ist bei den offenen Treffen willkommen, und Sie müssen sich als Therapeut nicht zu erkennen geben. Da sich viele Suchttherapien – und in besonderem Maße auch diese – auf Selbsthilfegruppen stützen, kann eine genaue Kenntnis darüber Ihnen dabei helfen, auf eventuelle Sorgen oder Einwände der Patienten einzugehen. Wenn möglich, sollten Sie ein Treffen besuchen, in dem Mitglieder über Ihre Suchtkarriere sprechen. Eindringlicher als jede objektive Beschreibung es könnte, erfahren Sie so über die Auswirkungen von Sucht auf das Leben der Menschen. Vielleicht möchten Sie auch ein Treffen besuchen, in dem über einen der zwölf Schritte diskutiert wird. In der Sitzung „Unterstützungsangebote" (vgl. Kapitel 4) finden Sie Hinweise, wie Sie Treffen der Anonymen Alkoholiker in Ihrer Nähe finden können.
- *Lassen Sie sich unterstützen.* Therapeuten, die mit schwer kranken Patienten arbeiten, ist es dringend anzuraten, sich angesichts der unweigerlich aufkommenden emotionalen Herausforderungen ein unterstützendes Netzwerk aufzubauen. Manche Therapeuten besuchen aus diesem Grund sogar Zwölf-Schritte-Gruppen für Betroffene (z. B. Al-Anon oder Al-Anon Erwachsene Kinder alkoholkranker Eltern). Ebenso sollte die Arbeit am Trauma von der Unterstützung durch Kollegen begleitet werden (Herman, 1992).
- *Wenden Sie die Sitzungsthemen in Ihrem eigenen Leben an.* Indem Sie die Bewältigungsstrategien ganz bewusst in Ihrem eigenen Leben anwenden, verstehen Sie am besten, was die Patienten erleben und durchmachen. Dieser Rat soll nicht wie eine Bevormundung erscheinen, sondern entspringt der Erfahrung, dass Ihnen die Erprobung der Bewältigungsstrategien unschätzbare Einsichten für Ihre therapeutische Arbeit ermöglicht. Ein gutes Beispiel ist die Strategie des Umdenkens, die in einer der Sitzungen gelernt werden soll. Die Aufgabe klingt zunächst einfach, doch die Durchführung erweist sich als schwierig, und zwar umso mehr, je wichtiger die jeweilige Situation ist. Ähnlich aufschlussreich kann es für Sie sein, wenn Sie für einige Zeit den Konsum einer Substanz aufgeben, die Sie genießen (z. B. Schokolade, Zigaretten, Wein), um im Kleinen zu erfahren, was die Patienten durchmachen.
- *Nur für die Forschung.* Wenn Sie dieses Therapiemanual im Rahmen einer klinischen Studie verwenden, empfiehlt es sich, bevor Sie Daten sammeln, einen Probedurchlauf mit einem „echten" Patienten oder mit einer Gruppe von Patienten unter Verwendung aller 25 Themen durchzuführen. Hinweise können Sie auch unter www.seekingsafety.org bzw. unter www.trauma-und-sucht.de bekommen.

3.4 Ablauf

Ermutigen Sie die Patienten, herauszufinden was funktioniert. Es gibt keine Standardmethode, Schwierigkeiten zu bewältigen, es gibt lediglich Methoden, die dem einen Patienten mehr, dem anderen weniger helfen. Ebenso wenig gibt es eine Wissensbasis, die sich die Patienten während der Behandlung zu erarbeiten hätten. Stattdessen wird eine Vielzahl von Strategien vorgestellt, aus denen die Patienten jene auswählen, die ihnen helfen. Wenn ein Patient behauptet, dass bestimmte Bewältigungsstrategien bei ihm nicht funktionierten, führt es in der Regel nicht weit, ihn argumentativ vom Nutzen dieser Strategien überzeugen zu wollen. Hilfreicher ist es wahrscheinlich, wenn Sie dem Patienten seine Erfahrungen zugestehen (z. B. „Das ist völlig in Ordnung. Nicht jede Strategie muss bei Ihnen funktionieren") und dann zu einer Maßnahme übergehen, die hilft (z. B. „Was, glauben Sie, könnte Ihnen denn helfen"? „Gibt es in der Liste der Sicheren Bewälitungsstrategien irgendeine andere Strategie, die Sie ausprobieren könnten?").

Gehen Sie in die Tiefe. Einer der Hauptgründe, warum eine Therapie nicht greift, liegt darin, dass der Therapeut eher Vermutungen anstellt, als die emotionalen und praktischen Hindernisse wirklich zu verstehen, mit denen der Patient kämpft. Es kann ausgesprochen kontraproduktiv sein, dem Patienten einfache Ratschläge zu erteilen („Bitten Sie einfach um Hilfe!"; „Setzen Sie ihm eine Grenze!" „Sie müssen daran glauben, dass Sie ein guter Mensch sind"). Wenn ein Patient Schwierigkeiten mit einer Bewältigungsstrategie hat, nimmt es in der Regel einen Teil der Sitzungszeit in Anspruch, sein Dilemma zu erkennen und zu verstehen. Fragen, die in Richtung dieser Aufarbeitung zielen, könnten folgendermaßen lauten: „Warum ist es Ihrer Meinung nach so schwierig, Menschen um Hilfe zu bitten, wenn man sich am Boden fühlt?", „Ist es bei jeder Person gleich schwer?", „Wovor haben Sie Angst?", „Wie würde es sich anfühlen, wenn Sie um Hilfe bäten und man sie Ihnen abschlagen würde?" Kurz gesagt, um zu vermeiden, dass sie die Erfahrungen der Patienten trivialisieren, nehmen Sie sich genug Zeit, um ihr inneres Erleben zu verstehen.

Begegnen Sie aufgebrachten Patienten mit Empathie, um zu deeskalieren. Es ist nicht ungewöhnlich für Patienten, in intensive Gefühlszustände hineinzugeraten. Der beste Weg, um einen solchen Patienten zu beruhigen, besteht in Trost und Zuspruch. Es bringt in so einer Situation gar nichts, rational mit ihm diskutieren zu wollen, ihm ein Feedback zu geben oder ihn von Ihrem Standpunkt zu überzeugen. Mit Empathie und Anerkennung erreicht man viel mehr (Miller et al., 1995): „Ich merke, dass Sie sehr aufgewühlt sind.", „Ich verstehe absolut, dass dieses Thema Sie aufregt, und wir müssen es im Moment nicht weiter vertiefen.", „Das einzige, was im Moment zählt ist, dass es Ihnen besser geht.", „Ich weiß, dass es gerade nicht einfach für Sie ist."

Was der Patient sagt, zählt doppelt so viel wie das, was der Therapeut sagt. An jede Einsicht, zu welcher der Patient selbst gelangt ist, wird er sich weitaus besser erinnern, als wenn der Therapeut ihm genau dasselbe darlegt. Wenn der Patient sagt „Vielleicht könnte ich versuchen, jeden Tag ein paar Übungen zu machen", wird das eher dazu führen, dass er auch wirklich aktiv wird, als wenn der Therapeut sagt „Vielleicht sollten Sie versuchen, jeden Tag einige Übungen zu machen." Damit soll keineswegs die Leistung des Therapeuten in Frage gestellt werden, aber es geht darum, dass es besser ist, dem Patienten seine Einsichten zu entlocken, als sie ihm einfach vorzusetzen. Um diese Idee umzusetzen, bieten sich diverse Ansätze an. Zunächst einmal führt es in der Regel weiter, dem Patienten eine Frage zu stellen, anstatt ihn mit einer Aussage zu konfrontieren. Anstatt beispielsweise zu sagen „Ich glaube, Ihr Cannabiskonsum stellt einen Versuch dar, Ihre Angst zu bekämpfen", könnten Sie diesen Punkt auch in Form einer Frage formulieren, damit der Patient diese prüfen kann: „Kann es sein, dass Ihr Cannabiskonsum einen Versuch darstellt, mit Ihrer Angst fertig zu werden?" (zum Konzept der „sokratischen Fragen" Beck et al., 1985). Darüber hinaus sollte der Therapeut während der Sitzungen rein quantitativ wesentlich weniger sprechen als die Patienten. Und schließlich sollten Sie abwarten, ob die Patienten nicht selbst Antworten auf ihre Fragen finden, bevor Sie sie ihnen geben. Anstatt zu sagen „Eine Notfallkarte ist eine Liste mit Namen, die Sie anrufen können" fragen Sie lieber „Wissen Sie, was eine Notfallkarte ist?"

Lob und Verantwortung sind Schlüsselprozesse. Die Behandlung basiert auf zwei grundlegenden und gleich wichtigen Vorgängen: Lob und Verantwortung. „Lob" bezieht sich auf die Notwendigkeit, kontinuierlich das Positive an den Patienten wahrzunehmen – was sie richtig gemacht haben, welches ihre Stärken sind. Lob ist ganz einfach das wirkungsvollste Mittel, um Verhalten zu verstärken (Rimm & Masters, 1979). „Verantwortung" meint die Notwendigkeit, von den Patienten das am stärksten anzustrebende Verhalten zu erwarten. Die Patienten dazu zu bringen, ihre Selbstverpflichtungen zu erfüllen, ihnen respektvoll Lügen oder unangemessenes Verhalten vorzuhalten, Substanzkonsum oder andere schädliche Handlungen zu bemerken und ganz allgemein eine Atmosphäre der Integrität herzustellen. In gewisser Weise ist Verantwortung das Gegenteil von Lob – während Lob der liebevolle Elternteil ist, spielt Verantwortung den erzieherischen Part. Das eine ohne das andere funktioniert nicht. Viele Patienten sind übrigens mit dem einen oder anderen ungesunden Extrem aufgewachsen.

Es kann hilfreich sein, sich vor Augen zu halten, dass Patienten mit PTBS und Substanzmissbrauch auf emotionaler Ebene oft Entwicklungsbedarf haben. Man kann nicht davon ausgehen, dass sie ihre

Handlungen reflektieren, tatsächlich wirken sie oft fast wie Jugendliche, denen man klare Anweisungen geben muss. Darum ist der Therapeut in dieser Therapie auch keine neutrale Person, sondern gibt ihnen sowohl positive Rückmeldungen („Ich bin wirklich beeindruckt, dass sie das geschafft haben!“) als auch negative („Ich glaube, es wäre ein schwerer Fehler, einen Job als Barkeeper anzunehmen!“). Die Rückmeldungen sollten aber nicht konfrontativ sein. Das heißt, dass der Therapeut nicht auf einer Sichtweise beharren oder den Patienten drängen, beschuldigen oder verurteilen sollte. All dies funktioniert weniger gut als eine unterstützende Haltung (Miller, Benefield & Tonigan, 1993). Patienten, die in ihrer Kindheit misshandelt worden sind, erleben harte Konfrontation wie eine Wiederholung emotionalen Missbrauchs. Ein anderer weit verbreiteter therapeutischer Fehler ist, die Bemühungen der Patienten ausschließlich zu loben. Wenn sie nicht auch konstruktive Verbesserungsvorschläge bekommen, werden die Patienten über den aktuell erreichten Stand nicht hinauswachsen. Finden Sie für alle Patienten etwas, das sie noch besser machen könnten. In einem Rollenspiel sollten die Patienten beispielsweise für erfolgreich absolvierte Übungen gelobt werden, aber es ist ebenso wichtig, ihnen konstruktive Rückmeldungen zu geben. Wenn ein Patient sein Rollenspiel so erfolgreich spielt, dass nichts zu verbessern ist, sollten Sie ein schwierigeres auswählen.

Geben Sie den Patienten Kontrolle. PTBS und Substanzmissbrauch sind ihrer Natur nach Störungen, die mit Kontrollverlust einhergehen. Im Fall von PTBS hatte der Patient keinen Einfluss auf das, was ihm zugestoßen ist, im Fall von Substanzmissbrauch hat er die Kontrolle über den Konsum verloren. Darum hilft es, den Patienten bei jeder Gelegenheit die Kontrolle zu überlassen, als ein Mittel, sie wieder Kontrolle in ihrem eigenen Leben erfahren zu lassen. Wenn ein Therapeut demgegenüber versucht, Patienten zu kontrollieren, führt dies in der Regel zu einer Abwehrhaltung und unproduktiven Machtkämpfen (siehe Miller & Rollnick, 1991, für eine ausführliche Diskussion dieses Punktes). Als konkrete Möglichkeit, Patienten Kontrolle übernehmen zu lassen, sollte man ihnen stets zubilligen, „nein“ zu jedem Thema und zu jeder Übung zu sagen und sie wann immer es sinnvoll ist, selbst entscheiden zu lassen (z. B. welche Selbstverpflichtung sie eingehen wollen; welche weiteren Therapien sie machen wollen und alle größeren Lebensentscheidungen, so lange diese sicher sind). Dass die Patienten Kompetenz entwickeln, ist ein implizites Ziel von „Sicherheit finden“. Oftmals muss der Therapeut sie ermutigen, selbst Kontrolle zu übernehmen, da Passivität und erlernte Hilflosigkeit den Patienten womöglich viel vertrauter sind.

Begrenzen Sie die Patienten und achten Sie darauf, die Zeit gut zu nutzen. Eine der Schlüsselaufgaben, die der Therapeut zu bewältigen hat, ist die Begrenzung der Patienten, um zu verhindern, dass die Sitzung unproduktiv wird. In fortgeschritteneren Stadien der Therapie kann es hilfreich sein, die Struktur der Sitzungen aufzulockern. Wenn den Patienten jedoch zu einem frühen Zeitpunkt gestattet wird, sich weitschweifig auszulassen, führt das in der Regel nicht zu sichtbaren Ergebnissen. Möglichkeiten, die Patienten höflich zu begrenzen, sind Fragen (z. B. „Ich höre heraus, dass sie sich Sorgen um Ihre Tante machen, glauben Sie, das Thema „Um Hilfe bitten“ könnte helfen, um damit umzugehen?“), Erinnerungen (z. B. „Sie sprechen wichtige Dinge an, aber ich fürchte, wenn wir jetzt mit der Begrüßungsrunde nicht fortfahren, werden wir keine Zeit mehr für die Diskussion haben.“) und das Herausgreifen wichtiger Themen (z. B. „Es klingt, als würde Sie in dieser Woche sehr viel beschäftigen. Ich glaube, Ihr Alkoholkonsum, um nachts schlafen zu können, ist der Bereich, auf den wir uns am besten konzentrieren sollten“). Wenn ein Patient die Gruppe immer wieder dominiert, kann ein Einzelgespräch vor oder nach der Sitzung erforderlich sein.

Würdigen Sie die Kritik der Patienten an Ihnen und der Therapie. Wenn ein Patient Sie oder dieses Therapieprogramm kritisiert, hilft es am meisten, wenn Sie die Kritik ernst nehmen, Sie auf einer bestimmten Ebene als wertvoll betrachten und schauen, ob Sie Ihre Arbeit den Bedürfnissen des Patienten entsprechend verändern können. Es hilft nicht zu meinen, der Patient habe Unrecht, oder die Kritik als „Pathologie“ abzutun oder nicht darauf einzugehen. Zu einem gewissen Teil ist die Kritik wahrscheinlich der Erkrankung des Patienten geschuldet; paradoxerweise ist aber der beste Weg, herauszufinden, inwiefern der Patient Recht hat oder irrt, die Kritik als gerechtfertigt zu betrachten. Darüber hinaus ist es zu Beginn der Therapie nicht unbedingt zielführend, Patientenbeschwerden aus dem Weg zu räumen. Besser ist, davon auszugehen, dass Patienten gute Gründe haben, warum sie fühlen wie sie fühlen. Auch wenn der Therapeut im Stillen feststellen kann, dass es sich um Übertragungen des Patienten handelt oder seine Beschwerde in die falsche Richtung geht, ist es an diesem Punkt der Therapie in der Regel die beste Strategie, dem Patienten einfach Empathie entgegenzubringen. Wenn die

Patienten stabiler werden, sind sie wahrscheinlich besser imstande, mit Problemen in der therapeutischen Beziehung umzugehen. Darüber hinaus haben viele Patienten mit PTBS nie gelernt, negative Gefühle anderen gegenüber auszudrücken. Darum ist Kritik durchaus ein gutes Zeichen. Sie zeigt, dass es dem Therapeuten gelungen ist, für die Patienten eine Atmosphäre zu schaffen, die sicher genug ist, um eigene Empfindungen zum Ausdruck zu bringen. Schließlich sollten Sie bedenken, dass die Äußerungen des Patienten ernst zu nehmen nicht bedeutet, mit ihm übereinzustimmen, man kann die Gefühle des Patienten ernst nehmen, ohne seine Meinung zu teilen. Es heißt auch nicht, sich vom Patienten „überrumpeln" zu lassen (siehe oben die Diskussion über Lob und Verantwortlichkeit). Beachten Sie, dass den Patienten in der Abschlussrunde sowie im „Fragebogen zum Ende der Sitzung" auch explizit Raum für Kritik gegeben wird (siehe Arbeitsblatt 6 in Kapitel 3.9).

Halten Sie Ihre Wortmeldungen kurz und prägnant. Eine der am weitesten verbreiteten Schwierigkeiten von Therapeuten ist die Tendenz, zu viel zu sprechen oder „ins Plaudern" zu verfallen (d. h. eher wie ein Freund als wie ein Therapeut zu klingen). Die beste Methode, um dies zu verhindern, ist, sich für kurze Wortmeldungen zu entscheiden und für ein Verhältnis von 4:1 zu sorgen, d. h. in einer 50-minütigen Sitzung sollte dem bzw. den Patienten 40 Minuten Redezeit zugestanden werden, man selbst sollte nicht mehr als 10 Minuten sprechen. Wenn Sie sich an diese Regeln halten, wird es unmöglich sein, dass Sie in den „Vorlesungsmodus" verfallen und dem Patienten etwas erzählen anstatt ihm aufmerksam zuzuhören und auf seine Fragen zu antworten. Außerdem sollten Sie die Sitzungen nicht mit Fragen „aus reiner Neugierde" belasten oder in Themen vordringen, die im Moment für den Patienten nicht vordringlich sind. Um echte Fortschritte zu ermöglichen, sollten Sie die Sitzung als einen Zeitraum betrachten, in dem jede Äußerung zählt. Wenn ein Patient ein banales Thema anschneidet (z. B. über das Wetter oder über Sport) sollten Sie diese Konversation allerdings nur dann fortsetzen, wenn Sie sicher sind, dass es genau in diesem Moment tatsächlich das für den Patienten relevanteste Thema ist. Denken Sie immer daran, nur kurze und auf die wichtigsten klinischen Bedürfnisse des Patienten bezogene Wortmeldungen zu machen.

Verhindern Sie, dass sich Patienten in der Gruppentherapie gegenseitig triggern. Sowohl PTBS als auch Suchtmittelmissbrauch sind „triggernde" Erkrankungen: Die Patienten können sehr plötzlich von schmerzvollen Traumasymptomen oder Suchtdruck übermannt werden (vgl. die Sitzung „Umgang mit Auslösern" in Kapitel 4). Es gibt viele Vorteile, mit dieser Patientengruppe eine Gruppentherapie durchzuführen, eine der Gefahren ist jedoch, dass sich die Patienten auf schädliche Art und Weise gegenseitig „triggern". So löst ein Patient, dem man erlaubt, die „grausamen Details" eines vergangenen Traumas oder Suchtmittelexzesses zu schildern, bei den anderen Patienten große Angst aus. Im Interesse der Gruppensicherheit muss der Therapeut die Patienten zur ständigen Problembewältigung anhalten und sie fragen, welche Lösungen jetzt ergriffen werden können und wie man es in Zukunft besser machen kann. Es kann hilfreich sein, die Patienten an die „Grundgedanken der Therapie" (vgl. Arbeitsblatt 2 in Kapitel 3.9) zu erinnern.

3.5 Durchführung der Sitzung

Eine Zusammenfassung zum „Ablauf der Sitzung" findet sich in den Materialien für den Therapeuten im Kapitel 3.9. Diese kann als Gedächtnisstütze für den Therapeuten kopiert werden. Beachten Sie, dass jede Sitzung sich aus vier Punkten zusammensetzt: (a) Begrüßung, (b) Zitat, (c) Das Thema mit dem Leben der Patienten in Verbindung bringen, und (d) Abschlussrunde. Außerdem gibt es einige optionale Bestandteile. Im Folgenden finden Sie Vorschläge und allgemeine Kommentare für jeden dieser Punkte. Beachten Sie, dass die Begrüßungs- und die Abschlussrunde auch im Arbeitsblatt 1 im Kapitel 3.9 zusammengefasst sind.

3.5.1 Die Begrüßung

Die Begrüßungsrunde hat die Funktion einer „Temperaturkontrolle." Sie gibt den Patienten Gelegenheit, Ihnen zu sagen, wie sie sich fühlen, liefert Ihnen Stichpunkte für wichtige Themen, die Sie in das Sitzungsthema integrieren können und stellt einen konstanten Einstieg in jede Sitzung dar. Da die Begrüßungsrunde manchmal in die falsche Richtung laufen kann, ist es sinnvoll, einige Hinweise dazu im Hinterkopf zu haben.

Jedes Ereignis seit dem letzten Treffen, in dem der Patient seine Sicherheit gefährdet sah, hat in der aktuellen Sitzung Priorität. Hören Sie aufmerksam zu, wenn die Patienten im Rahmen der Begrüßung über „unsichere Bewältigungsstrategien" berichten. Wenn ein Patient seit der vergangenen

Sitzung ein Suchtmittel konsumiert hat (oder sich in anderer Weise riskant verhalten hat, wie etwa in Form von Selbstverletzung, häuslicher Gewalt oder HIV-Risikoverhalten) muss dies in der laufenden Sitzung vorrangig thematisiert werden. Beachten Sie, dass die Begrüßungsrunde zwar kurz bleibt, das Gesagte aber registriert und dann mit dem aktuellen Thema in Zusammenhang gebracht wird (siehe unten „Begrenzung der Begrüßungsrunde auf 5 Minuten"). Fast immer lässt sich das Erlebnis des Patienten mit dem Thema verbinden. Wenn das Thema beispielsweise „Um Hilfe bitten" (vgl. Kapitel 4) ist und der Patient Substanzen konsumiert hat, könnte die entsprechende Frage des Therapeuten lauten: „Haben Sie irgendjemanden angerufen, bevor Sie am Dienstag getrunken haben?" oder „Was brauchen Sie, um beim nächsten Mal jemanden anrufen zu können, wenn Sie Suchtdruck haben?", „Wen hätten Sie anrufen können?" usw. In der Sitzung „Die innere Spaltung überwinden" (vgl. Kapitel 4) könnten folgende Fragen auf das Thema hinlenken: „Haben Sie, bevor Sie getrunken haben, einen inneren Dialog geführt, d. h. haben da verschiedene Anteile von Ihnen miteinander kommuniziert?", „Wie können Sie den Anteil in sich stärken, der nicht trinken will?" Kurz gesagt kann prinzipiell über jedes gefährliche Ereignis gesprochen werden, ohne dabei das Thema der Sitzung aus dem Blick zu verlieren. In sehr seltenen Fällen kann es erforderlich werden, das Thema zu wechseln, wenn es Ihnen oder dem Patienten nicht gelingt, einen Zusammenhang herzustellen. Wenn beispielsweise dem Patienten in der vergangenen Woche die Arbeitslosenhilfe gestrichen worden ist und das Thema der Sitzung „Erdung" ist, wollen Sie vielleicht lieber eine Sitzung wählen, die für das Problem des Patienten relevanter ist, wie zum Beispiel „Unterstützungsangebote".

Warum „gutes Bewältigungsverhalten" Teil der Begrüßungsrunde ist. In einem Teil der Begrüßungsrunde werden die Patienten um ein Beispiel für gutes Bewältigungsverhalten seit der vergangenen Sitzung gebeten. Dadurch lernen die Patienten nicht nur ihre eigenen Stärken zu schätzen, sondern es wird auch ein Schlüsselprinzip der Verhaltenstherapie aktualisiert, nämlich, dass die Wertschätzung positiver Verhaltensweisen eine der wirkungsvollsten Methoden ist, um Wachstum zu fördern (Rimm & Masters, 1979). Insbesondere für Menschen, die Kindesmissbrauch überlebt haben, stellt die Hervorhebung von Stärken ein Gegengewicht zur Vergangenheit dar, in der sie permanent Abwertung erfahren haben. Zudem wirkt es der Tendenz entgegen, Patienten über ihre Krankheit zu definieren und betont stattdessen, über welche Ressourcen sie verfügen.

Die Patienten müssen herausfinden, was „gute Bewältigungsstrategien" sind – nicht die Therapeuten. Unter Therapeuten ist die Tendenz weit verbreitet, den Patienten vorzugeben, was gutes Bewältigungsverhalten ist (z. B. „Die Tatsache, dass Sie zu dieser Sitzung gekommen sind, ist gutes Bewältigungsverhalten!"). Es ist jedoch viel wertvoller, die Patienten selbst darauf kommen zu lassen. Die Erfahrungen mit diesem Therapieprogramm haben gezeigt, dass auch die am meisten beeinträchtigten Patienten in der Lage waren, gute Bewältigungsstrategien zu erkennen, wenn der Therapeut sie danach fragte und lenkte, sie aber nicht vorgab. Beispiele für gelungene Hilfestellungen sind „Fällt Ihnen irgendetwas ein, und sei es noch so geringfügig?", „Alle Menschen machen für gewöhnlich irgendetwas richtig im Laufe einer Woche – was war es bei Ihnen?" oder „Werfen Sie einen Blick auf diese Liste Sicherer Bewälitungsstrategien – haben Sie eine davon in der vergangenen Woche verfolgt?" Der letzte Punkt kann besonders hilfreich sein, da die Patienten immer wenigstens eine Sache in der Liste der Sicheren Bewälitungsstrategien entdecken, die sie getan haben. Die Liste ist Bestandteil der Sitzung zum Thema „Sicherheit" (vgl. Kapitel 4). Beachten Sie, dass Patienten gelegentlich auch etwas Destruktives nennen, das sie getan haben (z. B. „Ich habe Heroin konsumiert, und das hat mir geholfen, mich besser zu fühlen"); in diesem Fall können Sie dem Patienten noch einmal den Sinn der Frage erklären und ihn daran erinnern, dass für diesen Teil der Begrüßungsrunde nur sicheres Verhalten zählt.

Begrenzen Sie die Begrüßungsrunde auf fünf Minuten pro Patient. Dies scheint der für Therapeuten am schwierigsten zu bewältigende Punkt im Sitzungsablauf zu sein. Es hilft vielleicht, wenn Sie die Begrüßungsrunde eher als „Temperaturkontrolle" oder „Blitzlicht" betrachten denn als richtige Therapie. Es geht schlicht darum, festzustellen, wie es den Patienten geht und ob es wichtige Themen gibt, auf die Sie im Laufe der Sitzung zurückkommen müssen. Es ist nicht vorgesehen, dass die Begrüßungsrunde im Mittelpunkt der Sitzung steht, dass sie Forum für therapeutische Interventionen ist oder dass sie in einer Gruppentherapie Zeit für Kommunikation der Patienten untereinander bietet. Insbesondere in der Gruppentherapie ist die Begrenzung auf fünf Minuten entscheidend, weil jegliche Überschreitung auf Kosten des Hauptteils der Sitzung geht. Folgende

Punkte (die Sie auch für andere Sitzungsabschnitte nützlich sind), können helfen, das Fünf-Minuten-Limit einzuhalten:

- *Stellen Sie keine Fragen außer den fünf Begrüßungsrunde-Fragen.* Manchmal möchte der Therapeut zu einem wichtigen vom Patienten angesprochenen Punkt mehr wissen. In diesem Fall kann er sich eine Notiz machen, um im Hauptteil der Sitzung ausführlicher auf diesen Punkt einzugehen. Teilen Sie dies den Patienten auch mit, damit sie wissen, dass Sie auf das Thema zurückkommen werden (z. B. „David, ich höre heraus, dass Sie wegen dieser Jobentscheidung im Zwiespalt sind, lassen Sie uns später in der Sitzung darauf zurückkommen"). Es braucht nicht erwähnt zu werden, dass Sie sich sorgfältig Notizen machen sollten (dies gilt umso mehr für die Gruppentherapie, in der Sie unter Umständen mehrere Themen berücksichtigen müssen). Beachten Sie, dass die Frage zum Case Management Probleme ans Licht bringen kann, die nicht nur der Berücksichtigung im Laufe der Sitzung bedürfen, sondern bei Patienten mit existenziellen Bedürfnissen auch eine spontane Einzelsitzung zum Case Management erforderlich machen können (siehe die Sitzung „Einführung in die Behandlung/Case Management", Kapitel 4).
- *Verzichten Sie während der Begrüßungsrunde auf Reflexionen und Interpretationen.* Dies ermuntert die Patienten zum Weiterreden. Beschränken Sie sich auf einfaches Lob („Gut!"), Besorgnis („Ich mache mir Sorgen wegen Ihres Substanzkonsums") oder sehr kurze Vorschläge (siehe unten „Kurze Rückmeldungen geben").
- *Erkundigen Sie sich kurz und knapp nach der Selbstverpflichtung des Patienten.* Fragen Sie nach, ob die Selbstverpflichtung eingehalten wurde, sprechen Sie ein kurzes Lob aus (oder Besorgnis, wenn die Aufgabe nicht erledigt wurde), und geben Sie dem Patienten ein oder zwei Sätze, um zu sagen, wie es ihm beim Erledigen der Selbstverpflichtung ergangen ist. In der Gruppentherapie ist dies angesichts der Patientenzahl besonders wichtig. Aber auch in der Einzeltherapie ist die Idee hinter der Verpflichtung, dass die Patienten Fortschritte in ihrem Leben machen, und nicht unbedingt, dass Probleme ausführlich gelöst werden (siehe hierzu Kapitel 3.5.4 „Die Abschlussrunde").
- *Ermahnen Sie in der Gruppentherapie die Patienten, sich während der Begrüßungsrunde nicht zu unterbrechen.* Sie könnten zum Beispiel sagen „Im Moment ist Karen an der Reihe und jetzt müssen wir Ihr die Chance geben, zu sprechen." Erinnern Sie in der ersten Sitzung an die Begrenzung von 5 Minuten, damit sich die Patienten nicht unterbrochen fühlen, sondern verstehen, dass diese Regel dazu dient, genug Zeit für alle Abschnitte der Sitzung zu haben und die entscheidenden Themen besprechen zu können. Wenn ein Patient die Zeitvorgabe vergisst, können Sie ihn höflich an die Regeln erinnern (z. B. „Herr S., ich sehe, dass Sie in dieser Woche wirklich eine Menge auf dem Herzen haben, aber ich hoffe, Sie nehmen es nicht übel, wenn jetzt der nächste an der Reihe ist, damit wir für alle Zeit haben"). Viele Patienten fühlen sich durch solche zeitlichen Beschränkungen auch erleichtert, weil der Therapeut dadurch den Bedürfnissen aller Gruppenmitglieder gleichermaßen gerecht wird.
- *Vergessen Sie nicht, dass es immer mehr zu besprechende Themen gibt, als in der Sitzung berücksichtigt werden können.* Es fühlt sich womöglich therapeutisch an, während der Begüßungsrunde einen Patienten ausführlich sprechen zu lassen. Aber, wie schon oben festgestellt wurde, scheint es bei dieser Patientengruppe und in der frühen Phase der Therapie definitiv nicht den höchsten therapeutischen Effekt zu haben. Bedenken Sie auch, dass es zwar für den Therapeuten sehr anstrengend sein kann, die Begrüßungsrunde auf seinen Zweck als kurzes „Blitzlicht" zu begrenzen, für die Patienten jedoch in der Regel keine Schwierigkeit ist. Wenn es einmal Routine geworden ist, fällt es leicht, sich an die Begrenzung zu halten.

Erinnern Sie die Patienten an Teile der Begrüßungsrunde, die sie vergessen haben. Patienten unterlassen es beispielsweise manchmal zu erwähnen, dass sie Substanzen konsumiert haben, weil sie sich dafür schämen, oder aber sie geben zu, dass sie konsumiert haben, erwähnen aber nicht wie viel oder welche Substanzen. Es ist Teil der Therapie, den Patienten nahe zu bringen, ohne Scham oder Verurteilung ehrlich zu sein, darum sollte bei derartigen Auslassungen immer nachgehakt werden.

Geben Sie den Patienten während der Begrüßungsrunde kurze Rückmeldungen, sowohl positive als auch negative. Nutzen Sie die Gelegenheit, Patienten deutlich zu loben, wenn sie während der Begrüßungsrunde von Fortschritten erzählen, die sie gemacht haben (z. B. „Das ist großartig!"). Ebenso wichtig ist es aber auch, Besorgnis zu äußern, wenn ein Patient von unsicherem Verhalten berichtet, und gegebenenfalls kurze konstruktive Vorschläge zu machen (z. B. „Ich mache mir wegen ihres fortwährenden täglichen Cannabiskonsums Sorgen, können wir darüber später in der Sitzung noch einmal sprechen?" oder „Können Sie die Telefonnummern von Leuten aufschreiben, die Sie nächstes Mal anrufen können, wenn Sie Suchtdruck haben?"). Durch kurzes Lob oder einfühlende Besorgnis sollen die Patienten ermutigt werden, offen über ihre Hochs und Tiefs zu sprechen.

Wenn ein Patient in der Gruppentherapie zu spät kommt, lassen Sie ihn die Begrüßungsrunde machen, geben Sie aber keine Zusammenfassung der bisherigen Sitzung. Das Ziel ist, dass Sie und die Gruppenmitglieder erfahren, wie es dem Patienten geht. Eine Zusammenfassung des bisher Geschehenen jedoch würde zu einer zusätzlichen Verzögerung führen und den Fluss der Sitzung unterbrechen. Bitten Sie den Patienten anzukommen, lassen Sie aber nicht die anderen Patienten ihre Begrüßungsrunde wiederholen. Teilen Sie dem Patienten dann das gerade diskutierte Thema mit und fahren Sie mit der Sitzung fort. Der Patient kann später, außerhalb der Sitzungen, nachfragen, was er verpasst hat.

3.5.2 Das Zitat

Der Sinn des Zitats zu jeder Sitzung ist es, die Patienten auf emotionaler Ebene anzusprechen und ihnen eine Inspiration zu geben, an die sie sich in der Zukunft erinnern können. Bitten Sie den Patienten (bzw. in der Gruppentherapie einen Freiwilligen), das Zitat laut vorzulesen, und fragen Sie dann „Was ist die Hauptaussage des Zitats?" Wenn Sie zu allgemein fragen, z. B. „Wie finden Sie das Zitat?" oder „Was sagt Ihnen das Zitat?" laufen Sie Gefahr, dass ein Patient einen zehnminütigen Vortrag hält, der jeglichen Versuch, mit der Sitzung fortzufahren, zunichte macht. Das Zitat ist ein ein- bis zweiminütiges Instrument, um in die Sitzung einzusteigen. Wenn es jedoch, ebenso wie die Begrüßungsrunde, nicht begrenzt wird, kann es durch weitschweifige Patienten zum Mittelpunkt der Sitzung werden. Manchmal bringen Patienten auch eigene Zitate mit, die aufgegriffen werden können, wenn Sie finden, dass sie passend sind. Es kann auch hilfreich sein, wenn Sie selbst Zitate finden, die Sie bedeutsam finden. Zu jeder Sitzung gibt es einen Vorschlag, wie das Zitat mit dem Thema verbunden werden kann, aber Sie können den Übergang auch in Ihrem eigenen Stil gestalten.

3.5.3 Das Thema mit dem Leben der Patienten in Verbindung bringen

Das Thema auf das Leben der Patienten zu übertragen stellt den emotionalen und praktischen Mittelpunkt der Sitzung dar. Zu jedem Thema gibt es Ideen, wie der Transfer bewerkstelligt werden kann. Die folgenden Kommentare sind allgemeiner Natur. Beachten Sie, dass jede Sitzung gleich abläuft: (a) Bitten Sie die Patienten, die Arbeitsblätter durchzugehen, und (b) bringen Sie das Material mit aktuellen und konkreten Problemen im Leben der Patienten in Verbindung. Auf beide Punkte wird im Folgenden genauer eingegangen.

a) Die Patienten bitten, die Arbeitsblätter durchzugehen

Meistens steht mehr Material zur Verfügung, als in einer Sitzung bearbeitet werden kann. Dies ist beabsichtigt. Das Ziel war, genug Material anzubieten, damit die Therapeuten auswählen können, was ihnen zusagt, was sie als klinisch relevant für ihre jeweiligen Patienten erachten und was sich für die Durchführung längerer Therapien eignen könnte. Insbesondere die Sitzungen „PTBS: Die Kontrolle zurückgewinnen" und „Wenn Suchtmittel Sie beherrschen" (vgl. Kapitel 4) sind sehr lang, weil es in ihnen um die beiden Erkrankungen geht, die durch das Programm „Sicherheit finden" behandelt werden sollen, und weil beides sehr komplexe Themen sind. Zu vielen Sitzungen gibt es daher mehrere Arbeitsblätter, aus denen sie vielleicht nur eines auswählen möchten (für einen Patienten, der sich intensiv mit einem bestimmten Aspekt auseinandersetzen soll) oder die Sie nach Bedarf miteinander kombinieren können. Stets bleibt das klinische Urteil des Therapeuten der Schlüssel zu guter therapeutischer Arbeit. Durch die Wahlmöglichkeiten soll dem Therapeuten ein Höchstmaß an Flexibilität eingeräumt werden. Die Patienten sollen nicht das Gefühl haben, dass die Themen im Eiltempo abgearbeitet werden. Es geht nicht darum, eine Themenliste abzuhaken, ohne auf die Bedürfnisse der Patienten einzugehen. Die Verwendung der Materialien sollte Ihnen nicht das Gefühl nehmen, dass Sie therapeutisch arbeiten wie gewohnt – nur eben mit Arbeitsblättern, die Ihnen ihre Arbeit erleichtern sollen. Die Therapeuten in den Evaluationsstudien haben angegeben, dass sich für sie die Arbeit mit dem Material ganz natürlich anfühlte, nachdem sie sich in ein oder zwei Sitzungen daran gewöhnt hatten.

Hier sind noch einige Vorschläge, wenn Sie das Gefühl haben, dass ein Thema zu viel Text beinhaltet:

- *Bitten Sie die Patienten, Teile aus dem Arbeitsblatt auszuwählen, mit denen sie sich beschäftigen möchten.* Sie können den Patienten einen Überblick über die Inhalte der einzelnen Arbeitsblätter geben oder sie selbst das Material überfliegen und dann entscheiden lassen.
- *Drosseln Sie das Tempo.* Verteilen Sie das Material auf mehrere Sitzungen. Viele Themen sind gar nicht darauf angelegt, in einer einzigen Sitzung abgehandelt zu werden (z. B. beinhaltet die Sitzung „Sich Bedeutungen erschließen" ein sehr langes Arbeitsblatt).
- *Bearbeiten Sie immer nur ein Arbeitsblatt,* und gehen Sie erst zum nächsten über, nachdem das aktuelle sorgfältig durchgenommen worden ist.
- *Lassen Sie die Patienten die Arbeitsblätter lieber überfliegen,* um ein Gefühl für sie zu bekommen, anstatt sie ausführlich lesen zu lassen.
- *Wählen Sie Arbeitsblätter aus,* die Sie, basierend auf Ihrem Wissen über den Patienten, für relevant erachten.
- Bearbeiten Sie ein bis zwei Arbeitsblätter jetzt und kommen Sie im Laufe der Behandlung auf die übrigen zurück, wenn die Bedürfnisse des Patienten deutlicher werden.
- Bitten Sie die Patienten, einige Arbeitsblätter außerhalb der Sitzung zu lesen (z. B. als Selbstverpflichtung).
- *Teilen Sie die Arbeitsblätter schon vor der Sitzung aus.* Sie können die Patienten bitten, 10 bis 20 Minuten vor der Sitzung zu kommen, um die Arbeitsblätter zu lesen. Oder Sie können den Patienten am Ende der aktuellen Sitzung die Unterlagen für die kommende Therapiestunde mitgeben, um sie im Laufe der Woche zu lesen.
- *Fassen Sie die wichtigsten Punkte kurz zusammen,* beispielsweise für Patienten, die nicht lesen können.
- *Für Gruppen: Bitten Sie die Patienten, abwechselnd ein oder zwei Absätze zu lesen.* Sie können sie auch darum bitten, ihre Hand zu heben, wenn sie sich von einer bestimmten Stelle besonders angesprochen fühlen.

Bei der Arbeit der Therapeuten mit dem Manual ist auch schnell deutlich geworden, wie nicht mit dem Material umgegangen werden soll. Dazu gehört, nicht die meiste Zeit der Sitzung darauf zu verwenden, die Patienten die Unterlagen im Stillen durchlesen zu lassen, die Sitzung wie eine Schulstunde abzuhalten, indem nicht die Patienten, sondern die Arbeitsblätter in den Mittelpunkt gestellt werden, oder umgekehrt die Arbeitsblätter ganz beiseite zu lassen. In anderen Fällen hat der Therapeut die meiste Zeit geredet, anstatt die Belange der Patienten in die Sitzung einzubeziehen, hat aus der Arbeit mit den Materialien eher einen intellektuellen Vorgang gemacht, anstatt einen emotionalen Zusammenhang herzustellen, ist im Eiltempo durch die Arbeitsblätter gejagt (Quantität statt Qualität) oder hielt die Diskussion auf sehr abstrakter Ebene, anstatt die individuellen Probleme der Patienten einzubeziehen.

Zusammengefasst besteht angesichts der Menge an vorbereitetem Material die reale Gefahr, den Patienten darüber zu vergessen! Verwenden Sie daher die Arbeitsblätter, um Kernpunkte deutlich zu machen, und richten Sie sich in Hinblick auf die Menge und Intensität der Arbeit mit dem Material nach den Bedürfnissen der Patienten. Lesen Sie die Arbeitsblätter so, dass die Patienten sich davon in höchstem Maße angesprochen fühlen und verwenden Sie sie in erster Linie therapeutisch. Die Arbeitsblätter sollten als Vehikel dienen, um den Patienten zu helfen, sich wirklich zu verändern.

b) Einen Bezug zwischen den Materialien und konkreten Problemen der Patienten herstellen

Der Schwerpunkt wird hier auf „konkrete Probleme" gelegt, weil selbst dann, wenn es aktuell eine Unzahl von Problemen bei den Patienten gibt, der Fokus darauf liegen sollte, mehr Sicherheit in ihr aktuelles Leben zu bringen. Je konkreter die Konversation ist, desto höher ist die Wahrscheinlichkeit, dass sie auch hilfreich ist. Im Folgenden finden Sie Möglichkeiten, wie sie dieses Ziel erreichen können.

Finden Sie heraus, was die Patienten an dem Thema am relevantesten finden. Stellen Sie, nachdem die Patienten das Arbeitsblatt (oder Teile daraus, die Sie ausgewählt haben) durchgesehen haben, Fragen wie die folgenden:

Fragen

- „Was, glauben Sie, soll das Arbeitsblatt Ihnen vermitteln?"
- „Fällt Ihnen hierzu irgendetwas ein?"
- „Wie hängt dies mit Ihrem Leben zusammen?"
- „Gibt es aktuell Situationen in Ihrem Leben, in denen dies helfen könnte?"

- „Wie hängt dies mit Ihrer PTBS und Ihrem Substanzmissbrauch zusammen?“
- „Haben Sie diese Strategie jemals ausprobiert? Und sofern sie nicht funktioniert hat – woran könnte das gelegen haben?“
- „Mögen Sie diese Sichtweise oder eher nicht?“
- „Wenn Sie diese Strategie wirklich einsetzen könnten, wie würden Sie sich fühlen?“

Außerdem können Sie, wenn Sie den Patienten langsam kennenlernen, relevante Aspekte selbst einflechten: „Frau Müller, ich weiß, dass Sie in letzter Zeit einige Male Suchtdruck hatten und Kokain konsumieren wollten. Glauben Sie, dass Erdung Ihnen helfen könnte? Welche Erdungstechniken könnten Sie ausprobieren? Erzählen Sie mir von einer Situation, die in dieser Woche auf Sie zukommen könnte, und wie Sie dann Erdung nutzen könnten.“

Identifizieren Sie Probleme der Patienten, an denen Sie arbeiten können. Verschiedene Prinzipien können helfen. Eines wird oben unter „Begrüßungsrunde“ erwähnt: Greifen Sie eine unsichere Verhaltensweise des Patienten aus der jüngeren Zeit heraus. Versuchen Sie dann, ganz gleich welches das aktuelle Sitzungsthema ist, herauszufinden, warum der Patient im Moment nicht imstande ist, die sichere Verhaltensweise einzusetzen. Identifizieren Sie beispielsweise in der Sitzung „Ehrlichkeit“ Situationen, in denen der Patient unehrlich ist. In der Sitzung „Umgang mit Auslösern“ können Sie Situationen erarbeiten, in denen der Patient nicht erfolgreich mit Auslösern umgegangen ist. Konzentrieren Sie sich drittens immer auf die drei „großen Schwerpunkte“ des Programms „Sicherheit finden“: Den Patienten dabei helfen, (1) den Substanzkonsum zu unterlassen, (2) die PTBS-Symptome zu reduzieren und (3) mehr Sicherheit zu erlangen (im Hinblick auf HIV-Risiko, häusliche Gewalt, Selbstverletzung, etc.). Da die Patienten oft viele Probleme haben, nämlich aktuelle Krisen und überwältigende Gefühle, ist es unproblematisch, die Sitzung ohne festes Ziel zu beginnen. Wenn Sie diese großen Schwerpunkte im Hinterkopf haben, fällt es Ihnen leichter, aus der großen Zahl an Themen, welche die Patienten anschneiden, auszuwählen. Suchen Sie viertens nach stark emotional besetzten Problemen. Wenn Ihnen eine Sitzung belanglos oder oberflächlich vorkommt, liegt das oft daran, dass die Patienten in das aktuelle Thema nicht emotional involviert sind. Wählen Sie schließlich Inhalte aus, mit denen sich die Patienten auseinandersetzen wollen. Konzentrieren Sie sich sechstens auf die Gegenwart, nicht auf die Vergangenheit. Es gibt viele wichtige Themen aus der Vergangenheit, die die Patienten gerne diskutieren würden. Für dieses auf Stabilisierung ausgerichtete Therapieprogramm gilt jedoch, dass es am hilfreichsten ist, wenn es sich auf die Gegenwart konzentriert und alles getan wird, um Gegenwart und Zukunft besser zu gestalten. Identifizieren Sie siebtens ein konkretes Problem, an dem gearbeitet werden soll. Wenn Patienten allgemeine Themen einbringen (z. B. „Ich hasse mich“ oder „Das Leben ist hoffnungslos“), lenken Sie sie auf ein konkretes Problem hin (z. B. „Ist in der vergangenen Woche etwas passiert, warum Sie so denken?“, „Wenn Sie so fühlen, wie versuchen Sie dann, diese negativen Gefühle zu bewältigen?“). Die unproduktivste Lösung wäre, in eine philosophische Diskussion einzusteigen (z. B. „Aber Sie sind wirklich ein guter Mensch!“ oder „Das Leben ist nicht hoffnungslos“). Und wählen Sie schließlich mittelschwere Probleme aus. Wenn die Probleme zu einfach sind, wachsen die Patienten nicht daran, wenn sie zu schwierig sind, kommen die Patienten wahrscheinlich nicht sehr weit damit. Um mittelschwere Probleme zu identifizieren, können Sie die Patienten bitten, auf einer Skala von 0 bis 10 anzugeben, wie schwierig das Problem ist. Allgemein gilt:

- Lassen Sie in *kognitiven Sitzungen* die Patienten *laut sagen*, wie sie anders über ein Thema denken könnten.
- In *interpersonellen Sitzungen* sollten die Patienten im Rahmen eines *Rollenspiels* vorspielen, wie sie mit einem zwischenmenschlichen Problem umgehen würden.
- Spielen Sie in den *verhaltensbezogenen Sitzungen* mit den Patienten *laut und detailliert* durch, mit welchen Handlungen sie ein Verhaltensproblem lösen würden.

Im Folgenden finden Sie mehrere Hinweise, wie Sie den Patienten helfen können, neu erlernte Verhaltensweisen aktiv zu üben:

- *Üben Sie laut.* Bitten Sie einen Patienten, eine konkrete Situation zu nennen, in der eine Verhaltensstrategie helfen könnte, und lassen Sie den Patienten dann laut üben. Besonders sinnvoll ist dies in den kognitiven Sitzungen, deren Ziel es ist, dass die Patienten ihren inneren Dialog verändern. In der Sitzung „Mitgefühl“ könnten Sie beispielsweise fragen „Als Sie diese Woche ihren Job verloren haben, wie hätten Sie darüber mit sich selbst voller Mitgefühl sprechen können?“
- *Frage und Antwort.* Stellen Sie den Patienten Fragen, um herauszufinden, was sie wissen und

was nicht, das ist eine der besten Möglichkeiten, um in ein Thema einzusteigen. Sie können Ihre Fragen auch stellen, bevor Sie die Arbeitsblätter austeilen. In der Gruppentherapie können Sie auf diese Art und Weise die Patienten in die Diskussion hineinführen. Beim Thema „PTBS: Die Kontrolle zurückgewinnen", können Sie beispielsweise fragen „Weiß irgendjemand, was PTBS ist?", „Weiß jemand, wofür die Buchstaben ‚PTBS' stehen?", „Was sind die Hauptsymptome einer PTBS"?

- *Machen Sie während der Sitzung eine Übung.* Einige Themen bringen es mit sich, dass die Patienten in der Sitzung eher eine Erfahrung durchmachen, als darüber zu sprechen. So ist es beispielsweise in der Sitzung „Distanzierung von emotionalem Schmerz (Erdung)" vorgesehen, dass die Patienten im Rahmen einer zehnminütigen Erdungsübung Erdung erfahren und feststellen können, ob es ihnen hilft oder nicht.
- *Rollenspiele.* Dies ist insbesondere in interpersonellen Sitzungen eine der beliebtesten Methoden. Sie sollten in der Regel in die Rolle der „anderen Person" schlüpfen, um den Patienten mit seinem aktuellen Problem zu konfrontieren (z. B. dem Patienten immer wieder einen Drink anzubieten, nachdem er bereits „nein" gesagt hat). Wenn Sie den Patienten die Rolle der anderen Person spielen lassen, müssen Sie das Rollenspiel sorgfältig moderieren, damit der Patient nicht den roten Faden verliert.
- *Spielen Sie eine Situation durch.* Schlagen Sie Situationen vor und fragen Sie die Patienten, wie man sie bewältigen könnte. Diese Methode wird beispielsweise in der Sitzung „Spiel der Lebensentscheidungen (Rückblick)" verwendet, und eignet sich immer dann gut, wenn Sie die Patienten auf Bereiche hinlenken wollen, an denen sie arbeiten müssen. In der Sitzung „Grenzen setzen" könnten Sie sagen, „Frau Schmidt, ich verstehe, dass es Ihnen schwer fällt, Ihren Partner zu bitten, geschützten Geschlechtsverkehr mit Ihnen zu haben. Wie können Sie die Ideen aus dem Arbeitsblatt verwenden, um ihm hier eine Grenze zu setzen?"
- *Sich an Mitmenschen orientieren.* Bitten Sie den Patienten, an jemanden zu denken, der die betreffende Verhaltensweise bereits beherrscht. Wie würde sich diese Person verhalten? In der Sitzung „Verbindlichkeit" könnten Sie beispielsweise fragen „Kennen Sie Menschen, die ihre Versprechen einhalten? Können Sie mit Ihnen sprechen und sie fragen, wie sie das schaffen?"
- *Beziehen Sie sichere, d. h. vertrauenswürdige Familienmitglieder/Freunde ein.* Es gibt verschiedene Möglichkeiten, Familienmitglieder und/oder Freunde einzubinden, um dem Patienten zu helfen. In den Sitzungen „Andere dazu bringen, Ihre Genesung zu unterstützen" und „Rote und Grüne Signale" haben die Patienten Gelegenheit, sichere (z. B. keine Suchtmittel konsumierende) Bezugspersonen zur Sitzung einzuladen. Sie können die Patienten auch bitten, über neu erlernte Verhaltensweisen mit wichtigen Menschen zu sprechen (z. B. wie Erdung funktioniert), damit diese sie mit ihnen üben und sie daran erinnern.
- *Spielen Sie die Szene noch einmal.* Bitten Sie die Patienten, sich an eine Situation zu erinnern, die schief gegangen ist, und lassen Sie sie noch einmal durchspielen, als könnten die Patienten sie ein zweites Mal erleben (z. B. „Was würden Sie dieses Mal anders machen?", „Was könnten Sie besser machen, wenn Sie eine zweite Chance hätten?"). Die Liste der Sicheren Bewälitungsstrategien (siehe unten) ist genau für diesen Vorgang konzipiert, Sie können die Übung aber auch frei machen. Sie könnten den Patienten auch bitten, die Übung in Zeitlupe zu machen und dabei jedes Detail zu registrieren – was sie gedacht, gefühlt und getan haben.
- *Diskutieren Sie.* Für jede Sitzung werden Diskussionsfragen angeboten.
- *Machen Sie eine Tonaufnahme.* Erstellen Sie eine Tonaufnahme, die sich die Patienten außerhalb der Sitzungen anhören können, um buchstäblich „alte Platten" zu wechseln. In einigen Sitzungen wird dies explizit verlangt (z. B. „Mitgefühl"), es kann aber prinzipiell für jede Sitzung gemacht werden, indem Sie hilfreiche Vorschläge und Ratschläge zum entsprechenden Thema auf Band sprechen. Eine weitere Möglichkeit ist, die Sitzung selbst auf Band aufzuzeichnen und den Patienten mit nach Hause zu geben. Stellen Sie jedoch sicher, dass Sie keine vertraulichen Inhalte aufnehmen, weil die Aufnahmen unter Umständen später rechtlich relevant werden oder von unsicheren (z. B. gewalttätigen) Familienmitgliedern gehört werden könnten.
- *Sprechen Sie über Hindernisse.* Hiermit ist gemeint, dass die Patienten Schwierigkeiten beim Üben neuer Verhaltensweise antizipieren sollen. In der Sitzung „Grenzen setzen" könnten Sie zum Beispiel fragen, „Was würde Ihr Partner antworten, wenn Sie geschützten Geschlechtsverkehr von ihm verlangen?" oder „Was ist Ihre größte Angst, wenn Sie ‚Nein' zu Ihrem Freund sagen?"

- *Wiederholen Sie Kernpunkte.* Bitten Sie die Patienten, die Kernpunkte des Arbeitsblattes zusammenzufassen und nehmen Sie dies als Ausgangspunkt für die Arbeit an einer neuen Verhaltensweise. Zum Beispiel: „Was versucht Ihrer Meinung nach dieses Arbeitsblatt zu vermitteln?"

Erwähnen Sie PTBS und Substanzmissbrauch in jeder Sitzung. Weil dieses Therapieprogramm die Behandlung beider Erkrankungen zum Ziel hat, ist es wichtig, wirklich in jeder Sitzung beide zu erwähnen. Dies ist selbst dann wichtig, wenn Sie beschließen, sich intensiv mit einem anderen Problem zu befassen (z. B. dass der Patient keine Wohnung findet). Trainieren Sie die Patienten darin, auf beide Erkrankungen zu achten, an ihnen zu arbeiten und sie in Bezug zueinander zu setzen. Beachten Sie, dass Sie während der Behandlung je nach Patient und Kontext auch den Begriff „Trauma" statt „PTBS" verwenden können. Selbstverständlich sollte auch anderen Problemen genug Raum gegeben werden. An dieser Stelle soll jedoch illustriert werden, wie sich PTBS und Suchtmittelmissbrauch in andere Themen einflechten lassen. So könnten Sie PTBS und Suchtmittelmissbrauch etwa bei einem Patienten, der aktuell Hilfe bei der Wohnungssuche benötigt, auf die folgende Weise thematisieren:

PTBS
„Es klingt, als sei es schwer, eine Wohnung zu suchen. Sie hören sich ziemlich hoffnungslos an – dies ist bei PTBS sehr häufig. Ich bin trotzdem zuversichtlich, dass Sie eine Wohnung finden, wenn wir gemeinsam daran arbeiten!"

Substanzmissbrauch
„Ich kann absolut verstehen, dass die Wohnungsfrage für Sie jetzt im Vordergrund steht. Glauben Sie, dass eine anständige Wohnung Ihnen helfen kann, abstinent zu bleiben?"

Optional: Arbeitsblatt „Sichere Bewältigungsstrategien"

Das Arbeitsblatt zu Sicheren Bewälitungsstrategien (vgl. Arbeitsblatt 4 in Kapitel 3.9) ist ein Werkzeug für Patienten, um Ereignisse, die in der vergangenen Woche schiefgegangen sind, aufzuarbeiten. Darüber hinaus vermittelt es eine wichtige Philosophie der Behandlung: Man kann mit jeder Lebenssituation sicher umgehen. Darum ist das Arbeitsblatt der Sicheren Bewälitungsstrategien keine banale Übung, sondern beinhaltet mehrere wichtige Botschaften: (1) Alle Menschen geraten in schwierige Lebenssituationen, (2) alles hängt von Ihrem Bewältigungsverhalten ab, (3) sicheres Bewältigungsverhalten zieht positive Konsequenzen nach sich, unsicheres Verhalten hat negative Konsequenzen. Wenn etwas schief geht, ist es wichtig, sich zu beruhigen und sich bewusst Sichere Bewälitungsstrategien zu überlegen. Menschen mit PTBS neigen dazu, sich machtlos zu fühlen, als ob ihr Leben ihnen einfach „passiert". Das Arbeitsblatt der Sicheren Bewälitungsstrategien vermittelt ihnen die Botschaft, dass es auf ihre eigenen Entscheidungen ankommt. Menschen mit Suchtproblemen handeln impulsiv, das Arbeitsblatt hilft ihnen dabei, mit Bedacht Lösungen für schwierige Situationen auszuwählen. Kurz gesagt ermutigt das Arbeitsblatt die Patienten, aus Erfahrung zu lernen und es beim nächsten Mal besser zu machen. Wenn Sie sich dafür entscheiden, das Arbeitsblatt zu verwenden, sollten Sie die folgenden Hinweise dazu im Hinterkopf behalten.

Verwenden Sie das Arbeitsblatt zu Sicheren Bewälitungsstrategien in jeder Sitzung nur einmal ausführlicher. Wenn ein Problem in der gebotenen Ausführlichkeit behandelt wird, reicht die Zeit in der Regel nicht aus, mehr als eine Situation pro Sitzung zu besprechen. Außerdem ist wichtig daran zu denken, dass die im Arbeitsblatt aufgelisteten Beispiele aus Platzgründen sehr kurz sind. Dies lässt sie banal erscheinen, sorgfältig besprochen sind sie für viele Patienten jedoch sehr wertvolle Erfahrungen. Wenn das Arbeitsblatt während einer Sitzung verwendet wird, erfordert die Komplexität der Erfahrungen der Patienten ein hohes Maß an Reflektion darüber. Manchmal sind mehrere Seiten nötig, um den gesamten Umfang an „alten" und „neuen" Verhaltensweise zu erfassen. Es empfiehlt sich, dass die Patienten den Umgang mit dem Arbeitsblatt mindestens einmal ausprobieren, auch wenn manche Therapeuten KVT-basierte Arbeitsmaterialien in ihren Sitzungen normalerweise nicht mögen.

Beachten Sie, dass die Patienten unten auf dem Arbeitsblatt Sicherheit und nicht Gefühle bewerten. In bewährten KVT-Interventionen wie dem Tagebuch dysfunktionaler Gedanken (Beck et al., 1979) schätzen die Patienten Veränderungen ihrer Gefühle ein. Im Gegensatz dazu sollen die Patienten auf dem Arbeitsblatt der Sicheren Bewälitungsstrategien Sicherheit einschätzen. Der Grund dafür ist, dass sich bei Patienten mit PTBS und

Subbstanzmissbrauch die Gefühle oft lange Zeit nicht ändern, selbst dann nicht, wenn die Patienten alles richtig machen. Ihr Sicherheitsniveau zu erhöhen ist daher der erste Schritt in Richtung Genesung. So kann es sich zum Beispiel für Patienten schrecklich anfühlen (deprimierend, verlassen, allein) ihren Substanzkonsum einzustellen, aber trotzdem ist es das Richtige, nicht zu konsumieren. Patienten mit PTBS und Substanzmissbrauch sind in der Tat oft zu sehr auf ihre Gefühle fixiert und fällen falsche Entscheidungen, weil sie sich mehr an ihren Gefühlen als an Sicherheit orientieren. Es liegt in der Natur von Suchterkrankungen, Substanzen zu konsumieren, um sich besser zu fühlen. Beachten Sie, dass die Quantifizierung von Gefühlen für depressive Patienten entwickelt wurde (Beck et al, 1979). Depression ist eine Erkrankung der Stimmung, und für betroffene Patienten ist es sinnvoll, ihre Gefühle zu messen, weil ihre Gefühle den Kern ihrer Krankheit darstellen. Bei PTBS und Substanzmissbrauch ist dies nicht der Fall.

Halten Sie die Patienten an, über alternative Verhaltensweisen nachzudenken. Wenn Sie mit dem Arbeitsblatt zu Sicheren Bewälitungsstrategien arbeiten, können Sie Fragen im Sinne der folgenden stellen: „Jeder macht Fehler, aber es geht darum, aus ihnen zu lernen. Was könnten Sie nächstes Mal anders machen?“, „Wenn Sie diese Nacht noch einmal erleben könnten, wie könnten Sie sich anders verhalten, um sicher zu bleiben?“, „Gibt es irgendetwas, das sie tun können, damit es beim nächsten Mal besser läuft?“ Denken Sie daran, dass die Patienten nicht unbedingt bereit sein müssen, beim nächsten Mal in einer vergleichbaren Situation eine Sichere Bewälitungsstrategie zu verwenden (auch wenn das schön wäre), sondern sich vor allem daran gewöhnen sollen, über ihre Alternativen nachzudenken. Wenn Sie die Patienten bitten, ihre Sicherheit unter Verwendung einer neuen Verhaltensweise einzuschätzen, hilft es zu fragen: „Wenn Sie sich auf diese neue Art und Weise verhalten würden, was glauben Sie, wie sicher wäre das?“ Durch unablässiges Üben Sicherer Bewälitungsstrategien können die Patienten zunehmend Selbstachtung und mehr Kontrolle über ihr Leben erlangen.

Greifen Sie auf dem Arbeitsblatt in der Zeile „Ihre Art der Bewältigung“ nach Möglichkeit auf Beispiele zum Thema der aktuellen Sitzung zurück. In den meisten Sitzungen finden sich auf der letzten Seite der Arbeitsblätter Beispiele für Sichere Bewälitungsstrategien im Zusammenhang mit dem jeweiligen Thema. Weil die Tabelle auf dem Arbeitsblatt in der unterschiedlichsten Art und Weise ausgefüllt werden kann (z. B. unter Verwendung behavioraler, interpersoneller und/oder kognitiver Fertigkeiten) wird das Thema auf diesem Wege noch einmal aufgegriffen und aktualisiert. Die Situation eines Patienten könnte beispielsweise wie folgt aussehen: „Meine Eltern haben ihren Besuch bei mir abgesagt, und ich bin deprimiert.“ Wenn das Thema der Sitzung „Um Hilfe bitten“ ist, könnten Sie fragen, „Können Sie bei diesem Problem irgendjemanden um Hilfe bitten?“ Beim Thema „Heilsames Denken“ könnten Sie fragen „Was haben Sie zu sich selbst gesagt, als Ihre Eltern absagten?“ und „Gibt es eine andere Möglichkeit, darüber zu denken?“ Wenn das Thema „Umgang mit Auslösern“ an der Reihe ist, könnten Sie fragen „Sind Ihre Eltern ein Auslöser für Sie? Wenn ja, wie können Sie sich vor diesem Auslöser schützen?“ Wenn diese fokussierte Herangehensweise nicht funktioniert, können Sie jedoch immer auf die große Vielfalt an Sicheren Bewälitungsstrategien zurückgreifen.

3.5.4 Die Abschlussrunde

Aus den gleichen Gründen, die oben bereits für die Begrüßungsrunde aufgeführt wurden, ist es sinnvoll, sich auch bei der Abschlussrunde an den Rahmen der Behandlung zu halten. Das heißt, dass in der Abschlussrunde keine neuen Themen mehr angeschnitten werden und von Seiten des Therapeuten keine weiteren Interventionen erfolgen sollen. In der Abschlussrunde soll nur auf die folgenden drei Fragen eingegangen werden.

a) *„Nennen Sie eine Sache, die Sie aus der heutigen Sitzungen mit nach Hause nehmen.“*

Die erste Frage dient dazu, das Gelernte zu verfestigen. Darüber hinaus gibt sie dem Therapeuten eine Rückmeldung darüber, wie effektiv die Sitzung war.

b) *„Welche neue Selbstverpflichtung haben Sie gewählt?“*

Die Selbstverpflichtung ist eine Aufgabe für Zuhause. Sie soll sowohl dem Namen nach als auch von ihrem Inhalt her dazu beitragen, dass die Patienten sich dem Ideal annähern, kontinuierliche Fortschritte in ihrem Leben zu machen. Weitere allgemeine Informationen zur Bedeutung von Verpflichtungen finden Sie in der Sitzung „Verbindlichkeit“ (vgl. Kapitel 4), die auch konkrete Vorschläge beinhaltet, wie Patienten motiviert werden können, ihre Selbstverpflichtungen zu erfüllen. Die „Selbstverpflichtung, sich für Ihre Genesung einzusetzen“ (Arbeitsblatt 5 in Kapitel 3.9) liegt in einer Ausfertigung für den Patient und für den Therapeut vor. Beachten Sie, dass die Bezeichnungen „Hausaufgabe“, „Praktische Übung“, „Verhaltensübung“ und „Versprechen“ alle in älteren Versionen dieses Therapieprogramms ausprobiert worden sind, dass „Selbstverpflichtung“ sich aber als die hilfreichste Formulierung erwiesen hat. Vielleicht möchten Sie den Patienten auch berichten, dass mindestens eine Studie zur kognitiven Verhaltenstherapie gezeigt hat, dass Patienten, die ihre Selbstverpflichtung erledigt haben, dreimal so große Fortschritte gemacht haben, wie Patienten, die sich an die Vereinbarungen nicht hielten (Burns & Auerbach, 1992). Im Folgenden finden Sie einige Hinweise zur Handhabung der Selbstverpflichtungen.

Helfen Sie dem Patienten dabei, eine individuell passende Selbstverpflichtung auszuwählen. Am Ende jeder Sitzung gibt es eine Liste mit Vorschlägen für eine Selbstverpflichtung. Das übergeordnete Ziel ist jedoch, den Patienten bei der Auswahl einer Aufgabe zu helfen, die für sie in der kommenden Woche am wichtigsten ist, ob sie nun auf der Liste steht oder nicht. Wenn Sie also die Sitzung darauf verwendet haben, über die mangelhafte medizinische Versorgung eines Patienten zu sprechen, ist womöglich das wichtigste Ziel für die kommende Woche die Vereinbarung eines Arzttermins. Die Patienten können allen auf dem Arbeitsblatt vorgegebenen Ideen zusätzlich oder anstelle dieser vorgeschlagenen Selbstverpflichtung folgen. Zu jedem Thema werden mindestens ein oder zwei praktische Aufgaben anstelle schriftlicher Aufgaben angeboten, weil sich in der Erprobungsphase des Programms „Sicherheit finden“ herausgestellt hat, dass einige Patienten eine Abneigung gegen schriftliche Aufgaben haben und Schuldgefühle bekamen, wenn sie sie nicht erledigt hatten. Im Gegensatz dazu empfanden andere Patienten das Schreiben als großen Trost und als Wachstumsmöglichkeit. In der Gruppentherapie kann die Selbstverpflichtung dadurch, dass jeder Patient erklärt, welches Ziel er versucht zu erreichen, den Gruppenzusammenhalt stärken. Im Idealfall können sich die Patienten auch selbst eine Selbstverpflichtung ausdenken, die relevant erscheint und machbar ist. Wenn der Patient jedoch Schwierigkeiten hat, sich eine Aufgabe auszudenken, kann ihm auch der Therapeut einen Vorschlag unterbreiten. Im Folgenden finden Sie Beispiele individuell angepasster Selbstverpflichtungen:

- *Lesen Sie ein Buch* (z. B. „Suchen Sie in einer Bibliothek oder im Buchladen ein Buch über Wut und lesen Sie es.“).
- *Sammeln Sie Informationen* (z. B., „Rufen Sie zwei Schulungszentren vor Ort an und fragen Sie nach deren Aufnahmebedingungen“).
- *Orientieren Sie sich an anderen* (z. B., „Fragen Sie Ihre Mitmenschen, wie man erkennen kann, welche Personen vertrauenswürdig sind.“).
- *Probieren Sie es aus* (z. B., „Rufen Sie bei einer Telefonberatung an und testen Sie, wie sich das anfühlt“. Beachten Sie, dass die Sitzung „Entdeckungsreise“ im Kapitel 4 eine umfassende Diskussion zu dieser Art von Arbeit beinhaltet).
- *Lesen Sie noch einmal die Arbeitsblätter durch* (z. B., „Schreiben Sie einen Aufsatz darüber, was Sie in der heutigen Sitzung gelernt haben und wie Sie es umsetzen können“, oder „Lesen Sie das Arbeitsblatt noch einmal und markieren Sie, woran Sie weiterarbeiten möchten“).

Kommen Sie in der folgenden Sitzung in aller Kürze auf die Selbstverpflichtung zurück. Die Selbstverpflichtung soll in der folgenden Sitzung nicht viel Raum einnehmen. Die Frage danach stellt vielmehr eine einfache Intervention dar, die dazu dienen soll, den Patienten zu konkreten Fortschritten außerhalb der Sitzungen zu ermutigen. Wenn der Patient die Selbstverpflichtung erfüllt hat, genügt als Kommentar ein kurzes Lob, wenn der Patient die Aufgabe nicht erledigt hat, reicht normalerweise ein einfaches „Tut mir lefgrtid, das zu hören“ aus, verbunden mit einem Vorschlag, am Ende der Sitzung die Aufgabe so zu reformulieren, dass der Patient es besser schaffen kann, sie zu erledigen. Wenn der Patient es beispielsweise nicht geschafft hat, einen Arzttermin zu vereinbaren, kann die Anpassung der Aufgabe so aussehen, dass der Patient im Anschluss an die Therapiestunde den Arzt anruft oder einen Freund bittet, ihm bei dem Anruf zu helfen. Wenn es in einer Selbstverpflichtung um ein sehr wichtiges Ziel geht (z. B. Kondome für sicheren Geschlechtsverkehr zu verwenden), können Sie die Aufgabe auch in den Mittelpunkt der Sitzung stellen und in das aktuelle Thema einbauen. Wenn ein Patient eine schriftliche Selbstverpflichtung angefertigt hat, ist es eine nette Geste, ihn zu fragen, ob Sie den Text außerhalb der Sitzung lesen dürfen. Sie können den Text mit kurzen Kommentaren versehen und ihn dem Patienten in der nächsten Sitzung zurückgeben. Die schriftlich verfassten Selbstverpflichtungen sind in der Regel kurz, so dass dies keine hohe zeitliche Zusatzbelastung darstellen dürfte.

Wenn Sie eine Einzeltherapie durchführen und mehr Zeit für die Selbstverpflichtung haben wollen, können Sie auch Fragen stellen wie „Was haben Sie dabei gelernt?" oder „Gab es irgendwelche Schwierigkeiten oder Erfolge dabei, über die Sie gerne sprechen würden?"

Haken Sie nach, wenn Patienten mehrfach ihre Selbstverpflichtungen nicht erledigt haben. Fragen Sie diese Patienten, warum sie sich nicht an die Vereinbarung gehalten haben. Wiederholte Entschuldigungen sollten nicht einfach akzeptiert werden, sondern zum Anlass genommen werden, um Patienten zu Verbesserungen anzuregen. Zum Beispiel, „Herr Müller, Sie sagten, Sie hätten keine Zeit für die Selbstverpflichtung gehabt, aber Sie haben viel Zeit damit verbracht, Kleidung einkaufen zu gehen. Könnte es sein, dass Sie Ihre Genesung an diesem Punkt vernachlässigen?" Oder „Frau Schmidt, ich habe einen Vorschlag, um die Selbstverpflichtung nicht zu vergessen: Können Sie die Aufgabe aufschreiben und sich an den Kühlschrank heften?" Probieren Sie auch die in der Sitzung „Verbindlichkeit" (vgl. Kapitel 4) angeführten Vorschläge aus. Weitere Informationen finden Sie auch in dem Artikel von Burns und Auerbach (1992) sowie im Beitrag zur Nichterfüllung von Hausaufgaben im Buch von Beck und Kollegen (1979). Dort finden Sie eine Diskussion über die Bedeutung von Hausaufgaben für positive Therapieergebnisse, einen Überblick über die Forschung und Vorschläge zur Verbesserung der Compliance[5].

c) „Welche Unterstützungsangebote werden Sie nutzen?"

Diese Frage erinnert den Patienten daran, um welche Case Management-Ziele er sich im Moment kümmern soll. Diese Ziele sind wahrscheinlich zu Beginn der Behandlung definiert worden (in der Sitzung „Einführung in die Behandlung/Case Management", vgl. Kapitel 4) und sie werden kontinuierlich bearbeitet. Dies ist ein gebräuchliches Vorgehen bei Patienten, die großen Bedarf an Unterstützung haben oder denen es schwer fällt, ihre Case Management-Ziele zu erreichen. Die Frage kann sich aber auch auf neue Case Management-Ziele beziehen, die im Laufe der Behandlung hinzugekommen sind. So kann sich beispielsweise in der Sitzung „Umgang mit Wut" herausgestellt haben, dass der Patient davon profitieren würde, an einem Anti-Aggressionstraining teilzunehmen. In diesem Fall könnte der Therapeut für den Patienten den Kontakt zu einer entsprechenden Therapiegruppe herzustellen. Beachten Sie, dass in der „Selbstverpflichtung", sich für Ihre Genesung einzusetzen" (vgl. Arbeitsblatt 5 in Kapitel 3.9) neben der Verpflichtung selbst auch dafür Platz ist, solche Ziele zur Nutzung von Unterstützungsangeboten schriftlich festzuhalten. Denken Sie außerdem daran, dass den Patienten gegenüber eher der Begriff „Unterstützungsangebote" als „Case Management" verwendet werden sollte, weil sich dies weniger bürokratisch anhört.

5 Vgl. auch unter Literaturempfehlungen das Buch von Fehm und Helbig (2008).

Optional: Fragebogen zum Ende der Sitzung

Dieser Fragebogen (vgl. Arbeitsblatt 6 in Kapitel 3.9) dient dazu, den Patienten Gelegenheit zu positiven und negativen Rückmeldungen in Bezug auf die Therapie zu geben. In der Anfangsphase der Genesung von PTBS und Substanzmissbrauch sind die Patienten wahrscheinlich eher in der Lage dazu, ihre Meinung schriftlich auszudrücken, als im direkten Gespräch mit dem Therapeuten. Für den Therapeuten können die Rückmeldungen extrem hilfreich sein. In der Gruppentherapie empfiehlt es sich dringend, dass die Patienten nicht ihren Namen auf den Fragebögen angeben. Es hat sich gezeigt, dass anonyme Antworten wahrscheinlich ehrlicher sind. In der Einzeltherapie entfällt diese Möglichkeit. Hier kann der Therapeut darauf verzichten, den Fragebogen zu lesen, bevor der Patient gegangen ist.

3.6 Leitlinien für die Behandlung

Einige Regeln haben sich bei der Durchführung von „Sicherheit finden" als hilfreich erwiesen.

Legen Sie im Voraus fest, in welcher Form Sie außerhalb der Sitzungen erreichbar sein wollen. Dieser Punkt wird in der Sitzung „Einführung in die Behandlung/Case Management" (vgl. Kapitel 4) diskutiert. Dort gibt es das Arbeitsblatt 2, das Sie ausfüllen können, um die Patienten darüber zu informieren, ob und in welchem Umfang Sie für sie erreichbar sind.

Führen Sie Urinkontrollen durch. Bei Therapeuten, die mit Suchttherapie nicht gut vertraut sind, rufen Urinkontrollen geradezu regelmäßig negative Reaktionen hervor:

- „Ich vertraue meinen Patienten."
- „Es wird meine Patienten verletzen, wenn ich sie um eine Urinprobe bitte."

- „Wenn Patienten PTBS haben, werden sie Urinkontrollen als eine Wiederholung ihres Missbrauchs empfinden."
- „Ich erkenne es, wenn Patienten lügen."
- „Ich weiß nicht, wie ich Patienten dazu bringen soll, sich testen zu lassen."
- „Ich werde die therapeutische Beziehung zerstören."

Urinkontrollen sind in vielen Suchtbehandlungsprogrammen jedoch Standard und akzeptiert, da sie die einzig sichere Möglichkeit bieten, verlässliche Antworten auf die Frage zu bekommen, ob ein Patient noch Substanzen konsumiert. Viele süchtige Patienten lügen ab und zu, ganz gleich ob sie das möchten oder nicht, unabhängig davon, wie gern sie Sie mögen, und egal wie erfahren Sie als Therapeut sind. Manchmal glauben Therapeuten, dass sie ihre Patienten gut genug kennen, um eine Lüge zu erkennen. Die Erfahrungen der Suchtbehandlung zeigen jedoch, dass dies nicht stimmt – wenn Patienten ihren Substanzkonsum verheimlichen wollen, gelingt ihnen das oftmals.

Der zweite wichtige Grund für Kontrollen – abgesehen davon, dass sie eindeutige und notwendige Informationen liefern – ist, dass es die Patienten meistens als Hilfe empfinden, wenn Sie Urinkontrollen verlangen. Es zeigt ihnen, dass Sie sich so sehr um sie kümmern, dass Sie wissen wollen, was wirklich los ist (dies ist besonders heilsam für Patienten, die in der Vergangenheit vernachlässigt worden sind und deren Angehörige es nicht wahrnahmen oder sich nicht dafür interessierten, was die Patienten taten). Darüber hinaus gibt es ihnen einen zusätzlichen Anreiz, abstinent zu bleiben. Viele Patienten geben zu, dass sie ohne Urinkontrollen wesentlich mehr konsumiert hätten. Allein das Wissen, getestet zu werden, bewirkte, dass sie sich mehr Mühe gegeben haben. Darum verstärken Kontrollen das therapeutische Verhältnis eher, als dass sie es untergraben. Viele Therapeuten sind überrascht, wenn sie feststellen, wie bereitwillig sich Patienten mit PTBS in der Regel Urinkontrollen unterziehen. In der Pilotstudie zu dieser Therapie gab es keine einzige negative Reaktion auf die Urinkontrollen. Lediglich in einer kleinen Zahl von Fällen fühlten sich Patienten durch die Beobachtung beim Wasserlassen getriggert, so dass das Verfahren dahingehend verändert wurde, dass sie nicht direkt beobachtet wurden. Bei der direkten Beobachtung begleitet eine Person gleichen Geschlechts den Patienten ins WC – ein notwendiger Schritt, weil es viele Möglichkeiten gibt, eine Urinprobe zu fälschen. Die Bereitschaft der Patienten zu Urinkontrollen ist jedoch in den Fällen eingeschränkt, wenn das Ergebnis schwerwiegende Konsequenzen nach sich zieht (z. B. juristische oder den Job betreffende). Diese Patienten haben gute Gründe, sich Kontrollen zu widersetzen (Weiss et al., 1998a):

- *Finden Sie heraus, wo Sie Urintests bekommen können.* Die meisten Kostenträger kommen für Urinkontrollen auf. Um herauszufinden, wo die Patienten getestet werden können, können Sie Krankenhäuser oder eine Suchttherapieeinrichtung vor Ort kontaktieren und sich danach erkundigen. Es gibt auch einfach zu bedienende Schnelltests, die Sie ohne vorherige Schulung verwenden können. Weitere Quellen finden Sie im Arbeitsblatt 1 unter „Substanzmissbrauch" in der Sitzung „Unterstützungsangebote".
- *Präsentieren Sie die Urinkontrollen als Selbstverständlichkeit.* Es kann hilfreich sein zu erklären, dass Urinkontrollen ein Standardverfahren in vielen Suchtkliniken sind und es sich um eine der effektivsten Kontrollmaßnahmen handelt. Suchtpatienten schämen sich oft dafür, wenn sie trotz bester Absichten Substanzen konsumiert haben, und neigen dazu, die Wahrheit zu verbergen. Dies sind verständliche Folgen des Konsums, behindern jedoch die Therapie. Wenn Sie den Patienten vermitteln, dass Sie dem Thema gegenüber eine positive Einstellung haben, werden die Patienten die Kontrollen als normal empfinden. Ebenso wie sie die äußeren Grenzen der Therapie zu akzeptieren lernen (z. B. dass sie nicht länger bleiben können, als die Sitzung dauert), so werden für sie auch die Urinkontrollen Teil der Behandlungsroutine werden. Zudem kann es eine wertvolle Erfahrung sein, dass Vertrauen auch erarbeitet werden muss – es besteht nicht automatisch – und Urinkontrollen sind eine Möglichkeit, sich Vertrauen zu verdienen.
- *Setzen Sie Regeln für die Kontrollen fest.* Legen Sie fest, wo die Patienten kontrolliert werden können, wie oft (in der Regel ein- bis zweimal pro Woche), über welchen Zeitraum (z. B. drei Monate), und den Modus (stichprobenartig oder nach Termin). Unangekündigte Kontrollen sind besonders effektiv. Es bedeutet, dass Sie die Patienten an einem bestimmten Tag anrufen und sie sich daraufhin innerhalb von 24 Stunden testen lassen müssen. In jeder Woche bestimmen Sie den Tag neu. Durch unangekündigte Kontrollen wird verhindert, dass die Patienten ihren Konsum planen, um positive Tests zu verhindern. Wenn die Patienten beispielsweise wissen, dass sie jeden Donnerstag getestet werden, werden Sie zwischen Dienstag und Donnerstag kein Kokain konsumieren, um

„clean“ zu erscheinen. Sprechen Sie mit den Patienten auch darüber, ob eine positive Urinprobe Konsequenzen nach sich zieht.

- *Betrachten Sie positive Urinproben als Chance, dem Patienten zu helfen.* Offensichtlicher Substanzkonsum sollte im Rahmen dieser Therapie kein Grund sein, die Behandlung zu unterbrechen, den Patienten bloßzustellen oder zu verurteilen. Eine positive Probe sollte eher als Anlass für eine Diskussion darüber genommen werden, wie der Patient bessere Bewältigungsstrategien als den Substanzkonsum findet. Selbst wenn ein Patient gelogen hat (eine positive Urinprobe abgegeben hat, aber leugnet, konsumiert zu haben), kann dies einfühlsam besprochen werden. Manchmal entstehen solche Diskrepanzen auch, weil der Test länger zurückliegenden Konsum noch erfasst. Daher ist es notwendig zu wissen, wie lange jede Substanz im Urin nachweisbar ist (so bleibt z. B. Kokain für zwei Tage, Cannabis in der Regel für 30 Tage im Urin nachweisbar). Nichtsdestotrotz sind Widersprüche selten auf Fehler des Labors zurückzuführen (ganz gleich, wie sehr Patienten dies zu versichern suchen!). Wenn Sie eine Gruppentherapie leiten, ist es ratsam, über nachgewiesene Konsumereignisse in einem kurzen (5- bis 10-minütigen) Gespräch unter vier Augen zu sprechen anstatt es in der Gruppe zu thematisieren. Im Rahmen einer Suchttherapie ist es manchmal üblich, Konsumereignisse in der Gruppe zu besprechen, im Falle von PTBS-Patienten könnte dies aber ihr ohnehin stark ausgeprägtes Gefühl von Demütigung und Beschämung noch verstärken. Ihre niedrige Selbstachtung wird durch öffentliche Kritik mit hoher Wahrscheinlichkeit noch verschlimmert, und es kann passieren, dass sie die Therapie abbrechen, um sich solchen Interventionen nicht weiter auszusetzen.

Drängen Sie darauf, dass die Patienten einen HIV-Test machen. Alle Patienten sollten sich einem HIV-Test unterziehen, da bekanntlich sowohl PTBS als auch Suchtmittelabusus das Risiko der Patienten für Risikoverhaltensweisen erhöhen. Im Arbeitsblatt 1 der Sitzung „Unterstützungsangebote“ finden Sie Kontaktadressen zu HIV/AIDS, an die sowohl Sie als auch die Patienten sich wenden können.

Legen Sie Regeln für den Kontakt der Patienten untereinander außerhalb der Sitzung fest (in der Gruppentherapie). Wenn Patienten den Wunsch äußern, auch außerhalb der Sitzungen Kontakt zu pflegen, sollte der Therapeut sich bei jedem Patienten vergewissern, ob er dies wirklich möchte. Vielen Patienten mit PTBS fällt es schwer, Grenzen zu setzen. Nach einigen negativen Erfahrungen in der Testphase von „Sicherheit finden“ schien dieses Vorgehen eine hilfreiche Sicherheitsmaßnahme zu sein.

Bemühen Sie sich aktiv um die Teilnahme der Patienten an der Therapie. Im Gegensatz zu anderen Patientengruppen, die Hilfsangebote in großem Umfang in Anspruch nehmen, gehören Suchtpatienten zu der am schwersten zu erreichenden Klientel. Die Raten reichen von nicht mehr als 5 % der Betroffenen, die sich überhaupt einer Therapie unterziehen, bis zu 50 %, die eine Suchtbehandlung bis zum Schluss durchhalten (Craig, 1985; Najavits & Weiss, 1994a; Rounsaville et al., 1983). Möglichkeiten, die Patienten einzubinden und bei der Stange zu halten, sind Telefonanrufe bei Nichterscheinen, Briefe (ohne darin Substanzkonsum oder PTBS zu erwähnen – aus Gründen der Vertraulichkeit), Kontaktaufnahme mit Familienmitgliedern (sofern Sie die schriftliche Einwilligung des Patienten dazu haben) sowie zusätzliche Anreize (z. B. Kinderbetreuung, Snacks).

Diskutieren Sie mit den Patienten über ihre traumatische Vergangenheit nur in dem Maße, in dem sie dabei stabil bleiben. Einige Patienten möchten nicht über ihre traumatische Vergangenheit sprechen, während andere dieses Thema zur Sprache bringen werden. In Bezug auf die erstgenannte Gruppe ist es ratsam, dass der Therapeut die Abwehrhaltung der Patienten respektiert und nicht versucht, Erinnerungen an traumatische Erfahrungen zu besprechen. Wie im Kapitel 2 diskutiert, ist die Exploration traumatischer Erinnerungen kein Bestandteil von „Sicherheit finden“. Wenn Patienten von sich aus ihr Trauma zur Sprache bringen, wird die Situation jedoch komplizierter. Es muss berücksichtigt werden, ob der Patient das Thema in der Einzel- oder in der Gruppentherapie anspricht, ob er in eine zusätzliche Einzeltherapie eingebunden ist, in der er über sein Trauma sprechen kann, wie sicher es für den Patienten ist, darüber zu reden, zu welchem Zeitpunkt der Therapiestunde er darauf zu sprechen kommt, ob es ihm schlechter geht, wenn er darüber spricht, und inwiefern der Therapeut in der Lage ist, Notfallmaßnahmen zu ergreifen, wenn der Patient dadurch destabilisiert wird. Wie bereits im Kapitel 2 besprochen, ist die Diskussion über traumatische Erinnerungen selbst eine therapeutische Intervention („Exposition“) und geht über den Rahmen dieses Manuals hinaus. Einige Patienten werden das Thema jedoch anschneiden, und es ist wichtig, in hilfreicher Art und Weise darauf zu reagieren.

Im Folgenden finden Sie dazu einige spezifische Hinweise:

1. *Gruppentherapie.* Wenn ein Patient im Rahmen der Gruppentherapie über Details seines Traumas spricht, ist es dringend geboten, dass der Therapeut den Patienten auf freundliche Art und Weise begrenzt, um andere Patienten davor zu schützen, dass sie getriggert werden. Zum Beispiel: „Sie sprechen sehr wichtige Dinge an, aber es ist nicht sicher für die Gruppe, Einzelheiten Ihres Traumas zu erfahren, weil das wie ein Auslöser wirken kann. Lassen Sie uns nach der Sitzung unter vier Augen darüber nachdenken, in welchem Rahmen Sie sicher über Ihre Erinnerungen sprechen können." Oder „Es tut mir sehr leid, dass ich Sie unterbrechen muss, aber wie bereits im Therapievertrag festgelegt, müssen wir die Diskussion von Einzelheiten traumatischer Erlebnisse aus der Gruppe heraushalten." (Den Therapievertrag finden Sie in der Sitzung „Einführung in die Behandlung/ Case Management" im Kapitel 4). Unterbrechen Sie wenn nötig den Patienten – denken Sie daran, dass die Sicherheit der Gruppe Vorrang vor Höflichkeit hat.
2. *Einzeltherapie.* Wenn ein Patient in einer Einzeltherapie deutlich zu verstehen gibt, dass er über sein Trauma sprechen möchte, kann es hilfreich sein, ihm Gelegenheit dazu einzuräumen. Indem Sie dem Patienten erlauben, über sein Trauma zu sprechen, zeigen Sie ihm, wie wichtig das Thema ist. Sie haben Gelegenheit, Empathie und Unterstützung zu bekunden, und es kann die Behandlung intensivieren und verbessern, wenn Sie von den Erlebnissen des Patienten wissen. Wenn Sie jegliche vom Patienten angeregte Diskussion über traumatische Erfahrungen abblocken, kommt dies bei ihm wahrscheinlich so an, als spiele das Trauma keine Rolle oder als ob Sie als Therapeut nicht damit umgehen könnten. Es besteht jedoch stets die Gefahr, dass der Patient von seinen Gefühlen überwältigt wird und mit deren Intensität nicht umgehen kann. Im Folgenden sind darum einige Vorschläge zur Handhabung solcher Situationen aufgelistet:
   - Bereiten Sie den Patienten auf die Möglichkeit vor, dass das Sprechen über sein Trauma ihn aufwühlt und über die Dauer der Therapiestunde hinaus beschäftigen kann (z. B. in Form von Albträumen).
   - Lassen Sie den Patienten nicht ausführlich über sein Trauma sprechen, bevor Sie sich nicht vergewissert haben, dass er sich sicher fühlt. Fragen Sie zum Beispiel, „Fühlt es sich für Sie sicher an, darüber zu sprechen?" oder „Wie fühlt es sich für Sie an, mir davon zu erzählen?"
   - Wenn der Patient die Fassung verliert, können Sie ihm vorsichtig beibringen, dass es besser ist, erst zu einem späteren Zeitpunkt der Therapie auf das Thema zurückzukommen, wenn er sichere Strategien zur Bewältigung von Gefühlen gelernt hat. Sie können ihn dann auf das aktuelle Sitzungsthema zurücklenken oder eine Erdungsübung mit ihm machen (siehe die Sitzung „Distanzierung von emotionalem Schmerz").
   - Bereiten Sie einen Notfallplan für den Fall vor, dass der Patient außerhalb der Sitzung dekompensiert. Wen könnte er beispielsweise anrufen? Wird er eine Notaufnahme aufsuchen, falls die Situation in gefährliches Verhalten zu münden droht?
   - Fragen Sie den Patienten in der nächsten Sitzung, ob die Diskussion der vorangegangenen Therapiestunde über traumatische Erlebnisse negative Folgen hatte oder nur schwer zu bewältigen war. Wenn der Patient von vermehrtem Substanzkonsum oder anderen negativen Verhaltensweisen berichtet, ist das ein Zeichen, dass die Konfrontation mit der Vergangenheit dieses Mal wahrscheinlich zu intensiv gewesen ist. In diesem Fall kann es sinnvoll sein, zunächst jegliche Diskussion über traumatische Erinnerungen zu beenden und sich solange den Sicheren Bewälitungsstrategien zuzuwenden, bis sich der Patient stabilisiert hat.
   - Stellen Sie sicher, dass die Entscheidung, über Traumatisierungen zu sprechen, explizit und bewusst gefällt wird. Manchmal beginnen Patienten, über Dinge im Zusammenhang mit ihrem Trauma zu sprechen und dringen dann sehr schnell tief ins Thema ein. Sie schlittern unbewusst in die Diskussion hinein und wundern sich, wie das passieren konnte. Unterbrechen Sie darum den Patienten, sobald er auf sein Trauma zu sprechen kommt, und sagen Sie etwas wie „Sie sprechen gerade ein sehr wichtiges Thema an. Lassen Sie uns gemeinsam entscheiden, ob es sicher ist, tiefer in die Materie einzusteigen, oder ob wir damit noch abwarten sollten."
   - Gewährleisten Sie, dass spätestens zehn Minuten vor Ende der Sitzung nur noch über sichere Themen gesprochen oder eine Erdungsübung durchgeführt wird. Der Patient sollte die Sitzung niemals dissoziierend, weinend oder extrem aufgewühlt verlassen (z. B. über 5 auf einer Skala von 0 bis

10). Darum ist es wichtig, sich am Ende der Stunde zu erkundigen, ob sich der Patient sicher genug fühlt, um zu gehen.

- Lassen Sie nicht zu, dass sich die Sitzung hauptsächlich um traumatische Erlebnisse aus der Vergangenheit dreht. Es ist eine Sache, diesen Themen etwas Raum zu geben (z. B. insgesamt 10 bis 15 Minuten einer Sitzung). Nimmt es jedoch die gesamte Therapiezeit in Anspruch, werden Sie keine Zeit haben, das aktuelle Sitzungsthema zu behandeln oder an Sicheren Bewälitungsstrategien zu arbeiten. Selbst wenn Sie beabsichtigen, eine Expositionstherapie mit „Sicherheit finden" zu kombinieren (siehe Kapitel 2), scheint es am hilfreichsten zu sein, beide Komponenten in separaten Sitzungen zu behandeln, um jeweils ausreichend Zeit zu haben.
- Denken Sie daran, dass auch, wenn der Patient über sein Trauma sprechen möchte, in letzter Instanz Sie als Therapeut die Entscheidung darüber fällen, ob dies sicher ist. Patienten in der frühen Phase ihrer Genesung ist meistens nicht in vollem Umfang bewusst, was es heißt, über ihr Trauma zu sprechen.
- Manche Patienten sprechen immer wieder und eher zwanghaft über ihr Trauma, bringen aber weniger echte Erfahrungen und Gefühle zum Ausdruck. Sie können eine solche Diskussion begrenzen, weil es den Patienten nicht hilft, ausführlich über Ihr Trauma zu sprechen, bevor sie nicht im Verlauf der weiteren Therapie gelernt haben, mit diesen Themen umzugehen.
- „Graben" Sie nicht nach den traumatischen Erinnerungen der Patienten.
- Für die meisten Patienten mit aktuellem Substanzmissbrauch kommt erst später in der Behandlung die richtige Zeit, um über traumatische Erinnerungen zu sprechen (siehe Kapitel 2). Einige Patienten sind jedoch auch in frühen Phasen der Suchttherapie in der Lage, Expositionstherapie zu tolerieren und davon zu profitieren. Wie in Kapitel 2 angesprochen, haben mindestens zwei Studien (Back et al., 2001; Najavits et al., 2001) gezeigt, dass dies für einige Patienten hilfreich ist. Vielleicht ziehen auch Sie diese Vorgehensweise für einige sorgfältig ausgewählte Patienten in Betracht. Wenn Sie diese Art von Therapie bislang noch nicht durchgeführt haben, ist es jedoch unabdingbar, dass Sie sich zuvor ausführlich dazu weiterbilden und Supervision in Anspruch nehmen. Sie können den Patienten auch parallel zu Ihrer eigenen Behandlung an eine andere Stelle überweisen (dies gilt auch für die Gruppentherapie). Vergewissern Sie sich jedoch, dass der andere Therapeut über den aktuellen Konsum des Patienten, über seine Suchthistorie sowie über andere gefährliche Verhaltensweisen voll informiert ist.

3. *Anamnese.* Als Grundregel für die Anamnese gilt, Fragen nach der traumatischen Vergangenheit der Patienten auf ein Minimum zu beschränken. Dies mag angesichts der Notwendigkeit, Trauma und PTBS zu behandeln, seltsam erscheinen. Wenn jedoch einmal generell erkannt worden ist, dass ein Patient eine traumatische Vergangenheit und/oder eine aktuelle PTBS hat, empfiehlt es sich, genaue Nachforschungen über die Geschichte des Patienten zu begrenzen. Einige Therapeuten haben gelernt, zu Beginn der Behandlung eine umfassende Trauma-Anamnese zu erheben; dies kann jedoch dazu führen, dass der Patient von seinen Gefühlen überwältigt wird, ohne sie bewältigen zu können. Tatsächlich kommt es einer Sitzung in Expositionstherapie gleich, dem Patienten seine traumatische Vergangenheit vollständig zu entlocken – nur ohne jegliche Sicherheitsmaßnahmen und Vorbereitung, die Teil der Behandlung sind! Darüber hinaus hängt eine erfolgreiche Therapie nicht von einer umfassenden Kenntnis der Patientengeschichte ab. Einige Empfehlungen:
   - *Wenn Sie bereits wissen, dass Ihr Patient in der Vergangenheit schwere Traumatisierungen erlebt hat und Sie die Art des Traumas im Groben kennen (z. B. sexueller Missbrauch), brauchen Sie an dieser Stelle vorerst nicht weiterzufragen.* Sie könnten jedoch fragen, „Gibt es etwas, das Sie mir über Ihr Trauma erzählen möchten?", um dem Patienten Kontrolle über den Informationsfluss zu geben.
   - *Wenn Sie nichts über die Vergangenheit wissen, können Sie in Erwägung ziehen, den Patienten vor der Sitzung einen Fragebogen ausfüllen zu lassen, in dem er schriftlich über sein Trauma Auskunft geben kann.* Den Patienten fällt es unter Umständen leichter, sich schriftlich auszudrücken, da dies weniger belastend ist als ein Interview (Najavits et al., 1998d). Wenn der Fragebogen unmittelbar vor der Sitzung ausgefüllt wird, können eventuelle negative Reaktionen darauf sofort besprochen werden.
   - *Wenn Sie keinen Fragebogen verwenden möchten, können Sie auch einige wenige ein-*

fache Fragen stellen. Zum Beispiel, „Haben Sie jemals eine sehr schwere Lebenserfahrung machen müssen, so wie eine gewalttätige Auseinandersetzung, eine Naturkatastrophe oder ein Verbrechen?“, „Sind Sie schon einmal körperlich misshandelt worden?“, „Sind Sie schon einmal sexuell missbraucht worden?“ Sagen Sie den Patienten, dass sie nur mit „Ja“ oder „Nein“ zu antworten brauchen und dass es nicht nötig ist, Details zu nennen.

- *Wenn den Patienten eine der oben genannten Vorgehensweisen sehr aufwühlt, hören Sie auf.* Sie leisten sehr viel Arbeit, wenn sie sich strikt auf die aktuellen Probleme des Patienten konzentrieren (z. B. Substanzmissbrauch, Case Management, Umgang mit negativen Gefühlen etc.).
- *Versuchen Sie, bereits in der Patientenakte gesammelte Informationen zu nutzen.* Mitunter ist es überflüssig, den Patienten zu seinem Trauma zu befragen, wenn er sich bereits einmal zu seiner Vergangenheit geäußert hat. Überprüfen Sie dies zuerst. Bedenken Sie jedoch, dass es sein kann, dass niemals nach dem Trauma gefragt worden ist (Kofoed et al., 1993). Daher ist es wichtig, danach zu fragen, wenn die Akte keine Auskunft darüber gibt.

Die Patienten können jederzeit in die Therapie zurückkehren. Ziel ist es, den Patienten auch dann in die Behandlung zurückzuholen, wenn er lange Zeit gefehlt hat. Es gibt also keine Regel wie „nach vier versäumten Sitzungen werden Sie von der Therapie ausgeschlossen“ (Linehan, 1993) oder ähnliches. In der Frühphase der PTBS-Therapie ist es in der Regel gestattet, aus der Behandlung auszuscheiden und ohne Konsequenzen wieder zurückzukehren (Herman, 1992). Die einzige Ausnahme hiervon liegt vor, wenn ein Patient wichtige Sicherheitsregeln verletzt (siehe folgender Abschnitt).

Schließen Sie den Patienten nur unter ganz bestimmten Umständen von der Behandlung aus. Es kommt sehr selten vor, dass ein Patient von der Therapie ausgeschlossen wird. Die Gründe, warum es dennoch manchmal nötig ist, lassen sich in zwei Kategorien einteilen: (1) Der Patient stellt für andere Patienten oder Mitarbeiter eine Gefahr dar (z. B. indem er Drogen an Patienten verkauft oder Mitarbeiter bedroht), oder (2) die Therapie scheint den Zustand des Patienten zu verschlechtern (z. B. indem sie Gefühle hervorruft, die nicht sicher bewältigt werden können). Anzeichen dafür, dass es einem Patienten schlechter geht, sind der Konsum von Substanzen, die er bisher nicht konsumiert hat, vermehrter Konsum oder die Zunahme selbstverletzenden Verhaltens. Beachten Sie, dass, wenn ein Patient durch ein einmaliges Ereignis den Behandlungsvertrag verletzt (z. B. anderen Patienten Drogen verkauft oder jemanden bedroht hat), der Therapeut mit dem Patienten entweder einen neuen Vertrag erarbeiten kann, der ihm noch eine zweite Chance zugesteht, oder, wenn der Vorfall sehr ernst war, den Patienten mit sofortiger Wirkung ausschließen kann. Wenn ein Patient ausgeschlossen worden ist, hilft es, ein klärendes und deeskalierendes Einzelgespräch mit ihm zu führen, ihm eine Rückmeldung über sein Verhalten zu geben und ihn in eine neue Therapie zu überweisen. In der Gruppentherapie sollte den verbliebenen Gruppenmitgliedern erklärt werden, warum der Patient ausgeschlossen wurde.

Schließen Sie einen Patienten nicht aus, weil er Substanzen konsumiert hat. Einen Patienten aufgrund seines Konsums auszuschließen hilft dem Patienten nicht, jene Fähigkeiten zu erlernen, die er braucht, um abstinent zu werden. Bei keinem anderen psychiatrischen Symptom (z. B. psychotischen Symptomen, Depression) käme man auf die Idee, Patienten von der Therapie auszuschließen, weil sie unter ihren Symptomen leiden. Der Konsum von Substanzen im Kontext einer Suchterkrankung ist ein psychiatrisches Symptom und erfordert hochqualifizierte Hilfe. Das Ziel besteht darin, die Patienten so lange wie möglich bei der Stange zu halten, damit sie die Fähigkeiten lernen können, die sie brauchen um abstinent zu werden. Einen Patienten hinauszuwerfen heilt den Suchtmittelmissbrauch nicht.

3.7 Problemsituationen und Notfälle

Patienten mit PTBS und Substanzmissbrauch sind im Allgemeinen eine Hochrisikogruppe. Sowohl aufgrund ihres Substanzmissbrauchs (der ihre Urteilskraft verschlechtert und in gefährliche, manchmal illegale Situationen mündet) als auch aufgrund ihrer PTBS (die zu Suizidalität oder zur Unfähigkeit, Probleme zu bewältigen, führen kann) haben die Patienten ein hohes Risiko für sehr ernste Notfälle, einschließlich Infektionskrankheiten (HIV, Geschlechtskrankheiten, Hepatitis), Wohnungsverlust, Arbeitsplatzverlust, häusliche Gewalt, Suizid, Kindesmissbrauch und die Unfähigkeit, für sich selbst zu sorgen. Notfallsituationen sind solche, in denen ein Patient:

- ernsthaft damit droht, sich umzubringen (wobei „ernsthaft" akute Gefahr meint, etwa innerhalb der nächsten ein oder zwei Tage, und dass eine ernsthafte Absicht besteht, wie 6 auf einer Skala von 0 bis 10),
- in die Klinik einbricht (z. B. um Geld zu stehlen),
- eine Überdosis nimmt und sich dann meldet,
- von einem Partner geschlagen wird,
- ein anderes Gruppenmitglied belästigt,
- damit droht, jemanden körperlich zu verletzen (z. B. ein Kind),
- aus seiner Wohnung geworfen wird und nirgendwo hingehen kann.

Wenn derartige Situationen auftreten, kann es um Leben und Tod gehen und entschlossenes Eingreifen erforderlich sein. Auch wenn in diesem Manual Notfallmaßnahmen für solche Hochrisikopatienten nicht im Detail geschildert werden können und konkrete Lösungen vom Behandlungskontext und vom individuellen Patienten abhängen, können doch einige kurze Hinweise gegeben werden.

Planen Sie im Voraus, was Sie im Falle von ernsthafter Suizidalität tun werden. Eine Lösung könnte sein, die örtliche Polizei anzurufen und zum Haus des Patienten zu schicken (z. B. wenn der Patient Sie zuvor angerufen hat), oder den Patienten zu einer lokalen Notaufnahme zu begleiten. Informieren Sie sich im Voraus, wohin Sie suizidgefährdete Patienten bringen können. Das gleiche gilt für Patienten, die plötzlich ihre Wohnung verlieren und eine Notunterkunft brauchen. Finden Sie heraus, wie Sie diesen Patienten ein Dach über dem Kopf organisieren können.

Wenn Sie ermessen wollen, wie lebensbedrohlich ein Patient gefährdet ist, denken Sie daran, ihm konkrete Fragen zu stellen: „Mit welcher Wahrscheinlichkeit, auf einer Skala von 0 bis 10, werden Sie sich innerhalb der nächsten 24 Stunden umbringen (wobei 10 definitiv Ja meint)?", „Können Sie mir genau jetzt versprechen, dass Sie ihrem Kind nichts tun werden, bevor die Polizei bei Ihnen ist?", „Wie viel haben Sie getrunken?"

Versuchen Sie schließlich, den Patienten in eine Umgebung zu bringen, wo er ein ausreichendes Maß an Sicherheit bekommt. Dies kann eine sofortige Notfallsitzung mit Ihnen oder einem anderen Therapeuten des Patienten, die Notaufnahme eines Krankenhauses oder eine geschlossene Station sein. Beziehen Sie nach Möglichkeit ein sicheres, d. h. vertrauenswürdiges Familienmitglied, einen Freund oder einen AA-Sponsor[6] ein, um den Patienten zu begleiten. Beachten Sie, dass es im Falle eines Notfalls sehr hilfreich ist, wenn Sie zu Beginn der Behandlung die Telefonnummern von sicheren Angehörigen in Erfahrung gebracht haben. Wenn Sie mit dem Patienten absprechen, dass er eine örtliche Notaufnahme aufsucht, so legen Sie einen Zeitpunkt fest, zu dem er dort ankommen wird und vereinbaren Sie mit ihm, dass er (oder ein Arzt) Sie anruft, um seine Ankunft zu bestätigen. Wenn der Patient Sie zum vereinbarten Zeitpunkt nicht anruft, rufen Sie den Patienten bei sich zu Hause an, und für den Fall, dass niemand abhebt, die Polizei.

Beziehen Sie im Zweifelsfall andere mit ein. Dazu gehört, mit einem Supervisor zu sprechen, die anderen Therapeuten des Patienten anzurufen, den Patienten in die lokale Notaufnahme zu schicken, einen Rechtsanwalt anzurufen oder die Polizei zu rufen. Versuchen Sie nicht, eine gefährliche Situation alleine zu bewältigen, da dies zur Eskalation führen, misslingen oder zu haftungsrechtlichen Problemen führen kann. Nehmen Sie immer die Perspektive einer Jury von Kollegen ein, die Ihr Verhalten beurteilt, nachdem das Schlimmste eingetreten ist (z. B. dass der Patient Selbstmord begangen oder ein Kind umgebracht hat). In ernsthaften Notfallsituationen ist es immer besser, überzureagieren als unterzureagieren – d. h. lieber zu viele als zu wenige Sicherheitsmaßnahmen zu ergreifen.

Besprechen Sie mit den Patienten die Grenzen der Schweigepflicht. Therapeuten und Behandlungseinrichtungen halten sich bei ihrer Arbeit an Vertraulichkeitsstandards, aber viele Therapeuten und Patienten machen sich nicht klar, dass Unterlagen von Patienten als Beweismittel verwendet werden können, wenn ein Patient in ein Gerichtsverfahren verwickelt ist. Auch wenn Therapeut und Patient es nicht wollen, können Informationen über Substanzmissbrauch oder anderes illegales Verhalten dabei vor Gericht offen gelegt werden.

Seien Sie sich im Klaren darüber, in welchen Situationen Sie Mitteilungen über Patienten an Behörden machen müssen, und teilen Sie Ihren Patienten dies mit. Dazu gehört die „Pflicht zu warnen"

---

6 Ein AA-Sponsor ist ein Mitglied eine AA-Gruppe, das sich bereit erklärt hat, im Rahmen einer „Sponsorschaft" Verantwortung für ein oder mehrere Mitglieder in der Form zu übernehmen, dass es bei Bedarf telefonisch oder persönlich zur Unterstützung des Mitglieds/der Mitglieder zur Verfügung steht. Hierfür wird die Regel der Anonymität teilweise aufgehoben.

(z. B. wenn der Patient angekündigt hat, jemanden körperlich zu verletzen), vermuteter Kindesmissbrauch oder die Misshandlung Älterer, oder die Notwendigkeit, den Patienten bei ernsthaftem Selbstmordrisiko oder der Unfähigkeit, für sich zu sorgen, auch gegen seinen Willen zu behandeln. Konsultieren Sie einen Rechtsexperten, wenn Sie nicht wissen, wie Sie in einem bestimmten Fall vorgehen sollen.

Entwickeln Sie Sicherheitsmaßnahmen für Mitarbeiter. Dazu gehört, den Stuhl des Therapeuten nahe an der Tür zu platzieren, damit der Therapeut leicht den Raum verlassen kann, wenn ihn ein Patient bedroht. Weiterhin ist es wichtig, sicherzustellen, dass die Sitzungen nur abgehalten werden, wenn andere Mitarbeiter im selben Gebäude sind und im Notfall zur Hilfe eilen können. Die Privatnummer und -adresse des Therapeuten soll den Patienten nicht zugänglich sein und andere Therapeuten müssen über Telefonnummern sowie klare Handlungsanweisungen für Notfallsituationen verfügen.

Sorgen Sie dafür, dass Mitarbeiter, die Kontakt mit Suchtpatienten haben, gegen Hepatitis geimpft werden und Maßnahmen zur Infektionskontrolle lernen. Sorgen Sie nach Möglichkeit dafür, dass sich die Patienten vor Behandlungsbeginn medizinisch untersuchen lassen, um zu verhindern, dass sie sich gegenseitig oder das Personal infizieren.

Informieren Sie sich darüber, was Sie bei einem medizinischen Notfall oder bei Überdosierungen tun müssen und setzen Sie auch die Patienten über Notfallmaßnahmen in Kenntnis. Diese Themen werden in der Sitzung „Einführung in die Behandlung/Case Management" besprochen. Sagen Sie den Patienten genau, inwiefern Sie erreichbar sind, innerhalb welches Zeitrahmens Sie zurückrufen werden und was sie tun sollten, wenn sie Sie nicht erreichen können (z. B. in die nächste Notaufnahme gehen, einen Arzt anrufen, der Sie vertritt etc.). Sie sollten auch die Kriterien und die erforderlichen Maßnahmen, falls ein Patient gegen seinen Willen in eine psychiatrische Klinik eingewiesen werden muss, kennen.

Teilen Sie den Patienten mit, was geschieht, wenn sie intoxikiert zur Therapie erscheinen. Wenn ein Patient intoxikiert zur Sitzung erscheint, versuchen Sie nicht, irgendwelche therapeutischen Interventionen zu unternehmen, außer dass Sie mit ihm planen, wie er sicher wieder nach Hause kommt. Sie können den Patienten auffordern zu bleiben und unter Aufsicht eines Mitarbeiters zu warten, bis die Wirkung des Suchtmittels nachgelassen hat, oder ihn zu diesem Zweck im Wartebereich einer Notaufnahme sitzen lassen. Mit dem Einverständnis des Patienten kann auch ein Familienmitglied oder ein Freund angerufen werden, um den Patienten abzuholen. Sie können auch ein Taxi rufen, um ihn nach Hause fahren zu lassen. Wenn der Patient eine Überdosis eingenommen hat, sollten Sie ihn zur genauen Diagnose in die Notaufnahme schicken. Lassen Sie einen intoxikierten Patienten nie mit dem Auto nach Hause fahren. Eventuell wird es nötig, ihm die Autoschlüssel abzunehmen, bis er nüchtern genug ist, um nach Hause zu fahren. Wenn der Patient versucht, mit Ihnen Dinge zu diskutieren, die über die Frage, wie er sicher nach Hause kommt, hinausgehen, so sagen Sie ihm, „Ich würde sehr gerne mit Ihnen reden, aber ich kann im Moment, weil Sie intoxikiert sind, nichts mit Ihnen besprechen außer der Frage, wie Sie sicher nach Hause kommen." Dadurch vermitteln Sie ihm die Botschaft, dass ein sinnvoller Dialog nicht möglich ist, wenn er unter Einfluss von Drogen zur Therapie erscheint. So eine Grenze zu setzen erfordert jedoch eine empathische Haltung dem Patienten gegenüber, damit er sich nicht zurückgewiesen fühlt. Sie könnten zum Beispiel sagen: „Alles wird gut, wir finden eine Lösung für Sie, um sicher nach Hause zu kommen." Oder „Wir können jetzt nicht miteinander reden, aber es würde mich freuen, später mit Ihnen zu sprechen, wenn Sie nicht mehr intoxikiert sind." In der Regel sollte eine solche Situation in der Form aufgearbeitet werden, dass Sie beispielsweise den Haupttherapeuten des Patienten anrufen und ihn über das Ereignis informieren, und dass Sie den Patienten in der nächsten Sitzung an die Vereinbarung erinnern, unter Einfluss von Substanzen nicht in die Therapie zu kommen (wie im Therapievertrag festgehalten).

Suchen Sie sich Hilfe, wenn Sie sehr wütend oder aufgewühlt sind oder wenn Sie andere intensive Gefühle einem Patienten gegenüber haben. Dies sind Hinweise darauf, dass der Behandlungsprozess überdacht werden muss. Suchen Sie sich für sich selbst Supervision oder Rat von Kollegen, und geben Sie dem Patienten die Möglichkeit, Rat bei einem unbeteiligten Therapeuten einzuholen, um zu verhindern, dass die Situation eskaliert.

Bewahren Sie Ruhe. Denken Sie bei einem Notfall immer daran, dass Gefühle sich gegenseitig verstärken. Wenn Sie ruhig bleiben, wird dies auch den Patienten beruhigen, wenn Sie sich aufregen, wird dies den Patienten aufregen.

3.8 Checkliste vor Beginn der Therapie

Unverzichtbar

- Fertigen Sie für jedes Sitzungsthema in Kapitel 4 Kopien des Zitats und der Arbeitsblätter an.
- Machen Sie Kopien der „Materialien für alle Sitzungen" (vgl. Kapitel 3.9).
- Bereiten Sie für das Case Management eine Ressourcenmappe vor (siehe Sitzung „Einführung in die Behandlung/Case Management" in Kapitel 4).

Empfehlenswert

- Lesen Sie die im Literaturverzeichnis mit einem Stern gekennzeichneten Schlüsseltexte, um Hintergrundinformationen zu bekommen.[7]
- Gehen Sie zu mindestens einem Treffen der Anonymen Alkoholiker (AA).
- Versuchen Sie, weiteres therapeutisches Material zu organisieren, das die Patienten lesen können (Listen von AA-Treffen, Informationen über HIV etc.; Adressen, unter denen Sie Broschüren und andere Materialien anfordern können, finden Sie im Arbeitsblatt 1 in der Sitzung „Unterstützungsangebote").
- Gehen Sie die zu jeder Sitzung aufgelisteten „schwierigen Fälle" mit einem Kollegen oder Supervisor durch.
- Versuchen Sie, jedes der Sitzungsthemen in Ihrem eigenen Leben anzuwenden, um ein Gefühl dafür zu bekommen, wie schwierig sie sind.
- Wenn Sie vorhaben, mithilfe von Fragebögen mehr Informationen über die Patienten zu bekommen, ist es ratsam, dass beim Ausfüllen der Bögen ein Therapeut verfügbar ist, für den Fall, dass der Patient negativ reagiert. Auch wenn negative Reaktionen selten sind, muss mit ihnen gerechnet werden, insbesondere wenn traumatische Erlebnisse abgefragt werden.
- Bieten Sie für Ihre Patienten Zusatzleistungen während der Durchführung des Programms an (z. B. Kinderbetreuung, Parkplätze, Patientenbroschüren, Möglichkeiten, für die Therapie relevante Videos anzuschauen oder Bücher auszuleihen).

7 Deutschsprachige Literaturempfehlungen finden Sie am Ende des Literaturverzeichnisses (vgl. Seite 369).

3.9 Materialien für alle Sitzungen

Was Sie vor Beginn der Therapie an die Wand heften können

Einige Materialien sind dafür vorgesehen, an die Wand geheftet, um während der Therapie von den Patienten genutzt zu werden. Wenn Sie sie nicht aufhängen möchten, können Sie auch einen Ordner anlegen, den Sie den Patienten zur Verfügung stellen. Sie können alle vorgesehenen Materialien verwenden oder eine Auswahl unter denen treffen, die Sie als am hilfreichsten für Ihre Patienten erachten:

1. *Begrüßungsrunde und Abschlussrunde.* Dies erinnert die Patienten an die Begrüßungs- und Abschlussfragen (vgl. Arbeitsblatt 1 in diesem Kapitel).
2. *Sichere Bewältigungsstrategien.* Dies ist eine Quelle, auf welche die Patienten im Laufe der Sitzungen zurückgreifen können (vgl. Arbeitsblatt 2 in der Sitzung „Sicherheit").
3. *Grundgedanken der Therapie.* Hier werden die Kernpunkte des Programms „Sicherheit finden" zusammengefasst (vgl. Arbeitsblatt 2 in diesem Kapitel).
4. *Liste der Sitzungsthemen.* Diese ermöglicht es den Patienten und/oder Therapeuten, die Reihenfolge der Themen festzulegen und hilft dabei, die bereits behandelten Themen präsent zu behalten (vgl. Arbeitsblatt 3 in diesem Kapitel).

Zur Verwendung in den Sitzungen

Die folgenden Materialien können in allen Sitzungen verwendet werden und sollten entsprechend als Kopie vorliegen:

1. *Aufbau der Sitzungen.* Der Therapeut kann dieses Blatt während der Sitzung verwenden, um sich den Ablauf der Sitzung ins Gedächtnis zu rufen (vgl. Materialien für den Therapeuten in diesem Kapitel).
2. *Arbeitsblatt zu Sicheren Bewältigungsstrategien.* Halten Sie dieses Formular in allen Sitzungen bereit, um es während der Therapiestunde oder für die Selbstverpflichtung eines Patienten zwischen zwei Sitzungen zu verwenden (vgl. Arbeitsblatt 4 in diesem Kapitel).
3. *Selbstverpflichtung, sich für Ihre Genesung einzusetzen.* Kopieren Sie das Blatt für alle Sitzungen, um es am Ende der Therapiestunde einzusetzen (vgl. Arbeitsblatt 5 in diesem Kapitel).
4. *Fragebogen zum Ende der Sitzung.* Halten Sie den Fragebogen bereit, um ihn am Ende jeder

Sitzung ausfüllen zu lassen (vgl. Arbeitsblatt 6 in diesem Kapitel).

5. *Zertifikat über die erfolgreich absolvierte Therapie*. Das Abschlusszertifikat kann den Patienten am Ende der Therapie ausgehändigt werden, um ihre Teilnahme zu würdigen (vgl. Arbeitsblatt 7 in diesem Kapitel).

Materialien für alle Sitzungen – Materialien für den Therapeuten

Ablauf der Sitzungen

Einführung

1. Begrüßungsrunde

Sich nach dem Befinden des Patienten erkundigen: Die Patienten beantworten dazu fünf Fragen. Seit der vergangenen Sitzung (a) „Wie fühlen Sie sich?“ (b) „Welche geeigneten Bewältigungsstrategien haben Sie eingesetzt?“ (c) „Haben Sie Substanzen konsumiert oder sich in andere gefährliche Situationen begeben?“ (d) „Haben Sie Ihre Selbstverpflichtung eingehalten?“ (e) „Wie ist der Stand bezüglich weiterer Unterstützungsangebote?“ (bis zu fünf Minuten pro Patient).

2. Das Zitat

Den Patienten einen emotionalen Zugang zum Sitzungsthema ermöglichen. Ein Patient liest das Zitat laut vor. Der Therapeut fragt „Was ist die Kernaussage des Zitats?“, und leitet zum Thema der Sitzung über (2 Minuten).

Sitzungsthema

3. Das Thema mit dem Leben der Patienten verbinden

Das Thema mit den Erfahrungen der Patienten verbinden. Dies ist der Hauptteil der Sitzung, in dem konkrete und aktuelle Beispiele aus dem Leben der Patienten genutzt und mit den Arbeitsblättern intensiv geübt werden soll (30 bis 40 Minuten).

Vorgehensweise:
- Bitten Sie die Patienten, die Arbeitsblätter durchzusehen (5 Minuten).
- Bringen Sie das Material mit aktuellen und konkreten Problemen der Patienten in Verbindung.

Optional: Arbeitsblatt 4: Sichere Bewältigungsstrategien

Schluss

4. Abschlussrunde

Die Fortschritte der Patienten verstärken und Rückmeldungen an den Therapeuten. Die Patienten beantworten drei Fragen: (a) „Nennen Sie eine Sache, die Sie aus der heutigen Sitzung mit nach Hause nehmen (und etwaige Probleme mit der Sitzung)“, (b) „Welche neue Selbstverpflichtung haben Sie gewählt?“ und (c) „Welche weiteren Unterstützungsangebote werden Sie nutzen?“ (bis zu 5 Minuten).

Optional: Arbeitsblatt 6: Fragebogen zum Ende der Sitzung

Zur Erinnerung: Die wichtigsten übergeordneten Ziele sind
1. **Substanzkonsum** einstellen,
2. **PTBS-Symptome** verringern,
3. **Sicherheit** erhöhen (bezüglich HIV-Risiko, häuslicher Gewalt, Selbstverletzung, etc.).

Materialien für alle Sitzungen – Arbeitsblatt 1

Begrüßungsrunde und Abschlussrunde

Begrüßungsrunde

Seit der vergangenen Sitzung …

1. Wie **fühlen** Sie sich?

2. Welche **geeigneten Bewältigungsstrategien** haben Sie eingesetzt?

3. Haben Sie **Substanzen** konsumiert oder sich in anderer Weise **riskant verhalten**?

4. Haben Sie Ihre **Selbstverpflichtung** eingehalten?

5. Wie ist der Stand bezüglich **weiterer Unterstützungsangebote**?

Abschlussrunde

1. **Nennen Sie eine Sache,** die Sie aus der heutigen Sitzung mit nach Hause nehmen (und etwaige Probleme mit der Sitzung).

2. Welche neue **Selbstverpflichtung** haben Sie gewählt?

3. Welche **weiteren Unterstützungsangebote** werden Sie nutzen?

Materialien für alle Sitzungen – Arbeitsblatt 2

Grundgedanken der Therapie

- Verhalten Sie sich sicher (Stellen Sie Sicherheit her.)
- Gehen Sie respektvoll mit sich um.
- Verwenden Sie Bewältigungsstrategien, um den Schmerz zu lindern – nicht jedoch Substanzen.
- Machen Sie die Gegenwart und Zukunft besser als die Vergangenheit.
- Lernen Sie zu vertrauen.
- Sorgen Sie gut für Ihren Körper.
- Lassen Sie sich von sicheren Menschen helfen.
- Werden Sie abstinent, um die PTBS vollständig bewältigen zu können.
- Wenn eine Strategie nicht funktioniert, probieren Sie eine andere aus.
- Geben Sie nie, nie, nie, nie, nie, nie, nie, *niemals* auf!

Materialien für alle Sitzungen – Arbeitsblatt 3

Liste der Sitzungsthemen

	Durchgeführt	
Einführung in die Behandlung/Case Management	□ Ja	□ Nein
Sicherheit	□ Ja	□ Nein
PTBS: Die eigene Stärke zurückgewinnen	□ Ja	□ Nein
Distanzierung von emotionalem Schmerz (Erdung)	□ Ja	□ Nein
Wenn Substanzen Sie beherrschen	□ Ja	□ Nein
Um Hilfe bitten	□ Ja	□ Nein
Gut für sich sorgen	□ Ja	□ Nein
Mitgefühl	□ Ja	□ Nein
Rote und Grüne Signale	□ Ja	□ Nein
Ehrlichkeit	□ Ja	□ Nein
Heilsames Denken	□ Ja	□ Nein
Die innere Spaltung überwinden	□ Ja	□ Nein
Verbindlichkeit	□ Ja	□ Nein
Sich Bedeutungen erschließen	□ Ja	□ Nein
Unterstützungsangebote	□ Ja	□ Nein
Grenzen setzen in Beziehungen	□ Ja	□ Nein
Entdeckungsreise	□ Ja	□ Nein
Andere dazu bringen, Ihre Genesung zu unterstützen	□ Ja	□ Nein
Umgang mit Auslösern	□ Ja	□ Nein
Würdigung der eigenen Zeit	□ Ja	□ Nein
Gesunde Beziehungen	□ Ja	□ Nein
Sich eine Freude machen	□ Ja	□ Nein
Heilung von Wut	□ Ja	□ Nein
Das „Spiel der Lebensentscheidungen“ (Rückblick)	□ Ja	□ Nein
Abschluss	□ Ja	□ Nein

Materialien für alle Sitzungen – Arbeitsblatt 4

Bogen zu Sicheren Bewältigungsstrategien

Name: ______________________________ Datum: ______________

Ganz egal, was passiert – Sie können lernen, Sicherheit herzustellen.

	Alter Weg	Neuer Weg
Situation		
Ihre Art der Bewältigung		
Konsequenz		

Schätzen Sie auf einer Skala von 0 Punkten (= gar nicht sicher) bis 10 Punkten (= vollständig sicher) ein:

Wie sicher ist Ihre **alte** Art der Bewältigung? ___

Wie sicher ist Ihre **neue** Art der Bewältigung? ___

Materialien für alle Sitzungen – Arbeitsblatt 5

Selbstverpflichtung, sich für Ihre Genesung einzusetzen

Name:__________________________________ Datum: ________________

Eine Selbstverpflichtung ist ein Versprechen – Ihnen selbst gegenüber, Ihrer Gesundheit gegenüber, Ihrem Therapeuten gegenüber.
Wenn Sie Ihre Selbstverpflichtung nicht einhalten können oder sie verändern müssen, informieren Sie vor der nächsten Sitzung Ihren Therapeuten darüber.

Selbstverpflichtung zur nächsten Sitzung	
Das werde ich tun:	**Bis wann:**
Unterstützungsangebote, die ich bis zur nächsten Sitzung nutzen werde:	
Das werde ich nutzen:	**Bis wann:**

Erinnerung:
Ihre nächste Sitzung findet statt am: __________ (Datum) um __________ Uhr.

Wo werden Sie diesen Zettel aufbewahren, um sich daran zu erinnern?

□ Geldbörse □ Kühlschranktür □ Notizbuch □ Anderer Ort: ________________

✂ -- ✂

KOPIE FÜR DEN THERAPEUTEN

Initialen des Patienten: ________________________ Datum: ________________

Selbstverpflichtung zur nächsten Sitzung	
Das werde ich tun:	**Bis wann:**
Unterstützungsangebote, die bis zur nächsten Sitzung genutzt werden:	
Das werde ich nutzen:	**Bis wann:**

Materialien für alle Sitzungen – Arbeitsblatt 6

Fragebogen zum Ende der Sitzung

Thema der Sitzung: ________________________________ Datum: ______________

Bitte tragen Sie nirgends Ihren Namen ein, damit die Anonymität gewahrt bleibt!

Wir bitten Sie, auf die folgenden Fragen ehrlich zu antworten, damit wir die Behandlung für Sie so hilfreich wie möglich gestalten können.

Bitte beantworten Sie die Fragen 1 bis 4 nach folgendem Schema:
0 = überhaupt nicht 1 = ein wenig 2 = mittel 3 = sehr

1. Wie hilfreich war die heutige Sitzung für Sie insgesamt? _____

2. Wie hilfreich war(en) für Sie in der heutigen Sitzung:

a) das Thema der Sitzung? ________

b) die Arbeitsblätter? ________

c) das Zitat der Sitzung? ________

d) die Therapeuten/die Therapeutinnen? ________

3. Wie stark hat Ihnen die heutige Sitzung geholfen bezüglich

a) Ihrer PTBS? _______

b) Ihres Substanzmissbrauchs? _______

4. In welchem Maße werden Sie das, was Sie in der heutigen Sitzung gelernt haben, im täglichen Leben anwenden? ______

5. Haben Sie weitere Anmerkungen oder Vorschläge für die heutige Sitzung? Bitte nennen Sie uns ehrlich sowohl positive als auch negative Aspekte.

Positiv: ____

____

____

Negativ: ____

____

____

6. Was hätte in der heutigen Sitzung verändert werden müssen, damit Sie noch hilfreicher für Sie gewesen wäre?

____

____

____

____

Materialien für alle Sitzungen – Arbeitsblatt 7

ABSCHLUSSZERTIFIKAT

für

____

über die Teilnahme an

_____ von ______ Sitzungen

des Therapieprogramms

„Sicherheit finden“

Ausgehändigt von

____

am:

____

Kapitel 4

Sitzungen

Einführung in die Behandlung/Case Management

kombiniert

Zusammenfassung
Diese Sitzung des Therapieprogramms „Sicherheit finden" gliedert sich in zwei Abschnitte: Zunächst bekommen die Patienten eine Einführung in Ablauf und Inhalte der Behandlung sowie die Gelegenheit, den/die Therapeuten kennenzulernen. Anschließend geht es um Case Management. Wenn „Sicherheit finden" als Gruppentherapie durchgeführt wird, kann diese Sitzung auch als Einzelsitzung vor Beginn der Gruppenbehandlung durchgeführt werden.

Übersicht

Die erste Sitzung ist wahrscheinlich mehr als die anderen entscheidend dafür, den Patienten die Schwerpunkte der Therapie von Sicherheit und Unterstützung sowie die Grundidee Sicherer Bewältigungsstrategien nahezubringen. Der erste Eindruck zählt! Darüber hinaus sollen die Patienten mit den an sie in Hinblick auf Motivation und Mitarbeit gestellten Anforderungen vertraut gemacht werden. Süchtige Patienten sind für hohe Aussteigerquoten bekannt (Crits-Christoph & Siqueland, 1996), und Patienten mit PTBS haben typischerweise Probleme damit, anderen Menschen Vertrauen zu schenken (Hermann, 1992). Wenn die Patienten zur ersten Sitzung erscheinen, sind sie wahrscheinlich besonders verletzlich und ängstlich. Daher ist diese Sitzung darauf ausgelegt, die Patienten für ihren Kraftaufwand zu belohnen: Ihnen werden Materialien an die Hand gegeben, die auf ihre Bedürfnisse eingehen (z. B. Informationen über die Behandlung), sie erhalten von Anfang an konkrete Unterstützung (z. B. in Form des Case Management) und erfahren emotionale Wertschätzung durch den Therapeuten.

Zu Beginn der Behandlung ist es hilfreich für den Therapeuten, wenn er die optimistische, aber nichtsdestoweniger realistische Einschätzung vertritt, dass alle Patienten Erfolge haben können, wenn sie in der Therapie mitarbeiten. Patienten mit PTBS und Suchtproblematik neigen mitunter dazu, eine passive oder hoffnungslose Haltung einzunehmen und sich der Kontrolle anderer Personen (oder Substanzen) zu unterwerfen. Ein starkes Bündnis mit dem Therapeuten einzugehen und sich auf die Inhalte von „Sicherheit finden" einzulassen, kann ihnen helfen, die gesünderen Anteile ihrer Persönlichkeit zu stärken, wie auch ihre Motivation erhöhen, sich aktiv für ihre Heilung einzusetzen.

Case Management steht aus mehreren Gründen im Mittelpunkt der ersten Sitzung. Erstens haben unsere Forschungen ergeben, dass viele Patienten wenig oder keine professionelle Hilfe erhalten hatten, bevor sie die Behandlung begannen (Najavits et al., 1999a, 1998e). Eine Frau hatte beispielsweise länger als 10 Jahre Alkohol getrunken, um nachts schlafen zu können, ohne jemals eine pharmakologische Beratung für eine angemessenere Schlafmedikation bekommen zu haben. In dem Monat vor Beginn einer „Seeking-Safety"-Therapie in den USA hatten 42 % der 50 teilnehmenden Frauen keine professionelle Behandlung erhalten (Najavits et al., 1999a). Es können also oft durch sehr einfache Maßnahmen dramatische Verbesserungen für den Alltag der Patienten erreicht werden, etwa indem man ihnen den Zugang zu ergänzenden Hilfsangeboten wie Berufsberatungen, Wohnungsvermittlungen, Medikamenten und Leistungsansprüchen erleichtert. Da zweitens die Behandlungsdauer relativ kurz ist und das Erreichen von Case Management-Zielen viel Wiederholungsarbeit voraussetzt, ist es wichtig, von Anfang an die Planung der Nachsorge in die Hand zu nehmen. Sehr häufig werden Patienten direkt nach dem Ende der Behandlung rückfällig, falls nicht schon andere Hilfen in die Wege geleitet wurden. Sie neigen dazu, sich emotional abgeschoben zu fühlen, wenn die Behandlung ohne sanfte Überleitung zu anderweitiger Unterstützung einfach zu Ende geht. Drittens ist die Behandlung auf die Kooperation mit möglichst vielen weiteren Hilfsangeboten angelegt, um die Erfolgswahrscheinlichkeit der Patienten im Kampf gegen die sehr schwierige Doppelbelastung von PTBS und Substanzabhängigkeit zu erhöhen (Drake & Noordsy, 1994). Im Einzelfall, wenn bestimmte Probleme über die Expertise des Therapeuten hinausgehen (z. B. häusliche Gewalt, Jobberatung, Psychopharmakologie), kann es notwendig werden, die Patienten mit Personen in Kontakt zu bringen, die in diesen Feldern mehr Kompetenz besitzen. Letztlich ist „Sicherheit finden" darauf ausgerichtet, den Patienten dabei zu helfen, Fortschritte bei der Genesung der beiden Erkrankungen zu machen. Es ist selten, dass ein Patient nach wenigen Monaten vollkommen gesund wird. Realistischerweise kann diese Therapie den Patienten neue Fähigkeiten vermitteln und sie dazu motivieren, in Behandlung zu bleiben und signifikante Verringerungen im Substanzmissbrauch zu erreichen (Najavits et al., 1998e). Nichtsdestotrotz werden Patienten mit ernsten Problemen, deren Leben durch ihre Erkrankungen zerstört worden ist, lange Zeit Bedarf an einer Vielzahl von Behandlungen haben, um nachhaltige Erfolge verzeichnen zu können.

Drei Case Management-Themen behandeln existenzielle Notfälle: häusliche Gewalt, HIV-Risiko und Suizidabsichten bzw. Fremdgefährdung. Dem Therapeuten wird dringend nahegelegt, die Gefährdung der Patienten in diesen Bereichen zu überprüfen und sie wann immer erforderlich an weitere Hilfsangebote zu überweisen (siehe hierzu Materialien für den Therapeuten B). Wenn ein Patient dazu nicht bereit ist, können zusätzliche individuelle Sitzungen und/oder zusätzliche Therapeuten erforderlich werden (siehe auch Kapitel 3.7).

Beachten Sie, dass statt „Case Management" im Gespräch mit den Patienten besser der Begriff „Unterstützungsangebote" verwendet werden sollte. Der Terminus „Case Management" kann den Eindruck erwecken, dass die Patienten bloß „abzuhandelnde Fälle" seien. Der Begriff „Unterstützungsangebote" legt die Betonung mehr auf „Möglichkeiten und Chancen da draußen in der Welt". Darum wird zu Beginn und Ende jeder Sitzung der Begriff „Unterstützungsangebote" verwendet. In dieser Einführung soll, um unnötige Begriffsverwirrungen zu vermeiden, trotzdem am Terminus „Case Management" festgehalten werden, da er im Rahmen von Therapien geläufig ist.

In den ersten Sitzungen werden Sie die Geschichte jedes einzelnen Patienten erfahren: Warum ist er hierher gekommen? Welche Schwierigkeiten im alltäglichen Leben muß er bewältigen? Welche Erfolge und Stärken gibt es trotz aller Krankheit? Wie erzählt der Patient? Sie werden Ihre eigenen Reaktionen bemerken: Welche Schwierigkeiten für die Behandlung zeichnen sich ab? Wie reagieren Sie auf die Art und Weise, wie die Patienten ihre Gefühle ausdrücken, wie sie Sie „hören" und wie generell ihre Einstellung Ihnen gegenüber ist?

Beachten Sie auch, dass diese Sitzung eine große Menge an Material beinhaltet. Sie erfordert daher mehr Vorbereitung als die anderen Themen, insbesondere dann, wenn Sie diese Sitzung zum ersten Mal durchführen. Die beste Lösung wäre, wenn die Zeit es erlaubt, die Sitzung in zwei Abschnitte zu teilen (Einführung in die Behandlung und Kennenlernen der Patienten in einer Sitzung, Case Management in der anderen).

Gegenübertragungsphänomene

Es mag schwierig sein, sich inmitten all der Aufgaben und Arbeitsblätter während der Sitzung auf die Patienten zu konzentrieren. Dennoch fühlen sich die meisten Therapeuten nach ein oder zwei Anläufen sicher. Was das Case Management angeht, so mögen sich Therapeuten davon überfordert und belastet fühlen. Lesen Sie die Materialien für den Therapeuten A bis D, um eine ausführliche Anleitung und Hilfen für die mit dem Case Management verbundenen Herausforderungen zu bekommen.

Anmerkungen

Die Studie über die Anfertigung von Hausaufgaben in der Therapie, die in Arbeitsblatt 3 „Wie Sie am meisten von dieser Behandlung profitieren können" erwähnt wird, stammt von Burns und Auerbach (1992).

Vorbereitung der Sitzung

Lassen Sie nach Möglichkeit die Patienten die Arbeitsblätter schon vor der ersten Sitzung lesen. Sie könnten ihnen beispielsweise die Materialien vor dem ersten Treffen zuschicken oder sie bitten, eine halbe Stunde eher zu kommen.

Legen Sie eine Beschreibung von sich selbst als Therapeut mit ans Ende des Arbeitsblattes 1 „Informationen über ‚Sicherheit finden'". Die Beschreibung kann am Ende eingefügt werden, damit Sie soviel Platz dafür in Anspruch nehmen können wie Sie möchten. Sie können aber auch ganz auf eine Selbstbeschreibung verzichten, wenn Ihnen das lieber ist.

Um das Arbeitsblatt 2 „Praktische Informationen über Ihre Behandlung“ ausfüllen zu können, sollten Sie in der Sitzung ein Telefonbuch zur Hand haben. Damit lassen sich die jeweils am nächsten gelegene Notaufnahme und eine örtliche Notrufnummer für die Patienten herausfinden.

Bereiten Sie eine Materialsammlung für das Case Management vor (siehe Materialien für den Therapeuten A).

Ablauf der Sitzung

Beachten Sie, dass es in dieser ersten einführenden Sitzung keine Begrüßungsrunde gibt. Die Standard-Abschlussrunde sollte aber durchgeführt werden.

1. *Zitat.* Verbinden Sie das Zitat mit der Sitzung, wie zum Beispiel: „Es ist schön, dass Sie heute hierher gekommen sind. Wie auch das Zitat besagt: Es ist immer möglich, sich das Leben so zu gestalten, wie Sie es wollen.“

2. *Verbinden Sie das Thema der Sitzung mit dem Leben der Patienten* (ausführlich, Hauptteil der Sitzung).
   a) *Bitten Sie die Patienten, die Arbeitsblätter durchzusehen,* die einzeln oder zusammen benutzt werden können. Beachten Sie, dass jedes Arbeitsblatt ein eigenes Unterthema hat. Siehe in Abschnitt „Inhalt der Sitzung“ (unten) und Kapitel 3, wie sie aus der großen Zahl an Arbeitsblättern die auswählen können, die den Bedürfnissen der Patienten und dem gegebenen Zeitrahmen am besten entsprechen. Wenn die Zeit es erlaubt, verwenden Sie mehrere Sitzungen, um sie zu bearbeiten.
   Einführung in die Behandlung:
   Arbeitsblatt 1: Informationen über „Sicherheit finden“
   Arbeitsblatt 2: Praktische Informationen über Ihre Behandlung
   Arbeitsblatt 3: Wie Sie am meisten von dieser Behandlung profitieren können
   Arbeitsblatt 4: Behandlungsvereinbarung für „Sicherheit finden“
   Case Management:
   Material für den Therapeuten A: Jetzt handeln – Case Management-Strategien
   Material für den Therapeuten B: Erfassung des Case Management-Bedarfs des Patienten durch den Therapeuten
   Material für den Therapeuten C: Formular für die Case Management-Ziele
   Material für den Therapeuten D: Therapeuten-Checkliste für das Case Management
   b) Helfen Sie den Patienten, die Strategien auf ihre aktuellen und spezifischen Probleme zu übertragen (siehe auch „Inhalt der Sitzung“ und Kapitel 3.5.3).

3. *Abschlussrunde (kurz),* siehe Kapitel 3.5.4.

Inhalt der Sitzung

Wie bereits erwähnt, beinhaltet die Sitzung eigentlich zwei verschiedene Themen: 1. Einführung in die Behandlung und Bekanntmachung mit den Patienten, 2. Case Management. Wenn möglich ist es ratsam, beide als getrennte Sitzungen durchzuführen, insbesondere für Patienten mit großem Bedarf an Case Management. Wenn Sie sich auf eine Sitzung beschränken müssen, wäre Folgendes eine sinnvolle Zeiteinteilung: 10 Minuten für die Einführung in die Behandlung, 15 Minuten für das Kennenlernen und ungefähr 35 Minuten für das Case Management.

Arbeitsblätter 1 bis 4 – Einführung in die Behandlung

Ziele

- Einführung in die Behandlung (Arbeitsblatt 1).
- Übersicht über die Behandlung und Notfallmaßnahmen (Arbeitsblatt 2).
- Wege finden, wie die Patienten am meisten von der Behandlung profitieren können (Arbeitsblatt 3).
- Wiederholung der Behandlungsvereinbarungen (Arbeitsblatt 4).
- Informationen über mögliche Extras, die das Behandlungsprogramm anbietet (z. B. Kinderbetreuung, Parkplätze, Broschüren, Lehrfilme im Zusammenhang mit der Behandlung, Leihbücher etc.).

Möglichkeiten, die Materialien auf das Leben der Patienten zu übertragen

Die Arbeitsblätter durchgehen. Stellen Sie kurz die Tagesordnung der Therapiesitzung vor, z. B.: „Unsere Ziele für heute sind, über die Behandlung zu sprechen, uns gegenseitig ein wenig kennenzulernen und Ihnen zu helfen, Ihre Stärken außerhalb der Behandlung zu identifizieren, die für Sie möglicherweise hilfreich sein können." Geben Sie dem Patienten dann die Arbeitsblätter. Idealerweise geschieht dies vor Beginn der Sitzung. Wenn dies nicht möglich ist, geben sie dem Patienten 5 bis 10 Minuten Zeit, sich die Arbeitsblätter kurz anzuschauen, und bitten Sie ihn, das Arbeitsmaterial zu Hause genauer zu lesen. Füllen Sie die fehlenden Informationen in Arbeitsblatt 2 aus. Bitten Sie den Patienten, jeweils zwei Kopien von Arbeitsblatt 2 und Arbeitsblatt 4 zu unterschreiben (eine Kopie für den Patienten und eine für Sie). Diskutieren Sie mit dem Patienten über die folgende Behandlung und antworten Sie auf Fragen und Kommentare.

Bezug zu sich selbst herstellen. Ermutigen Sie die Patienten, Ihre eigenen Stärken und Schwächen zu identifizieren, wenn sie das Arbeitsblatt 3 durchgehen. Die Patienten können neben die Punkte, die sie schon umsetzen können, einen Haken machen, und diejenigen einkreisen, die ihnen Schwierigkeiten bereiten. Wenn es die Zeit erlaubt, können Sie dabei helfen, Wege zu finden, die Schwierigen zu bewältigen (für ein tieferes Einsteigen in die Thematik ist jedoch möglicherweise nicht genug Zeit oder nicht der geeignete Moment). Zum Beispiel können Sie, wenn ein Patient Schwierigkeiten hat, zu den Therapiesitzungen zu erscheinen, gemeinsam überlegen, was ihm helfen könnte, dieses Problem zu überwinden. Eine Möglichkeit könnte sein, die Sitzung per Telefon durchzuführen, wenn der Patient nicht kommen kann, oder aber eine andere Person einzubeziehen, die den Patienten auf dem Weg zur Therapie begleitet.

Diskussion

- „Was würden Sie gern aus der Therapie mitnehmen?"
- „Haben Sie irgendwelche Befürchtungen in Bezug auf die Therapie?"
- „Was glauben Sie können Sie tun, um maximal von der Therapie zu profitieren?"
- „Gibt es etwas, das ich tun kann, damit Sie sich in dieser Behandlung sicher fühlen?"
- „Glauben Sie, Sie könnten mich informieren, falls Sie den Gedanken haben, die Therapie abzubrechen?"
- „Glauben Sie, dass Sie in Bezug auf Ihren Substanzmissbrauch ehrlich zu mir sein können?"
- „Manche Menschen haben Probleme zur Therapie zu kommen, nachdem sie Substanzen konsumiert haben. Meinen Sie, dass Sie in jedem Fall – egal, was passiert ist – wiederkommen werden?"
- „Dissoziieren Sie manchmal während der Therapie (dass Sie z. B. „das Zeitgefühl verlieren" oder „abdriften")? Wenn ja, gibt es irgendwelche Strategien, die Ihnen helfen oder etwas, was ich in so einem Fall zu Ihnen sagen soll?"
- „Gibt es irgendwelche speziellen Themen, die Ihrer Meinung nach während der Behandlung behandelt werden sollten?"

Vorschläge

Loben Sie den Patienten für seinen Mut, sich in diese neue Behandlung zu begeben, und validieren Sie seinen Versuch, sich Hilfe zu holen.

Fassen Sie nicht die Inhalte für den Patienten zusammen. Das Ziel ist, dass der Patient durch seine Beiträge den größten Redeanteil hat, während Sie ihn so durch die Sitzung führen, dass das Material inhaltlich abgedeckt ist. Außerdem muss nicht jeder einzelne Punkt besprochen werden. Bemühen Sie sich eher, Schlüsselthemen zu identifizieren, die für den einzelnen Patienten besonders relevant sind.

Möglicherweise müssen sie Arbeitsblatt 2 beim Ausfüllen Ihrem Behandlungssetting anpassen (z. B. Notfallpläne und Ihre Rolle dabei). Nichtsdestotrotz wird dringend dazu geraten, dass Sie für den Patienten in einem Notfall auch außerhalb der Therapiesitzung als Ansprechpartner erreichbar sind, besonders dann, wenn kein anderer Therapeut verfügbar ist. In der Pilotphase dieser Behandlung berichteten die Patienten, dass diese Erreichbarkeit des Therapeuten sehr wichtig für sie war, obwohl sie die Möglichkeit sehr selten in Anspruch nahmen. Falls Sie Befürchtungen in Bezug auf den Umgang mit häufigen Anrufen außerhalb der Therapiesitzungen haben, kann ein Artikel von Gunderson (1996) möglicherweise helfen.

Entscheiden Sie im Vorfeld, wie Sie mit Anrufen außerhalb der Therapiesitzungen umgehen wollen. Auf dem Arbeitsblatt 2 wird in einem Handlungsplan festgelegt, wen der Patient anrufen soll, wenn er den Impuls verspürt, Substanzen zu konsumieren, sich selbst zu verletzen oder notfallmäßig psychiatrisch behandelt werden muss. Sie sollten sich vorher überlegen, ob Sie für solche Fälle telefonisch zur Verfügung stehen wollen, insbesondere wenn der Patient keine anderen Bezugspersonen hat oder sich nicht in der Lage sieht, eine Notrufnummer anzurufen. Es wird vorgeschlagen, dass der Therapeut über einen Pieper oder ein Telefon außerhalb der Sitzungen erreichbar ist, aber dass diese Erreichbarkeit vom Patienten sorgsam behandelt und mit diesem gut besprochen wird. Darüber hinaus ist es ein Ziel der Therapie, dem Patienten zu helfen, ein Netzwerk von verfügbaren Personen aufzubauen.

Schwierige Fälle

- „Ich werde keine Urinprobe abgeben – das löst traumatische Erinnerungen aus."
- „Ich muss Sie oft zwischen den Sitzungen anrufen."
- „Haben Sie jemals Drogen genommen?"
- „Das letzte Mal, als ich clean war, wurden meine PTBS-Symptome schlimmer. Damit kann ich nicht umgehen."

Den Patienten kennenlernen

Ziel

- Bieten Sie dem Patienten Gelegenheit, mehr von sich zu erzählen.

Möglichkeiten, die Materialien auf das Leben der Patienten zu übertragen

Diskussion
- „Gibt es irgendetwas, von dem Sie möchten, dass ich es über Sie weiß?"
- „Was ist für Sie gerade am wichtigsten?"
- „Was ist für Sie gerade am schwersten?
- „Was läuft gerade gut?"
- „Gibt es jemanden in Ihrem Leben (wie z. B. Ihr Kind oder Ehemann/Ehefrau), dessen oder deren Leben besser würden, wenn es Ihnen besser ginge?"
- „Gibt es irgendetwas, was Ihnen Spaß macht, wie z. B. Hobbies oder Sport?"
- „Haben Sie irgendwelche Lebensziele, die Sie gern verwirklichen würden (z. B. Karriere, Umzug)?"
- „Wie würde Ihr Leben wohl aussehen, wenn Sie ohne Substanzkonsum zurecht kämen?"
- „Gibt es irgendeinen speziellen Gegenstand, wie z. B. ein Foto, welches für Sie ein Symbol für Hoffnung ist? Oder Ihr Lieblingsbuch oder -lied? Ein Zitat?"
- „Gibt es etwas, was Sie über mich wissen wollen?"
- „Soll ich etwas darüber erfahren, was Sie in letzter Zeit durchgemacht haben?" (Beachten Sie: eventuell ist es hilfreich zu erfragen, ob der Patient in der Lage ist, darüber zu reden, und welche Risiken sich daraus ergeben könnten, wie z. B. ein Rückfall, von schwierigen Gefühlen überwältigt zu werden oder suizidal zu werden. Siehe auch Kapitel „Durchführung der Behandlung").

Vorschläge

Folgen Sie dem Patienten und konzentrieren Sie sich auf das Validieren und Zuhören. Das Ziel ist, im Rahmen der in der Sitzung zu bearbeitenden Aufgaben so viel wie möglich über den Patienten zu lernen.

Ist der Patient emotional aufgewühlt, seien Sie empathisch und lenken Sie das Gespräch auf ein neutrales, aktuelles Thema. Erklären Sie dies, damit sich der Patient nicht missverstanden fühlt (der Patient sollte nicht daraus schließen, dass intensive Gefühle schlecht oder falsch sind, oder dass Sie sie nicht aushalten können). Sie können z. B. sagen, „Ich spreche gern mit Ihnen über Ihre Erlebnisse, habe aber das Gefühl, dass wir momentan in der Therapie noch nicht weit genug sind, damit dies sicher möglich ist."

Versuchen Sie, keine Informationen über sich preis zu geben, wenn der Patient nicht direkt danach fragt. Dadurch bleibt der Fokus auf den Bedürfnissen des Patienten.

Materialien für den Therapeuten A bis D – Case Management

Ziele

- Beurteilen Sie den Bedarf hinsichtlich des Case Management und vereinbaren Sie mit dem Patienten unmittelbare Ziele, die in der nächsten Woche erreicht werden sollen (Materialien für den Therapeuten A, B und C).
- Kommen Sie während der ganzen Behandlung immer wieder auf die Ziele des Case Management zurück (Materialien für den Therapeuten D).

Möglichkeiten, die Materialien auf das Leben der Patienten zu übertragen

Durchführung eines Case Management-Interviews. Die Materialien für den Therapeuten A bis D beinhalten Unterlagen für ein solches Interview.

1. Case Management-Strategien (Materialien für den Therapeuten A) beinhaltet Informationen über den Hintergrund des Case Management.
2. Beurteilen Sie jene Gebiete, die für den jeweiligen Patienten von Belang sind (Materialien für den Therapeuten B).
3. Für jedes noch nicht erreichte Case Management-Ziel wird ein eigenes Formular ausgefüllt (Materialien für den Therapeuten C). Hier finden Sie auch ein schon ausgefülltes Beispielformular.
4. Eingehend auf das, was Sie von dem Patienten erfahren, sollte mit ihm jeweils wenigstens ein konkretes Ziel benannt werden, das er bis zur nächsten Sitzung erreichen sollte (einschließlich schriftlich festgehaltener Vorgehensweise und zeitlicher Frist).
5. Sprechen Sie über emotionale und praktische Hindernisse, die einer Erfüllung der Case Management-Ziele entgegenstehen könnten.
6. Greifen Sie in künftigen Sitzungen auf die Therapeuten-Checkliste für das Case Management zurück (Materialien für den Therapeuten D), um die Patienten zu unterstützen, die es nicht schaffen, ihre Case Management-Ziele zu erreichen.

Diskussion

- „Haben Sie irgendwelche Bedenken, sich bei den besprochenen Institutionen Hilfe zu holen?"
- „Wie geht es Ihnen damit, diese Stellen anzurufen?"
- „Wie können Sie sich daran erinnern, dies zu tun?"
- „Können Sie mir eine Nachricht auf dem Anrufbeantworter hinterlassen, um mir mitzuteilen, dass Sie diese Aufgabe erledigt haben?"
- „Gibt es irgendwelche praktischen Probleme, die der Durchführung Ihrer Vorhaben im Wege stehen könnten (z. B. weiter Fahrtweg, Kinderversorgung)?"

Vorschläge

Siehe Materialien für den Therapeuten A bis D für konkrete Vorschläge.

Verwenden Sie den Begriff „Unterstützungsangebote", wenn Sie mit den Patienten sprechen. Er ist womöglich etwas verständlicher und positiver konnotiert als „Case Management". Beachten Sie, dass in der „Selbstverpflichtung, sich für Ihre Genesung einzusetzen" (Arbeitsblatt 5 im Kapitel 3.9) und bei der Begrüßungsrunde und der Abschlussrunde in allen Sitzungen (Arbeitsblatt 1 im Kapitel 3.9) durchgehend von „Unterstützungsangeboten" die Rede ist.

Schwierige Fälle

- „Ich kriege es einfach nicht hin, diese Dinge zu erledigen, selbst wenn ich weiß, dass ich es tun sollte."
- „Ich habe weder Telefon, noch Babysitter, noch Geld – wie soll ich dahin kommen?"
- „Ich fühle mich total überrollt."
- „Ich habe nur schlechte Erfahrungen mit Ärzten gemacht; ich vertraue ihnen nicht mehr."
- „Klar werde ich es machen!" (aber der Patient kommt jede Woche wieder, ohne es getan zu haben).

Einführung in die Behandlung/Case Management – Materialien für den Therapeuten A/1

Jetzt handeln – Case Management-Strategien

Praktische Hinweise

Das allgemeine Credo von Case Management ist: „Je mehr, desto besser!" Die Teilnahme an zusätzlichen Maßnahmen wird der Genesung der Patienten sowohl gegenwärtig als auch im Zuge der Nachsorge zugute kommen, wenn die „Sicherheit finden"-Sitzungen beendet sind:

- **Legen Sie eine Materialsammlung an,** sortiert nach dem Case Management-Bedarf aus den Materialien für den Therapeuten B. Am einfachsten legen Sie einen Ordner mit Register für die einzelnen Unterpunkte „Wohnung", „berufliche Maßnahmen", „häusliche Gewalt", „Therapeuten" usw. an. Bauen Sie ein möglichst großes Netzwerk auf: Durchforsten Sie das Internet und die Gelben Seiten, fragen Sie Kollegen, finden Sie staatliche und lokale Einrichtungen und Telefonberatungen heraus, sprechen Sie mit einem Sozialarbeiter in Ihrer Nähe, der die Möglichkeiten vor Ort kennt. Lassen Sie sich Flyer und Prospekte professioneller Hilfseinrichtungen zuschicken. Legen Sie zusätzlich eine Liste aller Therapeuten an, auf die Sie verweisen können. Außerdem sollten Sie eine Liste mit Einrichtungen zur Entgiftung, Vor- und Nachsorge erstellen. Es ist eine riesige Zahl an Ressourcen verfügbar, wenn es auch etwas Mühe bedeutet, sie zusammenzustellen. Wenn Sie Ihr Materialbuch erst einmal angelegt haben, stellt es für Ihre weitere Arbeit einen unschätzbaren Wert dar und wird Ihnen später viel Zeit und Mühe ersparen.
- **Erkunden Sie sorgfältig die Bedürfnisse des Patienten,** indem Sie die Materialien für den Therapeuten B wie einen Interviewbogen benutzen. Stellen Sie so viele Fragen wie nötig, um herauszufinden, ob das jeweilige Case Management-Ziel bereits erreicht ist oder es noch weiterer Arbeit bedarf. Für die Wohnsituation könnten Sie beispielsweise fragen: „Haben Sie irgendwelche Wohnungsprobleme?", „Gibt es im Zusammenhang mit Ihrer jetzigen Wohnung Schwierigkeiten in Hinblick auf Ihre Sicherheit?" oder „Leben Sie mit jemandem zusammen, der abhängig von einem Suchtmittel ist?" Beachten Sie, dass es Situationen geben kann, in denen der Patient findet, das Ziel sei erreicht, Sie aber anderer Meinung sind. Beispielsweise ist es für ihn in Ordnung, mit einer abhängigen Person zusammenzuwohnen, Sie erachten das jedoch als „unsicher". Füllen Sie in diesem Fall den Bogen aus Ihrer Perspektive aus und notieren Sie, dass der betreffende Patient anderer Meinung ist.
- Verschaffen Sie sich **Gewissheit über den Versicherungsstatus des Patienten**, weil davon Überweisungen an andere Institutionen abhängen können.
- **Setzen Sie Schwerpunkte.** Kümmern Sie sich bei Patienten mit einer Vielzahl von Problembereichen zuerst um die wichtigsten, lebensbedrohlichen. Denken Sie an Maslows Hierarchie der Bedürfnisse (1970), wonach Nahrung und Obdach vor sozialen Beziehungen rangieren.
- **Geben Sie dem Patienten eine Liste** mit Anlaufstellen (Name und Telefonnummer) für jeden noch nicht abgedeckten Bereich, und greifen Sie dabei auf Ihr Materialbuch zurück. Am einfachsten schreiben Sie diese Liste auf das Arbeitsblatt „Selbstverpflichtung, sich für Ihre Genesung einzusetzen" (siehe Arbeitsblatt 5, im Kapitel 3.9), das der Patient mit nach Hause nimmt. Wenn Sie für einen bestimmten Bereich aktuell keine zuständige Stelle wissen, sagen Sie dem Patienten, dass Sie sich bis zur nächsten Sitzung darum kümmern werden.
- **Geben Sie dem Patienten verschiedene Möglichkeiten zur Auswahl**, ohne ihn zu überfordern. Zwei Hinweise für jedes Case Management-Ziel sollten für den Anfang genügen.

Einführung in die Behandlung/Case Management – Materialien für den Therapeuten A/2

- **Geben Sie dem Patienten Gründe** an die Hand, warum er das jeweilige Case Management-Ziel erreichen soll, z.B.: „Ein Einzeltherapeut kann dabei helfen, Ihre Chancen für eine Genesung zu erhöhen, weil er Sie zusätzlich unterstützt."
- **Setzen Sie Fristen.** Es spricht nichts dagegen, wenn der Patient sich nur um ein Ziel auf einmal kümmern kann, doch es sollte für das Erreichen des Ziels eine Frist geben, welcher der Patient zustimmt. Ohne festgelegtes Datum kann es passieren, dass der Patient von Woche zu Woche wiederkommt, ohne seine Ziele zu erreichen. Es liegt in der menschlichen Natur zu zaudern! Wenn möglich, setzen Sie das Enddatum für das jeweilige Ziel auf die nächste Sitzung.
- **Erkennen Sie praktische Hindernisse.** Einige Patienten haben mangels Auto keine Möglichkeit, Überweisungen an Fachärzte wahrzunehmen, haben kein Telefon oder keinen Babysitter. Es ist extrem wichtig, Lösungen für diese Hindernisse zu finden, auf welchem Weg auch immer. Zum Beispiel: „Könnten Sie das Telefon eines Nachbarn benutzen?" etc. Grundsätzlich gilt: Tun Sie alles Nötige, um das Problem zu lösen, aber innerhalb professioneller Grenzen.
- **Teilen Sie komplexe Ziele in kleine Schritte auf.** Wenn beispielsweise ein Patient seit Jahren nicht mehr beim Arzt war, sollte mit einer allgemeinärztlichen Untersuchung begonnen werden, danach der Zahnarzt, der Augenarzt usw.
- **Benutzen Sie die Materialien für den Therapeuten D** (Therapeuten-Checkliste für das Case Management) immer dann, wenn ein Patient seit der letzten Sitzung ein Case Management-Ziel nicht erreicht hat.
- **Bieten Sie** zusätzlich zu Ihrer Beratung **dem Patienten an, das Materialbuch** bei Bedarf am Anfang oder am Ende der Sitzung **selbst zu nutzen**, wenn er das möchte.
- **Verfolgen Sie die Fortschritte des Patienten bei jedem Ziel und in jeder Sitzung,** bis alle Case Management-Ziele erreicht sind. In jeder Sitzung ist das Case Management ein Teil der Begrüßungsrunde und der Abschlussrunde (wobei es hier „Unterstützungsangebote" genannt wird, s.o.). In vielen Fällen werden Sie dem Patienten fortwährend helfen müssen, emotionale Hindernisse zu beseitigen, um die jeweiligen Ziele während der Behandlung zu erreichen.
- **Setzen Sie bei Bedarf zusätzliche Case Management-Sitzungen im späteren Verlauf der Behandlung an.** Dies gilt für Patienten, die viel Bedarf haben oder Schwierigkeiten damit, ihre Case Management-Ziele zu erreichen.

Emotionale Aspekte

Abgesehen von einer Adressliste mit zusätzlichen Hilfsangeboten werden die meisten Patienten Hilfe brauchen, um emotionale Hindernisse bei der Inanspruchnahme solcher Dienste zu überwinden:

- **Finden Sie heraus, welche Ziele dem Patienten am wichtigsten sind, und konzentrieren Sie sich auf diese.** Die einzige Ausnahme von dieser Regel wäre ein extremer Notfall, der es nötig macht, dass Sie Ihre eigene Prioritätenliste zum Schutz des Patienten entwerfen. Ist er zum Beispiel akut suizidgefährdet, kann es nötig werden, dass Sie ihn auch gegen seinen Willen in eine Klinik überweisen.
- **Betonen Sie, dass jede Bewegung ein Fortschritt ist**, selbst in kleinen Schritten. Geben Sie nicht auf!
- **Ermutigen Sie Patienten, eine Kundenperspektive einzunehmen.** Die Patienten können so lange *probieren*, bis sie eine Behandlung gefunden haben, die sie wirklich hilfreich

Einführung in die Behandlung/Case Management – Materialien für den Therapeuten A/3

finden. Ermutigen Sie sie, verschiedene Angebote auszuprobieren, ohne sich ihnen gleich verpflichtet zu fühlen. Es funktioniert selten, Patienten zu einer Behandlung zu überreden, die sie nicht hilfreich finden. Das Gefühl, nicht verstanden oder unter Druck gesetzt zu werden, wäre insbesondere für Patienten mit PTBS und Abhängigkeitsproblematik, für die Kontrolle oft eines der Hauptthemen ist, kontraproduktiv. Beachten Sie auch das Thema „Unterstützungsangebote" für mehr Informationen zur klientenorientierten Therapie.

- **Beobachten Sie das Verhalten des Patienten,** seine Fähigkeit, Ziele zu erreichen – und bemessen Sie daran das Ausmaß Ihrer Interventionen. Was für Sie oder einige Patienten leicht erscheinen mag, kann anderen große Schwierigkeiten bereiten.
- **Behalten Sie im Hinterkopf, dass Patienten überfordert sein könnten** oder sich als Versager fühlen, wenn die Case Management-Ziele nicht konkret und realistisch sind. Schaffen Sie Erfolgserlebnisse, welche die Patienten in ihren Bemühungen stärken.
- **Seien Sie sensibel bei kulturellen, ethnischen und ideologischen Fragen**, die für einige Patienten eine Rolle spielen könnten. Sie könnten vor Therapieformen zurückschrecken, die ihnen nicht vertraut sind oder mit denen sie sogar schon negative Erlebnisse in vorherigen Behandlungen gemacht haben.
- **Halten Sie den Patienten dazu an,** sich möglichst rasch und nachdrücklich um das Erreichen seiner Case Management-Ziele zu kümmern. Es kann viel Arbeit kosten, Plätze in den jeweils erforderlichen Behandlungseinrichtungen zu bekommen. In jeder Woche sollten neue Ziele und Strategien eingebracht werden, bis der Patient in allen erforderlichen Programmen untergebracht ist.
- **Wenn Sie versuchen, eine besonders schwierige Überweisung an einen Experten durchzusetzen,** stellen Sie sich die Frage: „Wenn ein enger Verwandter dieser Hilfe bedürfte, wie würde ich vorgehen?"

Belange des Therapeuten

- **Betrachten Sie sich selbst als den primären Fallmanager** für jeden Patienten. Tun Sie dies auch dann, wenn der Patient bereits andere Therapeuten hat, denn viele Behandelnde haben nicht die Zeit, die Erfahrung und den Willen, mit ihren Patienten an Case Management-Zielen zu arbeiten, und oft werden die Patienten auf diesem Gebiet nur unzureichend oder gar nicht beraten. Halten Sie selbst dann, wenn der Patient bereits einen anderen Ansprechpartner für Case Management hat, engen Kontakt zu ihm, verfolgen Sie aufmerksam seine Fortschritte und bieten Sie bei Bedarf Ihre Hilfe an.
- **Einige Therapeuten haben gelernt, ihre Therapie so durchzuführen, dass sie sich eher zurücknehmen und der Patient selbst aktiv werden soll.** Das Case Management unterscheidet sich grundlegend von diesem Ansatz. Es geht davon aus, dass die Patienten zusätzlich viel Hilfe und Unterstützung durch den Therapeuten benötigen, um ihre Ziele zu erreichen. Oftmals haben Patienten mit schwieriger Vorgeschichte nie gelernt, wie sie sich Hilfe holen können und fühlen sich hinsichtlich ihres eigenen Schicksals vollkommen ausgeliefert. Darum sollte nach der hier verfolgten Strategie Case Management für alle Bereiche des Lebens angestrebt werden, es sei denn, legitime Gründe sprechen dagegen (z.B. eine Pharmakotherapie kann aufgrund einer Schwangerschaft nicht begonnen werden).
- **Überprüfen Sie, dass Sie den Patienten nicht zu Dingen auffordern, die Sie selbst nicht verstehen oder kennen.** Sich in Bereichen wie dem Sozialsystem, Krankenhausverwaltungen oder staatlichen Einrichtungen zurechtzufinden, erfordert viel Kompetenz

Einführung in die Behandlung/Case Management – Materialien für den Therapeuten A/4

und Mühe. Bei dem Versuch herauszufinden, ob z.B. Anspruch auf Sozialleistungen besteht, kann der Patient in endlose Telefonschleifen geraten und schließlich aus Frustration aufgeben. Wären die Patienten in der Lage, sich in den vielfältigen Hilfesystemen durchzusetzen, hätten sie selbst schon längst die Hilfe gefunden, die sie brauchen. Wenn Sie selbst keine Antwort auf eine bestimmte Frage haben, so führen Sie während der Therapie gemeinsam mit dem Patienten exemplarisch Telefonate durch, um zu demonstrieren, wie so etwas abläuft und zugleich die gesuchten Informationen zu bekommen. Alternativ können Sie dem Patienten in Aussicht stellen, sich bis zur nächsten Sitzung darum zu bemühen (z.B. indem Sie Kollegen um Rat fragen). Wenn Sie Sozialarbeiter kennen, die im Case Management geschult sind, können Sie den Patienten auch an diese verweisen. Sie können ein gutes Rollenmodell für Findigkeit und Integrität sein, wenn Sie nicht aufgeben, wenn Sie auf lokale und überregionale Ressourcen zurückgreifen und alle verfügbaren Mittel nutzen, für den Patienten Hilfe zu finden. Der schlimmste Fehler wäre, die Patienten zur eigenen Suche nach Hilfe anzuregen, ohne ihnen entsprechende Namen und Telefonnummern an die Hand zu geben. Dadurch würde die verwirrende und wenig hilfreiche Botschaft transportiert: „Tu was ich sage, auch wenn ich es selbst nicht so mache."

- **Erfolgreiches Case Management erfordert einen beharrlichen, kreativen und auf die Bedürfnisse des Patienten eingehenden Therapeuten.** Es mag Ihnen helfen, sich in die Rolle eines Elternteils zu versetzen und sich vorzustellen, dass der Patient eine unterstützende Beratung braucht, die weder bevormundend noch zu passiv sein darf. Viele Patienten hatten niemals jemanden, der ihnen geholfen hat, weshalb sie eine effektive Begleitung brauchen.

Einführung in die Behandlung/Case Management – Materialien für den Therapeuten B/1

Erfassung des Case Management-Bedarfs des Patienten durch den Therapeuten

Patient: __________________ Therapeut: ____________________ Datum: ____________

Wohnort des Patienten: ____________________ Versicherung: ______________________

Bitte beachten Sie: Am Ende dieses Formulars gibt es einen Abschnitt „Case Management-Bedarf des Patienten“, den die Patienten vor der Sitzung ausfüllen können, um ihre Bedarfsschwerpunkte herauszufinden. Nichtsdestotrotz ist es wichtig, dass der Therapeut zusätzlich jedes Ziel persönlich ermittelt, da den Patienten möglicherweise einige Bedarfsfelder nicht bewusst sind.

1. Wohnsituation

Ziel Stabile und sichere Lebenssituation

Bemerkung Problematische Lebenssituationen umfassen Kurzzeitunterkünfte, Wohnen mit substanzabhängigen Personen, unsichere Wohngegend, Situationen mit häuslicher Gewalt.

Status

- Wenn das Ziel bereits erreicht ist, haken Sie es hier ab ☐ und geben Sie eine kurze Erklärung ab ______________________________________
- Wenn das Ziel noch nicht erreicht ist, kennzeichnen Sie es hier ☐ und füllen Sie den Bogen „Case Management-Ziele“ aus (Materialien für den Therapeuten C).

2. Individuelle Psychotherapie

Ziel Eine Behandlung, die der Patient hilfreich findet

Bemerkung Versuchen Sie, jedem Patienten eine Einzeltherapie zu vermitteln. Erfragen Sie, ob der Patient bestimmte Präferenzen hat (z.B. bezüglich Geschlecht, Art des Therpieverfahrens, etc.).

Status

- Wenn das Ziel bereits erreicht ist, haken Sie es hier ab ☐ und geben Sie eine kurze Erklärung ab ______________________________________
- Wenn das Ziel noch nicht erreicht ist, kennzeichnen Sie es hier ☐ und füllen Sie den Bogen „Case Management-Ziele“ aus (Materialien für den Therapeuten C).

3. Psychiatrische Medikation

Ziel Eine Behandlung, die der Patient gegen die psychiatrischen Symptome hilfreich findet (z.B. Depression, Schlafprobleme) und/oder die Abhängigkeit (z.B. Acamprosat, Naltrexon bei starkem Craving)

Bemerkung Wenn der Patient nie psychopharmakologisch eingestellt wurde, ist dies dringend nachzuholen, es sei denn, der Patient hat ernsthafte Einwände dagegen. Doch selbst in diesem Fall sind Einschätzung und Beratung vor einer Entscheidung hilfreich.

Einführung in die Behandlung/Case Management – Materialien für den Therapeuten B/2

Status	• Wenn das Ziel bereits erreicht ist, haken Sie es hier ab ☐ und geben Sie eine kurze Erklärung ab ____________ • Wenn das Ziel noch nicht erreicht ist, kennzeichnen Sie es hier ☐ und füllen Sie den Bogen „Case Management-Ziele" aus (Materialien für den Therapeuten C).
	4. HIV-Test/Beratung
Ziel	So bald wie möglich einen Test zu machen, es sei denn, innerhalb der vergangenen sechs Monate wurde ein Test durchgeführt, und seitdem gab es keine riskanten Verhaltensweisen mehr. Ein Patient mit HIV-Risiko, der sich nicht beraten und testen lassen möchte, sollte unbedingt eine Einzelsitzung mit dem Therapeuten erhalten, um die Hintergründe abzuklären und ermutigt zu werden.
Bemerkung	Für eine Liste von HIV/Aids-Hilfseinrichtungen siehe auch unter „Unterstützungsangebote".
Status	• Wenn das Ziel bereits erreicht ist, haken Sie es hier ab ☐ und geben Sie eine kurze Erklärung ab ____________ • Wenn das Ziel noch nicht erreicht ist, kennzeichnen Sie es hier ☐ und füllen Sie den Bogen „Case Management-Ziele" aus (Materialien für den Therapeuten C).
	5. Arbeit/Freiwillige Arbeit/Schulung
Ziel	Mindestens zehn Stunden pro Woche sollten produktiv gestaltet werden.
Bemerkung	Wenn ein Patient dazu nicht in der Lage ist, veranlassen Sie ihn dazu, einen Wochenplan mit konstruktiven Aktivitäten außerhalb des Hauses zu erstellen und mitzubringen (z.B. Bibliothek, Fitnessstudio). Mehr dazu unter „Würdigung der eigenen Zeit".
Status	• Wenn das Ziel bereits erreicht ist, haken Sie es hier ab ☐ und geben Sie eine kurze Erklärung ab ____________ • Wenn das Ziel noch nicht erreicht ist, kennzeichnen Sie es hier ☐ und füllen Sie den Bogen „Case Management-Ziele" aus (Materialien für den Therapeuten C).
	6. Selbsthilfegruppen/Gruppentherapie
Ziel	So viele Gruppenangebote wahrzunehmen wie der Patient bereit ist
Bemerkung	Finden Sie die jeweiligen Vorlieben der Patienten heraus und ziehen Sie ein breites Feld an Möglichkeiten in Betracht (z. B. Doppel-Diagnose-Gruppen oder Frauengruppen). Geben Sie dem Patienten eine Liste örtlicher Selbsthilfegruppen (z. B. AA), ermutigen Sie ihn nach Kräften. Bestehen Sie aber nicht auf der Teilnahme an Selbsthilfegruppen und vermeiden Sie negative Urteile, wenn ein Patient nicht teilnehmen möchte. Mehr dazu unter „Wenn Substanzen Sie beherrschen".

Einführung in die Behandlung/Case Management – Materialien für den Therapeuten B/3

Status	• Wenn das Ziel bereits erreicht ist, haken Sie es hier ab ☐ und geben Sie eine kurze Erklärung ab __________ • Wenn das Ziel noch nicht erreicht ist, kennzeichnen Sie es hier ☐ und füllen Sie den Bogen „Case Management-Ziele" aus (Materialien für den Therapeuten C).
	7. Tagesklinische Behandlung
Ziel	Falls sinnvoll und abhängig von der Beeinträchtigung des Patienten, davon, ob er in der Lage ist, ein solches Angebot für sich zu nutzen und dem Zeitplan des Patienten
Bemerkung	Finden Sie heraus, ob es ein spezielles tagesklinisches Programm für den jeweiligen Patienten gibt (z.B. eine Tagesklinik für PTBS- oder Suchtpatienten). Vermitteln Sie dem Patienten keine Behandlung, wenn er in der Lage ist, seinen Alltag (Job, Ausbildung, Freiwilligenarbeit) zu bewältigen, da es im Allgemeinen besser ist, die Patienten in ihrem gewohnten Arbeitskontext zu belassen. Für Teilzeitarbeitende mag es dennoch möglich sein, ein geeignetes Programm zu finden.
Status	• Wenn das Ziel bereits erreicht ist, haken Sie es hier ab ☐ und geben Sie eine kurze Erklärung ab __________ • Wenn das Ziel noch nicht erreicht ist, kennzeichnen Sie es hier ☐ und füllen Sie den Bogen „Case Management-Ziele" aus (Materialien für den Therapeuten C).
	8. Entgiftung/stationäre Versorgung
Ziel	Ein angemessenes Versorgungsniveau erreichen
Bemerkung	Entgiftung ist nötig, wenn der Substanzmissbrauch des Patienten so ausgeprägt ist, dass er eine ernsthafte Gefahr darstellt (z.B. bei Suizidgefahr, schweren Gesundheitsproblemen durch die Substanz, wenn Entzugssymptome [z.B. bei Alkohol- oder Schmerzmittelabhängigkeit] ärztlich beaufsichtigt werden müssen). Wenn der Patient zwar nicht in akuter Gefahr ist, jedoch von dem Suchtmittel nicht loskommt, kann eine Entgiftung sinnvoll sein, muss es aber nicht notwendigerweise. Vielen Patienten gelingt es, während der Entgiftung ohne die Substanz auszukommen, aber in ihrem Alltag fallen sie sofort wieder zurück in den Substanzkonsum. Für diese Patienten sind in der Regel adäquate ambulante Therapien zu bevorzugen. Eine ausführliche Suchtanamnese (z.B. über die Zahl der bisher durchgeführten Entzüge und deren Wirkung) kann die Entscheidung erleichtern. Stationäre Versorgung ist normalerweise indiziert, wenn der Patient akut selbst- oder fremdgefährdend ist (nicht grundsätzlich bei Suizid- oder fremdaggressiven Gedanken, sondern z.B. bei einem konkreten Plan, einer Absicht oder fehlender Absprachefähigkeit), oder wenn andere Symptome die Funktionsfähigkeit des Patienten stark einschränken (wenn z.B. eine Mutter wegen psychotischer Symptome ihr Kind nicht mehr versorgen kann). Unter bestimmten Umständen muss ein Patient vielleicht zwangseingewiesen werden. Suchen Sie sich Supervision und Rechtsberatung zu diesem Thema.

Einführung in die Behandlung/Case Management – Materialien für den Therapeuten B/4

Status	• Wenn das Ziel bereits erreicht ist, haken Sie es hier ab ☐ und geben Sie eine kurze Erklärung ab ______ • Wenn das Ziel noch nicht erreicht ist, kennzeichnen Sie es hier ☐ und füllen Sie den Bogen „Case Management-Ziele“ aus (Materialien für den Therapeuten C).
9. Elternschaft/Hilfe für die Kinder	
Ziel	Wenn der Patient Kinder hat, fragen Sie ihn nach: (a) Erziehungsschulung und (b) Kontakten, um den Kindern Behandlung, Betreuung und Gesundheitsversorgung zu vermitteln.
Bemerkung	Sie können auch vorsichtig danach fragen, ob die Kinder gegenwärtig missbraucht oder vernachlässigt werden. Ist dies der Fall, sind Sie gesetzlich verpflichtet, dies bei der zuständigen Behörde (z.B. Jugendamt) zu melden. Das gleiche gilt für Missbrauch und Vernachlässigung älterer Menschen.
Status	• Wenn das Ziel bereits erreicht ist, haken Sie es hier ab ☐ und geben Sie eine kurze Erklärung ab ______ • Wenn das Ziel noch nicht erreicht ist, kennzeichnen Sie es hier☐ und füllen Sie den Bogen „Case Management-Ziele“ aus (Materialien für den Therapeuten C).
10. Medizinische Versorgung	
Ziel	Jährliche Untersuchungen beim (1) Allgemeinmediziner, (2) Augenarzt, (3) Zahnarzt, (4) Gynäkologen (für Frauen) und angemessene Verhütung sowie Vorbeugung sexuell übertragbarer Krankheiten
Bemerkung	Darüber hinaus gehende medizinische Versorgung kann im Falle spezieller Erkrankungen der Patienten erforderlich werden.
Status	• Wenn das Ziel bereits erreicht ist, haken Sie es hier ab ☐ und geben Sie eine kurze Erklärung ab ______ • Wenn das Ziel noch nicht erreicht ist, kennzeichnen Sie es hier ☐ und füllen Sie den Bogen „Case Management-Ziele“ aus (Materialien für den Therapeuten C).
11. Finanzielle Belange (z.B. Schulden, Anspruch auf Sozialleistungen)	
Ziel	Krankenversicherung und angemessene finanzielle Ausstattung für tägliche Bedürfnisse
Bemerkung	Es ist äußerst wichtig, dem Patienten bei Bedarf zu helfen, Sozialleistungen zu beantragen. Möglicherweise braucht er Hilfe beim Ausfüllen entsprechender Formulare. Wenn er viel Unterstützung braucht, können Sie diese Aufgabe auch an einen Sozialarbeiter oder andere Professionelle auf diesem Gebiet delegieren. Angesichts der mitunter ausgeprägten Bürokratie von Versicherungen und staatlichen Behörden sind Patienten nicht immer imstande, dies allein zu bewältigen. Wenn der Patient Kinder hat, muss geprüft werden, ob auch sie anspruchsberechtigt sind. Gegebenenfalls ist zusätzlich der Krankenversichertenstatus zu klären.

Einführung in die Behandlung/Case Management – Materialien für den Therapeuten B/5

Status	• Wenn das Ziel bereits erreicht ist, haken Sie es hier ab ☐ und geben Sie eine kurze Erklärung ab ________ • Wenn das Ziel noch nicht erreicht ist, kennzeichnen Sie es hier ☐ und füllen Sie den Bogen „Case Management-Ziele" aus (Materialien für den Therapeuten C).
12. Freizeit	
Ziel	Mindestens zwei Stunden pro Tag sollten sicheren Freizeitaktivitäten gewidmet werden.
Bemerkung	Freizeit schließt Kontakte mit vertrauenswürdigen Menschen, Hobbies, Sport, Ausflüge, Kino etc. ein. Einige Patienten sind durch ihre Verantwortung so überfordert, dass sie sich keine Zeit für sich selbst nehmen. Angemessene Freizeitgestaltung ist Voraussetzung für einen gesunden Lebensstil. Siehe hierzu auch die Sitzung „Sich eine Freude machen".
Status	• Wenn das Ziel bereits erreicht ist, haken Sie es hier ab ☐ und geben Sie eine kurze Erklärung ab ________ • Wenn das Ziel noch nicht erreicht ist, kennzeichnen Sie es hier ☐ und füllen Sie den Bogen „Case Management-Ziele" aus (Materialien für den Therapeuten C).
13. Häusliche Gewalt/Missbrauchsverhältnisse	
Ziel	Freiheit von häuslicher Gewalt und Missbrauch
Bemerkung	Bedenken Sie immer, dass es extrem schwierig sein kann, den Patienten dazu zu bewegen, sich aus einer Situation mit häuslicher Gewalt zu lösen. Lassen Sie sich von einem Supervisor und/oder bei einer Telefonhotline für häusliche Gewalt beraten (siehe auch „Unterstützungsangebote").
Status	• Wenn das Ziel bereits erreicht ist, haken Sie es hier ab ☐ und geben Sie eine kurze Erklärung ab ________ • Wenn das Ziel noch nicht erreicht ist, kennzei_chnen Sie es hier ☐ und füllen Sie den Bogen „Case Management-Ziel" aus (Materialien für den Therapeuten C).
14. Gewalttätige Impulse gegen sich und andere (z. B. Suizid, Mord)	
Ziel	Abwesenheit von Selbst- oder Fremdgefährdung, falls gewalttätige Impulse vorliegen, in Form eines klaren und spezifischen Sicherheitsplanes dagegen angehen.
Bemerkung	Viele Patienten haben Gedanken, sich selbst oder anderen etwas anzutun. Um herauszubekommen, wie konkret diese Gedanken sind und wie ggf. mit ernsthaften Handlungsabsichten umzugehen ist, siehe Kapitel 3.7. Zum Thema Sicherheitsplan siehe die Sitzung „Rote und grüne Signale", und für einen Sicherheitsvertrag zur Prävention von Gewalt gegen sich selbst und andere siehe Sitzung „Heilung von Wut".
Status	• Wenn das Ziel bereits erreicht ist, haken Sie es hier ab ☐ und geben Sie eine kurze Erklärung ab ________ • Wenn das Ziel noch nicht erreicht ist, kennzeichnen Sie es hier ☐ und füllen Sie den Bogen „Case Management-Ziele" aus (Materialien für den Therapeuten C).

Einführung in die Behandlung/Case Management – Materialien für den Therapeuten B/6

15. Alternative Behandlungen (z. B. Akupunktur, Meditation)	
Ziel	Der Patient hat Informationen über alternative Methoden, die hilfreich sein könnten.
Bemerkung	Die Patienten sollten darüber informiert werden, dass einige Leute auch in einem frühen Stadium der Besserung von Akupunktur, Meditation und anderen alternativen Methoden profitieren. Versuchen Sie, lokale Kontakte zu entsprechenden Anbietern herzustellen.
Status	• Wenn das Ziel bereits erreicht ist, haken Sie es hier ab ☐ und geben Sie eine kurze Erklärung ab ______ • Wenn das Ziel noch nicht erreicht ist, kennzeichnen Sie es hier ☐ und füllen Sie den Bogen „Case Management-Ziele" aus (Materialien für den Therapeuten C).
16. Selbsthilfebücher und -materialien	
Ziel	Den Patienten sollten ein bis zwei Vorschläge für Selbsthilfeliteratur unterbreitet werden (und/oder andere Materialien wie CDs, hilfreiche Internetseiten, etc.).
Bemerkung	Alle Patienten sollten dazu angeregt werden, außerhalb der Therapiesitzungen so viele Selbsthilfematerialien wie möglich zu nutzen. Patienten, die nicht gerne lesen, können alternativ CDs oder Hörkassetten nutzen. Selbsthilfe kann auf PTBS, Abhängigkeit und andere Lebensprobleme (Weiterbildung, Kindererziehung, Partnerschaften, Freizeitaktivitäten und medizinische Probleme) abzielen.
Status	• Wenn das Ziel bereits erreicht ist, haken Sie es hier ab ☐ und geben Sie eine kurze Erklärung ab ______ • Wenn das Ziel noch nicht erreicht ist, kennzeichnen Sie es hier ☐ und füllen Sie den Bogen „Case Management-Ziele" aus (Materialien für den Therapeuten C).
17. Zusätzliches Ziel: ______	
Ziel	
Bemerkung	

Beachten Sie, dass einige Therapeuten die Patienten den Fragebogen auf der nächsten Seite ausfüllen lassen möchten, bevor sie die Befragung durchführen.

Einführung in die Behandlung/Case Management – Materialien für den Therapeuten B/7

Case Management-Bedarf des Patienten

Benötigen Sie Hilfe in einem der folgenden Bereiche?

1. Wohnung	☐ Ja	☐ Nein	☐ Vielleicht
2. Individuelle Psychotherapie	☐ Ja	☐ Nein	☐ Vielleicht
3. Psychopharmaka	☐ Ja	☐ Nein	☐ Vielleicht
4. HIV-Test/Beratung	☐ Ja	☐ Nein	☐ Vielleicht
5. Arbeit/Freiwillenarbeit/Ausbildung	☐ Ja	☐ Nein	☐ Vielleicht
6. Selbsthilfegruppen/Gruppentherapie	☐ Ja	☐ Nein	☐ Vielleicht
7. Tagesklinische Behandlung	☐ Ja	☐ Nein	☐ Vielleicht
8. Entgiftung	☐ Ja	☐ Nein	☐ Vielleicht
9. Kindererziehung/Fürsorge für Kinder	☐ Ja	☐ Nein	☐ Vielleicht
10. Medizinische Versorgung	☐ Ja	☐ Nein	☐ Vielleicht
11. Finanzielle Unterstützung (Verpflegung, medizinische Versorgung)	☐ Ja	☐ Nein	☐ Vielleicht
12. Freizeit	☐ Ja	☐ Nein	☐ Vielleicht
13. Häusliche Gewalt/Missbrauch	☐ Ja	☐ Nein	☐ Vielleicht
14. Impulse, sich oder andere zu verletzen (z. B. Selbstmord-/Mordimpulse)	☐ Ja	☐ Nein	☐ Vielleicht
15. Alternative Behandlungen (z. B. Akupunktur, Meditation)	☐ Ja	☐ Nein	☐ Vielleicht
16. Selbsthilfebücher und -materialien	☐ Ja	☐ Nein	☐ Vielleicht
17. Anderes: ______________________________	☐ Ja	☐ Nein	☐ Vielleicht

Einführung in die Behandlung/Case Management – Materialien für den Therapeuten C/1

Formular für die Case Management-Ziele
Patient: ____________________ Therapeut: ____________________ Datum: __________
Case Management-Ziel:
Beschreibung der aktuellen Situation:
Liste der Kontaktadressen, die der Patient erhalten hat, etwaige Termine und ggf. Frist bis zur Kontaktaufnahme:
Wie ist die Motivation des Patienten, dieses Ziel zu erreichen?
Emotionale Hindernisse, welche dem Erreichen des Ziels im Wege stehen (und Strategien dagegen):
Aufgaben des Therapeuten in der weiteren Arbeit an diesem Ziel:
Weiterer Verlauf (Datum/Aktualisierung):
Weiterer Verlauf (Datum/Aktualisierung):
Weiterer Verlauf (Datum/Aktualisierung):
Abschluss, wenn das Ziel vollständig erreicht ist: _____________ Datum: ______________
Hinweis: *Fügen Sie weitere Blätter hinzu, wenn mehr Verlaufsvermerke und Aktualisierungen erforderlich werden.*

Einführung in die Behandlung/Case Management – Materialien für den Therapeuten C/2

Formular für die Case Management-Ziele – Beispiel

Patient: ______V. M.__________ Therapeut: ______F. P.__________ Datum: ____30.06.06________

Case Management-Ziel:
Wohnsituation

Beschreibung der aktuellen Situation:
Die Patientin lebt zusammen mit ihrem kokainabhängigen Ehemann. Abgesehen davon keine Probleme bzgl. der Wohnsituation (lebt fest in einer Wohnung).

Liste der Kontaktadressen, die der Patient erhalten hat, etwaige Termine und ggf. Frist bis zur Kontaktaufnahme:

1. Am 18.06.06 der Patientin eine Liste lokaler AA-Gruppen gegeben, um dort Unterstützung zu suchen. Sie sagte, bis Ende des Monats mindestens einen Termin dort wahrnehmen zu wollen.
2. Patientin dazu aufgefordert:

a. ihren Mann zu bitten, nicht in ihrer Umgebung Kokain zu konsumieren,
b. ihren Mann zu bitten, das Kokain in einer geschlossenen Schachtel aufzubewahren, damit sie keinen Zugang dazu hat.

Sie sagte, dies bis zur nächsten Sitzung am 25.06.06 umsetzen zu wollen.

Wie ist die Motivation des Patienten, dieses Ziel zu erreichen?
Die Patientin möchte Wege finden, weniger durch ihren Mann in Versuchungssituationen gebracht zu werden, weiß aber nicht wie. Sie sagt, der Ehemann wolle ihr helfen, und es gebe keine häusliche Gewalt zwischen ihnen.

Emotionale Hindernisse, welche dem Erreichen des Ziels im Wege stehen (und Strategien dagegen):

1. Die Patientin hat etwas Angst vor Gruppen und ist sich nicht sicher, ob AA gut für sie ist, will es aber ausprobieren.
2. Sie ist unsicher, ob der Ehemann ihren Bitten folgt. Ich schlug ihr vor, wir könnten dies auch in einem gemeinsamen Treffen mit dem Mann diskutieren, oder einen Familientherapeuten zu Rate ziehen, wenn er ihren Wünschen nicht nachkommt.

Aufgaben des Therapeuten in der weiteren Arbeit an diesem Ziel:
Wenn es erforderlich wird, die Patientin an einen Familientherapeuten zu überweisen, muss die Finanzierung geklärt werden.

Weiterer Verlauf (Datum/Aktualisierung):
02.07.06:

1. Die Patientin war nicht bei AA, weil sie krank war, sagt aber, dass sie bis zum 09.07. hingehen wird.
2. Die Patientin bat ihren Mann um (a) und (b) (siehe oben), und sagt, er habe nicht verstanden, warum er das jeweils Gewünschte tun solle. Die Patientin glaubt nicht, dass sie das Verhalten ihres Mannes ändern kann, aber ist bereit zu einem Treffen zu dritt und glaubt auch, dass der Mann mitkommen würde. Festlegung dieses Treffens auf den 12.07.

Weiterer Verlauf (Datum/Aktualisierung):
12.07.06:

1. Die Patientin war bei AA und ist bereit, einmal pro Monat dort hinzugehen.
2. Es fand das gemeinsame Treffen mit der Patientin und dem Ehemann statt. Er unterzeichnete eine Vereinbarung, dass er sowohl (a) als auch (b) tun wolle; die Patientin wird ihm entgegenkommen, indem sie die verschließbare Kiste für das Kokain besorgt.

Weiterer Verlauf (Datum/Aktualisierung):
19.07.06:
Die Patientin sagt, das Ziel sei erreicht; der Ehemann würde (a) und (b) befolgen. Nichtsdestotrotz wünschen sie sich eine Überweisung an einen Familientherapeuten. Ich gab ihr zwei Namen, bei denen sie es versuchen soll (Dr. Müller und Dr. Meier).

Abschluss, wenn das Ziel vollständig erreicht ist: _____√__________ Datum: ____19.07.________

Hinweis: *Fügen Sie weitere Blätter hinzu, wenn mehr Verlaufsvermerke und Aktualisierungen erforderlich werden.*

Einführung in die Behandlung/Case Management – Materialien für den Therapeuten D

Therapeuten-Checkliste für das Case Management

Wenn ein Patient es nicht geschafft hat, sein Case Management-Ziel bis zur ersten vereinbarten Frist zu erreichen, prüfen Sie, ob Sie Folgendes versucht haben:

- □ Haben Sie den Patienten gebeten, die Kontaktadresse vor, während oder nach der Sitzung anzurufen und ein Telefon dafür angeboten?
- □ Haben Sie im Rollenspiel geübt, was der Patient am Telefon sagen könnte?
- □ Haben Sie versucht, dem Patienten eine Frist (z.B. von 24 Stunden) zu setzen?
- □ Haben Sie den Patienten gebeten, täglich eine kurze Nachricht für Sie auf dem Anrufbeantworter zu hinterlassen, vor dem Hintergrund, dass sie gern erfahren würden, wie es dem Patienten geht, ohne dass Sie ihn zurückrufen müssen? Für viele Patienten ist dies sehr unterstützend und gibt ihnen einen äußeren Anreiz, sich um ihr Ziel zu bemühen.
- □ Telefonieren Sie mit den anderen Therapeuten des Patienten, um Maßnahmen zum Erreichen des Ziels zu koordinieren. Anmerkung: Vergewissern Sie sich, dass der Patient damit einverstanden ist. Es ist nicht zulässig, ohne das schriftliche Einverständnis der Patienten Kontakt zu anderen Behandelnden aufzunehmen.
- □ Fragen Sie den Patienten nach praktischen Hindernissen, die ihn am Erreichen des Ziels hindern. Fragen Sie ihn nach den folgenden Punkten und helfen Sie ihm gegebenenfalls.
- □ Ist unklar, wen er anrufen oder wohin er gehen soll?
- □ Gibt es keine Fahrmöglichkeit?
- □ Kommt niemand mit?
- □ Hat der Patient kein Telefon, um Anrufe empfangen zu können?
- □ Hat er Angst, mit jemandem in Konflikt zu geraten (z.B. missbrauchender Partner)?
- □ Hat er keine Zeit, das Ziel zu realisieren?
- □ Fehlt ein Babysitter?
- □ Sind Sie sicher, dass der Patient dieses Ziel tatsächlich erreichen will? Legen Sie anderenfalls ein Ziel fest, an dem er wirklich interessiert ist.
- □ Haben Sie die Zielsituation einmal Schritt für Schritt in Gedanken durchexerziert und besprochen, was genau für das Erreichen eines bestimmten Ziels getan werden muss?
- □ Haben Sie den Patienten aufgefordert, folgendes Gedankenexperiment zu machen: Wenn er am Nutzen eines Case Management-Ziels zweifelt, soll er die Frage beantworten „Wie hilfreich wird das Erreichen des Ziels auf einer Skala von 1 bis 10 sein (10 ist „extrem hilfreich")?" Und auch, wenn es nicht hilfreich war, können Sie fragen „Wie gut fühlen Sie sich damit, dass Sie das Ziel erreicht haben (auf einer Skala von 1 bis 10)?"
- □ Haben Sie dem Patienten das Ziel mitsamt der entsprechenden Telefonnummer und der Frist in schriftlicher Form ausgehändigt, um sicherzugehen, dass es nicht in Vergessenheit gerät? Zusätzlich können Sie den Patienten auffordern, sich diesen Erinnerungszettel an den Kühlschrank oder auf das Handschuhfach des Autos zu heften.
- □ Haben Sie dem Patienten vorgeschlagen, sich eine Belohnung ausdenken, die er sich selbst nach Erreichen des Ziels machen kann (z.B. ein Kinobesuch, eine Tafel Schokolade, ein halber Tag Urlaub)?
- □ Haben Sie sich in jeder Sitzung nach dem Vorankommen in Hinblick auf dieses Ziel erkundigt?
- □ Haben Sie in Betracht gezogen, ein Familienmitglied des Patienten zur Unterstützung bei diesem Ziel einzuladen? Eventuell kann dieser Angehörige mit Erlaubnis des Patienten auch an einer Sitzung teilnehmen.
- □ Haben Sie versucht, die Aufgabe in kleinere Schritte zu untergliedern?
- □ Haben Sie dem Patienten vorgeschlagen, vor einem Termin frühzeitig an dem Ort vorbeizufahren, um sicherzustellen, dass er den Weg findet?
- □ Haben Sie sich mit einem Kollegen oder Supervisor beraten?
- □ Haben Sie versucht, zusätzliche Informationen zu bekommen, die die Zusammenarbeit mit dem Patienten an diesem Ziel erleichtern (z.B. Telefonberatung, staatliche Einrichtungen, Fachbücher?)

Einführung in die Behandlung/Case Management – Arbeitsblatt 1/1

Informationen über „Sicherheit finden“

„Es ist nie zu spät, das zu sein,
was Du hättest sein können.“

George Eliot (Britischer Schriftsteller, 19. Jh.)

Um welche Art von Behandlung handelt es sich bei dem Programm „Sicherheit finden“?

Die Behandlung ist auf Patienten zugeschnitten, die an einer Substanzabhängigkeit leiden und sehr belastende, „traumatische“ Erfahrungen gemacht haben. „Trauma“ bedeutet, dass jemand ein schwerwiegendes Lebensereignis wie körperlichen oder seelischen Missbrauch, einen Autounfall oder eine Naturkatastrophe erlitten hat. Viele Männer und die meisten Frauen, die Substanzen konsumieren, haben früher in ihrem Leben ein Trauma erlitten. Einige Menschen entwickeln in Folge ihres Traumas eine Posttraumatische Belastungsstörung (PTBS). Sie werden im Rahmen der Behandlung mehr darüber erfahren.

Das Programm beinhaltet 25 Themenbereiche, die im Laufe der Behandlung angesprochen werden können. Es handelt sich um eine „integrierte Behandlung“, d.h. am Trauma und an der Sucht wird gleichzeitig gearbeitet, um die bestmögliche Genesung zu erreichen. Das Konzept wurde 1993 an der Medizinischen Fakultät der Universität Harvard und einem weiteren Krankenhaus in den USA entwickelt.

Warum heißt das Programm „Sicherheit finden“?

Das erste Ziel der Behandlung besteht darin, dass Sie Sicherheit erlangen. Das schließt folgende Fähigkeiten ein:

- Umgang mit Symptomen des Traumas wie z.B. Flashbacks (Gefühl des erneuten Durchlebens der traumatischen Situation), Alpträumen und negativen Gefühlen.
- Ein Leben ohne Substanzkonsum.
- Gut Sorge für sich selbst zu tragen (wie z.B. regelmäßige ärztliche Untersuchungen und gesunde Ernährung).
- Verlässliche Personen zu finden, die Sie unterstützen.
- Befreiung aus häuslicher Gewalt oder Missbrauch.
- Selbstschädigende Handlungen zu verhindern (Schneiden, Suizidimpulse, ungeschützter Geschlechtsverkehr).
- Wege zu finden, sich gut zu fühlen und das Leben zu genießen.

Sie können auch selbst noch einmal überlegen, was Sicherheit für Sie persönlich bedeutet.

Selbstachtung aufbauen

Viele Menschen mit PTBS und Substanzkonsum finden es schwer, sich selbst zu mögen – insbesondere dann, wenn die Sucht und das Trauma schon lange bestehen. Vielleicht haben Sie das Gefühl, sich selbst nie richtig kennengelernt oder sich irgendwo vor langer Zeit verloren zu haben. Diese Behandlung versucht, Ihnen dabei zu helfen, sich selbst zu verstehen, eine neue Identität als jemand zu entwickeln, der erfolgreich sein Leben meistert, und zu respektieren, wer Sie sind.

Einführung in die Behandlung/Case Management – Arbeitsblatt 1/2

Welches sind die Themen der Behandlung?

Mit jedem der 25 Themen wird die Strategie verfolgt, Ihnen sowohl im Umgang mit der Sucht als auch mit den Traumafolgen zu helfen. Beispiele für die Themen sind: „Ehrlichkeit", „Um Hilfe bitten", „Grenzen setzen in Beziehungen", „Gut für sich sorgen", „Mitgefühl", „Sich Bedeutungen erschließen", „Würdigung der eigenen Zeit", „Andere dazu bringen, Ihre Genesung zu unterstützen" und „Unterstützungsangebote".

Die Behandlung ist zu gleichen Teilen in Verhaltens-, kognitive und interpersonelle Themen gegliedert. „Verhalten" bezieht sich auf Ihre *Handlungen*, „kognitiv" auf Ihr *Denken* und „interpersonell" auf Ihre *Beziehungen zu anderen*. Der Ansatz heißt daher in der Fachsprache „kognitiv-verhaltenstherapeutisch". Diese Art der Psychotherapie wurde ursprünglich von Dr. Aaron Beck von der Universität Pennsylvania, USA, entwickelt. Forschungsergebnisse zeigen, dass kognitive Verhaltenstherapie bei einer Vielzahl psychologischer Probleme, wie Depression, Ängste und Süchte helfen kann.

Wie sind die Sitzungen aufgebaut?

Jede Sitzung ist so aufgebaut, dass die zur Verfügung stehende Zeit so gut wie möglich genutzt werden kann. Darum gibt es einen festen Ablauf, der sich in folgende vier Abschnitte gliedert:

Begrüßungsrunde. Zu Beginn jeder Sitzung werden Ihnen fünf Fragen gestellt: „Wie fühlen Sie sich?", „Welche Sicheren Bewälitungsstrategien konnten Sie anwenden?", „Haben Sie Substanzen konsumiert oder sich in anderer Weise riskant verhalten?", „Haben Sie Ihre Selbstverpflichtung eingehalten?" und „Wie ist der Stand bezüglich weiterer Unterstützungsangebote?" (Einige dieser Begriffe mögen Ihnen noch fremd sein, aber Sie werden mit Ihnen vertraut werden.)

Arbeitsblatt. Sie werden ein oder mehrere Arbeitsblätter erhalten, auf denen die wichtigsten Aspekte des jeweiligen Sitzungsthemas zusammenfasst sind.

Diskussion/Übung. Die meiste Zeit der Sitzung wird über das jeweilige Thema diskutiert werden. Beispielsweise werden wir besprechen, wie das Thema mit Ihrem eigenen Leben zusammenhängt und wie man das Konzept auf Ihre aktuellen Probleme übertragen kann. Zu einigen Themen gibt es außerdem Übungen, z. B. Rollenspiele, mit denen neue Strategien im Laufe der Sitzung ausprobiert werden können. Ihre Teilnahme ist stets freiwillig, Sie können also jederzeit nur zuschauen, wenn Ihnen das lieber ist.

Abschlussrunde. Zum Schluss werden Sie um Ihre Einschätzung der Sitzung gebeten. Sie werden auch gebeten, eine Selbstverpflichtung bis zur nächsten Zusammenkunft einzugehen, damit Sie so schnell wie möglich in Ihrem täglichen Leben Veränderungen bewirken. Es hängt stets von Ihnen selbst ab, wozu Sie sich verpflichten möchten, aber der Therapeut kann Ihnen Vorschläge machen. Beispielsweise könnten Sie sich verpflichten, jemanden um Hilfe zu bitten, bei einer Notfallnummer anzurufen, wenn Sie verzweifelt sind, Ihre Gefühle aufzuschreiben, einen HIV-Test zu machen oder jeden Tag der Woche etwas zu tun, was Ihnen Spaß macht.

Einführung in die Behandlung/Case Management – Arbeitsblatt 1/3

Was passiert, wenn ich eine Sitzung verpasse?

Wenn Sie eine Sitzung verpassen, können Sie anrufen, um sich das Material zuschicken zu lassen, es beim nächsten Mal mitnehmen oder schon vorher, wenn Sie bereits wissen, dass Sie das nächste Mal nicht kommen können. Das Ziel ist, dass Sie möglichst viel von dieser Behandlung mitnehmen! Versuchen Sie in jedem Fall, an jeder Sitzung teilzunehmen.

Werde ich von der Behandlung ausgeschlossen, wenn ich Substanzen konsumiere?

Nein. Das Ziel besteht darin, Ihnen dabei zu helfen, abstinent zu werden. Es geht darum, Ihnen zu helfen, aus Fehlern zu lernen und besser zu verstehen, wodurch Ihre Entscheidungen beeinflusst werden. Sie werden von der Behandlung nicht ausgeschlossen, wenn Sie Substanzen zu sich nehmen. Nur wenn Sie für die Therapeuten oder andere Patienten eine Gefahr darstellen (z.B. Körperverletzung oder Verkauf von Drogen) würde man dafür sorgen, dass Sie nicht weiter an der Therapie teilnehmen.

Werde ich Gelegenheit haben, über mein Trauma zu sprechen?

Ja, aber das Ziel wird darin bestehen, über den Einfluss des Traumas auf Ihr *gegenwärtiges Leben* zu sprechen. Einige Menschen möchten viel über die Vergangenheit sprechen und sind dann nicht mehr in der Lage, mit den Gefühlen und Erinnerungen zurechtzukommen, von denen sie überwältigt werden. Wir möchten erreichen, dass Sie zuerst Sicherheit gewinnen und Strategien erlernen, um mit intensiven negativen Gefühlen umzugehen. Erst wenn Sie dies geschafft haben, können Sie – und sollten Sie – beginnen, ausführlich über Ihre Vergangenheit zu sprechen. Diese Regeln gelten besonders dann, wenn Sie an einer Gruppentherapie teilnehmen, weil Einzelheiten über vergangene Traumata (und Geschichten über Drogenerfahrungen) andere anwesende Patienten aus dem Gleichgewicht bringen können. Es empfiehlt sich daher, parallel zu jeder Gruppentherapie eine Einzeltherapie zu machen, um genug über die Vergangenheit sprechen zu können, wenn Sie es möchten.

Werden Urin- und Atemkontrollen durchgeführt?

Möglicherweise werden Sie um Ihr Einverständnis zu Urin- und Atemkontrollen als Teil der Behandlung gebeten. Für den Therapeuten ist dies die beste Möglichkeit festzustellen, wie der Stand tatsächlich ist. Leider ist Unehrlichkeit ein Teil aller Suchtproblematik, selbst bei Personen, die ansonsten wahrheitsliebend sind. Jahrelange Erfahrung mit der Therapie von Suchterkrankungen legt nahe, dass Urintests die Behandlung sehr unterstützen. Viele Patienten sagen, dass sie einfacher vom Substanzkonsum loskommen, wenn sie wissen, dass es Kontrollen gibt. Einige traumatisierte Patienten haben vielleicht besondere Bedenken gegen Urintests (z.B. dass sie schmerzhafte Missbrauchserinnerungen zutage fördern oder erniedrigend sind). Nichtsdestotrotz zeigte eine Studie über dieses Behandlungsprogramm, dass sich nahezu alle Patienten gut mit den Urinkontrollen arrangieren konnten, nachdem sie es einmal probiert hatten und solange die Ergebnisse vertraulich behandelt wurden.

Einführung in die Behandlung/Case Management – Arbeitsblatt 1/4

Was ist, wenn mir Teile der Therapie nicht zusagen?

Am besten sagen Sie es Ihrem Therapeuten. Seien Sie in Ihren Bewertungen ehrlich – das kann Ihnen beim Erreichen Ihrer Ziele helfen und die Therapie verbessern. Am Ende jeder Sitzung können Sie gebeten werden, auf einem kurzen Fragebogen Ihre Meinung aufzuschreiben. Je mehr Kommentare und Kritik Sie äußern, desto mehr kann die Therapie für Sie und künftige Patienten verbessert werden! Alle Ihre Bemerkungen werden vertraulich behandelt. Wenn Sie Einwände gegen den Therapeuten haben, teilen Sie es ihm am besten direkt mit. Sie können sich auch an seinen Vorgesetzten wenden, wenn es einen gibt.

Wer hat die Behandlung entwickelt?

Die Behandlung ist von Dr. Lisa Najavits entwickelt worden. Sie ist Professorin für Psychiatrie (Psychologie) an der Medizinischen Fakultät der Harvard Universität. Sie hat über 60 wissenschaftliche Arbeiten veröffentlicht, mehrere Preise für Ihre Arbeit zum Thema „Psychotraumatologie“ erhalten (u.a. den „Chaim Danieli Preis“ der Internationalen Gesellschaft für Psychotraumatologie) und leitet mehrere öffentlich geförderte Forschungsprojekte in den USA. Sie ist Direktorin des Traumaforschungsprogramms im Zentrum für Alkohol- und Drogenmissbrauch am McLean Hospital (Belmont, MA), sie ist psychotherapeutische Supervisorin und hat eine psychotherapeutische Praxis. Sie erlangte ihren Doktortitel in Klinischer Psychologie an der Vanderbilt Universität und ihr Diplom an der Universität von Columbia. Vielleicht ist es interessant für Sie zu wissen, dass sie selbst 1987 eine PTBS in Folge eines Gewaltverbrechens entwickelte. Wenn Sie Fragen zu dieser Behandlung haben, können Sie per E-Mail auch direkt Kontakt zu ihr aufnehmen: Lnajavits@hms.harvard.edu.

Welche Forschungsergebnisse gibt es bislang über diese Behandlung?

Dies ist die erste Therapie zu Trauma und Sucht, die wissenschaftlich überprüft wurde. Die Ergebnisse einer Stichprobe von 17 Patienten, die im Rahmen einer Studie mit dem Programm „Sicherheit finden“ behandelt wurden, zeigten signifikante Verbesserungen in den Bereichen Konsum von Suchtmitteln, traumabezogene Symptome, Selbstmordrisiko und -gedanken, soziale Anpassung, Familienleben, Problemlösefähigkeit, Depression, Gedanken an Suchtmittel und Wissen über die Behandlung. Positive Ergebnisse gab es bisher auch in einer Studie mit Frauen in Gefängnissen, einer mit Frauen in Problemstadtteilen und einer Studie mit Männern. Die Behandlung und erste Forschungsergebnisse dazu sind in Artikeln zusammengefasst, die sie auf folgender Website finden können: www.seekingsafety.com. Weitere Informationen zum deutschsprachigen Raum finden Sie unter www.trauma-und-sucht.de.

Wer ist der Therapeut?

[Wenn Sie möchten, können Sie hier Informationen zu Ihrer Person ergänzen, nachdem Sie diese Zeile gelöscht haben.]

Einführung in die Behandlung/Case Management – Arbeitsblatt 2

Praktische Informationen über Ihre Behandlung

Name des Therapeuten: ______________________________

Sitzungstermin: ______________________________

Ort der Sitzungen: ______________________________

Wenn Sie den Therapeuten in Situationen erreichen möchten, die keinen Notfall darstellen, rufen Sie bitte folgende Nummer an, ____________ damit er Sie innerhalb von ____ Stunden zurückruft.

Wenn Sie an einer Sitzung nicht teilnehmen können, hinterlassen Sie bitte eine Nachricht unter folgender Nummer: ____________________.

Notfallmaßnahmen

Es ist wichtig, dass Sie in Notfallsituationen Hilfe rufen!
Was ist ein Notfall? Ein Notfall ist jede Situation, in der Sie in ernster Gefahr sind, sich selbst oder anderen (z.B. Kindern) Schaden zuzufügen, oder jede andere Situation, in der Sie starke Symptome haben, für die Sie umgehend psychiatrische Hilfe benötigen (schwere Halluzinationen, „Nervenzusammenbruch" etc.).

Name und Telefonnummer einer Kontaktperson für einen psychiatrischen Notfall:

____

Wenn Sie im **Notfall den Therapeuten dieser Behandlung erreichen müssen**, rufen Sie hier an: ____________________.

Wenn Sie niemanden erreichen, rufen Sie in der nächstgelegenen Klinik an: ____________

Andere Notfallmaßnahmen: ______________________________

____

Andere wichtige Situationen, in denen es nötig sein kann, Hilfe zu holen

Wenn Sie in Gefahr sind, eine Substanz zu konsumieren, rufen Sie bitte folgende Nummern an:

- AA-Kontaktperson: ______________________________
- Andere Personen: ______________________________
- Hotline: ______________________________

Wenn Sie in Gefahr sind, sich zu verletzen (z.B. Schneiden, Verbrennen etc.), rufen Sie bitte an:

- Hotline: ______________________________
- Andere Personen: ______________________________

Bitte üben Sie im Vorfeld mit der Person, die Sie anrufen werden: (1) was Sie sagen werden, (2) was die andere Person sagen wird. Gehen Sie sicher, dass die betreffende Person schon im Vorfeld weiß, wie sie Ihnen am besten helfen kann.

Ich willige ein, in Sicherheit zu bleiben, und ich willige in alle oben genannten Sicherheitsmaßnahmen ein.

____________________	____________________	__________
Unterschrift des Patienten	Unterschrift des Therapeuten	Datum

Einführung in die Behandlung/Case Management – Arbeitsblatt 3

Wie Sie am meisten von dieser Behandlung profitieren können

Es ist möglich, von PTBS und Sucht zu genesen, und diese Behandlung ist darauf ausgerichtet, Ihnen dabei zu helfen. Allerdings funktioniert die Therapie nicht ohne *Sie.* Beachten Sie darum die folgenden Punkte:

- **Achten Sie auf Ihre Stärken.** Achten Sie bewusst darauf, welches Ihre Stärken, Talente und Fähigkeiten sind. In jeder Sitzung werden Sie aufgefordert zu erzählen, was Sie seit der letzten Sitzung *gut* gemacht haben. Niemand kommt weiter, wenn er sich selbst klein macht.
- **Seien Sie ehrlich.** Lügen und Geheimnisse begleiten oft PTBS und Sucht, aber sie stehen der Heilung im Weg. Seien Sie während der Therapie ehrlich in jeder Beziehung: In Hinblick auf Ihren Substanzkonsum, Ihre wahren Gefühle (negative wie positive), und Ihre Reaktionen auf den Therapeuten.
- **Sicherheit ist das Wichtigste.** Ihre Sicherheit hat oberste Priorität. In der Tat gibt es für Trauma und Sucht verschiedene Genesungsstadien. Genau jetzt sind Sie im ersten Stadium – *Sicherheit herzustellen:* von allen Substanzen loszukommen, am Leben zu bleiben und sich nicht selbst zu verletzen, ein Netzwerk von Leuten aufzubauen, die Sie unterstützen und den Umgang mit alltäglichen Problemen zu lernen.
- **Kommen Sie unter allen Umständen zu den Sitzungen.** Manchmal möchten Sie vielleicht nicht zur Sitzung kommen. Sie haben am Vortag eine Substanz konsumiert und schämen sich, in die Therapie zu kommen. Sie sind so deprimiert, dass Sie das Bett nicht verlassen möchten. Kommen Sie dennoch in die Behandlung! Nehmen Sie weiterhin Hilfe in Anspruch, die Ihnen zugänglich ist. Sie können über Ihre gemischten Gefühle in der Sitzung sprechen.
- **Konzentrieren Sie sich immer auf Ihre eigenen Ziele.** Vergleichen Sie sich nicht mit anderen Leuten. Sie kämpfen Ihren eigenen Kampf. Es spielt keine Rolle, ob es anderen besser oder schlechter geht.
- **Beteiligen Sie sich.** Je mehr Sie in die Sitzung einbringen, desto mehr werden Sie daraus mitnehmen. Geben Sie 100%! Hören, lernen, sprechen Sie, lesen Sie das Material und probieren Sie die neuen Strategien aus, die Sie kennengelernt haben. Die Mühe wird sich lohnen!
- **Erfüllen Sie die Selbstverpflichtungen zwischen den Sitzungen.** In jeder Sitzung werden Sie aufgefordert, eine Verpflichtung einzugehen, die Sie auf dem Wege der Heilung voranbringt. Es liegt an Ihnen, was Sie auswählen, aber wenn Sie einmal ein Versprechen abgegeben haben, ist es wichtig, dass Sie es einlösen. Studien haben gezeigt, dass Patienten, die außerhalb der Sitzungen mit sich selbst geschlossene Verträge erfüllen, dreimal so gut vorankommen wie Patienten, die das nicht tun.
- **Befreien Sie sich selbst von Ihrem Substanzmissbrauch.** Substanzen blockieren Ihre Gefühle und verhindern die Gefühlsarbeit, die für Ihre Genesung nötig ist. Sie stehen auch Ihrem allgemeinen Vorankommen und Ihrer emotionalen Entwicklung im Weg. Naturgemäß wird die Abstinenz gemischte Gefühle in Ihnen hervorrufen. Sprechen Sie darüber in der Therapie und hören Sie nicht auf, Freiheit von allen Substanzen anzustreben. Sie werden sich stärker und wohler mit sich selbst fühlen. Aber auch dann, wenn Sie Ihren Konsum nicht einschränken wollen oder können, sollten Sie zur Therapie kommen und Hilfe bei anderen Problemen in Anspruch nehmen.
- **Beachten Sie, dass es passieren kann, dass Sie sich schlechter fühlen, bevor Sie sich besser fühlen können.** Wenn Sie Ihren Substanzkonsum aufgeben, werden Sie viele Veränderungen bemerken. Einige mögen wunderbar sein (z.B. mehr Energie zu haben), während andere schwierig sein können (z.B. mehr Depressivität, körperliche Probleme). Bleiben Sie dabei, und die Symptome werden letztlich verschwinden. „Der einzige Weg nach draußen führt hindurch".

Einführung in die Behandlung/Case Management – Arbeitsblatt 4

Behandlungsvereinbarung für „Sicherheit finden"

- Das übergeordnete Ziel der Behandlung ist *Sicherheit*!
- Ich werde mein Bestes geben, um gesund zu werden. Dazu gehört das Lesen der Sitzungsmaterialien, das Einhalten von Vereinbarungen zwischen den Sitzungen und die Inanspruchnahme aller verfügbaren Hilfsangebote.
- Ich bin immer in der Therapiegruppe willkommen, auch wenn ich rückfällig werde.
- Je mehr ich mich in die Behandlung einbringe, desto mehr werde ich zurückbekommen.
- Ich rechne damit, dass es mir zunächst schlechter gehen mag, bevor es mir gut geht, aber ich sollte nichtsdestotrotz die Behandlung fortsetzen.
- Alles in der Behandlung Gesagte bleibt streng vertraulich. Mir ist jedoch bewusst, dass der Therapeut unter bestimmten Bedingungen verpflichtet ist, Informationen weiterzugeben: (1) wenn ich in akuter Gefahr bin, mich oder andere zu verletzen, (2) wenn Missbrauch von Kindern oder älteren Menschen bekannt wird oder (3) wenn ein Gericht Einsicht in die Aufzeichnungen des Therapeuten verlangt.
- Ich bemühe mich um absolute Ehrlichkeit gegenüber dem Therapeuten, was den Konsum von Substanzen, meine Sicherheit (einschließlich Selbstverletzung, Suizidabsichten und Gefährdung anderer), und jegliche negative Reaktionen gegenüber der Behandlung oder dem Therapeuten angeht.
- Ich komme pünktlich zu den Sitzungen und melde mich im Voraus ab, wenn ich nicht kommen kann.
- Wenn ich alkoholisiert oder unter Drogeneinfluss zu einer Sitzung erscheine, kann ich nicht teilnehmen. Ich werde an einen sicheren Ort begleitet (z.B. Wartebereich der Ambulanz), bis ich nach Hause gehen kann, oder ich werde mit einem Freund oder im Taxi nach Hause gebracht.
- In einem Notfall folge ich den schriftlichen Anweisungen, die ich unterzeichnet habe.
- Der Kauf, Verkauf oder Konsum von Drogen mit anderen Patienten oder auch allein irgendwo in der Nähe des Behandlungsorts stellt eine ernsthafte Gefahr dar und kann den Ausschluss von der Therapie nach sich ziehen.
- Urinproben und/oder Atemtests ☐ werden/ ☐ werden nicht im Rahmen der Behandlung durchgeführt. Wenn sie stattfinden, dann in folgender Form: ______________________

  ____

Hinweise für die Gruppentherapie

- Ich werde mit Rücksicht auf die anderen Patienten keine Einzelheiten meines Traumas oder meiner Sucht diskutieren.
- Ich werde mich darum bemühen, eine Atmosphäre gegenseitigen Respekts zu schaffen (z.B. andere nicht unterbrechen, keinen körperlichen Kontakt zwischen den Gruppenmitgliedern).
- Um die Grenzen der Mitpatienten zu schützen, wird von Kontakt unter den Gruppenmitgliedern außerhalb der Sitzungen abgeraten, es sei denn, es wurde etwas anderes im Vorfeld mit dem Therapeuten abgesprochen.
- Damit sich alle Teilnehmer sicher fühlen, ist es sehr wichtig, dass nichts von dem, was innerhalb der Gruppe gesagt wird, nach außen dringt.

Der Therapeut verspricht im Gegenzug mit Respekt und Fürsorge die bestmögliche Behandlung durchzuführen, um Ihre Heilung zu unterstützen.

______________________	______________________	__________
Unterschrift des Patienten	Unterschrift des Therapeuten	Datum

Sicherheit

kombiniert

Zusammenfassung

Sicherheit ist der erste Schritt auf dem Weg zur Heilung von PTBS und Abhängigkeit. Sicherheit ist das Leitprinzip dieses Therapieprogramms. Die Patienten sollen in dieser Sitzung mit Hilfe einer Liste von über 80 „Strategien zur sicheren Bewältigung von Problemen" selbst herausfinden, was Sicherheit jeweils für sie bedeutet.

Übersicht

> *„Ich würde gerne den Unterschied zwischen dem Gefühl von Sicherheit und Unsicherheit kennen lernen. In meinem Kopf kenne ich den Unterschied, aber nicht in meinem Herzen. Ich habe immer Angst."*

Viele Experten für die Behandlung sowohl von Sucht als auch von PTBS sind einhellig der Ansicht, dass der erste Schritt auf dem Weg zur Heilung darin besteht, *Sicherheit* zu gewährleisten (Herman, 1992; Kaufman, 1989; Kaufman & Reoux, 1998). Als weitere wichtige Schritte werden *Erinnern und Trauern* sowie die *Wiedereinbindung* in gesunde soziale Beziehungen genannt (Herman, 1992). Im Zusammenhang mit PTBS wurden diese Stadien bereits 1889 in Pierre Janets klassischer Beschreibung der Behandlung von „Hysterie" erwähnt: In Janets Worten ging es um „Stabilisierung", „Erfahrung traumatischer Erinnerungen" und „persönliche Integration" (van der Hart, Brown & van der Kolk, 1989, zit. in Herman, 1992). Tatsächlich wurden diese Schritte auf dem Weg zur Genesung im Verlauf des 20. Jahrhunderts in verschiedenen traumatisierten Bevölkerungsgruppen beobachtet, etwa bei Kriegsveteranen (Scurfield, 1985), bei Patienten mit komplexer PTBS (Brown & Fromm, 1986) und bei Patienten mit schweren dissoziativen Störungen (Chu, 1992; Putnam, 1989).

Doch nicht nur in der Behandlung von PTBS, sondern auch in der Suchttherapie sind derartige Stufenmodelle weit verbreitet (Najavits & Weiß, 1994a). Die Idee, dass der Patient Stabilität und Abstinenz erlangt haben muss, bevor Veränderungen auf Ebene der Persönlichkeit möglich sind, wurde schon früh von Experten erkannt (Brown, 1985; Carroll et al., 1991; Kaufman, 1989; Kaufman & Reoux, 1988). Dieses Prinzip findet ebenfalls in den zwölf Schritten der Anonymen Alkoholiker Anwendung (Nace, 1988). Die zentrale Rolle von Trauer in einer späteren Phase der Suchttherapie wird von Daley (1993) zusammengefasst:

> *„Eine Schüsselaufgabe ... in der Langzeitgenesung besteht in der Trauerarbeit. Patienten, die sich von Alkohol und Drogen lösen ... lösen sich zugleich von ihrer hauptsächlichen Strategie, mit Problemen, Stress oder emotionalem Schmerz umzugehen. Möglicherweise führt dieser Verlust zu einem Gefühl innerer Leere" (S. 29–30).*

Die im Folgenden beschriebenen Phasen von PTBS und Sucht gehen im Wesentlichen für PTBS auf Hermann (1992) und für Abhängigkeit auf Kaufman und Reoux (Kaufman, 1989; Kaufman & Reoux, 1988) zurück. Als Schlüsselbegriff von „Sicherheit finden" wird Sicherheit dabei besonders hervorgehoben werden. Analog zu den Therapieaufgaben des Patienten gibt es für jede der Phasen eine entsprechende Beschreibung der Rolle des Therapeuten.

Zunächst wird den Patienten das Konzept der Sicherheit vorgestellt werden (Arbeitsblatt 1). Anhand des Arbeitsblattes 2, der bereits oben erwähnten Liste mit „Strategien zur sicheren Bewältigung von Problemen", soll das theoretische Wissen über Sicherheit auch auf eine praktische, lebensnahe Grundlage gestellt werden und den Patienten eine Idee davon vermitteln, wie Sicherheit im alltäglichen Leben erlangt werden kann. Wenn es gelingt, den Patienten die außerordentliche Bedeutung von Sicherheit als dem vordringlichsten Ziel auf dem Wege zur Genesung nahe zu bringen, ist der Grundstein für dieses Therapieprogramm gelegt. Sie folgenden Sitzungen können dann dazu genutzt werden, das Ziel „Sicherheit" in die Tat umzusetzen.

Die Phasen des Patienten

1. *Sicherheit.* Dies ist die Grundlage für die gesamte Therapiearbeit. Die Ziele sind, Abstinenz von Substanzen zu erlangen, Selbstverletzung zu verhindern, vertrauensvolle Beziehungen

aufzubauen, Kontrolle über überwältigende Symptome zu gewinnen, eine gesunde Selbstfürsorge zu erlernen und sich aus gefährlichen Situationen herauszunehmen (z. B. häusliche Gewalt, ungeschützter Geschlechtsverkehr).

2. *Trauer.* Dadurch, dass die Patienten Sicherheit herstellen, bereiten sie sich darauf vor, sich mit ihrer Vergangenheit auseinanderzusetzen und sich unter Umständen sehr starken Trauer- und Schmerzgefühlen zu stellen. Dieser Schritt ist durch Selbsterkundung, Erkenntnis und den Schmerz über tiefe Verletzungen gekennzeichnet. Indem die Patienten anderen ihre Geschichte erzählen, holen sie sie ans Licht und verwandeln sie von einer Geschichte der „Scham und Demütigung" in eine Geschichte von „Würde und Mut" (Mollica, 1988, zit. in Herman, 1992). Ihnen wird bewusst, welchen zerstörerischen und selbstentfremdenden Einfluss Trauma und Sucht auf sie hatten.

3. *Reintegration.* Nach der Trauerarbeit sind die Patienten emotional in der Lage, wieder an der Freude und dem produktiven Dasein in der Welt teilzuhaben. Ohne das Trauma ihrer Vergangenheit und ihre Sucht zu vergessen, können sie dennoch ein erfüllenderes Leben in der Gegenwart leben, indem sie stabile Beziehungen, eine Karriere, altruistische Aktivitäten (die oft in direktem Zusammenhang mit Trauma und Sucht stehen, wie etwa ehrenamtliche Arbeit mit Vergewaltigungsopfern oder als Leiter einer AA-Gruppe) und die Fähigkeit, sich bedeutsame Lebensziele zu setzen, etablieren. Der Patient vollendet letztlich die Aufgabe, sich eine neue Identität zu erschaffen, um seine alten Identitäten als „Opfer" und „Süchtiger" zu ersetzen.

Die Phasen des Therapeuten

1. *Sicherheit.* Der Therapeut ermutigt den Patienten, wieder Kontrolle zu übernehmen. Er hilft dabei, Hinweise zu identifizieren, die anzeigen, wer, was und welcher Ort sicher ist. Er kann Bewältigungsstrategien vermitteln, welche in der Kindheit womöglich nie gelernt wurden. Er ermittelt Ausmaß und Bedeutung des Substanzkonsums, entwickelt einen Plan, um Abstinenz zu erreichen und beobachtet engmaschig den gegenwärtigen Konsum bzw. das Verlangen nach der Substanz. Er bietet Psychoedukation über die Diagnosen PTBS und Sucht an. Der Therapeut ist aktiv und direktiv, versucht aber stets, dem Patienten Kontrolle zu geben anstatt ihn zu kontrollieren. Er versucht, das selbstzerstörerische Handeln des Patienten als „symbolische oder tatsächliche Reinszenierung des ursprünglichen Missbrauchs" zu verstehen (Herman, 1992, S. 166) und die Sucht als eine Störung aufzufassen, welche den Patienten gefangen hält. Ebenso wichtig ist, was der Therapeut auf dieser Stufe *nicht* tut: psychodynamische Interpretationen anzubieten, den Patienten mit seiner Abwehrhaltung zu konfrontieren, den Fokus auf die Analyse der Therapeut-Patient-Beziehung zu lenken, Introspektion oder Persönlichkeitsänderungen von ihm zu verlangen oder ihn zu ermutigen, eine am Trauma beteiligte Person oder Familienmitglieder, die das Trauma verleugnen, damit zu konfrontieren.

2. *Trauer.* Der Therapeut ist „Zeuge und Verbündeter" (Herman, 1992, S. 175) und leitet den Patienten an, der durch Trauma und Sucht verursachten Zerstörung ins Auge zu blicken. Die Therapie beinhaltet Techniken, um dem Patienten behutsam eine detaillierte Beschreibung seiner Lebensgeschichte zu ermöglichen (verbunden mit erneutem emotionalen Durchleben), Erkenntnis und Persönlichkeitsänderungen zu fördern und Erforschung zugrunde liegender Probleme zu erforschen. Therapeutische Interventionen, die in der Stabilisierungsphase untersagt waren (z. B. psychodynamische Deutungen) sind nun sinnvoll. Der Patient wird währenddessen genau beobachtet, um sicherzugehen, dass der Patient in der Lage ist, mit den aufkommenden intensiven Gefühlen sicher umzugehen.

3. *Reintegration.* Der Therapeut unterstützt die Versuche des Patienten, sich ein neues Leben aufzubauen. Dazu gehört, immer wieder nach dem Muster „Versuch und Irrtum" neue Rollen und Aktivitäten auszuprobieren, ebenso wie die Suche nach neuen Zielen und einem eventuellen Konfrontationsversuch mit dem Täter.

Gegenübertragungsphänomene

Der Therapeut kann im Hinblick auf Sicherheit in zwei Extreme verfallen. Einige Therapeuten sind besonders warm, unterstützend und identifizieren sich mit der Verletzlichkeit (besonders mit der traumatischen Vergangenheit) der Patienten, aber fördern nicht adäquat das Erlernen und Anwenden existenzieller Sicherheitsstrategien. Sie sind zwar sehr freundlich, trauen sich aber nicht, aktiv Sicherheitsstrategien zu üben (z. B. „Was würden Sie tun, wenn Ihnen heute Abend danach zumute ist, Kokain zu konsumieren?") oder konstruktives Feedback und direkte Ratschläge zu geben, die die Patienten anspornen, für Ihre Sicherheit zu sorgen (z. B. „Ich bin der Meinung, dass es gefährlich für Sie ist, einen Job als Stripperin anzunehmen").

Andere Therapeuten verfallen ins andere Extrem und stürzen sich zu schnell in die aufwühlende Gefühlsarbeit, anstatt zunächst das Verständnis des Patienten für Sicherheit und die Beherrschung sicherer Verhaltensweisen zu schulen (Chu, 1988; Keane, 1995). Wenn der Patient schlecht darauf vorbereitet ist, mit Gefahren wie z. B. intensiven Gefühlen umzugehen, die durch Reize ausgelöst werden, die mit Drogen oder Trauma in Zusammenhang stehen, kann er in eine Abwärtsspirale geraten.

Anmerkungen

Die Idee, die Schritte des Therapeuten entsprechend denen der Patienten zu beschreiben, stammt von Dr. Howard Shaffer und Joni Vanderbilt, MA. Die „Zeichen der Genesung" in Arbeitsblatt 1 gehen auf Harvey (1990) zurück. Einige der sicheren Verhaltensweisen in Arbeitsblatt 2 stammen von Marlatt und Gordon (1985) (z. B. „Rückschläge sind keine Niederlagen" und „Gesunde Abhängigkeiten schaffen"), einige gehen auf AA zurück (z. B. „Arbeiten Sie mit dem Material" und „Gehen Sie zu einem Treffen"). „Kein Gefühl ist endgültig" stammt von Rilke (1996). Viele andere sind Fachbüchern für kognitiv-behaviorale Therapie und Rückfallprävention entnommen. Das Zitat der Sitzung stammt aus Marlatt und Gordon (1985, S. 15).

Vorbereitung der Sitzung

Für ein tieferes Verständnis der drei Stufen der Genesung von PTBS empfiehlt sich die Lektüre der Kapitel 8, 9 und 10 bei Herman (1992)[8], die eine eloquente und schöne Zusammenfassung beinhalten. Das gleiche gilt in Hinblick auf Abhängigkeit für die Artikel von Kaufman (1989) sowie von Kaufman und Reoux (1988).[9]

Ablauf der Sitzung

1. *Begrüßungsrunde (bis zu fünf Minuten pro Patient),* siehe auch Kapitel 3.5.1.

2. *Zitat.* Stellen Sie einen Zusammenhang zwischen dem Zitat und der Sitzung her, zum Beispiel: „Wie das Zitat besagt, ist es wirklich möglich, über Leid hinwegzukommen. Einen ersten wichtigen Schritt in diese Richtung werden wir heute gehen, indem wir uns mit dem Thema Sicherheit beschäftigen."

3. *Verbinden Sie das Thema der Sitzung mit dem Leben der Patienten* (ausführlich, Hauptteil der Sitzung).
   a) Bitten Sie die Patienten, die ersten beiden Arbeitsblätter zu überfliegen, die einzeln oder im Zusammenhang benutzt werden können. Behandeln Sie sie in mehreren Sitzungen, wenn Zeit dazu ist. Siehe auch „Inhalt der Sitzung" (unten) und Kapitel 3.
   Arbeitsblatt 1: Sicherheit steht jetzt an allererster Stelle!
   Arbeitsblatt 2: Sichere Bewältigungsstrategien
   b) Helfen Sie den Patienten, die sicheren Verhaltensweisen zu aktuellen und spezifischen Problemen in Bezug zu setzen. Siehe auch „Inhalt der Sitzung" (unten) und Kapitel 3.

4. *Abschlussrunde (kurz),* siehe auch Kapitel 3.5.4.

Inhalt der Sitzung

Arbeitsblatt 1: Sicherheit steht jetzt an allererster Stelle!

Ziele

- Den Patienten das zentrale Ziel dieser Behandlung erklären: *sicheres Verhalten*, ganz gleich, was im Leben geschieht.
- Sicherheit als ersten Schritt zur Genesung definieren.
- Gemeinsam mit den Patienten herausarbeiten, was Sicherheit für sie jeweils bedeutet.

8 Vgl. auch unter Literaturempfehlungen das Buch von Herman (2003).

9 Vgl. auch unter Literaturempfehlungen die Bücher von Lindenmeyer (2005), Schwoon (2004) sowie von Lindberg und Haasen (2005).

Möglichkeiten, die Materialien auf das Leben der Patienten zu übertragen

Selbsterkundung. Helfen Sie den Patienten herauszufinden, in welcher Hinsicht sie zurzeit sicher bzw. unsicher sind. Leiten Sie sie dazu an, von nun an Sicherheit als ihr Hauptziel zu definieren. Verstärken Sie bestehendes sicheres Verhalten (z. B. der Abschnitt „Was bedeutet Sicherheit für Sie?“ in Arbeitsblatt 1).

Diskussion
- Finden Sie die drei Stufen sinnvoll? Warum ja bzw. warum nicht?
- Warum glauben Sie, dass zuerst Sicherheit erreicht werden muss?
- Was bedeutet Sicherheit für Sie? Zum Beispiel in einen sichereren Stadtteil umzuziehen? Eine zerstörerische Beziehung hinter sich zu lassen? Nachts schlafen zu können?
- Warum ist Sicherheit sowohl bei der PTBS als auch bei Substanzabhängigkeit der erste Schritt?
- Gibt es außer Sicherheit noch andere „Anzeichen für die Genesung“, die Sie wichtig finden?

Vorschläge

Stellen Sie sicher, dass alle Patienten das Konzept von Sicherheit verstehen. Die Behandlung ist darauf ausgerichtet, vor allem diese eine Idee zu vermitteln: *Sicher zu bleiben, egal was geschieht.* Helfen Sie den Patienten, diese Botschaft zu verstehen.

Seien Sie bei der Diskussion der Stufen flexibel. Wie bei allen Stufenmodellen kann man die drei Stufen nicht streng voneinander trennen. Die Patienten werden sich vermutlich von Zeit zu Zeit zwischen den einzelnen Stufen vor und zurück bewegen.

Arbeitsblatt 2: Sichere Bewältigungsstrategien

Ziele

- Die Liste der Sicheren Bewälitungsstrategien gemeinsam zu besprechen.
- Die Patienten dazu anregen, die Liste der Sicheren Bewälitungsstrategien während der gesamten Behandlung immer wieder zu benutzen.

Möglichkeiten, die Materialien auf das Leben der Patienten zu übertragen

Selbsterkundung. Bitten Sie die Patienten, die Liste der sicheren Verhaltensweisen durchzugehen und die von ihnen bereits angewendeten abzuhaken und diejenigen, die sie sich gerne aneignen würden, mit einem Stern zu markieren.

Frage-Antwort-Format. Dieses Format kann für Patienten sinnvoll sein, die mit Sicheren Bewälitungsstrategien schon etwas besser vertraut sind. Nachdem die Patienten das Arbeitsblatt durchgelesen haben, können Sie sie bitten, das Blatt umzudrehen und Ihnen zu jeder der Strategien entweder zu sagen (1) was sie bedeutet, oder (2) inwiefern die entsprechende Strategie ihnen nutzen könnte, oder (3) ein Beispiel aus jüngerer Zeit zu nennen, als sie sich dieser Problembewältigungsstrategie bedient haben. Sie können sich auch hypothetische Situationen ausdenken und fragen, wie die Patienten unter Verwendung der Verhaltensregeln jeweils sicher reagieren könnten, beispielsweise: „Was tun Sie, wenn sich Erinnerungen aufdrängen und Sie gerne trinken würden? Wie können Sie sich in solch einer Situation sicher verhalten?“

Spielen Sie die Situation nach. Fragen Sie die Patienten nach einer Situation in der vergangenen Woche, in der sie nicht erfolgreich mit ihren Problemen umgegangen sind, insbesondere was den Konsum von Substanzen oder vergleichbar riskante Situationen angeht. Lassen sie die Patienten die Situation noch einmal durchspielen und unter Zuhilfenahme der Liste der Sicheren Bewälitungsstrategien beschreiben, wie sie sich beim nächsten Mal sicherer verhalten könnten. Sie könnten zum Beispiel folgendermaßen zum Nachspielen der Szene anregen: „Stellen Sie sich vor, Sie sind ein Regisseur und können die Szene ‚noch einmal drehen‘, um ein schöneres Ende zu haben – wie könnten Sie sich dieses Mal sicherer verhalten?“

Vorschlag: Sie können auch das Arbeitsblatt 4 im Kapitel 3.9 verwenden, das genau für diese Übung konzipiert ist.

Diskussion
- „Wenn Sie Verlangen verspüren, Substanzen zu konsumieren, welche Sicheren Bewälitungsstrategien könnten Sie anwenden?“
- „Können Sie die Strategien auf ein vor Ihnen liegendes Problem anwenden, das Sie in der nächsten Woche bewältigen müssen?“

- „Gibt es andere Sichere Bewälitungsstrategien, die Ihnen helfen und die nicht auf der Liste sind?"
- „Wie würde es sich anfühlen, sich stets sicher verhalten zu können, wenn sie mit schwierigen Ereignissen konfrontiert sind?"
- „Gibt es irgendeine Situation, in der es unmöglich ist, sich sicher zu verhalten?"
- „Wo können Sie die Liste aufbewahren, so dass sie jederzeit in Reichweite ist, wenn Sie sie brauchen?"

Vorschläge

In diesem Arbeitsblatt geht es um den Kern des gesamten Behandlungsprogramms: Sicher zu bleiben, egal was geschieht. Es gibt nichts, was zum Missbrauch von Substanzen oder zu selbstzerstörerischem Verhalten führen muss. Ganz gleich, welche Situationen auf die Patienten zukommen – sie können lernen, sicher damit umzugehen. Noch einmal: Seien Sie sicher, dass die Patienten diesen Punkt verstanden haben.

Es kann hilfreich sein, ein Gefühl von Dringlichkeit zu vermitteln. Jetzt ist die Zeit für die Patienten, damit zu beginnen, sich sicher zu verhalten. Dies ist wichtiger als alles andere in ihrem Leben (weil sie ohne Sicherheit nicht gesund werden können). Sie müssen es üben und üben, bis es zur Gewohnheit wird. Sie können den Patienten auch erklären, dass sicheres Verhalten etwas ist, was einige Leute lernen, wenn sie erwachsen werden, und dass es gute Gründe dafür gibt, wenn sie selbst es nie gelernt haben (Vernachlässigung durch die Eltern, ein Trauma, das sie überwältigt hat, etc.).

Bitten Sie die Patienten, die Liste der Sicheren Bewälitungsstrategien immer bei sich zu haben. Wenn sie sich überfordert fühlen, können sie die Liste hervorholen und überlegen, ob eine der Maßnahmen ihnen helfen könnte.

Auf viele der Strategien wird in späteren Sitzungen noch genauer eingegangen, so dass sie in der Liste nur kurz skizziert sind.

Schwierige Fälle

- „Ich möchte nicht sicher bleiben, ich möchte sterben."
- „Ich *bin* sicher; das ist kein Problem für mich."
- „Ich muss mein Trauma jetzt betrauern, ich kann es nicht auf später verschieben."
- „Einige dieser sicheren Verhaltensweisen widersprechen einander – in einer heißt es ‚tun Sie so, als ob Sie sich mögen', eine andere lautet Ehrlichkeit. Was denn nun – lügen oder ehrlich sein?"
- „Alles schön und gut, aber wenn ich in mein altes Muster zurückfalle, geht das so schnell, dass ich nicht einmal Zeit habe, darüber nachzudenken, was ich tue."

Sicherheit – Arbeitsblatt 1/1

Sicherheit steht jetzt an allererster Stelle!

*„Obwohl die Welt voller Leid ist,
ist sie auch voller Sieg über das Leid."*

Helen Keller (Amerikanische Schriftstellerin, 20. Jh.)

Die gesamte Therapie dreht sich, wie es auch im Namen des Programms zum Ausdruck kommt, um eine zentrale Idee: *Sie müssen sicher bleiben.* Das Gute ist, dass Sie lernen können, sich sicher zu verhalten, ganz gleich welche negativen Erlebnisse Ihnen auch zustoßen mögen. Nichts muss dazu führen, dass Sie Suchtmittel konsumieren oder andere Risiken eingehen.

Beispiele

Mögliche kritische Lebenssituationen: Sie verlieren Ihre Arbeit, Ihre Mutter kritisiert Sie, Sie wachen deprimiert auf, jemand bietet Ihnen Kokain an, Ihr Hund stirbt, Sie dissoziieren, Ihr Partner macht Ihnen das Leben schwer, Sie haben kein Geld, Sie erfahren, dass Sie einen Tumor haben, Sie haben Erinnerungsattacken, Sie können nicht schlafen.

Ihre Bewältigungsstrategien: Sie sind entscheidend! Ganz egal, was in Ihrem Leben geschieht, Sie können sicher damit umgehen.

Unsicheres Verhalten	versus	Sicheres Verhalten
Konsum von Substanzen	versus	Um Hilfe bitten
Selbstverletzung (z.B. Ritzen, Verbrennen)	versus	Gut für den eigenen Körper sorgen
Zulassen, dass jemand Sie verletzt	versus	Grenzen in der Beziehung setzen
Impulsiv handeln	versus	Die Situation überdenken

Das Ziel dieser Behandlung besteht darin, Ihnen zu helfen, sich Ihres Verhaltens bewusst zu werden und Ihnen zu zeigen, wie Sie sich sicherer verhalten können. Um dieses Ziel geht es, darum dreht sich die ganze Therapie!

Stufen der Heilung von PTBS und Sucht

Sowohl bei PTBS als auch bei Suchterkrankungen stellt nach Ansicht von Experten, aufgrund umfassender, langjähriger klinischer Forschung und Erfahrung *Sicherheit* die erste Stufe der Heilung dar. Die Stufen sind folgende:

1. **Sicherheit**. In dieser Phase befinden Sie sich jetzt. Es geht nun darum, sich von der Sucht zu befreien, am Leben zu bleiben, gesunde Beziehungen aufzubauen, Kontrolle über Ihre Gefühle zu gewinnen, mit alltäglichen Problemen umzugehen, sich vor schädlichen Personen und Situationen zu schützen, sich selbst oder andere nicht zu verletzen, Ihren sozialen Verpflichtungen nachzukommen und Stabilität zu erreichen.
2. **Trauer**. Wenn Sie sicherer geworden sind, kann es nötig werden, über die Vergangenheit zu trauern – darüber, was Ihr Trauma und die Sucht mit Ihnen gemacht haben. Es ist möglich, dass Sie die erlittenen Schmerzen und Verluste beweinen müssen: den Verlust von Unschuld, Verlust von Vertrauen, Verlust von Zeit.
3. **Rückkehr ins normale Leben.** Nachdem Sie Ihre Traurigkeit erfahren und durchlebt haben, werden Sie sich der Welt wieder freudiger zuwenden wollen und können: aufblühen,

Sicherheit – Arbeitsblatt 1/2

das Leben genießen, in der Lage sein zu arbeiten und sich mit anderen gut zu verstehen. Sie *werden* diese Stufe erreichen, wenn Sie jetzt Sicherheit in Ihr Leben bringen!

Es ist wichtig zu wissen, *dass Sie von der PTBS und der Abhängigkeit genesen können.* Viele Leute tun das. Das heißt nicht, dass Sie die Vergangenheit vergessen müssen. Es bedeutet eher, dass die Vergangenheit nicht länger eine solch zerstörerische Macht über Ihr Leben hat. (Beachten Sie, dass einige Leute den Begriff „Genesung“ verwenden. Andere lehnen diesen Begriff im Zusammenhang mit PTBS und/oder Sucht ab. Gebrauchen Sie die Formulierung, die Ihnen am liebsten ist.)

Zeichen der Genesung

„Genesung“ bedeutet, ...

- dass Sie über das Trauma sprechen können, ohne dass es Sie aus dem Gleichgewicht bringt oder gefühllos macht.
- dass Sie Ihren Alltag (z.B. Ihre Arbeit) gut bewältigen.
- dass Sie sicher sind (z.B. keinen Selbstmord begehen oder keine Substanzen konsumieren).
- dass Sie gesunde Beziehungen zu Ihren Mitmenschen haben, ohne sich völlig verletzbar oder isoliert zu fühlen.
- dass Sie Freude am Leben haben.
- dass Sie gut für Ihren Körper sorgen (z.B. Essen, Schlafen, Sport).
- dass Sie sich auf sich selbst und andere verlassen können.
- dass Sie ihre überwältigendsten Symptome kontrollieren können.
- dass Sie daran glauben, dass Sie einen guten Umgang mit sich selbst verdienen.
- dass Sie Vertrauen darin haben, sich selbst beschützen zu können.

Was bedeutet Sicherheit für Sie?

Beschreiben Sie, was Sicherheit für Sie bedeutet. Schreiben Sie auf, bei *wem* Sie sich sicher fühlen, bei *welchen* Handlungen Sie sich sicher fühlen, und *wo* Sie sich sicher fühlen. Sie können auch ausführlich einen sicheren Ort beschreiben, der Ihnen hilft, sich ruhig und aufgehoben zu fühlen, etwa einen Raum, einen Strand, die Praxis Ihres Therapeuten oder einen anderen Ort, der Ihnen ein Gefühl inneren Friedens bringt. Sie können Zeichnungen, Zitate oder was immer Sie mögen hinzufügen, um besser auszudrücken, was Sicherheit für Sie bedeutet. Benutzen Sie die Rückseite dieses Blattes, wenn Sie noch mehr Platz benötigen.

Sicherheit – Arbeitsblatt 2/1

Sichere Bewältigungsstrategien

☐	**Bitten Sie um Hilfe**	Fragen Sie jemanden, der sicher ist.
☐	**Finden Sie Inspiration**	Tragen Sie etwas Positives bei sich (z. B. ein Gedicht) oder etwas Negatives (z. B. das Foto eines Freundes, der an Drogen gestorben ist).
☐	**Gehen Sie Ärger aus dem Weg**	Gehen Sie weg, wenn es Ärger gibt.
☐	**Bleiben Sie dran**	Geben Sie nie, nie, nie, nie, nie, nie, nie, *niemals* auf.
☐	**Ehrlichkeit**	Geheimnisse und Lügen sind ein Teil von PTBS und Sucht; Ehrlichkeit heilt sie.
☐	**Weinen Sie**	Erlauben Sie sich zu weinen. Es wird nicht für immer anhalten.
☐	**Entscheiden Sie sich für Selbstachtung**	Handeln Sie so, dass Sie morgen mit sich zufrieden sind.
☐	**Sorgen Sie gut für Ihren Körper**	Gesundes Essen, Sport, geschützter Geschlechtsverkehr.
☐	**Sehen Sie Ihre Möglichkeiten**	Sie haben in jeder Situation eine Wahl.
☐	**Erschließen Sie sich Bedeutungen**	Erinnern Sie sich daran, wofür Sie leben: Ihre Kinder? Liebe? Wahrheit? Gerechtigkeit? Gott?
☐	**Holen Sie immer das Beste raus**	Machen Sie das Beste aus den gegebenen Möglichkeiten.
☐	**Setzen Sie Grenzen**	Sagen Sie „Nein", um sich selbst zu schützen.
☐	**Mitgefühl**	Hören Sie auf sich selbst mit Respekt und Fürsorge.
☐	**Tun Sie im Zweifelsfall das, was am schwersten ist**	Der schwierigste Weg ist unausweichlich der richtige.
☐	**Reden Sie sich durch die Krise hindurch**	In schwierigen Zeiten helfen Selbstgespräche.
☐	**Stellen Sie sich etwas vor**	Malen Sie vor Ihrem inneren Auge ein Bild aus, das Ihnen hilft, sich anders zu fühlen (erinnern Sie sich beispielsweise an einen sicheren Ort).
☐	**Beachten Sie den Moment der Wahl**	Achten Sie in Zeitlupe genau auf den Moment, an dem Sie sich für eine Substanz entscheiden.
☐	**Geben Sie das Tempo an**	Werden Sie langsamer, wenn es Ihnen zu schnell wird; werden Sie schneller, wenn es stagniert.
☐	**Bleiben Sie sicher**	Tun Sie alles, was nötig ist, um Ihre Sicherheit zu gewährleisten.

Sicherheit – Arbeitsblatt 2/2

☐ **Verständnis statt Vorwürfe**	*Verstehen* Sie Ihr eigenes Verhalten; Vorwürfe verhindern Wachstum.
☐ **Wenn Sie in einer Sackgasse landen, probieren Sie einen anderen Weg**	Drehen Sie wie in einem Labyrinth an einer Ecke um und probieren Sie einen anderen Weg aus.
☐ **Sehen Sie PTBS und Sucht im Zusammenhang**	Verstehen Sie Suchtmittel als einen Versuch der Selbstmedikation.
☐ **Lieber allein als in einer schlechten Beziehung**	Es ist o.k., wenn Therapeuten im Moment die einzig sicheren Bezugspersonen sind.
☐ **Erfinden Sie eine neue Geschichte**	Sie sind der Autor Ihres Lebens: Seien Sie der Held, der alle Schwierigkeiten meistert.
☐ **Vermeiden Sie vermeidbares Leid**	Verhindern Sie von vornherein schlechte Situationen.
☐ **Fragen Sie andere**	Fragen Sie andere, ob Ihre Annahmen zutreffend sind.
☐ **Organisieren Sie sich**	Mit To-Do-Listen und in einer sauberen Wohnung werden Sie mehr Kontrolle gewinnen.
☐ **Achten Sie auf Gefahrenhinweise**	Stellen Sie sich einem Problem, bevor es riesengroß wird; achten Sie auf *rote Signale.*
☐ **Heilung geht vor**	Konzentrieren Sie sich auf das Wesentliche.
☐ **Versuchen Sie etwas, irgendetwas**	Ein guter Plan für heute ist besser als ein perfekter für morgen.
☐ **Entdeckungsreise**	Finden Sie heraus, ob Ihre Annahmen richtig sind, anstatt sie in Ihrem Kopf hin und her zu wälzen.
☐ **Gehen Sie in Behandlung**	AA, Selbsthilfe, Therapie, Medikamente, Gruppen – alles, was Sie voranbringt.
☐ **Bauen Sie einen Puffer ein**	Legen Sie irgendetwas zwischen sich und die Gefahr (z.B. Zeit oder Abstand).
☐ **Sagen Sie, was Sie wirklich denken**	So werden Sie sich anderen näher fühlen (aber tun Sie dies nur bei sicheren Leuten).
☐ **Hören Sie auf Ihre Bedürfnisse**	Nie mehr Vernachlässigung! Hören Sie darauf, was Sie brauchen.
☐ **Stärken Sie Ihre andere Seite**	Wenn Sie z.B. zu anhänglich sind, versuchen Sie unabhängiger zu sein.
☐ **Spielen Sie die Szene noch einmal durch**	Betrachten Sie eine negative Szene erneut: Was können Sie beim nächsten Mal anders machen?
☐ **Denken Sie an die Kosten**	Welchen Preis zahlen Sie für Ihre Abhängigkeit?
☐ **Strukturieren Sie Ihren Tag**	Mit einer produktiven Tagesstruktur bleiben Sie auf sicheren Pfaden und in Kontakt mit der Welt.

Sicherheit – Arbeitsblatt 2/3

☐ **Machen Sie einen Aktionsplan**	Machen Sie einen konkreten Plan, setzen Sie sich eine Frist und erzählen Sie es anderen.
☐ **Schützen Sie sich**	Errichten Sie einen Schutzschild gegen destruktive Mitmenschen, eine schlechte Umgebung und Substanzen.
☐ **Beruhigende Worte**	Sprechen Sie sanft mit sich selbst (wie zu einem Kind oder zu einem Freund).
☐ **Denken Sie an die Konsequenzen**	Schätzen Sie *wirklich* die Folgen Ihres Verhaltens auf morgen, nächste Woche, nächstes Jahr ein.
☐ **Haben Sie Vertrauen in den Fortschritt**	Gehen Sie einfach immer weiter; der einzige Weg hinaus führt hindurch.
☐ **Arbeiten Sie an sich**	Je mehr Sie üben und mitmachen, desto schneller die Heilung.
☐ **Überwinden Sie die innere Spaltung**	Akzeptieren Sie alle Ihre Seiten; sie sind aus gutem Grund da.
☐ **Rechnen Sie damit, dass Wachstum unbequem ist**	Wenn es sich komisch oder schwer anfühlt, machen Sie es richtig.
☐ **Ersetzen Sie schädliche Handlungen**	Essen Sie Bonbons anstatt sich zuzudröhnen.
☐ **Tun Sie so, als würden Sie sich mögen**	Erleben Sie, wie anders sich der Tag anfühlt.
☐ **Konzentrieren Sie sich auf den Moment**	Tun Sie alles, was Sie können, um den heutigen Tag besser zu gestalten; lassen Sie sich nicht von der Zukunft oder Vergangenheit überwältigen.
☐ **Loben Sie sich**	Achten Sie darauf, was Sie richtig gemacht haben; dies ist der kraftvollste Weg zum Wachstum.
☐ **Erkennen Sie alte Muster**	Versuchen Sie Ihre Handlungsmuster zu erkennen und zu verstehen.
☐ **Machen Sie sich eine Freude**	Tun Sie etwas, das Ihnen Spaß macht (z.B. ein Spaziergang, ein Film).
☐ **Üben Sie sich in Verzögerungstaktik**	Wenn Sie eine selbstzerstörerische Handlung nicht vermeiden können, versuchen Sie zumindest, sie so lange wie möglich hinauszuzögern.
☐ **Nehmen Sie Abstand von schädlichen Beziehungen**	Distanzieren Sie sich von einer Beziehung, die nicht zu verändern ist.
☐ **Übernehmen Sie Verantwortung**	Nehmen Sie eine aktive – keine passive – Haltung ein.
☐ **Setzen Sie sich eine Frist**	Starten Sie durch, indem Sie sich eine Frist setzen.

Sicherheit – Arbeitsblatt 2/4

☐	**Bekennen Sie sich zu etwas**	Versprechen Sie sich, etwas zu tun, was Ihre Genesung fördert.
☐	**Denken Sie um**	Denken Sie auf eine Weise, die Ihnen hilft, sich besser zu fühlen.
☐	**Distanzieren Sie sich von emotionalem Schmerz (Erdung)**	Lenken Sie sich ab, gehen Sie weg, wechseln Sie das Programm.
☐	**Lernen Sie aus Erfahrung**	Sammeln Sie Weisheit, die Ihnen beim nächsten Mal helfen kann.
☐	**Lösen Sie das Problem**	Nehmen Sie es nicht persönlich, wenn etwas schief läuft – versuchen Sie stattdessen eine Lösung zu finden.
☐	**Verwenden Sie eine sanftere Sprache**	Entscheiden Sie sich für weniger harte Worte.
☐	**Überprüfen Sie die Wirklichkeit**	Betrachten Sie beide Seiten der Medaille.
☐	**Planen Sie**	Nehmen Sie sich die Zeit vorauszudenken – das steht Kurzschlusshandlungen entgegen.
☐	**Identifizieren Sie Glaubenssätze**	Beispiele: „sollte, müsste, hätte..." und Entschädigungsdenken.
☐	**Belohnen Sie sich**	Finden Sie einen gesunden Weg anzuerkennen, was Sie richtig machen.
☐	**Nehmen Sie eine „neue Platte" auf**	Wirklich! Nehmen Sie einen Kassette/CD mit neuen Gedanken auf, die Sie abspielen können.
☐	**Finden Sie Regeln für Ihr Leben**	Überlegen Sie, welche Regeln zu Ihnen passen (z. B. „Sei realistisch").
☐	**Rückschläge sind keine Niederlagen**	Ein Rückschlag ist einfach ein Rückschlag und nichts weiter.
☐	**Tolerieren Sie das Gefühl**	„Kein Gefühl ist endgültig"; gehen Sie einfach sicher hindurch.
☐	**Erst handeln, die Gefühle werden folgen**	Warten Sie nicht, bis Sie motiviert sind, sondern beginnen Sie sofort.
☐	**Schaffen Sie „positive Süchte"**	Beispiele: Sport, Hobbies, AA.
☐	**Im Zweifelsfall nicht**	Bleiben Sie fern, wenn Sie Gefahr wittern.
☐	**Bekämpfen Sie Auslöser**	Gehen Sie *aktiv* vor, um sich zu schützen.
☐	**Achten Sie auf den Absender**	Bevor Sie Kritik oder Vorwürfe akzeptieren, stellen Sie fest, von wem sie kommen.

Sicherheit – Arbeitsblatt 2/5

☐ **Fällen Sie eine Entscheidung**	Wenn Sie feststecken, versuchen Sie die Lösung zu wählen, die gerade jetzt am besten ist; warten Sie nicht.
☐ **Tun Sie das Richtige**	Ihr Wissen in die Tat umzusetzen, wird Ihnen helfen, auch wenn Ihnen nicht danach zumute ist.
☐ **Gehen Sie zu einem Selbsthilfetreffen**	Die Füße zuerst; gehen Sie einfach hin und lassen den Rest auf sich zukommen.
☐ **Schützen Sie Ihren Körper vor HIV**	Dies ist *wirklich* eine Frage von Leben und Tod.
☐ **Machen Sie Heilung zur Priorität**	Machen Sie Heilung zu Ihrem wichtigsten und dringendsten Ziel.
☐ **Halten Sie Ausschau nach öffentlichen Unterstützungsangeboten**	Stützen Sie sich darauf! Es kann eine Quelle großer Unterstützung sein.
☐ **Bringen Sie andere dazu, Sie bei Ihrer Genesung zu unterstützen**	Sagen Sie anderen, was Sie brauchen.
☐ **Stellen Sie fest, was Sie kontrollieren *können***	Listen Sie die Aspekte in Ihrem Leben auf, über die Sie Kontrolle *haben* (z. B. Ihre Arbeit, Freunde ...).

Sicherheit – Selbstverpflichtung

Vorschläge für eine Selbstverpflichtung

Verpflichten Sie sich zu einer Handlung, die Sie voranbringt! Es kann alles sein, von dem Sie das Gefühl haben, dass es Ihnen hilft, oder eine der unten aufgeführten Ideen. Indem Sie Ihre Verpflichtung einhalten, respektieren Sie sich, nehmen sich ernst und sorgen für sich selbst.

- *Möglichkeit 1:* Gehen Sie die Liste der Sicheren Bewältigungsstrategien (Arbeitsblatt 2) durch, haken Sie die von Ihnen bereits praktizierten ab und markieren Sie die Strategien, die Sie gerne lernen würden, mit einem Stern.
- *Möglichkeit 2:* Legen Sie ein „Erfolgstagebuch" an, in dem Sie festhalten, wenn Sie sich sicher verhalten haben, Hindernisse bewältigt, Ihrem Suchtdruck standgehalten oder neue Bewältigungsstrategien angewendet haben.
- *Möglichkeit 3:* Legen Sie ein „Inspirationsbuch" oder eine „Inspirationskiste" an, das oder die Anregungen für sicheres Verhalten beinhaltet (z.B. Fotos von Menschen, die Sie lieben, Lieder, Gedichte, Zitate, Zeitungsausschnitte etc.).
- *Möglichkeit 4:* Falten Sie die Liste der Sicheren Bewältigungsstrategien der Länge nach in zwei Hälften. Lesen Sie nur die Strategien in der linken Spalte und versuchen Sie sich zu erinnern, was jede beinhaltet. Geben Sie sich für jede richtige Antwort einen Punkt.
- *Möglichkeit 5:* Schreiben Sie auf, was Sicherheit für Sie bedeutet.
- *Möglichkeit 6:* Versuchen Sie diese Woche, eine neue Verhaltensweise aus der Liste auszuprobieren, und schreiben Sie auf, wie es Ihnen damit ergangen ist.
- *Möglichkeit 7:* Füllen Sie nach dem unten angegebenen Muster den Bogen der Sicheren Bewältigungsstrategien aus.

Beispiel für die Anwendung des Themas im Bogen zu Sicheren Bewältigungsstrategien

	Alter Weg	**Neuer Weg**
Situation	Ich habe meinen Job verloren.	Ich habe meinen Job verloren.
Ihre Art der Bewältigung	Ich kann damit nicht umgehen – es war mein letzter Strohhalm. Ich weiß nicht, was ich machen soll. Ich habe schon jetzt finanzielle Schwierigkeiten, und dies wird mir den Rest geben. Ich habe Drogen genommen.	Ich sage mir selbst: „Wenn ich es schaffe, sicher zu bleiben, kann ich mit der Situation umgehen." Ich kann: • Meinen Bruder anrufen und mit ihm darüber sprechen • Mit meinem Berater besprechen, wie ich einen neuen Job finden kann • Zu einem AA-Treffen gehen und unter Leuten sein
Konsequenz	Kontrollverlust und das Gefühl, ich bin ein Versager.	Sicher geblieben ohne Drogen zu nehmen; es fühlte sich ganz gut an. Obwohl ich immer noch keinen Job habe, bin ich stolz, nicht schwach geworden zu sein.

Schätzen Sie auf einer Skala von 0 Punkten (= gar nicht sicher) bis 10 Punkten (= vollständig sicher) ein:

Wie sicher ist Ihre **alte** Art der Bewältigung? ___

Wie sicher ist Ihre **neue** Art der Bewältigung? ___

PTBS: Die eigene Stärke zurückgewinnen

kognitiv

Zusammenfassung

Den Patienten stehen in dieser Sitzung vier Arbeitsblätter zur Verfügung, um ihre Posttraumatische Belastungsstörung (PTBS) besser zu verstehen: (1) „Was ist eine Posttraumatische Belastungsstörung (PTBS?)", (2) „Der Zusammenhang zwischen PTBS und Sucht" (3) „Kontrolle zurückgewinnen durch Mitgefühl für sich selbst", (4) „Langfristige PTBS-Probleme". Jedes Arbeitsblatt beinhaltet Informationen über PTBS und soll den Patienten ein einfühlsames Verständnis ihrer Erkrankung ermöglichen. Dies ist der Schlüssel, um „Kontrolle zurückzugewinnen". Die Arbeitsblätter können in Abhängigkeit von den Bedürfnissen und der Zeit der Patienten einzeln oder in Kombination verwendet werden.

Übersicht

> *„Lange Zeit wusste ich nicht, was mit mir los war. So viele Diagnosen. Ich hatte nie das Gefühl, dass sie auf mich zutrafen. Aber diese fühlt sich richtig an."*
> *„Ich bin verblüfft – über PTBS etwas zu erfahren hat mich motiviert, endlich clean zu werden. Vorher war ich zwar in der Lage, für einige Zeit auf Drogen zu verzichten, kehrte aber früher oder später immer zu ihnen zurück, weil ich nicht wusste, was mit mir los war. Nun, da ich weiß, dass ich an einer PTBS leide, habe ich einen guten Grund, mit den Drogen aufzuhören. Was mir immer gefehlt hatte, war ein guter Grund."*

Die Patienten beginnen die Behandlung in der Regel mit unterschiedlichem Informationsstand über PTBS. Einige werden nicht einmal wissen, wofür die Abkürzung „PTBS" steht, während andere kenntnisreich über ihre Erkrankung sprechen können. In dieser Sitzung sollen den Patienten neue Informationen über PTBS vermittelt werden. Zudem dient sie dazu, sich in die Erfahrungen der Patienten mit ihrer PTBS einzufühlen und im Gruppensetting den Zusammenhalt der Teilnehmer darüber zu stärken, dass alle in der Vergangenheit traumatischen Erfahrungen ausgesetzt waren. Die Symptome der Erkrankung zu benennen hilft dabei, der Tendenz Betroffener entgegen zu wirken, ihre Erfahrungen zu verleugnen oder herunter zu spielen. Die Tendenz, ein Trauma zu verleugnen, ist nicht nur eine individuelle Eigenschaft, sondern auch eine gesellschaftliche (Herman, 1992). Patienten kann dies in der Familie, bei Freunden oder Behörden begegnet sein, die das Trauma ignorierten oder verhindert haben, dass darüber gesprochen wurde. Für viele Patienten ist das Verständnis ihrer Sucht vor dem Hintergrund der PTBS einer der entscheidenden Schritte zur Genesung. Viele Patienten berichten, dass selbst nach jahrelanger Behandlung bei AA oder in anderen Therapien erst der Ansatz, Sucht und Trauma in direktem Zusammenhang zu betrachten, ihnen eine heilsame Herangehensweise an die Abhängigkeit ermöglicht habe. Substanzmissbrauch wie Trauma kann zu Selbstabwertung, gesellschaftlicher Ächtung und negativen Gegenübertragungsphänomenenen führen (z. B. „leichtes Leben", „faul" und „dumm"; Imhof et al, 1983).

PTBS und Abhängigkeit sind per definitionem Erkrankungen mit Kontrollverlust. Im Falle von PTBS brach ein schreckliches Ereignis über den Patienten herein, auf das er keinen Einfluss hatte. Im Falle der Sucht hat der Patient die Kontrolle über den Substanzkonsum verloren. Das Ziel dieser Sitzung besteht darin, anhand verschiedener Strategien die Patienten darin zu unterstützen, dass sie beginnen, ein Gefühl der Kontrolle zurückzugewinnen:

- Die Symptome der PTBS zu benennen und als „normale Reaktion auf unnormale Ereignisse" zu interpretieren.
- Substanzmissbrauch vor dem Hintergrund der PTBS besser zu verstehen.
- Stärken zu erkennen, die aus der Not erwachsen sind.
- Die Patienten darin zu bestärken, ihren Symptomen mit viel Mitgefühl zu begegnen.
- Ihnen dabei zu helfen zu erkennen, dass sie nicht alleine mit ihren Problemen sind (d. h. dass die Doppeldiagnose PTBS und Sucht sehr weit verbreitet ist).

Die Sitzung wird dabei zu den „kognitiven" Themen gerechnet. Auch wenn der Begriff „kognitiv" darin nicht explizit genannt wird, ist das Material für die Patienten darauf ausgerichtet, ihnen ein neues Verständnis ihrer Probleme zu vermitteln. Der Schwerpunkt in der Diskussion über PTBS und Sucht liegt darauf, ihnen zu vermitteln, dass sie nicht „schwach“ oder „verrückt“ sind, sondern ihre Symptome im Zusammenhang mit den schrecklichen Lebenserfahrungen Sinn ergeben. Das „entschuldigt“ die Abhängigkeit von Suchtmitteln nicht (ein vordringliches Ziel der Behandlung ist ja der Verzicht auf jeglichen Substanzkonsum). Es bedeutet auch nicht, dass die Symptome positiv oder wünschenswert wären. Niemand möchte mit diesen Beeinträchtigungen leben. Es besagt eher, dass die Symptome als Überlebensmaßnahme gebraucht wurden, um mit unerträglichen Gefühlen überhaupt zurechtkommen zu können. Indem der Abhängigkeit diese Bedeutung zugeschrieben wird, soll der Weg für das Erlernen besserer Bewältigungsstrategien bereitet werden. So kann auf jedes Symptom statt mit Selbstabwertung auch mit Mitgefühl reagiert werden: Dissoziation im Rahmen der PTBS kann als die natürliche Reaktion der Psyche auf überwältigende Gefühle gesehen werden statt als Zeichen, „verrückt“ zu sein. Durch solche Perspektivwechsel können die Patienten die Stärken kognitiver Interventionen wirklich erfahren – nicht auf trockene, intellektuelle Art, sondern durch eigenes, tiefes Erleben. Sie können so dazu ermutigt werden, eine neue, handlungsorientierte Haltung zu ihren Symptomen einzunehmen, anstatt durch die bloße Auflistung von Symptomen eher entmutigt zu werden. Sie geben den Patienten ein Werkzeug an die Hand – Mitgefühl mit sich selbst – mit dem sie Kontrolle zurückerlangen können. Bleiben Sie in ihrer Haltung empathisch, aber optimistisch.

Gegenübertragungsphänomene

Gegenübertragungsphänomenene sind bei PTBS ein wichtiges Thema. So hat Herman (1992) beschrieben, wie Therapeuten ohne es zu wollen die Rollen einnehmen können, die bei traumatischen Situationen von Bedeutung sind: Die Rolle des Zuschauers (der zusieht wie eine Patientin verletzt wird ohne einzugreifen, etwa wenn eine Patientin in der Gruppe zum allgemeinen Sündenbock gemacht wird), die des Opfers (etwa wenn er sich von einer Patientin einschüchtern lässt), und die des Täters (wenn er sich einer Patientin gegenüber wütend und aggressiv verhält). Alternativ identifizieren sich die Therapeuten mitunter so sehr mit dem Schmerz der Patienten, dass sie es ihnen zu leicht machen – etwa indem sie sie für ihr Leiden durch Lob zu entschädigen versuchen, ohne sie zur aktiven Mitarbeit an ihrer Genesung anzuhalten (siehe auch Kapitel 3). Auch sekundäre Traumatisierung kommt vor, wenn der Therapeut durch die Konfrontation mit einer großen Menge schmerzhafter Erfahrungen selbst traumatisiert wird (Perlman & Saakvite, 1995).

Anmerkungen

Dieses Thema geht zu großen Teilen auf Herman (1992) zurück. Die Arbeitsblätter 1 und 2 („Was ist PTBS?“ und „Der Zusammenhang zwischen PTBS und Sucht“) beruhen auf einer Vielzahl von Quellen: APA (1994), Brown et al. (1995), Kessler et al. (1995), Najavits et al. (1998c), Ouimette, Brown & Najavits (1998) und Triffleman (1998). Arbeitsblatt 4 („Langfristige PTBS-Probleme“) beruht teilweise auf Herman (1992) sowie Elliott und Briere (1990).

Vorbereitung der Sitzung

Wenn PTBS für Sie ein neues Thema ist, sollten Sie einige einschlägige Bücher darüber lesen (z. B. Herman, 1992; Janoff-Bulman, 1992)[10] und Supervision in Anspruch nehmen.

Ablauf der Sitzung

1. *Begrüßungsrunde (bis zu 5 Minuten pro Patient),* siehe auch Kapitel 3.5.1.

2. *Zitat (kurz).* Leiten Sie die Sitzung damit ein – zum Beispiel „Wie das Zitat besagt, ist es nicht Ihre Schuld, dass Sie schreckliche Erfahrungen gemacht haben. Aber es gibt vieles, was Sie tun können, um Ihr Leben jetzt zu verbessern.“

3. *Verbinden Sie das Thema der Sitzung mit dem Leben der Patienten (ausführlich, Hauptteil der Sitzung).*
   a) *Bitten Sie die Patienten, die Arbeitsblätter durchzusehen,* die einzeln oder zusammen benutzt werden können. Beachten Sie, dass jedes Arbeitsblatt ein eigenes Unterthema hat. Siehe in Abschnitt „Inhalt der Sitzung“ (unten) und „Durchführung der Behandlung“, wie sie aus der großen Zahl an Arbeitsblättern die auswählen können, die den Bedürfnissen der Patienten und dem gegebenen Zeitrahmen am besten entsprechen. Wenn die Zeit es erlaubt, verwenden Sie mehrere Sitzungen, um sie zu bearbeiten.

10 Vgl. auch unter Literaturempfehlungen die Bücher von Boos (2005) und Maercker (2007).

Arbeitsblatt 1: Was ist eine Posttraumatische Belastungsstörung (PTBS)?
Arbeitsblatt 2: Der Zusammenhang zwischen PTBS und Sucht
Arbeitsblatt 3: Kontrolle zurückgewinnen durch Mitgefühl für sich selbst
Arbeitsblatt 4: Langfristige PTBS-Probleme (Warnhinweis zu diesem Arbeitsblatt unter „Inhalt der Sitzung“)

b) *Helfen Sie den Patienten, die Strategien auf ihre aktuellen und spezifischen Probleme zu übertragen* (siehe auch „Inhalt der Sitzung“ und Kapitel 3.5.3).

4. Abschlussrunde *(kurz)*, siehe auch Kapitel 3.5.4.

Inhalt der Sitzung

Diese Sitzung beinhaltet viele Arbeitsblätter, die nicht alle in einer Sitzung behandelt werden können. Dies soll den Therapeuten ermöglichen, bei einem der Kernthemen der Behandlung, der PTBS, bei dem die Patienten eventuell sehr unterschiedliche Bedürfnisse haben, flexibel vorzugehen. Es ist vorgesehen, dass die Patienten alle Arbeitsblätter ausgehändigt bekommen und sich daraus während der Sitzung die Unterthemen heraussuchen, auf die sie sich, je nach Vorlieben oder Ihrer Kenntnis der Patienten, dann konzentrieren. Im Kapitel 3.5.3 finden Sie Vorschläge, wie Sie über die Auswahl der Arbeitsblätter entscheiden können. Die Patienten können den Rest der Arbeitsblätter für sich lesen, oder Sie können in späteren Sitzungen gemeinsam darauf zurückkommen.

Arbeitsblatt 1: Was ist eine Posttraumatische Belastungsstörung (PTBS)?

Ziel

- Definieren zu können, was eine PTBS ist.

Möglichkeiten die Materialien auf das Leben der Patienten zu übertragen

Frage-Antwort-Format. Befragen Sie die Patienten, um herauszufinden, was sie wissen und was nicht. Dies ist eine der besten Möglichkeiten, um in das Thema einzusteigen und kann vor dem Verteilen des Arbeitsblattes stattfinden. Dies ist besonders in der Gruppenbehandlung sinnvoll, um die Teilnehmer zusammenzubringen. Sie können zum Beispiel fragen: „Weiß jemand, was eine PTBS ist?“, „Weiß jemand, wofür die Abkürzung PTBS steht?“, „Welches sind die Hauptsymptome der PTBS“?

Diskussion

- „Welche Symptome machen Ihnen am meisten zu schaffen?“
- „Was bedeutet es, wenn man sagt, PTBS sei eine normale Reaktion auf unnormale Ereignisse“?
- „Welche Bewältigungsstrategien helfen bei Ihrer PTBS am besten?“

Vorschläge

Überspringen Sie dieses Arbeitsblatt bei Patienten, die sich bereits gut mit PTBS auskennen.

Stellen Sie sicher, dass die Patienten den Zusammenhang zwischen ihrem Trauma und den PTBS-Symptomen verstehen. Einige Patienten können PTBS missverstehen, z. B. als „sich gestresst“ fühlen. Sie können auch während der gesamten Behandlung eher die Begriffe „Trauma“ oder „Kindesmissbrauch“ verwenden, wenn Sie sie eindeutiger und hilfreicher für die Patienten finden. Sie können so auch bei Patienten vorgehen, die zwar traumatische Erlebnisse hatten, aber nicht alle Kriterien einer PTBS erfüllen.

Ziehen Sie in Betracht, die Patienten der Gruppe kurz mitteilen zu lassen, worin ihr Trauma besteht. Bestehen Sie nicht darauf, wenn ein Patient dies nicht möchte. Andere Patienten berichten gerne ein wenig über ihren Hintergrund, und in der Gruppentherapie kann dies das Gemeinschaftsgefühl stärken. Allerdings erfordert dies, die Situation sorgfältig im Blick zu behalten, damit die Patienten sich nicht gegenseitig „triggern“. Kommt es dennoch dazu, kann der Therapeut die Sicherheit in der Gruppe wieder herstellen, indem er den entsprechenden Patienten begrenzt. Der Therapeut kann erklären, dass diese Dinge sehr wichtig sind, andere Gruppenmitglieder aber destabilisieren können und daher in erster Linie Gegenstand der Einzeltherapie sein sollten (siehe auch Kapitel 3.6 für Diskussionsvorschläge zu diesem Thema).

Neben der Informationsvermittlung besteht ein Ziel darin, dass die Patienten Wertschätzung erfahren. Dies betrifft Botschaften wie „Sie tragen keine Schuld daran, dass Sie traumatisiert wurden“

und „Ihre Symptome sind nicht ‚verrückt'", aber auch generell den Beschwerden der Patienten vor dem Hintergrund ihrer Erlebnisse mit Respekt zu begegnen.

Gestehen Sie den Patienten zu, selbst zu entscheiden, was für sie traumatisch war. Einige Patienten mögen ihre Zugehörigkeit zu einer ethnischen Minderheit als traumatisch erleben, andere eine Scheidung. Zwar sollten Sie Wert auf die Definition von „Trauma" im Sinne der Klassifikationssysteme legen (Gewalt erfahren, sie angedroht oder als Zeuge miterlebt zu haben), für die Patienten ist dies allerdings nicht so wichtig wie die Erfahrung, dass ihr Trauma ernst genommen wird. Umgekehrt sollten Sie bei einem Patienten, der nach den formalen Kriterien ein Trauma erlitten hat, nicht insistieren, dass das Erlebte für ihn schmerzhaft sein müsse. Denken Sie daran, dass vielmehr die meisten Traumatisierungen nicht zu einer PTBS führen (Kessler et al., 1995).

Arbeitsblatt 2: Der Zusammenhang zwischen PTBS und Sucht

Ziel

- Erarbeiten Sie Zusammenhänge zwischen PTBS und Abhängigkeit.

Möglichkeiten, die Materialien auf das Leben der Patienten zu übertragen

Wiederholen Sie die Kernpunkte. Bitten Sie die Patienten, die Hauptpunkte des Arbeitsblatt zu wiederholen, zum Beispiel „Was soll Ihrer Meinung nach durch das Arbeitsblatt vermittelt werden?"

Diskussion
- „In welchem Zusammenhang stehen PTBS und Sucht für Sie?"
- „War der Konsum von Suchtmitteln für Sie ein Weg, mit Ihrer PTBS umzugehen?"
- „Wie fühlt es sich an, die Verbindung zwischen beiden Störungen zu sehen?"
- „Kann es Ihrer Heilung dienen, PTBS und Abhängigkeit im Zusammenhang zu betrachten?"

Vorschläge

Es ist für die Patienten weniger wichtig, Fakten über PTBS zu lernen, als das Material mit den eigenen Erfahrungen zu verknüpfen. Halten Sie daher die Diskussion persönlich und konzentrieren Sie sich auf Beispiele, welche die Patienten von sich selbst kennen.

Beachten Sie auch die Sitzung „Wenn Substanzen Sie beherrschen" mit weiteren Arbeitsblättern zu den Zusammenhängen zwischen PTBS und Sucht.

Arbeitsblatt 3: Kontrolle zurückgewinnen durch Mitgefühl für sich selbst

Ziel

- Helfen Sie den Patienten, „Kontrolle zurückzugewinnen", indem sie ihre PTBS und Abhängigkeit mit mehr Mitgefühl betrachten.

Möglichkeiten, die Materialien auf das Leben der Patienten zu übertragen

Übung. Fordern Sie einen Patienten auf, sich eine Situation vorzustellen, in der es ihm helfen könnte, mitfühlender mit sich selbst zu sein. Lassen Sie ihn die Szene laut vorspielen. Fragen Sie beispielsweise „als Sie das letzte Mal wütend auf sich waren, weil Sie durch ihre PTBS-Symptome Probleme hatten, wie hätten Sie da in einer mitfühlenderen Weise mit sich sprechen können?"

Diskussion
- „Wie könnte Ihnen Mitgefühl für Ihre PTBS- und Suchtprobleme bei der Genesung helfen?"
- „Auf welche Weise ziehen Selbstvorwürfe in Bezug auf Ihre PTBS oder für Ihre Abhängigkeit Sie herunter?"
- „Können Sie sich vorstellen, dass PTBS- und Suchtsymptome in gewisser Weise Hilfsmittel für Sie waren? Glauben Sie, dass Sie jetzt auch Sichere Bewälitungsstrategien ohne Suchtmittel lernen könnten?"

Vorschläge

Lassen Sie die Patienten bei jeder Möglichkeit laut üben, wie sich Mitgefühl für sich selbst anhören könnte, anstatt abstrakt darüber zu reden.

Beachten Sie, dass für die Gegenwart PTBS- und Suchtsymptome nicht mehr als „positiv" bewertet werden sollten. Beispielsweise könnte ein Therapeut zu einem Patienten sagen: „Es ist gut, dass Sie dissoziieren – das gibt Ihnen Zeit für sich selbst!" Letztlich möchte aber niemand diese Symptome haben. Eine einfühlende Sichtweise würdigt, dass diese Symptome eine bestimmte Funktion erfüllt haben – das Überleben des Patienten zu ermöglichen – aber dass nun das Ziel darin besteht, Sichere Bewälitungsstrategien zu lernen, um PTBS- und Suchtsymptome zu reduzieren. Einige Therapeuten haben Schwierigkeiten zu vermitteln, wie Patienten ihre Symptome mit Mitgefühl neu betrachten können, und vermitteln unbewusst die verwirrende Botschaft, die Symptome seien „völlig in Ordnung". Versuchen Sie, sich Ihre Antworten hierauf schon vor der Sitzung zu überlegen.

Rechnen Sie damit, dass es zu diesem Zeitpunkt unmöglich sein kann, Mitgefühl zu empfinden, oder dass es negative Gefühle hervorrufen kann. Wenn ein Patient kein Mitgefühl entwickeln kann, können Sie versuchen, ihm ein wenig zu helfen, sollten es aber nicht erzwingen. Sie könnten einfach betonen, dass es mit der Zeit leichter wird, wenn man daran arbeitet.

Die Grundidee besteht darin, dass Patienten mehr Motivation und Energie haben, für sich selbst zu sorgen, wenn sie gut zu sich sind. Heilung ist harte Arbeit, und eine Möglichkeit, sie zu erreichen, besteht darin, verständnisvoll zu sein. Man kann dies mit Kindererziehung vergleichen: „Wenn Sie Kindern beibringen wollten, gut auf sich aufzupassen, würden Sie dabei freundlich sein oder sie anschreien?"

Arbeitsblatt 4: Langfristige PTBS-Probleme

Ziel

- Helfen Sie den Patienten, den langfristigen Einfluss eines schweren Traumas zu verstehen.

Warnhinweis für die Praxis

Bei der Erprobung dieser Behandlung in den USA zeigte sich, dass die meisten Patienten von der Lektüre des Arbeitsblattes 4 profitierten, gelegentlich aber jemand davon stärker aufgewühlt wurde (vermehrt Suchtdruck bekam, sich angesichts so vieler Probleme entmutigt fühlte). Lassen Sie den Patienten die Wahl, das Arbeitsblatt zu lesen oder nicht, und beenden Sie die Lektüre, wenn jemand verstört darauf reagiert. Wertschätzen Sie diese Reaktion und kehren Sie zu sicheren Themen zurück. Dieses Arbeitsblatt kann problemlos ausgelassen werden.

Möglichkeiten, die Materialien auf das Leben der Patienten zu übertragen

Bezug zu sich selbst herstellen. Fragen Sie die Patienten nach ihren aktuellen Problemen.

Diskussion
- „Wie fühlt es sich an, diese Probleme als Teil Ihrer PTBS zu betrachten?"
- „An welchen PTBS-Problemen möchten Sie im Rahmen dieser Behandlung am meisten arbeiten?"
- „Inwiefern sind diese Probleme nachvollziehbare Reaktionen auf das Trauma?"

Vorschläge

Dieses Arbeitsblatt ist besonders relevant für Opfer chronischer Gewalt in der Kindheit. Die im Arbeitsblatt beschriebenen Symptome gelten für die Diagnose „Komplexe Posttraumatische Belastungsstörung". Diese Diagnose wurde für Opfer chronischen Kindesmissbrauchs als angemessener erachtet als die Standarddiagnose für PTBS in DSM-IV (Herman, 1992).

Betonen Sie, dass sich diese Probleme bessern können. Gleichgültig, wie lange sie schon bestehen, sie können alle verändert und verbessert werden.

Schwierige Fälle

- „Ich werde niemals von meiner PTBS genesen."
- „Ich kann nicht voller Mitgefühl mit mir sprechen, ich hasse mich zu sehr."
- „Über PTBS zu lesen löst in mir das Bedürfnis aus, mich zu verbrennen."
- „Suchtmittel helfen mir, mit meiner PTBS umzugehen."
- „Wie soll mir Mitgefühl dabei helfen, vom Heroin loszukommen"?

PTBS: Die eigene Stärke zurückgewinnen – Arbeitsblatt 1/1

Was ist eine Posttraumatische Belastungsstörung (PTBS)?

*„Du bist nicht verantwortlich dafür,
dass Du am Boden bist,
aber Du bist verantwortlich dafür,
wieder aufzustehen."*

Jesse Jackson (Amerikanischer Politiker und Bürgerrechtler, 20. Jh.)

PTBS steht für „Posttraumatische Belastungsstörung" – bestimmte seelische Probleme, die auftreten können, nachdem jemand ein schreckliches, belastendes Lebensereignis erfahren hat.

PTBS kann man auch übersetzen als:

„Post-	traumatische	Belastungs-	störung"
↓	↓	↓	↓
„Nach-	Trauma	Angst-	reaktion"

Haben Sie eine PTBS? Haken Sie ab, welcher der folgenden Punkte auf Sie zutrifft.

☐ 1. Sie haben ein *Trauma* überlebt: Ein Ereignis, über das Sie keine Kontrolle hatten, bei dem Sie körperlich bedroht wurden oder Zeuge einer solchen Bedrohung geworden sind (z.B. sexueller Missbrauch, Gewalt, Krieg, Zeuge eines Mordes, Überleben einer Naturkatastrophe, eines Autounfalls).

☐ 2. Ihre *Reaktion* auf das Trauma bestand in Hilflosigkeit, Angst, Panik (oder, wenn Sie damals noch ein Kind waren, in verwirrtem oder aufgeregtem Verhalten).

☐ 3. Nach dem Trauma leiden Sie seit mehr als einem Monat unter *jedem der folgenden Probleme:*
- ☐ *Wiedererleben:* Das Trauma drängt sich Ihnen in Gedanken auf, auch wenn Sie es nicht wollen, z.B. in Form von Albträumen, „Erinnerungsattacken" oder Bildern.
- ☐ *Vermeidung:* Empfindungslosigkeit, sich entfremdet fühlen, Vermeiden jeder Erinnerung an das Trauma.
- ☐ *Übererregung:* Sich „überreizt" oder „aufgedreht" fühlen (z.B. Schreckhaftigkeit, Schlafprobleme, Reizbarkeit im Kontakt mit anderen Menschen).
- ☐ *Verminderte Belastbarkeit:* Probleme in der Beziehung, bei der Arbeit oder in anderen wichtigen Lebensbereichen.

Sie haben eine PTBS, wenn Sie vor alle der oben angegebenen Punkte einen Haken gesetzt haben.

Formen der PTBS

Es gibt zwei Formen der PTBS. Die „einfache PTBS" resultiert aus einem einmaligen Erlebnis (wie z.B. ein Autounfall oder eine Überschwemmung) und trifft meistens Erwachsene. Die „komplexe PTBS" resultiert zumeist aus wiederholten Gewalterlebnissen in der Kindheit. Sie

PTBS: Die eigene Stärke zurückgewinnen – Arbeitsblatt 1/2

zeichnet sich durch zusätzliche Symptome aus, wie z.B. Selbstverletzung, Selbstmordgedanken, sog. „dissoziative Symptome“ (z.B. Veränderungen der Wahrnehmung und des Zeiterlebens), Beziehungs-, Gedächtnis-, Sexualitäts- und Gesundheitsprobleme, Wut, Scham, Schuld, Betäubungsgefühle, Verlust der Fähigkeit zu vertrauen und das Gefühl, nachhaltig beschädigt zu sein.

Mehr über PTBS ...

Nach allem, was Sie erlebt haben, sind Ihre PTBS-Symptome normal. Sie sind nicht verrückt, schwach oder schlecht! Das ist der Grund, warum man PTBS als „normale Reaktion auf ein unnormales Ereignis“ bezeichnet.

Die PTBS wird als Angststörung betrachtet, weil sie von einem unerträglichen Gefühl der Angst während oder nach dem Trauma gekennzeichnet ist. Es handelt sich um eine psychiatrische Erkrankung, aber es ist definitiv möglich, davon zu genesen.

PTBS in Zahlen: 61 % aller Männer erleben im Laufe ihres Lebens ein Trauma, 5 % von ihnen entwickeln PTBS. Bei den Frauen erleben 51 % Traumata und 10 % entwickeln eine PTBS. Warum entwickeln einige Menschen PTBS nach einem Trauma und andere nicht? Dies ist noch nicht vollständig bekannt, aber einige Risikofaktoren sind wiederholte und/oder frühe Traumata, schwierige Lebensbedingungen, Eltern mit Traumatisierungen und Stress.

Das Wissen über PTBS ist relativ neu. PTBS wurde zuerst bei Soldaten nach Kampfeinsätzen untersucht, v.a. in den USA. Später wurde erkannt, dass es die Folge einer Vielzahl schrecklicher Lebenserfahrungen sein kann (z.B. sexueller Missbrauch, Gewalt, Naturkatastrophen). Zu den offiziellen psychiatrischen Diagnosen wurde die PTBS erst 1980 hinzugefügt. Das Wissen darüber wächst beständig, weil PTBS ein so wichtiges Thema ist.

Es ist möglich, von einem schweren Trauma zu genesen. Zwei berühmte Beispiele sind der Musiker Ray Charles und die Schauspielerin Melanie Griffith.

PTBS: Die eigene Stärke zurückgewinnen – Arbeitsblatt 2/1

Der Zusammenhang zwischen PTBS und Sucht

PTBS und Sucht hängen bei vielen Menschen eng zusammen, auch wenn dieser Zusammenhang oft nicht bemerkt wird. Im Folgenden finden Sie einige Informationen, die hilfreich für Sie sein könnten:

- ***Sie sind nicht allein!*** Bei abhängigen Menschen ist PTBS eine der am weitesten verbreiteten „Doppeldiagnosen“. In Untersuchungen fanden sich unter Frauen in Suchtbehandlung 25 bis 59 %, die zugleich eine PTBS hatten, bei den Männern betraf dies 11 bis 38 %.
- ***Es gibt viele Gründe, warum Menschen mit PTBS Suchtmittel konsumieren:*** Um Zugang zu Gefühlen oder Erinnerungen zu bekommen oder um im Gegenteil vor Gefühlen und Erinnerungen zu fliehen. Um über den Tag zu kommen, um den Schmerz der PTBS zu bewältigen, um „langsamen Selbstmord“ zu begehen, weil sie in einer „süchtigen“ Familie aufgewachsen sind oder weil es ihnen nicht wichtig ist, auf ihren Körper zu achten.
- ***Menschen mit PTBS und Abhängigkeit neigen dazu, auch „harte Drogen“ zu konsumieren:*** Kokain und Opiate.
- ***Geschlechtsunterschiede in Bezug auf Gewalterlebnisse:*** Frauen mit PTBS und Abhängigkeitsproblematik haben typischerweise neben körperlicher Gewalt auch sexuelle Gewalt erlebt. Bei Männern mit beiden Störungen steht körperliche Gewalt oft im Vordergrund, aber auch sexuelle Gewalt hat häufig vorgelegen.
- ***Zwei Hauptthemen bei beiden Störungen sind Geheimhaltung und Kontrolle.*** „Geheimhaltung“ kann damit zusammenhängen, dass Sie sich vielleicht schämen und Ihre Probleme geheim halten möchten (z. B. Ihr Trauma, die Menge Ihres Substanzkonsums). „Kontrolle“ bezieht sich darauf, dass Sie sich während bzw. nach dem Trauma aber auch beim Substanzkonsum außer Kontrolle fühlten. Bei der PTBS trat ein schreckliches Ereignis ein, das Sie weder gewählt noch gewollt haben. Bei der Sucht haben Sie die Kontrolle über Ihre Fähigkeit verloren, den Konsum aufzugeben. Ehrlichkeit und Kontrolle wieder zu erlernen sind daher besonders wichtig für die Heilung.
- ***Jede der beiden Störungen macht das Auftreten der jeweils anderen wahrscheinlicher.*** Wenn Sie eine PTBS haben, ist Ihr Risiko erhöht, Suchtmittel zu konsumieren. Wenn Sie abhängig sind, stehen Sie unter erhöhtem Risiko, ein Trauma zu erleben. Darum ist es wichtig, dass Sie sicher leben, um weitere Traumatisierungen und weiteren Konsum zu verhindern.
- ***Der Zusammenhang zwischen PTBS und Abhängigkeit ist kompliziert.*** Substanzkonsum kann die PTBS-Symptome entweder verstärken oder abmildern. Aber auch Abstinenz kann die PTBS-Symptome verstärken oder verringern. Achten Sie darauf, welche Muster bei Ihnen gelten. Wenn Sie die Beziehung zwischen den beiden Störungen verstehen, kann Ihnen das im Genesungsprozess helfen.
- **Warum treten PTBS und Abhängigkeit gemeinsam auf?** Vier Muster sind weit verbreitet:
  1. *PTBS kann zu Abhängigkeit führen.* Um die schrecklichen PTBS-Symptome zu bewältigen, kann der Konsum von Suchtmitteln als „Selbstmedikation“ ein Versuch sein, sich besser zu fühlen. Manche Patienten fangen zum Beispiel an, Alkohol zu trinken, um nachts schlafen zu können.

PTBS: Die eigene Stärke zurückgewinnen – Arbeitsblatt 2/2

2. *Abhängigkeit kann zu PTBS führen.* Wenn Sie Suchtmittel konsumieren, sind Sie empfänglicher für und verletzlicher in gefährlichen Situationen, weil Ihr Warnsystem ausgeschaltet oder Ihre Selbstachtung reduziert ist – etwa wenn Sie sich in einer Bar betrinken und mit einem Fremden nach Hause gehen, der Sie dann angreift.
3. *PTBS und Sucht können zusammen aufgetreten sein.* Einige Menschen sind in einem Umfeld aufgewachsen, in dem Familienmitglieder ebenfalls suchtkrank waren und es zu gewalttätigen Übergriffen kam.
4. *PTBS und Sucht können in einer „Abwärtsspirale“ miteinander verknüpft sein.* PTBS kann zur Sucht führen. Durch Substanzkonsum stehen Sie unter erhöhtem Risiko, ein weiteres Trauma zu erleiden. Wenn Ihnen ein weiteres Trauma widerfährt, steigern Sie Ihren Konsum, um es zu „bewältigen“ … usw.

Die Schwerpunkte dieser Behandlung sind:

- Den Substanzkonsum zu beenden.
- Den Umgang mit PTBS zu erlernen.
- Sicherheit zu erlangen.

Sie können von PTBS und Sucht genesen!

PTBS: Die eigene Stärke zurückgewinnen – Arbeitsblatt 3/1

Kontrolle zurückgewinnen durch Mitgefühl für sich selbst

Wenn Sie Mitgefühl für sich selbst in Bezug auf Ihre PTBS und Sucht entwickeln, können Sie die „Kontrolle zurückgewinnen". Einer der bedrückendsten Aspekte von PTBS und Sucht ist, dass Sie sich diesen Störungen gegenüber machtlos fühlen – eher kontrollieren die Störungen Sie als dass Sie darüber Kontrolle hätten. „Mitgefühl" bedeutet, dass Sie sich akzeptieren und respektieren. Das Gegenteil von Mitgefühl ist Härte. Nicht sich selbst anzuklagen, sondern sehr genau auf sich zu hören und sich zu verstehen ist das Ziel. Dadurch kann es leichter werden, von PTBS und Sucht zu genesen.

Vielleicht haben Sie das Gefühl, dass es schwer ist, Mitgefühl für sich selbst zu entwickeln. Es ist einfacher, sich selbst zu beschimpfen und zu hassen, insbesondere dann, wenn Sie in einer Familie aufgewachsen sind, in der man üblicherweise so mit Ihnen umgegangen ist. Aufgrund der PTBS und Ihrer Abhängigkeit mögen Sie sich selbst als krank, geschädigt, schwach, verrückt, schlecht oder faul betrachten. Es mag auch Menschen in Ihrem Umfeld geben, die Sie genauso sehen. Dennoch hilft es, dass Sie Ihre PTBS und Sucht als Überlebens- und Bewältigungsversuche verstehen. Eine Sichtweise ist, dass „diese Symptome ihre Ursprünge zugleich verstecken und offenbaren; sie erzählen in verschlüsselter Sprache Geheimnisse, die zu schrecklich sind, um in Worte gekleidet werden zu können" (Herman, 1992, S. 96).

Das bedeutet nicht, dass die PTBS und die Sucht weitergehen sollten. Vielmehr ist das Hauptziel dieser Behandlung, PTBS und Abhängigkeit durch das Erlernen Sicherer Bewältigungsstrategien zu überwinden. Die Behandlung soll aber auch helfen, Ihre PTBS und Sucht als äußere Anzeichen einer Notlage zu verstehen. Vergleichbar damit ist das Fieber, wenn Sie krank sind – es teilt Ihnen mit, dass Sie Hilfe benötigen und gut für sich sorgen müssen.

Mitgefühl für Ihre PTBS

Die PTBS kann als ein Versuch Ihrer Seele und Ihres Körpers aufgefasst werden, überwältigende traumatische Erlebnisse zu überleben. PTBS-Symptome mögen Ihnen geholfen haben, das schreckliche Trauma „auszublenden" ... Sie vor weiteren Verletzungen zu schützen ... Ihnen das Gefühl zu geben, eine unkontrollierbare Situation besser in den Griff zu bekommen ... sich sicherer zu fühlen ... sich an die äußeren Umstände besser anzupassen ... Mitmenschen auf Ihre Lage aufmerksam zu machen.

Beispiele, wie man PTBS-Symptome mit Mitgefühl betrachten kann

Suizidgedanken

- *Harte Betrachtungsweise:* „Ich bin ein hoffnungsloser Fall. Was läuft bloß falsch bei mir? Ich sollte einfach Schluss machen mit allem."
- *Mitfühlende Sicht:* „Es gibt mir das Gefühl von Kontrolle und Macht, mich zwischen Tod und Leben entscheiden zu können. Darum haben nach allem, was ich erlebt habe, die Suizidgedanken ihren Zweck. Aber ich kann in der Therapie andere Strategien lernen, Kontrolle herzustellen."

PTBS: Die eigene Stärke zurückgewinnen – Arbeitsblatt 3/2

Beziehungsprobleme
- *Harte Betrachtungsweise:* „Ich bin nicht liebenswert. Ich habe verdient, was mir passiert ist. Ich bin ein schlechter Mensch."
- *Mitfühlende Sicht:* „Ich habe gelernt, keinem Menschen zu vertrauen, und das half mir zu überleben. Ich kann weiter an Beziehungen arbeiten, aber ich sollte mich selbst respektieren und anerkennen, warum ich diese Probleme habe."

Schreiben Sie eine harte und eine mitfühlende Betrachtungsweise Ihrer PTBS auf (nutzen Sie ggf. die Rückseite dieses Blattes).

Harte Betrachtungsweise: ____

____

Mitfühlende Betrachtungsweise: _______________________________________

____

Mitgefühl für Ihre Abhängigkeit

Missbrauch von Suchtmitteln kann als ein fehlgeleiteter Versuch verstanden werden, mit einer PTBS und anderen Problemen zurechtzukommen. Substanzkonsum kann für Sie ein Weg gewesen sein, Ihren Schmerz zu betäuben … schlafen zu können … negativen Gefühlen zu entkommen … die Vergangenheit zu vergessen … den Tag zu überstehen … Zugang zu verschütteten Gefühlen und Erinnerungen zu bekommen … sich normal zu fühlen … Mitmenschen zu zeigen, wie schlecht es Ihnen geht, weil Sie es nicht in Worte fassen können … einen Ausgleich für Ihr Leiden zu schaffen … Ihnen irgendeine Form von Lebensfreude zu verschaffen … Kontrolle herzustellen … sich ein Gefühl von Akzeptanz bei anderen zu verschaffen … Dissoziation und „Erinnerungsattacken" zu begegnen.

Ihre Sucht mit Mitgefühl zu betrachten heißt nicht, „es ist in Ordnung zu konsumieren" oder „Wenn ich Suchtmittel konsumiere, hat das seinen guten Grund, weil ich den Schmerz zu betäuben versucht habe." Ein Hauptziel der Behandlung besteht darin, jeglichen Substanzkonsum einzustellen. Wenn Sie Ihre Sucht wahrhaftig mit Mitgefühl betrachten, werden Sie von selbst danach streben, mit dem Konsum aufzuhören, weil er Ihnen auf lange Sicht nur weitere Belastungen und Elend einbringt. Auch wenn Konsum manchmal kurzfristig als „Selbstmedikation" hilft, wirkt er niemals auf lange Sicht.

Beispiele, wie Sie Substanzkonsum mit Mitgefühl betrachten können

Ich kann damit nicht aufhören
- *Harte Betrachtungsweise:* „Ich bin ein Versager. Sieh, was aus mir geworden ist – ich habe keine Selbstkontrolle mehr; was für ein Wrack ich bin."
- *Mitfühlende Betrachtungsweise:* „Meine Sucht war ein Weg, mit den erschütternden PTBS-Symptomen umzugehen. Ich habe versucht, den Schmerz zu betäuben. Jetzt muss ich andere Bewältigungsstrategien lernen. Sucht ist eine Erkrankung, und ich benötige Hilfe dabei."

PTBS: Die eigene Stärke zurückgewinnen – Arbeitsblatt 3/3

Lügen über Konsum

- *Harte Betrachtungsweise:* „Ich bin eine notorische Lügnerin. Ich belüge meinen Partner, meine Kinder, meinen Arzt. Ich hasse mein Leben."
- *Mitfühlende Betrachtungsweise:* „Ich muss aufhören zu lügen, damit ich genesen kann. Aber es gibt Gründe, warum ich in Bezug auf den Substanzkonsum lüge: Scham, Schuld und dass ich mich schlecht fühle. Ich brauche Hilfe bei der Arbeit an diesen Problemen."

Schreiben Sie eine harte und eine mitfühlende Betrachtungsweise Ihrer Sucht auf (nutzen Sie ggf. die Rückseite dieses Blattes).

Harte Betrachtungsweise: ______________________________

____

Mitfühlende Betrachtungsweise: ______________________________

____

Aus der Not heraus Kraft entwickeln

Eine andere Möglichkeit, PTBS und Sucht mit Mitgefühl zu begegnen, besteht in der Wahrnehmung der Stärken, die Sie vielleicht entwickelt haben – die „Geschenke des Leidens". Oft entsteht das nachhaltigste Wachstum aus der Überwindung schwieriger Erfahrungen. PTBS und Sucht haben Ihnen vielleicht die Fähigkeit verliehen, unter schwierigen Bedingungen zu überleben ... Vorstellungskraft und Kreativität ... Tiefe ... Spiritualität ... Sensibilität anderen gegenüber... das Bewusstsein für die Extreme des Lebens ... die Fähigkeit, trotz Schmerz und Rückschlägen durchzuhalten ... Bewunderung für Tiere, Kinder und ungewöhnliche Menschen ... einen Sinn für Kunst und Natur.

Gibt es irgendwelche persönlichen Stärken, die Sie in Ihrem Kampf gegen PTBS und Sucht erlangt haben (nutzen Sie ggf. die Rückseite dieses Blattes)?

____

____

____

____

____

____

____

____

____

____

____

PTBS: Die eigene Stärke zurückgewinnen – Arbeitsblatt 4/1

Langfristige PTBS-Probleme

Dieses Arbeitsblatt ist für Personen gedacht, die bereits viel über PTBS wissen und noch mehr über Langzeitfolgen erfahren möchten. Die Lektüre mag aufwühlend sein; fragen Sie daher zuerst Ihren Therapeuten, und *lesen Sie das Arbeitsblatt nicht, wenn Sie sich im Moment zu verletzlich fühlen* – Sie können es auf einen späteren Zeitpunkt der Behandlung verschieben. Hören Sie auf zu lesen, wenn es Sie belastet.

Zusätzlich zu den im Arbeitsblatt 1 beschriebenen Problemen gibt es weitere, die im Zusammenhang mit PTBS auftreten können. Das gilt insbesondere für Menschen, die wiederholten Missbrauch oder Misshandlung in der Kindheit erlitten haben (Herman, 1992). Einige dieser Probleme haben Sie vielleicht, andere nicht.

Ihre Selbstwahrnehmung

- Hilflosigkeit, Schwierigkeiten, die Initiative zu ergreifen
- Scham, Schuld, Selbstvorwürfe
- Gefühl, beschädigt zu sein
- Gefühl, anders oder fremd zu sein (z.B. „nicht normal“, „weniger menschlich“)
- Verändertes Altersgefühl (sich sehr alt oder sehr jung fühlen)

Verzerrte Sichtweise des Täters

- Beherrschtsein von Ihrer Beziehung zu dem Täter
- Glaube, dass der Täter immer noch sämtliche Macht hat
- „Stockholm Syndrom“: Idealisierung, Liebe zu Täter oder Täterin, Gefühl der Dankbarkeit
- Gefühl, einer übernatürlichen oder schicksalhaften Verbindung zum Täter
- Akzeptanz der Ideen und Überzeugungen des Täters

Ihr Gefühl für den Sinn des Lebens

- Verlust von Glauben und Vertrauen
- Hoffnungslosigkeit
- Gefühl, keine Zukunft zu haben (z.B. beruflich weiter zu kommen, Familie und Kinder zu haben)

Ihre Beziehungen

- Tendenz, erneut Opfer zu werden (Probleme, sich vor schädlichen Beziehungen zu schützen)
- Soziale Isolation
- Schwierigkeiten in nahen Beziehungen (Misstrauen, Konflikte, Geheimnisse)
- Neigung, andere als Retter, Opfer oder Täter zu betrachten
- Neigung, problematische Beziehungsmuster zu wiederholen (sog. „Reinszenierungen“)

PTBS: Die eigene Stärke zurückgewinnen – Arbeitsblatt 4/2

Ihr körperliches Wohlergehen

- Schlafprobleme
- Mehr Gesundheitsprobleme als andere
- Essstörungen
- Risikoverhalten, z.B. bezüglich HIV/AIDS
- Substanzmissbrauch

Umgang mit Gefühlen und Verhalten

- Selbstmordgedanken und -versuche
- Es schwierig finden, Depression und Angst auszuhalten
- Wutanfälle, Schwierigkeiten Wut auszudrücken, oder beides
- Probleme mit der Sexualität (zwanghaft gesteigertes oder gehemmtes Sexualverhalten)
- Sich abwechselnd wie abgestumpft und außer Kontrolle zu fühlen (zu wenig bzw. zu viele Gefühle)
- Einsatz destruktiver Methoden, um mit den Gefühlen fertig zu werden (Substanzmissbrauch, Selbstverletzung, Zerstörung von Gegenständen)

Erinnerung und Wahrnehmung

- Gedächtnisprobleme (keine Erinnerung an Traumata, überwältigende Erinnerungen)
- Dissoziation (Gefühle, „nicht beteiligt zu sein", „Zeit zu verlieren"), das Gefühl, als existierten Sie nicht richtig oder als stünden Sie außerhalb Ihres Körpers
- Wiedererleben von Erfahrungen (Erinnerungsattacken, Albträume, unablässige Beschäftigung mit dem Ereignis)

Andere emotionale Beeinträchtigungen

- Depression
- Essstörungen
- Panik- oder andere Angststörungen
- Persönlichkeitsstörungen

PTBS: Die eigene Stärke zurückgewinnen – Selbstverpflichtung

Vorschläge für eine Selbstverpflichtung

Verpflichten Sie sich zu einer Handlung, die Sie voranbringt! Es kann alles sein, von dem Sie das Gefühl haben, dass es Ihnen hilft, oder eine der unten aufgeführten Ideen. Indem Sie Ihre Verpflichtung einhalten, respektieren Sie sich, nehmen sich ernst und sorgen für sich selbst.

- *Möglichkeit 1:* Tun Sie so, als wollte ein Fernsehsender ein Interview mit Ihnen machen für eine Dokumentation zum Thema „Menschen, die PTBS und Sucht überlebt haben", um damit andere Betroffene zu erreichen. Der Reporter fragt Sie: „Erzählen Sie, welche Stärken Ihnen geholfen haben, zu überleben." Was würden Sie sagen?
- *Möglichkeit 2:* Wie können Sie „Ihre Kontrolle zurückgewinnen"? Nennen Sie mindestens ein PTBS- oder Suchtproblem, das Sie haben, und wie Sie es bekämpfen wollen.
- *Möglichkeit 3:* Bringen Sie zur nächsten Sitzung etwas mit, das für Sie ein Symbol der *Hoffnung* ist (vielleicht ein Foto oder etwas anderes, das Ihnen wichtig ist, das Bild eines Ortes, den Sie gerne besuchen würden, oder ein Gedicht).
- *Möglichkeit 4:* Lesen Sie die Arbeitsblätter der heutigen Sitzung noch einmal und unterstreichen Sie die Inhalte, die Sie am meisten zur Arbeit an Ihrer Genesung motivieren.
- *Möglichkeit 5:* Schreiben Sie einen Dialog, in dem Sie mit sich selbst voller Mitgefühl über Ihre PTBS- und Suchtprobleme sprechen.

Distanzierung von emotionalem Schmerz (Erdung)

behavioral

Zusammenfassung

In dieser Sitzung werden Techniken vorgestellt, die den Patienten sehr wirksam bei der Distanzierung von emotionalem Schmerz helfen können. Drei Arten von Erdung werden vorgestellt (gedanklich, körperlich und tröstend), gefolgt von einer Übung zur Veranschaulichung der Erdungstechniken. Das Ziel besteht darin, die Aufmerksamkeit nach außen zu lenken, weg von negativen Gefühlen.

Übersicht

„Der Oktober ist ein schrecklicher Monat für mich. Da passierte mein größtes Trauma. Die Erinnerung an die Geschehnisse bewirkt, dass ich mich schmutzig fühle. Wenn ich an den Oktober denke, möchte ich lieber sterben als mich den Erinnerungen zu stellen. Wie werde ich also in diesem Jahr damit umgehen? Nun, ich hoffe, in der Lage zu sein, mich abzulenken und in der Gegenwart zu bleiben.“

Erdung kann auch als „Zentrierung“, „Orientierung nach außen“, „Ablenkung“ oder „gesunde Distanzierung“ bezeichnet werden. Sie ist besonders wirksam, weil sie auf jede Situation angewendet werden kann, in der Patienten in emotionalem Schmerz gefangen sind (z. B. getriggert werden) und kann jederzeit und überall selbst durchgeführt werden, ohne dass jemand anderes davon Notiz nimmt. Sie kann gegebenenfalls auch mit Hilfe eines Freundes oder Partners durchgeführt werden. In der Therapie der PTBS spielt sie eine wichtige Rolle, kann aber auch bei Substanzmissbrauch zur Anwendung kommen. Erdung ist so grundlegend und einfach, dass damit auch den am schwersten betroffenen Patienten eine sinnvolle Strategie an die Hand gegeben wird. Obwohl die Methode einfach ist, muss sie regelmäßig durchgeführt werden, damit sie bestmöglich helfen kann.

Es ist wichtig zu betonen, dass Erdung keine Entspannungsübung ist, da einige Patienten mit PTBS während konventioneller Entspannungsübungen in Angstzustände geraten. Bei einigen PTBS-Patienten kann das Schließen der Augen zu dissoziativen Reaktionen führen. Die Konzentration auf die Atmung und sogar das Wort „Entspannung“ können Auslöser für Erinnerungen an den sexuellen Missbrauch sein. Erdung hingegen ist eine sehr aktive Strategie, die über *Ablenkung* und *Verbindung zur Außenwelt* wirkt. Die Patienten werden gebeten, ihre Augen geöffnet zu halten. Sie bringen den Patienten bei, alles, was sie gegenwärtig um sich herum von der Welt sehen können, wahrzunehmen. Indem sie dies tun, nehmen die Patienten wahr, dass sie genau in diesem Moment, in der Gegenwart, sicher sind.

Im Zusammenhang mit dem heutigen Thema können die Patienten daran erinnert werden, wie notwendig es ist, überwältigende Gefühle einzudämmen (alle negativen Gefühle über 6 auf einer Skala von 0 bis 10). Wenn sie von einer hohen auf eine mittlere oder niedrige Stufe negativer Gefühle gelangen, werden sie auch andere Bewältigungsstrategien erfolgreicher nutzen können. Ein Patient erzählte beispielsweise, dass er extrem wütend über einen Cousin wurde, der sagte: „Nun schließe endlich einmal ab mit deinem Trauma und hör auf, dich selbst zu bemitleiden.“ Nachdem er zunächst Wut auf einem Niveau von 9 auf einer Skala von 0 bis 10 empfunden hatte, war der Patient mit Hilfe der Erdungsmethode in der Lage, sie auf 4 zu reduzieren, und konnte den Raum ohne großen Streit verlassen. Der Patient war in der Lage, sich unter Kontrolle zu bringen und die Grobheit des Cousins als „dessen Problem“ zu sehen. Er brauchte keine Drogen, um mit der Situation umzugehen. Eine der besten Methoden, mit negativen Gefühlen umzugehen, ist also, wahrzunehmen, dass man sie verändern kann. Wenn sie zu stark werden, kann man sie so reduzieren, dass sie zu bewältigen sind. In dem Maße, in dem Patienten lernen, die Kontrolle über ihre Gefühle zu bekommen, wächst auch ihre Bereitschaft, sich ihnen zu stellen.

Während der Sitzung führt der Therapeut eine exemplarische Erdungsübung mit den Patienten durch, um deren Wirkung direkt erfahrbar zu machen. Wenn Erdungsübungen richtig ausgeführt werden, berichteten die meisten Patienten, dass sie zumindest ein wenig hilfreich sind.

Gegenübertragungsphänomene

Wie alle Techniken kann auch Erdung nur funktionieren, wenn der Therapeut selbst fest an die Wirksamkeit dieser Methode glaubt. Wenn Sie das Skript über Erdung (Materialien für den Therapeuten A) ohne jede Überzeugung lesen, werden die Patienten die Leere hinter den Worten spüren, und es wird wahrscheinlich schiefgehen. Wenn Sie nicht sicher sind, ob die Methode funktioniert, werden Sie sie einige Zeit im Voraus ausprobieren müssen (z. B. indem Sie sie zuerst bei anderen Patienten, Kollegen oder sich selbst ausprobieren).

Anmerkungen

Im McLean Krankenhaus ist Erdung ein sehr wichtiges Element der Behandlung von Traumapatienten. Die Autorin lernte viele der Techniken während ihrer Tätigkeit dort.

Vorbereitung der Sitzung

Empfehlung: Bringen Sie einen Kassettenrekorder und eine Leerkassette zur Sitzung mit, um eine 10-minütige Aufnahme der Erdungsübung zu erstellen. Diese kann den Patienten zum Üben nach Hause mitgegeben werden.

Ablauf der Sitzung

1. *Begrüßungsrunde (bis zu fünf Minuten pro Patient),* siehe auch Kapitel 3.5.1.

2. *Zitat (kurz).* Verbinden Sie das Zitat mit der Sitzung – zum Beispiel „Heute werden Sie eine einfache, aber sehr wirksame Methode zum Umgang mit emotionalem Schmerz erlernen, die „Erdung" genannt wird. Wie das Zitat besagt, ist es wichtig, eine Perspektive zu haben, egal wie schlecht es Ihnen im Moment geht."

3. *Verbinden Sie das Thema der Sitzung mit dem Leben der Patienten (ausführlich, Hauptteil der Sitzung).*
   a) Bitten Sie die Patienten, das Arbeitsblatt 1 „Erdung nutzen, um sich von emotionalem Schmerz zu lösen", durchzulesen.
   b) Helfen Sie den Patienten, die Übung auf gegenwärtige und spezifische Probleme anzuwenden. Siehe auch „Inhalt der Sitzung" (unten) und Kapitel 3.5.3 für konkrete Vorschläge.

4. *Abschlussrunde (kurz),* siehe auch Kapitel 3.5.4.

Inhalt der Sitzung

Ziele

- Vermitteln Sie Erdung als ein Paket einfacher, aber wirksamer Techniken, die dazu dienen können, sich von emotionalem Schmerz zu distanzieren.
- Führen Sie während der Sitzung zur Demonstration eine Erdungsübung durch (und geben Sie den Patienten wenn möglich eine Aufnahme davon zum Üben mit nach Hause).
- Finden Sie heraus, wie Erdung bei den alltäglichen Problemen der Patienten angewendet werden kann (Suchtdruck etc.).

Möglichkeiten, die Materialien auf das Leben der Patienten zu übertragen

Demonstrieren Sie die Erdungstechniken während der Sitzung. Dies ist sehr empfehlenswert, weil es für die Patienten der beste Weg ist, zu sehen, wie Erdung funktioniert und direkt zu erfahren, welche Teile davon bei ihnen wirken. In den Materialen für den Therapeuten A zu diesem Thema gibt es ein komplettes Skript, das Sie zu dieser Demonstration verwenden können. Planen Sie für die Durchführung genug Zeit ein und besprechen Sie sie anschließend (mindestens 35 Minuten).

Nehmen Sie davon eine Kassette zum weiteren Üben auf. Dies kann entweder durch das Aufnehmen der während der Sitzung durchgeführten Übung geschehen oder, in der Einzeltherapie, auf den jeweiligen Patienten zugeschnitten. Außerdem kann es hilfreich sein, wenn der Patient die Kassette einer sicheren, wichtigen Person vorspielt (z. B. Ehepartner oder AA-Gruppenleiter), die bei Bedarf bei der Erdungsübung assistieren kann.

Diskussion
- „Welche der Erdungstechniken helfen Ihnen Ihrer Meinung nach am besten?"
- „Als Sie sich in der vergangenen Woche einmal nicht sicher verhalten haben, glauben Sie, dass Ihnen Erdung da hätte helfen können?"

- „Gibt es irgendwelche Erdungstechniken, um die Sie die Liste gerne ergänzen würden?"
- „Warum ist es wichtig, sich von emotionalem Schmerz zu befreien?"
- „Wann könnten Sie Erdung in der kommenden Woche anwenden? Wie würden Sie zum Beispiel Erdung nutzen, wenn Sie Suchtdruck hätten? Eine Erinnerungsattacke („Flashback")? Wut? Eine Panikattacke?"

Selbsterkundung. Bitten Sie die Patienten, das Arbeitsblatt durchzugehen: „Gibt es irgendwelche Strategien, die Sie ansprechen? Machen Sie einen Haken daneben. Gibt es Strategien, die Sie bereits verwenden? Machen Sie ein Sternchen daneben." Die Patienten können Strategien, von denen sie sich nicht angesprochen fühlen, beiseite lassen.

Frage-Antwort-Format. Sie können durch gezielte Fragen überprüfen, ob die Patienten die Technik gut genug beherrschen, um sie auch allein effektiv einsetzen zu können. „Können Sie drei Erdungsmethoden nennen?", „Wie lange sollte die Erdung dauern?", „Warum halten Sie während der Übung die Augen geöffnet?", „Was ist, wenn Leute in der Nähe sind – können Sie dann trotzdem noch Erdung praktizieren?", „Ist Erdung dasselbe wie Entspannungsübungen?", „Woher wissen Sie, ob die Erdung funktioniert hat?", „Wenn Erdung zunächst nicht funktioniert, was können Sie tun, damit sie gelingt?"

Vorschläge

Geben Sie eine kurze Einführung zu der Erdungsdemonstration, damit kein Patient verunsichert wird (da die meisten Themen dieser Behandlung keine derartigen Übungen beinhalten). Sagen Sie zum Beispiel: „Heute werden wir eine wirkungsvolle, aber einfache Strategie lernen, um von emotionalem Schmerz loszukommen. Die Strategie heißt „Erdung" – hat irgendjemand schon mal davon gehört? Ich würde gerne eine kurze zehnminütige Demonstration von Erdung vorführen und dann mit Ihnen darüber sprechen, wie es Ihnen dabei ergangen ist. Ist das für Sie in Ordnung?"

Verbinden Sie Erdung mit den alltäglichen Problemen der Patienten. Gehen Sie mit ihnen durch, wie Erdung in bestimmten Situationen angewendet werden kann (z. B. „Wie können Sie Erdung anwenden, wenn Ihnen nach Trinken zumute ist?", „Wie können Sie Erdung anwenden, wenn Sie den Impuls haben, sich selbst zu verletzen?" etc.).

Gelegentlich reagiert ein Patient während der Demonstration ängstlich. Dies kann sich als Lachen oder Witzeln über die Übung bemerkbar machen. In einer Einzelsitzung können Sie ihn darauf ansprechen, indem Sie danach fragen, warum die Übung solche Angst auslöst, und dann zum Thema zurückkehren. In einer Gruppentherapie sollte der Therapeut solches Benehmen freundlich begrenzen, damit der Gruppenprozess nicht gestört wird. Sie könnten zum Beispiel sagen „Diese Übung mag einigen Menschen Angst machen. Bitte versuchen Sie, sie dennoch durchzuführen und ermöglichen Sie es auch den anderen. Wenn Sie dies nicht möchten, dürfen Sie gerne den Raum solange verlassen. Wir werden Sie wieder hereinbitten, wenn die Übung beendet ist."

Versuchen Sie, die Diskussion darüber, was nicht funktioniert hat, nicht zu sehr ausufern zu lassen. Bringen Sie die Patienten dazu, Methoden auszuprobieren, die sie noch nicht kennen, und Wege, wie Erdung wirksamer werden kann, wenn sich herausstellt, dass eine bestimmte Erdungsstrategie bei einigen Teilnehmern nicht funktioniert. Kein Patient wird alle Strategien schon ausprobiert haben. Darum gibt es die Chance für weitere Versuche, selbst wenn Erdung in dieser Sitzung (oder im bisherigen Leben) nicht funktioniert hat.

Ermutigen Sie die Patienten, die Bezeichnung für Erdung zu verwenden, die sie bevorzugen. So kann etwa für manche Personen der Ausdruck „sich zentrieren" hilfreicher sein.

Sie könnten die Patienten vor der Durchführung der Übung vorschlagen, sich ein negatives Gefühl vor Augen zu führen. Dies kann die Wirksamkeit der Übung verstärken. Siehe auch das Thema Umgang mit Auslösern, wo dies im Detail beschrieben wird. Beachten Sie jedoch, dass dies eher in der Einzeltherapie als in der Gruppe erfolgen sollte, wo es für manche Patienten zu belastend sein könnte.

Nehmen Sie eine Kassette mit der Erdungsübung auf. Nehmen Sie eine Kassette zum weiteren Üben zu Hause auf. Entweder kann das Skript zur Erdungsübung (Materialien für den Therapeuten A) verwendet werden, oder der Therapeut kann es an die Vorlieben der Patienten anpassen. Die Kassette kann während der Sitzung aufgenommen werden, oder während der Patient die Übung selbst durchführt. Der Patient kann später auch sichere Familienmitglieder und Freunde entsprechende Aussagen hinzufügen lassen. *Beachten Sie:* Wenn Sie während der Gruppensitzung eine Kassette aufnehmen, sollten aus Gründen der Vertraulichkeit keine Namen darauf enthalten sein. Vervielfältigen Sie die Kassette und geben Sie bei der nächsten Sitzung jedem Patienten eine mit.

Schwierige Fälle

- „Ich kann Erdung machen, wenn Sie es anleiten, aber nicht selbst."
- „Aber ich dachte, es sei wichtig, mich meinen Gefühlen zu stellen – und nicht, sie loszuwerden."
- „Meinen Sie mit ‚Distanzierung von Schmerz' Dissoziation?"
- „Ja, es funktioniert, aber ich denke nie daran, es zu machen."
- „Dieser Kram ist Schwachsinn."

Distanzierung von emotionalem Schmerz (Erdung) – Materialien für den Therapeuten A/1

Skript für eine 10-minütige Erdungsübung

Bitten Sie die Patienten, vor der Übung den Grad ihrer negativen Gefühle anzugeben: „Bevor wir mit der Übung beginnen, stellen Sie fest, wie Sie sich jetzt gerade fühlen. Wenn Sie auf einer Skala von 0 bis 10 Ihre negativen Gefühle angeben müssten, mit 10 als schlechtestem Gefühl, wie schlecht würden Sie sich dann in diesem Moment fühlen? Der Grund dafür, Gefühle einzuschätzen, ist festzustellen, ob die Erdung dabei hilft, negative Gefühle zu verringern. Wir werden nach der Übung die Gefühle ein zweites Mal einschätzen." *Bitten Sie jeden Patienten, eine Bewertung vorzunehmen, und notieren Sie sich diese Bewertungen. Halten Sie die Patienten dazu an, ihre Gefühle nicht zu beschreiben, sondern sie einfach in Form einer Zahl auszudrücken.*

Erklären Sie den Patienten die Idee von Erdung. „Viele Patienten mit PTBS finden Erdung sehr hilfreich. Das Ziel von Erdung besteht darin, die Aufmerksamkeit auf die Außenwelt zu lenken und sich von der inneren Welt der negativen Gefühle zu distanzieren. Wenn Sie bemerken, dass Sie sich in negative Gefühle hineinsteigern, versuchen Sie sie vorbei gleiten zu lassen wie Blätter im Herbstwind. Kehren Sie Ihnen den Rücken und konzentrieren Sie sich noch stärker auf die Außenwelt. Sie können sich das vorstellen wie das Umschalten eines Fernsehkanals, wo Sie den Sender wechseln können, um eine anderes Programm zu sehen. Halten Sie die ganze Zeit Ihre Augen offen und sehen Sie sich so viel Sie wollen im Raum um. Vergessen Sie nicht, dass Sie immer alles unter Kontrolle haben. Versuchen Sie auch nicht, irgendetwas zu bewerten – registrieren Sie einfach, was ‚ist'. Ich werde Ihnen für ungefähr zehn Minuten Erdungs-Anweisungen geben. Wir werden drei verschiedene Arten von Erdung ausprobieren: Gedankliche Erdung, körperliche Erdung und tröstende Erdung. Sie können beobachten, welche Art bei Ihnen am besten funktioniert. Ich werde Ihnen auch einige einfache Fragen stellen." *In der Einzeltherapie:* „Bitte sprechen Sie Ihre Antworten laut aus." *In der Gruppentherapie:* „Bitte beantworten Sie die Fragen im Stillen für sich selbst."

Gedankliche Erdung. „Beginnen Sie damit, sich vor Augen zu führen, dass Sie sicher sind. Sie sind hier in der Therapie, heute ist ___ (z.B. Montag), und Sie sind im ___ (z.B. in der Klinik). Jetzt lassen Sie uns versuchen, einen Puffer zwischen Ihnen und all Ihren negativen Gefühlen aufzubauen. Stellen Sie sich vor, Ihre negativen Gefühle würden zusammengeschnürt und in einen Container geworfen. [...] Als nächstes stellen Sie sich vor, was Sie zwischen sich und den Container stellen könnten. Vielleicht eine Mauer, eine Ritterrüstung oder ein offenes Feld – alles, was eine sichere Distanz zwischen Ihnen und Ihren negativen Gefühlen schafft. [...] Gut!

Jetzt wollen wir uns auf den Raum konzentrieren. Sehen Sie sich im Raum um. Nennen Sie so viele Farben, wie Sie können. [...] Sehr gut! Jetzt benennen Sie so viele Gegenstände, wie Sie können: Wie viele Stühle gibt es? Gibt es Vorhänge? Wie viele Fenster? Sehen Sie aus dem Fenster: Wie ist das Wetter draußen? [...] Prima! Gibt es Bilder oder Plakate? Wenn ja, wählen Sie eines aus und beschreiben Sie es, ohne es zu bewerten, aber beschreiben Sie alles, was Sie darauf sehen: Farben, Formen, Inhalte. [...] Ausgezeichnet! Welche Farbe hat der Teppich oder der Fußboden? Wie viele Türen gibt es? Sind die Glühlampen durchsichtig oder gelb? Welche Farbe haben die Wände? Sehen Sie irgendwelche gedruckten Buchstaben im Raum (auf einem Plakat oder Buchumschlag)? Wenn ja, lesen Sie jedes Wort von hinten (der Grund hierfür ist, dass Sie ja nur die Buchstaben als solche wahrnehmen sollen – so als sähen Sie sie zum ersten Mal). [...] Schön!

Als nächstes werden wir versuchen, einige Fakten aufzuzählen. Nennen Sie Städtenamen – so viele Städte, wie Ihnen einfallen. [...] Wunderbar! Jetzt versuchen Sie die Namen aller Sportmannschaften aufzuzählen, die Ihnen einfallen. [...] Wie ist es mit Fernsehsendungen? Nennen Sie so viele, wie Sie können. [...] Jetzt nehmen Sie die Zahl 100, ziehen Sie 5 davon ab und

Distanzierung von emotionalem Schmerz (Erdung) – Materialien für den Therapeuten A/2

notieren Sie die Zahl im Kopf. Ziehen Sie wieder 5 ab, notieren Sie die neue Zahl. Es macht nichts, wenn Sie nicht so gut im Rechnen sind – lassen Sie es trotzdem einfach geschehen."

Körperliche Erdung. „Jetzt werden wir einige körperliche Erdungsmethoden ausprobieren. Bitte folgen Sie weiter meinen Anleitungen. Betrachten Sie Ihre Füße auf dem Fußboden. Sie sind im wahrsten Sinne des Wortes geerdet, mit dem Boden verbunden. Bewegen Sie Ihre Zehen in den Schuhen. Graben Sie Ihre Fersen sanft in den Boden, um sich noch mehr zu erden. Gut! Berühren Sie jetzt Ihren Stuhl. Erzählen Sie mir alles, was Sie darüber wissen. Aus welchem Material besteht er? [...] Fassen Sie nun den Tisch an: Woraus besteht er? Ist er kälter oder wärmer als der Stuhl? Prima! Nehmen Sie jetzt irgendeinen Gegenstand in Ihrer Nähe – vielleicht einen Stift, Ihre Schlüssel oder irgendetwas von diesem Tisch. Nehmen Sie ihn in die Hand, halten Sie ihn fest und erzählen Sie alles, was Sie darüber wissen: Woraus besteht er, wie schwer ist er, ob er kalt oder warm ist und welche Farben er hat. [...] Ballen Sie jetzt Ihre Fäuste, registrieren Sie die Spannung in Ihren Fingern, während Sie das tun. Jetzt lösen Sie die Finger wieder. Gut! Pressen Sie jetzt Ihre Handflächen gegeneinander, mit den Ellbogen nach außen. Pressen Sie so fest Sie können. Legen Sie all Ihre Aufmerksamkeit in Ihre Handflächen. Lassen Sie nun wieder los. [...] Ausgezeichnet! Umklammern Sie nun Ihren Stuhl so fest Sie können, nach einigen Augenblicken lassen Sie wieder locker. Zum Schluss lassen Sie Ihren Kopf einige Male kreisen. Sehr gut!"

Tröstende Erdung. „Lassen Sie uns jetzt mit tröstender Erdung fortfahren. Beginnen wir mit Lieblingssachen. Denken Sie an Ihre Lieblingsfarbe: Welche ist das? [...] Gut! Denken Sie an Ihr Lieblingstier: Welches ist das? [...] Denken Sie an Ihre Lieblingsfernsehsendung: Welche ist das? [...] Ausgezeichnet! Denken Sie nun an Ihre Lieblingsjahrszeit: Welche Jahreszeit ist das? [...] Denken Sie an Ihre liebste Tageszeit: Wann ist die? [...] Denken Sie an eine Lieblingsperson – es kann jemand sein, den Sie kennen, oder eine berühmte Person. Stellen Sie sich die Person vor. [...] Gut! Wenn Sie möchten, können Sie an ein Lieblingslied denken und versuchen, sich an die Melodie und den Text zu erinnern." *Geben Sie den Patienten jeweils mindestens eine Minute Zeit.*
„Versuchen Sie jetzt, sich einen sicheren Ort vorzustellen. Halten Sie weiterhin die Augen geöffnet, denken Sie an einen Ort, der sehr sicher ist, tröstlich und beruhigend: Vielleicht der Strand, die Berge, ein Spaziergang in der Stadt, ein Lieblingsraum oder ein Park? Wenn Sie sich keinen sicheren Ort vorstellen können, ist das nicht schlimm – betrachten Sie dann einfach diesen Raum, da wir hier ja sicher sind. [...] Prima! Versuchen Sie jetzt, alle Einzelheiten dieses sicheren Ortes wahrzunehmen. Registrieren Sie alles, was Sie daran lieben – die Farben, die Struktur, die Formen; und die Sicherheit und Stille des Ortes. [...] Sehr gut. Das haben Sie wirklich toll gemacht!" *Führen Sie die Übung mindestens zehn Minuten lang durch.*

Bitten Sie die Patienten, noch einmal ihre negativen Gefühle einzuschätzen: „Schätzen Sie nun noch einmal Ihre negativen Gefühle auf einer Skala von 0 bis 10 ein (mit 10 als negativstem Gefühl). Prüfen Sie, ob sich die Bewertungen im Vergleich zur ersten Einschätzung verändert haben.

Bewerten Sie die Reaktionen der Patienten auf die Erdungsübung

Vorher- und Nachher-Bewertung. Bitten Sie die Patienten, festzustellen, ob sich vor und nach der Übung ihre Bewertung geändert hat. In der Gruppentherapie könnten Sie die Ergebnisse zusammenfassen – zum Beispiel „bei den meisten von Ihnen ist die Belastung um mindestens einen oder zwei Punkte gesunken. Bei einigen Leuten ist sie um vier Punkte gesunken" usw.

Distanzierung von emotionalem Schmerz (Erdung) – Materialien für den Therapeuten A/3

Fragen Sie die Patienten nach Ihrer Meinung zu Erdung. Fragen Sie beispielsweise: „Was hat Ihnen an der Übung gefallen und was nicht? Welche Art der Erdung funktioniert bei Ihnen am besten? Konnten Sie sich während der Übung konzentrieren? Waren irgendwelche Teile problematisch für Sie? Haben Ihnen bestimmte Teile besonders geholfen?" Versuchen Sie die Patienten für jeden Erfolg zu loben (z.B. „Das ist gut, dass Sie in der Lage waren, sich darauf zu konzentrieren"). Akzeptieren Sie, wenn die Patienten die Übung nicht gut fanden, und versuchen Sie, daran zu arbeiten (siehe unten).

Sprechen Sie darüber, in welchen Situationen Erdung den Patienten helfen kann: Wie kann sie etwa bei Suchtdruck eingesetzt werden? Wenn der Impuls entsteht, sich selbst oder andere zu verletzen? Wenn die Patienten wütend sind? Sich aufgewühlt fühlen? Versuchen Sie, konkrete Situationen, mit denen die Patienten tagtäglich konfrontiert sind, beispielhaft durchzugehen.

Arbeiten Sie an negativen Reaktionen auf die Erdung. Die „Jury", die darüber entscheidet, ob die Erdung geholfen hat, ist die Einschätzung anhand der Skala. Ab und zu verbessert sich die Einschätzung eines Patienten nicht. Wenn dies geschieht, greifen Sie es auf, indem Sie ihn fragen, was seiner Meinung nach helfen könnte, damit es beim nächsten Mal besser klappt, und indem Sie die Ideen auf dem Arbeitsblatt 1 noch einmal durchgehen. Oft hängt der Erfolg davon ab, dass die Erdungstechniken wiederholt geübt wurden, dass die Methoden ausgewählt werden, die den einzelnen Patienten ansprechen, oder dass die fortgeschrittenen Erdungstechniken aus dem Arbeitsblatt ausprobiert werden (siehe dort den Abschnitt „Was, wenn die Erdung nicht funktioniert?"), vgl. auch den Abschnitt „Vorschläge" unter „Inhalt der Sitzung".

Distanzierung von emotionalem Schmerz (Erdung) – Arbeitsblatt 1/1

Erdung nutzen, um sich von emotionalem Schmerz zu lösen

„Kein Gefühl ist das fernste."

Rainer Maria Rilke (Deutscher Dichter, 20. Jh.)

Was ist Erdung?

Erdung umfasst eine Reihe einfacher Strategien, um sich von belastenden Emotionen zu lösen (z.B. Suchtdruck, Impulse, sich selbst zu verletzen, Wut, Traurigkeit). Dies wird oft eher durch Konzentration auf die Außenwelt erreicht als durch den Blick nach innen. Sie können Erdung auch als „Ablenkung", „Zentrierung", „nach außen schauen" oder „heilsame Distanzierung" verstehen.

Wozu Erdung?

Wenn Sie von emotionalem Schmerz überwältigt werden, brauchen Sie eine Möglichkeit, sich davon zu befreien, damit Sie wieder Kontrolle über Ihre Gefühle gewinnen und sicher bleiben. So lange Sie sich erden ist es unmöglich, Suchtmittel zu konsumieren oder sich selbst zu verletzen! Erdung „verankert" Sie in der Gegenwart und in der Realität.
Viele Menschen mit PTBS und Sucht haben entweder mit zu vielen Gefühlen (z.B. überwältigenden Erinnerungen), oder zu wenigen (z.B. innerlich „abgestumpft sein" und Dissoziation) zu kämpfen. Durch Erdung erreichen Sie ein Gleichgewicht zwischen beidem: Bewusstsein für die Realität und die Fähigkeit, sie auszuhalten. Denken Sie daran, dass Schmerz ein Gefühl ist, Sie *sind* nicht der Schmerz. Wenn der Schmerz sie gefangen hält, fühlt es sich an, als *seien* Sie der Schmerz und als sei der Schmerz alles, was existiert. Er ist aber nur ein Teil Ihrer Erfahrungen – die anderen sind nur verborgen und können durch Erdung wieder hervor geholt werden.

Wichtige Punkte

- Erdung kann *jederzeit, überall, an jedem Ort* durchgeführt werden, ohne dass jemand etwas davon mitbekommt.
- *Benutzen Sie Erdung, wenn Sie mit einem Auslöser konfrontiert sind, wütend sind oder dissoziieren,* wenn Sie Suchtdruck haben und immer dann, wenn Ihr emotionaler Schmerz größer als 6 ist (auf einer Skala von 0 bis 10). Erdung bringt eine heilsame Distanz zwischen Sie und diese negativen Gefühle.
- *Halten Sie Ihre Augen geöffnet, lassen Sie Ihre Augen durch den Raum wandern und schalten Sie das Licht an,* um in Kontakt mit der Gegenwart zu bleiben.
- *Bewerten Sie Ihre Stimmung vor und nach der Erdung,* um zu sehen, ob es funktioniert hat. Bewerten Sie das Ausmaß Ihres emotionalen Schmerzes vor der Übung (auf einer Skala von 0 bis 10, wobei 10 „extremer Schmerz" bedeutet). Anschließend bewerten Sie noch einmal. Ist es weniger geworden?
- *Sprechen Sie nicht über negative Gefühle und protokollieren Sie sie nicht.* Sie möchten sich davon ablenken und nicht mit ihnen in Kontakt kommen.

Distanzierung von emotionalem Schmerz (Erdung) – Arbeitsblatt 1/2

- *Bleiben Sie neutral.* Vermeiden Sie Bewertungen wie „gut“ oder „schlecht“. Sagen Sie beispielsweise nicht „Die Wände sind grau, ich mag Grau nicht, weil es mich an meine Depression erinnert“, sondern sagen Sie einfach „Die Wände sind grau“ und machen weiter.
- *Konzentrieren Sie sich auf die Gegenwart* und nicht auf die Zukunft oder Vergangenheit.
- *Denken Sie daran, dass Erdung nicht das gleiche ist wie eine Entspannungsübung.* Erdung ist viel aktiver, fokussiert auf Ablenkungsstrategien und soll gegen extreme negative Gefühle helfen.

Verschiedene Arten der Erdung

Im Folgenden werden drei verschiedene Arten von Erdung beschrieben – gedanklich, körperlich und tröstend. „Gedanklich“ heißt, sich auf Ihre Gedanken zu konzentrieren, „körperlich“ bedeutet Konzentration auf Ihre Sinne (z.B. Tastsinn, Gehör) und „tröstend“ bedeutet, dass Sie mit sich selbst auf eine sehr tröstliche Weise sprechen. Sie werden vielleicht feststellen, dass eine Art der Erdung besonders gut bei Ihnen funktioniert, aber es können auch alle Arten gut für Sie sein.

Gedankliche Erdung

- ☐ ***Beschreiben Sie Ihre Umgebung in allen Einzelheiten,*** setzen Sie dabei all Ihre Sinne ein – zum Beispiel „Die Wände sind weiß, es gibt fünf pinkfarbene Stühle, an der Wand hängt ein Bücherregal aus Holz ...“ Beschreiben Sie Gegenstände, Geräusche, Strukturen, Farben, Gerüche, Formen, Zahlen, Temperatur. Das können sie überall machen, beispielsweise in der S-Bahn: „Ich bin in der S-Bahn. Bald werde ich den Fluss sehen. Dort sind Fenster. Dies ist die Sitzbank. Die Türen sind hellrot. Der S-Bahn-Plan hat vier Farben.“
- ☐ ***Spielen Sie mit sich selbst „Stadt, Land, Fluss“.*** Versuchen Sie an möglichst viele verschiedene Hunderassen, Musikgruppen, Länder, die mit „A“ beginnen, Automarken, Fernsehsendungen, Schriftsteller, Sportarten, Lieder oder Städte zu denken.
- ☐ ***Machen Sie einen Alterssprung.*** Wenn Sie sich innerlich jünger fühlen, als Sie tatsächlich sind (z.B. acht Jahre alt), können Sie sich langsam voranarbeiten (z.B. „Jetzt bin ich neun. Jetzt bin ich zehn. Nun bin ich 11 ...“) bis Sie Ihr richtiges Alter wieder erreicht haben.
- ☐ ***Beschreiben Sie so ausführlich wie möglich eine Alltagstätigkeit.*** Beschreiben Sie zum Beispiel, wie Sie Essen zubereiten (z.B. „Zuerst schäle ich Kartoffeln und viertele sie, dann koche ich Wasser, dann mache ich eine Kräutermarinade mit Oregano, Basilikum, Knoblauch und Olivenöl ...“)
- ☐ ***Stellen Sie sich Dinge vor.*** Benutzen Sie Bilder: Gleiten Sie auf Rollschuhen von Ihrem Schmerz weg, wechseln Sie den Fernsehsender, um ein besseres Programm zu sehen, denken Sie sich eine Mauer zwischen sich und dem Schmerz.
- ☐ ***Sprechen Sie einen Sicherheits-Satz.*** „Ich heiße ____________, ich bin im Moment in Sicherheit. Ich bin in der Gegenwart, nicht in der Vergangenheit. Ich befinde mich im ____________, das heutige Datum ist der ____________.“
- ☐ ***Lesen Sie etwas für sich und betonen Sie jedes Wort einzeln.*** Sie können auch Wörter rückwärts buchstabieren, um sich auf die Buchstaben und nicht auf die Bedeutung des Gelesenen zu konzentrieren.

Distanzierung von emotionalem Schmerz (Erdung) – Arbeitsblatt 1/3

- ☐ ***Humor.*** Denken Sie an etwas Lustiges, um sich selbst aus Ihrer Stimmung herausreißen.
- ☐ ***Zählen Sie bis zehn oder sagen das Alphabet auf, sehr l...a...n...g...s...a...m.***

Körperliche Erdung

- ☐ ***Lassen Sie warmes oder kaltes Wasser über Ihre Hände laufen.***
- ☐ ***Krallen Sie sich so fest Sie können an Ihrem Stuhl fest.***
- ☐ ***Berühren Sie verschiedene Gegenstände in Ihrer Umgebung.*** Einen Stift, Schlüssel, Ihre Kleidung, den Tisch, die Wände. Achten Sie auf Beschaffenheit, Farbe, Material, Gewicht und Temperatur. Vergleichen Sie die Gegenstände, die Sie anfassen: Ist einer kälter? Heller?
- ☐ ***Graben Sie Ihre Füße in den Fußboden.*** „Erden" Sie sich buchstäblich! Spüren Sie dabei die Spannung in Ihren Waden. Denken Sie daran, dass Sie mit dem Boden verbunden sind.
- ☐ ***Tragen Sie einen Erdungs-Gegenstand bei sich.*** Einen kleinen Gegenstand (ein Steinchen, ein Stück Ton, einen Ring, ein Kleidungsstück oder ein Stück Garn), den Sie immer dann in die Hand nehmen können, wenn Sie aufgewühlt sind.
- ☐ ***Hüpfen Sie auf und ab.***
- ☐ ***Nehmen Sie Ihren Körper wahr.*** Das Gewicht Ihres Körpers auf dem Stuhl, bewegen Sie Ihre Zehen in den Schuhen, das Gefühl Ihres Rückens an der Stuhllehne. Sie sind mit der Welt verbunden.
- ☐ ***Strecken Sie sich.*** Strecken Sie Ihre Finger, Arme oder Beine so stark Sie können, lassen Sie Ihren Kopf kreisen.
- ☐ ***Ballen und lösen Sie Ihre Fäuste.***
- ☐ ***Gehen Sie langsam und achten Sie auf jeden einzelnen Schritt.*** Sagen Sie bei jedem Schritt „links" oder „rechts".
- ☐ ***Essen Sie etwas und beschreiben Sie den Geschmack.*** Im Stillen, in allen Einzelheiten.
- ☐ ***Konzentrieren Sie sich auf Ihre Atmung.*** Nehmen Sie jedes Ein- und Ausatmen wahr. Wiederholen Sie bei jedem Luftholen ein freundliches Wort (z. B. die Lieblingsfarbe oder ein tröstliches Wort wie „sicher" oder „leicht").

Tröstende Erdung

- ☐ ***Sagen Sie freundliche Sätze.*** Als ob Sie zu einem kleinen Kind sprächen – zum Beispiel „Du bist ein guter Mensch, der eine schwere Zeit hat, aber du wirst das durchstehen".
- ☐ ***Denken Sie an Lieblingssachen.*** Denken Sie an Ihre Lieblingsfarbe, ihr Lieblingstier, liebste Jahreszeit, Lieblingsessen, liebste Tageszeit, Lieblingsfernsehsendung.
- ☐ ***Führen Sie sich Menschen vor Augen, die Sie gerne mögen (z. B. Kinder),*** und betrachten Sie Fotos von ihnen.
- ☐ ***Erinnern Sie sich an die Worte aus einem inspirierenden Lied, Zitat oder Gedicht,*** die Ihnen ein gutes Gefühl geben (z. B. den Gelassenheitsspruch der AA).
- ☐ ***Erinnern Sie sich an einen sicheren Ort.*** Beschreiben Sie einen Platz, den Sie sehr tröstlich finden (vielleicht einen Strand, die Berge oder einen Lieblingsraum). Konzentrieren Sie sich auf die Einzelheiten des Raumes – seine Geräusche, Farben, Formen, Gegenstände und Beschaffenheit.

Distanzierung von emotionalem Schmerz (Erdung) – Arbeitsblatt 1/4

- ☐ ***Sagen Sie sich einen „Bewältigungssatz“:*** „Ich kann damit umgehen.“ „Dieses Gefühl wird vorübergehen.“
- ☐ ***Gönnen Sie sich eine (sichere) Belohnung.*** Etwa ein Bonbon zu essen, ein schönes Abendessen oder ein heißes Bad.
- ☐ ***Denken Sie an Dinge, auf die Sie sich in der nächsten Woche freuen.*** Vielleicht ein Treffen mit einem Freund, ein Kinobesuch oder ein Ausflug.

Was, wenn die Erdung nicht funktioniert?

Erdung funktioniert! Aber sie braucht wie jede andere Fähigkeit Übung, damit sie am besten wirken kann. Unten finden Sie einige Vorschläge, die helfen können, damit Erdung bei Ihnen klappt:

- *Üben Sie es so oft wie möglich.* Auch wenn es gerade nicht erforderlich ist, damit Sie die Übungen auswendig lernen.
- *Üben Sie schneller.* Wenn Sie das Tempo erhöhen, konzentrieren Sie sich am schnellsten wieder auf die Außenwelt.
- *Versuchen Sie einmal, die Erdung sehr l...a...n...g...e durchzuführen* (20 bis 30 Minuten). Und wiederholen, wiederholen, wiederholen Sie sie!
- *Versuchen Sie herauszufinden, welche Methode bei Ihnen am besten funktioniert* – die gedankliche, körperliche oder tröstende oder Kombinationen daraus.
- *Erfinden Sie Ihre eigenen Erdungsmethoden.* Jede Übung, die Sie sich selbst ausdenken, ist wahrscheinlich mehr wert als alle, die Sie hier finden, weil es Ihre eigene ist.
- *Beginnen Sie früh mit der Erdung, wenn Sie in eine negative Stimmung rutschen.* Beginnen Sie sofort, wenn Verlangen nach einem Suchtmittel aufkommt oder wenn gerade eine Erinnerungsattacke eingesetzt hat. Fangen Sie an, bevor Sie vor lauter Wut außer Kontrolle geraten.
- *Erstellen Sie eine Liste,* auf der Sie die besten Erdungsmethoden notieren und dazuschreiben, wie lange Sie sie jeweils durchführen sollten.
- *Lassen Sie sich von anderen bei der Erdung unterstützen.* Erzählen Sie Ihrer Familie oder Freunden von Erdung, damit sie Ihnen helfen und Sie anleiten können, wenn Sie von negativen Gefühlen überwältigt werden.
- *Bereiteten Sie sich rechtzeitig vor.* Legen Sie Material für die Erdung bei sich zu Hause, im Auto und bei der Arbeit bereit, um vorbereitet zu sein und überall Erinnerungsstützen zu haben.
- *Nehmen Sie eine Kassette oder CD mit einer Erdungsübung auf,* die Sie abspielen können, wenn Sie sie brauchen. Sie könnten auch Ihren Therapeuten oder eine andere Vertrauensperson darum bitten, den Text zu sprechen, wenn Sie lieber die Stimme von jemand anders auf dem Band hören möchten.
- *Denken Sie darüber nach, warum Erdung funktioniert.* Warum kommt es wohl dazu, dass Sie dadurch, dass Sie sich auf die Außenwelt konzentrieren, zu mehr innerem Frieden finden? Achten Sie darauf, welche Methoden bei Ihnen funktionieren – warum könnten genau diese bei Ihnen besser helfen als andere?
- *Geben Sie nicht auf!*

Distanzierung von emotionalem Schmerz (Erdung) – Selbstverpflichtung

Vorschläge für eine Selbstverpflichtung

Verpflichten Sie sich zu einer Handlung, die Sie voranbringt! Es kann alles sein, von dem Sie das Gefühl haben, dass es Ihnen hilft, oder eine der unten aufgeführten Ideen. Indem Sie Ihre Verpflichtung einhalten, respektieren Sie sich, nehmen sich ernst und sorgen für sich selbst.

- *Möglichkeit 1:* Machen Sie eine Erdungsübung, die zehn Minuten lang oder länger dauert und bewerten Sie Ihre Gefühle unmittelbar vorher und nachher anhand von Punkten (genau so, wie wir es in der Sitzung gemacht haben).
- *Möglichkeit 2:* Lesen Sie noch einmal das Arbeitsblatt 1 durch und markieren Sie die Methoden, die Sie am liebsten ausprobieren möchten.
- *Möglichkeit 3:* Finden Sie etwas, das Ihnen dabei hilft, sich geerdet zu fühlen (z. B. einen kleinen schönen Stein, ein Bild von jemandem, den Sie lieben etc.). Bewahren Sie es an einem Ort auf, an dem Sie es jederzeit finden können, wie in Ihrer Tasche, im Portemonnaie oder an Ihrem Schlüsselbund.
- *Möglichkeit 4:* Legen Sie eine Tabelle über Sichere Bewälitungsstrategien an, orientieren Sie sich dabei z. B. an folgendem Muster:

Beispiel für die Anwendung des Themas im Bogen zu Sicheren Bewältigungsstrategien

	Alter Weg	**Neuer Weg**
Situation	Eine Erinnerungsattacke haben.	Eine Erinnerungsattacke haben.
Ihre Art der Bewältigung	Ich bin nicht wieder rausgekommen, es war schrecklich. Ich habe versucht, meine Gefühle mit drei Gin-Tonic zu ertränken.	Ich kann versuchen, mithilfe von Erdung damit umzugehen. Folgende drei Arten funktionieren bei mir: Meine Hände unter den kalten Wasserhahn halten. Versuchen, alle Schauspieler aus der Lindenstraße aufzuzählen. Laute Musik anmachen, um die Erinnerungen zu verjagen.
Konsequenz	Ich habe das Gefühl, einfach keine Kontrolle über meine Gefühle zu haben. Ich kann nicht verhindern, dass ich trinke, wenn es mich überwältigt.	Die Intensität verschwindet – es geht nicht ganz weg, aber doch genug, um nicht trinken zu müssen.

Schätzen Sie auf einer Skala von 0 Punkten (= gar nicht sicher) bis 10 Punkten (= vollständig sicher) ein:

Wie sicher ist Ihre **alte** Art der Bewältigung? ___

Wie sicher ist Ihre **neue** Art der Bewältigung? ___

Wenn Substanzen Sie beherrschen

kognitiv

Zusammenfassung

Dieses Thema beinhaltet acht Arbeitsblätter zum Thema Sucht, die einzeln oder zusammen benutzt werden können: (1) Was ist Sucht?, (2) Wie Substanzmissbrauch die Heilung von PTBS verhindert, (3) Ihr Weg in Richtung Abstinenz, (4) Den Berg der Heilung erklimmen (eine Fantasiereise, um realistisch auf die Abstinenz vorzubereiten), (5) Gemischte Gefühle, (6) Die Sucht verstehen, (7) Selbsthilfegruppen, (8) Sucht und PTBS: häufig gestellte Fragen.

Übersicht

> *„Wenn ich trinke, kümmere ich mich um das kleine Kind in mir, das Trost braucht.“*
> *„Ich könnte auch weiter drücken, weil es auf mich sowieso nicht ankommt.“*
> *„Nach ein paar Bieren habe ich das Gefühl, halbwegs normal zu sein.“*

Substanzmissbrauch ist das vorrangige Thema dieser Behandlung, weil ihre Sucht die Patienten am Vorwärtskommen hindert. Es hält sie in ihren PTBS-Symptomen fest (sie lernen nicht, sich Gefühlen zu stellen und mit ihnen umzugehen), sie erfahren einen sozioökonomischen Abstieg (Substanzkonsum kann zu finanziellem Ruin führen, zerstört Beziehungen und behindert die Erfüllung beruflicher Pflichten). Zudem hält es die Patienten von sich selbst und einem normalen Leben fern. Einer der bestechendsten Aspekte von AA und anderen Selbsthilfegruppen besteht in ihrer einzigen, immer wieder in verschiedenen Varianten wiederholten Botschaft: Gib deine Sucht auf, und du wirst dein Leben zurückgewinnen. Dieselbe Botschaft gilt auch für diese Behandlung, in der allerdings zusätzlich der Zusammenhang mit PTBS berücksichtigt wird. Von einer Sucht zu genesen ist bekanntermaßen schwer, doch in Kombination mit PTBS ist es noch viel schwerer. Wer von uns würde ernsthaft mit etwas aufhören wollen, das Albträume, erdrückende Traurigkeit und Wut sowie schlechte Erinnerungen von ihm ferngehalten hat? Einer der Gründe dafür, dass PTBS und Sucht häufig gemeinsam auftreten, liegt darin, dass Substanzkonsum auf kurze Sicht einige Aspekte der PTBS lindert. Khantzian (1998) fand heraus, dass viele Patienten mit chronischer PTBS, die Substanzen konsumieren, „gesammelter“, weniger dekompensiert, weniger „verrückt“ erschienen als Patienten mit chronischer PTBS, die nicht süchtig sind. Nichtsdestotrotz können Substanzen selbstverständlich auch einen negativen Einfluss auf die PTBS haben: Bedrohungsgefühle verschlimmern, Schlaflosigkeit verursachen, negative Gefühle verstärken und (langfristig) in eine Spirale der Dysfunktion in vielen Bereichen münden.

Wenn Patienten bereits sehr lange unter beiden Störungen leiden, ist das Aufgeben der Sucht eine der für sie am schwersten vorstellbaren Herausforderungen, und viele haben zu wenig Selbstvertrauen, Hoffnung oder Willen, dies umzusetzen. Eines der Schlüsselprinzipien bei der schwierigen Anstrengung, den „Berg der Heilung zu erklimmen“, ist die *Unterscheidung zwischen den langfristigen und kurzfristigen Auswirkungen des Substanzkonsums*. Ganz gleich, wie hilfreich Substanzen für den Augenblick sein mögen – auf lange Sicht sind sie immer schädlich. Sie mindern körperliche, emotionale und seelische Gesundheit (mit dieser Beschreibung wird zugleich eine der besten Definitionen psychischer Erkrankungen gegeben: das Triumphieren kurzfristiger über langfristige Lösungen). Wenn zwischen PTBS und Sucht als Form der „Selbstmedikation“ ein Zusammenhang hergestellt wird, können die Patienten sehen, dass ihr Wunsch, Substanzen zu konsumieren, verständlich ist, aber dass er eben keine Lösung für immer ist. Eine andere Schlüsselbotschaft ist: „Egal was geschieht, Sie können auch ohne irgendwelche Substanzen sicher damit umgehen.“ Nichts, aber auch gar nichts (Scheidung, Depression, HIV-Diagnose, Dissoziation, Schlafprobleme, Verlust des Jobs oder irgendein anderes Lebensereignis) muss Drogenkonsum nach sich ziehen. Durch das Auflösen einer vermeintlich „logischen“ Verbindung zwischen belastenden Lebensereignissen und Substanzmissbrauch hofft man, die Patienten zu Sicheren Bewälitungsstrategien anzuspornen. Darum ist die Liste der sicheren Problembewältigungsstrategien (vgl. Arbeitsblatt 2 in der Sitzung *Sicherheit*) so lang: Die Patienten müssen daran erinnert werden, dass es unzählige Wege gibt, ohne Drogen auszukommen.

Aus dem gleichen Grund werden unter dem Thema der heutigen Sitzung mehrere Strategien für das Aufgeben von Substanzkonsum vorgestellt. Die Patienten und der Therapeut können eines oder mehrere Arbeitsblätter auswählen und erst in der nächsten Sitzung oder zu einem späteren Zeitpunkt auf die restlichen Arbeitsblätter zurückkommen, wenn diese Relevanz bekommen. Wenn Sie Patienten haben, die nicht merken, dass sie ein Suchtproblem haben, könnten Sie eine ganze Sitzung auf das Arbeitsblatt 1 (Was ist Sucht?) verwenden und die Patienten anleiten, durch ehrliche Selbsteinschätzung anhand der DSM-IV Kriterien herauszufinden, ob sie ein Suchtproblem haben oder nicht. Um kritische Situationen aufzuspüren, die dem Konsum von Substanzen vorausgehen, können Sie Arbeitsblatt 6 nutzen (Die Sucht verstehen). Dieses enthält einige Methoden zur „Erforschung der eigenen Seele", d. h. zur Beantwortung der Frage, warum jemand in einem bestimmten Moment zur Droge greift (wobei betont werden sollte, dass dem Konsum stets eine Entscheidung und nicht etwa ein „Unfall" zugrunde liegt!). Für alle, die Angst davor haben, mit dem Substanzkonsum aufzuhören (im Grunde alle Patienten!), helfen die Arbeitsblätter 4 und 5 (Den Berg der Heilung erklimmen und Gemischte Gefühle), eventuell auftretende Schwierigkeiten und Gefühle realistisch einzuschätzen.

Ein anderer wichtiger Aspekt im Zusammenhang mit Sucht besteht in der Schadensbegrenzung. Diese Neuerung in der Suchtbehandlung (Harm Reduction Coalition, 1998) entstand angesichts der Erkenntnis, dass einige Patienten den Sprung ins kalte Wasser nicht schaffen, den viele Suchtprogramme verlangen, indem sie auf totale Abstinenz (und für immer) zielen. Nach diesem Prinzip wird hingegen jede Verringerung des Konsums begrüßt und verstärkt (z. B. besser zwei- statt fünfmal pro Woche Drogen zu nehmen, oder anstatt zwei Substanzen nur noch eine zu konsumieren). Mit der Zeit fühlen sich die Patienten vielleicht eher imstande, ihre Sucht in den Griff zu bekommen und versuchen, ganz abstinent zu werden. Das höchste Ziel von *Sicherheit finden* ist die Abstinenz, weil davon ausgegangen werden kann, dass die völlige Heilung von PTBS eine längere Abstinenzperiode voraussetzt, in der an dem Trauma gearbeitet werden kann. Doch Patienten, die gegenwärtig nicht zu völliger Abstinenz bereit sind, kann das Konzept der Schadensbegrenzung langfristig auf den Weg der Abstinenz bringen. So sollen mehr Patienten in der Behandlung gehalten werden (anstatt dass sie sich für ihren Konsum schämen oder schuldig fühlen), und schrittweise in die Lage versetzt werden, in ihrer Heilung voranzuschreiten. In jedem Fall ist es entscheidend, dass der Therapeut den Patienten nicht einfach zugesteht, sich für den Substanzgebrauch zu „entscheiden". Der Therapeut muss ernsthafte Einwände gegen den Konsum vorbringen, herausfinden, warum der Patient konsumiert, und mit ihm eine Konsummenge vereinbaren, die explizit in einem Vertrag festgelegt wird (siehe Arbeitsblatt 3). Die Reduktion des Substanzkonsums muss während der gesamten Therapie das Ziel bleiben. Einer der am weitesten verbreiteten Fehler, den Therapeuten in dieser Behandlung gemacht haben (insbesondere Therapeuten, für die Suchttherapie etwas Neues ist), war das Signal an die Patienten, es sei in Ordnung, sich für den Substanzkonsum zu entscheiden. Dem Therapeuten muss vielmehr ein Drahtseilakt gelingen: Anzuerkennen, dass süchtige Patienten nicht zur Abstinenz gezwungen oder genötigt werden können, aber auch zu verstehen, dass diese Patienten nicht rational die Entscheidung treffen können, unbegrenzt Substanzen zu gebrauchen. Drogen sind so verführerisch und gefährlich für diese Menschen, dass es großer Anstrengungen bedarf, ihren Konsum einzuschränken. Vielleicht hilft es Ihnen, wenn Sie sich die Patienten wie kleine Kinder vorstellen, die mit Streichhölzern spielen möchten: Als Elternteil würden Sie dem Spiel der Kinder ein Ende machen wollen, weil es gefährlich ist, aber Sie würden es auf freundliche und fürsorgliche Art und Weise tun. Der Mittelweg zwischen den beiden Extremen – zu hart und zu nachsichtig – ist das Ziel.

Diese Prinzipien gelten auch für Selbsthilfegruppen wie AA. Alle Patienten sollten ermutigt werden, diese Gruppen zu besuchen. Aber natürlich muss die Entscheidung von Patienten, die nicht hingehen möchten, respektiert werden. Wie DuWors (1992) schon gesagt hat:

> *„Die gute Nachricht ist, dass AA funktioniert. Die schlechte Nachricht ist, dass es nicht zwingend bei allen Menschen und gegen alle Probleme hilft" (S. 131).*

Einige Patienten mit PTBS berichten, dass sie in diesen Gruppen viel Trost erfahren, während sich andere missverstanden fühlen. Beispielsweise können die Patienten orthodoxen AA-Mitgliedern begegnen, die gegen jegliche Form der psychiatrischen und medikamentösen Behandlung sind (auch wenn AA offiziell die psychiatrische Behandlung unterstützt). Oder den Patienten wird gesagt, sie sollen ihre Sucht nicht vergangenen Traumata zuschreiben. Für einige Frauen mit PTBS können auch mehrheitlich von Männern besuchte

Gruppen negative Gefühle hervorrufen. Ein Patient berichtete Folgendes: „Die Einstellung dort ist: ‚Du trinkst nicht deshalb, weil du als Kind belästigt wurdest. Du trinkst, weil du ein Alkoholiker bist.'" Manche Patienten haben so wenig soziale Kompetenzen und einen solchen Mangel an Grundvertrauen in andere Menschen, dass sie Gruppen überhaupt erst besuchen können, wenn ihre emotionale Entwicklung fortgeschritten ist. Entscheidend ist, dass der Therapeut die Entscheidung eines Patienten gegen den Besuch einer Selbsthilfegruppe in keiner Weise verurteilt. Einigen Patienten geht es durch die Gruppen wesentlich besser, anderen ergeht es besser ohne sie (Mark & Luborsky, 1992). Es gibt immer alternative Behandlungsmöglichkeiten, wenn ein Patient zusätzliche Hilfe benötigt, wie z. B. mehr Einzeltherapie, andere Gruppentherapien, andere Selbsthilfegruppen oder tagesklinische Behandlung.

Gegenübertragungsphänomene

Von Suchterkrankungen ist bekannt, dass Sie beim Therapeuten heftige Gegenübertragungsphänomenene hervorrufen und sich beispielsweise in Form von Machtkämpfen, Langeweile, Zynismus, Gleichgültigkeit, Schuldzuweisungen, Rückzug, Ausgebranntsein sowie intensiven und wechselnden Gefühle dem Patienten gegenüber äußern (Imhof, 1991; Imhof et al., 1983; Najavits et al., 1995). Tatsächlich wurde in Studien über emotionale Reaktionen der Therapeuten gegenüber süchtigen Patienten festgestellt, dass trotz ausgiebiger Schulung zum Thema Sucht die Gefühle der Therapeuten mit der Zeit immer negativer wurden (Najavits et al., 1995). Sucht ist eine der am schwersten zu behandelnden Störungen. Die Abbrecherquoten sind trotz der heldenhaftesten Bemühungen der Therapeuten hoch, und für viele Patienten sind Drogen letztlich attraktiver als die Therapie. Obwohl das Thema zu groß ist, um an dieser Stelle ausführlich behandelt zu werden, fassen außer den oben bereits genannten einige weitere Artikel die Rolle des Therapeuten in der Suchtbehandlung gut zusammen (Najavits et al., 2000; Najavits & Weiss, 1994b).

Anmerkungen

Die Definition von Suchterkrankungen im Arbeitsblatt 1 (Was ist Sucht?) stammt aus dem DSM-IV (American Psychiatric Association, 1994) und von Rinaldi, Steindler, Wilford und Goodwin (1988). Die Vorschläge in Arbeitsblatt 3 (Ihr Weg in Richtung Abstinenz), wie der Substanzkonsum beendet werden kann, sind Miller und Page (1991) entnommen, und die Erwähnung der Forschung über kontrolliertes Trinken bezieht sich auf McCrady und Langenbucher (1996). Titel und Illustration des Arbeitsblattes 4 (Den Berg der Heilung erklimmen) stammen von Sobell und Sobell (1993), und die „drei wichtigen Gedanken, die zum Substanzkonsum führen" kommen von DuWors (1992). Einige Teile des Arbeitsblattes 7 (Selbsthilfegruppen) sind von Roger D. Weiss verfasst worden. Die Studie über Frauen mit PTBS und Sucht, auf die in Arbeitsblatt 8 (Sucht und PTBS: häufig gestellte Fragen) Bezug genommen wird, beschreiben Brady, Dansky, Back, Foa und Carroll (2001).

Vorbereitung der Sitzung

Grundlagen:

1. Für das Arbeitsblatt 3 (Ihr Weg in Richtung Abstinenz) sind die Bücher von Miller und Page (1991) sowie von Miller und Rollnick (1991)[11] sehr hilfreich, insbesondere dann, wenn Sie Zweifel an einer der vorgeschlagenen Möglichkeiten haben.
2. Organisieren Sie für das Arbeitsblatt 7 (Selbsthilfegruppen) Listen der örtlichen AA- und anderer Selbsthilfegruppen, die Sie den Patienten geben. Rufen Sie in der örtlichen Zentrale von AA an. Die Nummer finden Sie im öffentlichen Telefonbuch.
3. Lesen Sie Fachbücher über Suchtbehandlung, wenn dies ein neues Thema für Sie ist (Beck et al., 1993; Marlatt & Gordon, 1985; Miller & Rollnick, 1991)[12], und lassen Sie sich supervidieren.

Empfehlungen:

1. Besorgen Sie sich für das Arbeitsblatt 3 (Ihr Weg in Richtung Abstinenz) Informationsbroschüren zu jeder wichtigen Droge (z. B. Alkohol, Kokain, Heroin, Marihuana), in denen beschrieben wird, wie sie den Körper zerstören. Diese können Sie z. B. bei der Deutschen Hauptstelle für Suchtfragen e.V.[13] bekommen.

11 Vgl. auch unter Literaturempfehlungen die Bücher von Lindenmeyer (2005), Schwoon (2004) sowie Miller und Rollnick (2005).

12 Vgl. auch unter Literaturempfehlungen die Bücher von Beck et al. (1997) sowie von Miller und Rollnick (2005).

13 http://www.dhs.de/

2. Besuchen Sie für das Arbeitsblatt 7 (Selbsthilfegruppen) eine Gruppe, die nach den „Zwölf Schritten" vorgeht, wenn Sie dies noch nie getan haben. Dadurch können Sie den Patienten den Wert solcher Gruppen authentisch und informiert nahe bringen sowie erklären, wie die Gruppen funktionieren.

Ablauf der Sitzung

1. *Begrüßungsrunde (bis zu fünf Minuten pro Patient),* siehe auch Kapitel 3.5.1.

2. *Zitat (kurz).* Verbinden Sie das Zitat mit der Sitzung – zum Beispiel „Heute werden wir über Substanzabhängigkeit sprechen. Wie das Zitat besagt, besteht das Ziel nicht darin, sich selbst anzuklagen, sondern ihr Problem zu verstehen, damit Sie davon genesen können."

3. *Verbinden Sie das Thema der Sitzung mit dem Leben der Patienten (ausführlich, Hauptteil der Sitzung).*
   a) *Bitten Sie die Patienten, die Arbeitsblätter durchzugehen,* die einzeln oder zusammen benutzt werden können. Beachten Sie, dass jedes Arbeitsblatt ein eigenes Unterthema hat. Siehe auch „Inhalt der Sitzung" (unten) und die Einleitung, um aus der großen Zahl an Arbeitsblättern unter Berücksichtigung der Bedürfnisse und Zeit der Patienten die richtigen auszuwählen. Behandeln Sie die Arbeitsblätter in mehreren Sitzungen, wenn Sie genug Zeit dazu haben.
   Arbeitsblatt 1: Was ist Sucht?
   Arbeitsblatt 2: Wie Substanzmissbrauch die Heilung von PTBS verhindert
   Arbeitsblatt 3: Ihr Weg in Richtung Abstinenz
   Arbeitsblatt 4: Den Berg der Heilung erklimmen
   Arbeitsblatt 5: Gemischte Gefühle
   Arbeitsblatt 6: Die Sucht verstehen
   Arbeitsblatt 7: Selbsthilfegruppen
   Arbeitsblatt 8: Sucht und PTBS: häufig gestellte Fragen
   b) Helfen Sie den Patienten, die Übung auf gegenwärtige und spezifische Probleme anzuwenden. Siehe auch „Inhalt der Sitzung" (unten) und Kapitel 3.5.3 für konkrete Vorschläge.

4. *Abschlussrunde (kurz),* siehe auch Kapitel 3.5.4.

Inhalt der Sitzung

Zu diesem Thema gibt es mehr Arbeitsblätter als zu jedem anderen, und nicht alle können in einer Sitzung abgehandelt werden. Es ist daher so angelegt, dass der Therapeut bei einem der wichtigsten Themen der gesamten Therapie – Abhängigkeit – entsprechend den Bedürfnissen der Patienten mit größter Flexibilität auswählen kann. Gestatten Sie den Patienten, eines oder mehrere Arbeitsblätter auszuwählen, oder entscheiden Sie selbst auf Grundlage Ihres Wissens über die Patienten. Vielleicht wollen Sie auf einige der Arbeitsblätter auch im weiteren Verlauf der Behandlung noch zurückkommen. Beachten Sie das Kapitel 3 mit Vorschlägen für die Entscheidung, welche Arbeitsblätter Sie aussuchen könnten.

Arbeitsblatt 1: Was ist Sucht?

Ziel

- Helfen Sie den Patienten dabei, ehrlich einzuschätzen, ob bei Ihnen eine Substanzabhängigkeit vorliegt oder nicht.

Möglichkeiten, die Materialien auf das Leben der Patienten zu übertragen

Selbsterkundung. Bitten Sie die Patienten, die Punkte abzuhaken, die auf sie zutreffen.

Diskussion. Mit folgenden Fragen können Sie herausfinden, ob Sie das Arbeitsblatt 1 überhaupt verwenden wollen:
- Ist Ihnen bewusst, dass Sie ein Problem mit Substanzmissbrauch (oder ein Abhängigkeitsproblem) haben?"
- „Bestehen bei Ihnen oder bei einem Ihrer Mitmenschen Zweifel daran, dass Sie ein Suchtproblem haben?"
- „Würde es helfen, wenn wir die Definition von Substanzmissbrauch zusammen durchgehen, oder sollen wir weitermachen?"

Folgende Fragen könnten Sie den Patienten im Zusammenhang mit der Verwendung des Arbeitsblattes stellen:
- „Woran merken Sie im Moment, dass Substanzen Ihr Leben beherrschen?"
- „Welche Bereiche Ihres Lebens sind zurzeit von Ihrer Sucht betroffen? (Beziehungen? Die Arbeit? Körperliche Gesundheit? Freizeit? Ihre Persönlichkeitsentwicklung?)"

- „Wie, glauben Sie, wäre Ihr Leben, wenn Sie den Konsum von Substanzen aufgeben würden?"

Vorschläge

Einige Patienten benötigen eine Wiederholung der Kriterien der Abhängigkeitserkrankung. Das trifft für jene Patienten zu, die (1) trotz der Evidenz ernsthafter Probleme den Einfluss der Sucht leugnen, (2) wenige Symptome und eine unklare Diagnose haben, (3) von verschiedenen Therapeuten unterschiedlich eingeschätzt werden (d. h. einige erzählen ihnen, sie seien krank, während andere die Situation günstiger bewerten), (4) in Gefahr sind, vom Missbrauch in die Abhängigkeit zu rutschen, und denen Sie mögliche Folgen dieser Entwicklung aufzeigen wollen, (5) Substanzmissbrauch besser verstehen möchten. Wenn Sie sich nicht sicher sind, ob diese Kriterien auf Ihre Patienten zutreffen, können Sie ihnen auch vorschlagen, das Arbeitsblatt im Rahmen der Selbstverpflichtung selbst zu lesen.

Verhindern Sie, dass in der Gruppentherapie „Heldengeschichten" erzählt werden. Zu ausführliche Schilderungen über Drogenmissbrauch können ebenso wie detaillierte Beschreibungen der PTBS andere Patienten triggern. Begrenzen Sie die Patienten, die zum Erzählen von „Heldengeschichten" neigen. Lenken Sie die Aufmerksamkeit eher darauf, wie die Substanzen aufgegeben werden, anstatt früheren Erfahrungen zu viel Platz einzuräumen.

Denken Sie daran, dass an dieser Stelle eine Überprüfung der DSM-IV-Kriterien möglich *ist.* Anders als beim Thema „PTBS: Die eigene Stärke zurückgewinnen", bei dem es für alle Patienten geltende Kriterien für das Vorliegen einer Störung gibt, muss in Hinblick auf die Suchterkrankung nicht zwingend eine Überprüfung der Kriterien durchgeführt werden. Denn bei der Erprobung dieser Behandlung stellte sich heraus, dass vielen Patienten ihr Problem mit Substanzen bewusst war und die Überprüfung der aktuellen Kriterien für sie keine neuen Erkenntnisse erbrachte.

Seien Sie sehr genau bei der Diagnosestellung einer Suchterkrankung. Wenn ein Patient eine Substanz konsumiert, die keinen nennenswerten negativen Einfluss auf ihn hat, werden die Kriterien für eine Suchtstörung nicht erfüllt.

Arbeitsblatt 2: Wie Substanzmissbrauch die Heilung von PTBS verhindert

Ziel

- Fördern Sie das Bewusstsein der Patienten darüber, wie Substanzmissbrauch die Heilung von PTBS verhindert.

Möglichkeiten, die Materialien auf das Leben der Patienten zu übertragen

Überprüfen Sie die Kernpunkte. Bitten Sie die Patienten, die wichtigsten Punkte des Arbeitsblattes zusammenzufassen, und nutzen Sie dies als Ausgangspunkt für die Arbeit daran, beispielsweise: „Was ist Ihrer Meinung nach die Botschaft dieses Arbeitsblattes?"

Diskussion

- „Können Sie erkennen, nach welchem Mechanismus der Konsum von Substanzen Ihre Heilung von PTBS behindert?"
- „Wie würde es sich anfühlen, wenn Sie lernen könnten, mit Ihrer PTBS umzugehen, ohne auf Substanzen zurückzugreifen?"
- „Gibt es Beispiele aus jüngerer Zeit, als Sie mit Hilfe von Substanzen versucht haben, Ihre PTBS in den Griff zu bekommen?"

Vorschläge

Machen Sie sich bewusst, dass es außer der PTBS viele Gründe gibt, warum Patienten Substanzen konsumieren. Dazu gehören die biologische Veranlagung zum Substanzmissbrauch, erlernte Gewohnheit, äußere Auslöser (wie z. B. seinem Dealer über den Weg zu laufen) und das Aufwachsen mit Familienmitgliedern, die ebenfalls Drogen konsumiert haben. Es ist weder nötig noch zutreffend, jeglichen Konsum mit PTBS in Verbindung zu bringen. Das Ziel besteht darin, dass die Patienten die Verbindung zwischen beiden Störungen in dem Maße erkennen, wie sie sich für sie als stimmig anfühlt.

Denken Sie daran, dass Substanzen einen positiven Einfluss auf die PTBS-Symptome haben können. Man kann nicht davon ausgehen, dass Substanzmissbrauch die PTBS-Symptome zwangsläufig verschlimmert. Wie bereits oben unter „Übersicht" erörtert wurde, liegt vielmehr einer der

Gründe dafür, dass der Konsum von Substanzen unter PTBS-Patienten so weit verbreitet ist, darin, dass sie PTBS-Symptome zu lindern vermögen. Sie können dabei helfen, intensive negative Gefühle zu betäuben, einzuschlafen, sich in sozialen Situationen wohler zu fühlen, einen Zugang zu den eigenen Gefühlen zu finden und Ängste zu verringern. Der Konsum kann aber auch negativen Einfluss auf die PTBS haben – wie etwa wachsende Verfolgungsgefühle und Schlaflosigkeit. Ein wichtiger Zugang zu Patienten, die Substanzen einen positiven Einfluss auf ihre Symptome zuschreiben, besteht darin, ihnen diesen positiven Einfluss zuzugestehen, aber die wichtige Frage aufzuwerfen, ob das auch *auf lange Sicht* zutrifft. Die positive Wirkung ist unweigerlich kurzfristig – einige Minuten oder Stunden – aber langfristig (am nächsten Tag, in der nächsten Woche) werden sich die PTBS-Symptome des Patienten dadurch nicht verbessern. Außerdem kann der Substanzkonsum an sich bereits die Selbstachtung und die Belastbarkeit verringern. Indem Sie die Patienten dazu anhalten, nach den langfristigen Folgen zu fragen, helfen Sie ihnen einzusehen, dass sie mit dem Konsum aufhören müssen.

Arbeitsblatt 3: Ihr Weg in Richtung Abstinenz

Ziel

- Erstellen Sie einen Sofortplan für den Verzicht auf Substanzgebrauch, der *realistisch* und *akzeptabel* für den Patienten ist. Es gibt drei Möglichkeiten: „sofort ganz aufhören", „ein Experiment machen" und „schrittweise reduzieren".

Möglichkeiten, die Materialien auf das Leben der Patienten zu übertragen

Erstellen Sie einen schriftlichen Plan. Der letzte Abschnitt des Arbeitsblattes bietet dazu Gelegenheit.

Diskussion

- „Welchen Plan finden Sie am ansprechendsten? Welcher Plan ist Ihrer Meinung nach der beste für Sie?"
- „Welchen Plan haben Sie früher schon mal ausprobiert? Hat irgendein Plan in der Vergangenheit schon mal bei Ihnen funktioniert oder versagt?"
- „Wie können Sie sicher gehen, dass Sie den Plan auch einhalten, für den Sie sich entschieden haben?"

Vorschläge

Verurteilen und tadeln Sie nicht die Patienten, die nicht bereit sind, sich zu völliger Abstinenz zu verpflichten. Erinnern Sie sich an den Ausspruch: „Ein guter Plan heute ist besser als ein perfekter Plan für morgen." Es gibt viele gute Gründe dafür, warum sich Patienten unwohl dabei fühlen können, sofort alle Substanzen aufzugeben: die begründete Angst, dass die PTBS-Symptome übermächtig werden, Hoffnungslosigkeit mit Suizidgedanken, die grundlegende Annahme, schlecht zu sein oder keine gute Behandlung verdient zu haben, ein sehr geringes Selbstwertgefühl. Für Therapeuten, die hauptsächlich Erfahrung mit der Behandlung von Abhängigkeit haben, insbesondere mit 12-Schritte-Programmen, mag es schwierig sein, sich auf etwas anderes als auf Abstinenz als Therapieziel einzulassen. Vielleicht hilft es, daran zu denken, dass sich Patienten mit Doppeldiagnose von anderen süchtigen Patienten unterscheiden und dass sich die Kombination mit chronischer PTBS von anderen Doppeldiagnosen unterscheidet (z. B. Depression, die sich typischerweise mit Eintreten der Abstinenz verbessert). Sie werden vielleicht auch feststellen, dass viele Patienten mit PTBS sich einverstanden zeigen, wenn Sie auf dem Ziel der Abstinenz bestehen. Sie mögen vielleicht einwilligen – aber es dann nicht schaffen. Für Patienten mit PTBS, die als Kinder Opfer wurden, kann es sich wie eine Wiederholung ihres Missbrauchs anfühlen, wenn Sie zu etwas gedrängt oder gezwungen werden. Bemühen Sie sich, sie zu einer ehrlichen Einschätzung dessen, was sie jetzt erreichen können, zu ermutigen, und verstärken Sie jeden positiven Schritt in Richtung Abstinenz.

Entwickeln Sie einen klaren Plan, um den Konsum von Substanzen zu verringern. Die Patienten können sich nicht legitim dafür „entscheiden", mit dem Konsum so weiterzumachen wie bisher. Therapeuten, die nicht in erster Linie im Suchtbereich tätig sind, können die Bedeutung eines klaren Plans zur sofortigen Reduktion des Substanzkonsums unterschätzen. Den Patienten zu sagen, es sei ihre eigene „Entscheidung", weiterhin Substanzen zu konsumieren, ohne einen ernsthaften Versuch zu unternehmen, ihnen bei der Reduktion zu helfen, ist eine gefährliche Botschaft. Während Sie einerseits den Patienten nicht zur

Abstinenz zwingen können, sondern alle verfügbaren Hilfestellungen zur Motivation und Unterstützung der Verringerung des Konsums einsetzen sollten, ist es andererseits erforderlich, zugleich Hinweise wie die Folgenden zu geben: (1) Substanzkonsum ist selbstzerstörerisch, besonders im Zusammenhang mit PTBS, (2) Sie machen sich Sorgen, wenn die Patienten weiterhin so viel konsumieren wie bisher, (3) als Therapeut können Sie in Anbetracht der gesundheitlichen Konsequenzen nicht hinnehmen, dass sie weiterhin in dem Maße konsumieren wie bisher und (4) schwerer Substanzmissbrauch kann sie buchstäblich umbringen. Der Ansatz, sich der Patienten wie „gute Eltern" anzunehmen, öffnet die Tür zu einem der Wege, den Konsum sofort zu reduzieren. Beachten Sie, dass dies nicht bedeutet, die Patienten auf die stereotype Art mancher Suchtprogramme zu konfrontieren (z. B. ihren Widerstand zu brechen, indem Sie ihnen Ihre Meinung aufzwängen). Aber es bedeutet, ihnen deutlich vor Augen zu führen, dass Substanzkonsum sie zerstören kann. Es bedeutet auch, dass Sie sehr effektiv und doch einfühlsam mit den Patienten arbeiten müssen – so wie Sie es mit Patienten tun würden, die gefährliche Impulse haben, sich zu verletzen, ihre Kinder zu misshandeln, sich umzubringen oder ein Feuer zu legen. Zu guter Letzt sollten Sie sicher sein, dass Sie verstanden haben, warum kontrolliertes Trinken für die Patienten zu diesem Zeitpunkt keine akzeptable Strategie ist.

Die Patienten können bezweifeln, ob es überhaupt nötig ist, mit dem Konsum von Substanzen aufzuhören. Dies kommt relativ häufig vor. Die Patienten sagen etwa, ihr Problem sei nicht so ernst wie das von anderen oder dass sie es unter Kontrolle hätten. Diese Einstellung kann Unsicherheit oder Angst vor den Folgen einer Verringerung der Konsummenge widerspiegeln (z. B. wird sich die PTBS verschlimmern?). Hier können verschiedene Maßnahmen weiterhelfen: Informationen über den Verlauf der Genesung (besonders dass es mit der Zeit einfacher wird), den Patienten bei dem Versuch helfen, eine Verbindung zwischen den Substanzen und ihren Problemen herzustellen, die Motivation zur Verringerung jeglichen Missbrauchs stärken (mit der Idee, dass mit der Zeit völlige Abstinenz erreicht werden kann). Ebenso wichtig ist, was *nicht* getan werden soll: ein Ultimatum setzen, an das der weitere Besuch der Behandlung gekoppelt ist, die Teilnahme an AA-Sitzungen zur Pflicht erheben, den Patienten eine Abwehrhaltung vorwerfen (was ihrer eigene Erfahrung abwerten würde) oder der Versuch, eine vorschnelle Abstinenzverpflichtung zu verlangen (was dazu führen kann, dass sich der Patient als Versager fühlt).

Welcher der drei Pläne auch immer gewählt wird, stellen Sie sicher, dass er schriftlich festgehalten wird, dass er spezifisch ist und dass der Patient bereit ist zu versuchen, ihn zu befolgen. Sprechen Sie auch über mögliche Hindernisse, die der Einhaltung des Planes im Wege stehen könnten.

Denken Sie daran, den Plan im Verlauf der Behandlung immer wieder zu bekräftigen. Wenn erst ein Plan zur Verringerung des Substanzkonsums verfasst worden ist, ist es wichtig, dass sich der Therapeut an die Inhalte erinnert und im Verlauf der gesamten Therapie überprüft, ob der Patient in der Lage ist, sich daran zu halten. Gelingt dies nicht (z. B. weil der Patient mehr als möglich versprochen hat), sollten Sie versuchen, den Plan so zu überarbeiten, dass er angemessener und realistischer ist, oder überlegen, wie der Plan doch noch realisiert werden könnte. Auch dann, wenn der Patient eingewilligt hat, „ein Experiment zu machen" oder „schrittweise zu reduzieren", muss der Therapeut den Prozess aufmerksam verfolgen und gemeinsam mit dem Patienten entscheiden, was als nächstes passieren soll (z. B. das Experiment fortzusetzen oder weiter zu reduzieren). Daher könnten Sie zum Beispiel jedes Mal, wenn sich der Plan verändert, mit dem Patienten eine neue Version von Arbeitsblatt 3 ausfüllen. Kurz gesagt sollte während der Therapie für jeden Patienten ein schriftlicher und genauer Vertrag über den Substanzkonsum vorliegen, mit dem Ziel völliger Abstinenz oder schrittweiser Reduktion. Wenn der Patient überhaupt keine Reduktion seines Konsums erreichen möchte, versuchen Sie es mit den oben genannten Vorschlägen, um ihn zu einem solchen Ziel zu motivieren.

Geben Sie den Patienten Informationsbroschüren über Abhängigkeit, um sie über die körperlichen Schäden aufzuklären, die die Substanz verursacht. Viele Patienten haben berichtet, dass Ihnen diese Prospekte geholfen haben (siehe unter „Vorbereitung der Sitzung" für Informationen darüber, woher Sie diese Prospekte bekommen können).

Arbeitsblatt 4: Den Berg der Heilung erklimmen

Ziel

- Nutzen Sie das Gedankenexperiment „den Berg der Heilung erklimmen", um den Patienten zu helfen, sich realistisch auf die Aufgabe ihres Substanzkonsums vorzubereiten.

Möglichkeiten, die Materialien auf das Leben der Patienten zu übertragen

Spielen Sie es durch. Konstruieren Sie Situationen und fragen Sie, wie mit ihnen umgegangen werden könnte, beispielsweise „Wenn Ihnen jemand Drogen anbietet, wie würden Sie sich verhalten?", „Was tun Sie, wenn Sie heftiges Verlangen nach Drogen verspüren?" oder „Wie würden Sie mit einem Rückfall umgehen?"

Diskussion
- „Was glauben Sie, wie würde es sein, wenn Sie mit dem Konsum von Substanzen aufhören würden? Was wäre das Schlimmste für Sie?"
- „Wie können Sie sich schon jetzt auf Schwierigkeiten im Zusammenhang mit dem Aufgeben des Konsums vorbereiten?"
- „Was können Sie tun, wenn es Sie nach Drogen verlangt?"
- „Wenn es zu einem Vorfall[14] mit Substanzkonsum kommt (ein einmaliges Ereignis, bei dem Sie konsumieren), was könnten Sie unternehmen, um zu verhindern, dass daraus ein richtiger Rückfall wird?"
- „Kommt Ihnen einer der ‚drei Hauptgedanken, die zum Substanzkonsum führen', bekannt vor?"

Vorschläge

Wenn einem Patienten die Metapher vom Berg der Heilung nicht gefällt, lösen Sie sich davon und arbeiten Sie weiter an dem Plan, herauszufinden, wie man sich realistisch auf das Aufgeben des Substanzkonsums vorbereiten kann.

Erklären Sie den Patienten den Effekt der Abstinenz-Verletzung, wenn Sie über Pfad A der Besteigung des Berges der Heilung sprechen. Der Effekt der Abstinenz-Verletzung ist ein wohlbekanntes Phänomen in der Heilung von Substanzabhängigkeit: Wenn es einen Vorfall von Substanzkonsum gibt (sie also einmalig konsumieren), neigen sie zu der Bewertung „Es ist alles vorbei. Ich hab's vermasselt, also kann ich jetzt auch genau so gut weitermachen" – und geraten somit in einen echten Rückfall. Bereiten Sie die Patienten darauf vor, indem Sie ihnen zeigen, wie man nach einem einmaligen Rückfall wieder aufstehen und die Bergbesteigung fortsetzen kann!

Bereiten Sie die Patienten darauf vor, dass das Aufgeben der Substanzen unangenehm sein wird. Mitunter werden sie sich „schlecht damit fühlen, dass es ihnen schlecht geht" – sie denken, dass mit ihnen etwas nicht stimmt, weil es ihnen so schlecht damit geht, ihren Konsum aufzugeben. Es kann hilfreich sein, den schlechten Gefühlen ihre Berechtigung zuzusprechen und so weit wie möglich herauszuarbeiten, wie man am besten mit ihnen umgehen kann (z. B. durch Verwendung der Sicheren Bewältigungsstrategien). Wenn Sie möchten, können Sie die Metapher vom „schlechten Wetter" oder von „schlechten Zeiten" während der Besteigung des Berges verwenden – niemand mag diese, aber es gibt Möglichkeiten, damit umzugehen, wie etwa, einen Unterschlupf zu suchen oder Ruhe zu bewahren.

Arbeitsblatt 5: Gemischte Gefühle

Ziel

- Helfen Sie den Patienten zu erkennen, dass gemischte Gefühle über das Aufgeben der Substanzen normal sind, solange ihre Handlungen sicher bleiben.

Möglichkeiten, die Materialien auf das Leben der Patienten zu übertragen

Selbsterkundung. Bitten Sie die Patienten, sowohl negative als auch positive Gefühle im Zusammenhang mit dem Aufgeben ihres Substanzkonsums zu nennen. Dieses Vorgehen ist auch als „Pro- und Kontra"-Liste bekannt (Marlatt & Gordon, 1985).

Diskussion
- „Haben Sie gemischte Gefühle im Zusammenhang mit dem Aufgeben von Substanzen (oder PTBS-Symptomen)?"
- „Fühlen Sie sich manchmal schlecht (oder unmotiviert, faul, anders etc.), wenn Sie am liebsten weiter zu Ihrer Substanz greifen würden?"
- „Wie können Sie dafür sorgen, dass Ihre Handlungen selbst dann sicher bleiben, wenn Sie gemischte Gefühle haben?"

14 Der Begriff „Vorfall" ist problematisch, weil er suggeriert, es handele sich um ein passives Geschehen, obwohl dem Konsum eine Entscheidung zugrunde lag. Nichtsdestotrotz wird er aufgrund seiner großen Verbreitung hier verwendet.

Vorschlag

Sehen Sie auch unter „Vorschläge“ für Arbeitsblatt 4 (Den Berg der Heilung erklimmen). Die dort genannten Anregungen lassen sich auch auf dieses Thema anwenden. Mehr Informationen über widersprüchliche Empfindungen finden Sie in der Sitzung „Die innere Spaltung überwinden“.

Arbeitsblatt 6: Die Sucht verstehen

Ziel

- Helfen Sie den Patienten, ein mitfühlendes Verständnis für Vorfälle von Substanzkonsum zu entwickeln, anstatt sich Vorwürfe zu machen.

Möglichkeiten, die Materialien auf das Leben der Patienten zu übertragen

Spielen Sie die Szene noch einmal durch. Fragen Sie die Patienten danach, wann sie das letzte Mal einen Rückfall hatten, und wenden Sie das Arbeitsblatt auf dieses Ereignis an. Bitten Sie sie, die Übung in Zeitlupe durchzuspielen und dabei auf jede Einzelheit ihrer Gedanken, Gefühle und Handlungen zu achten. Sorgen Sie dafür, dass mit dieser Übung Verständnis für die eigene Sucht anstelle von Selbstbeschuldigungen gefördert wird.

Diskussion
- „Versuchen Sie nach dem Konsum einer Substanz ihr Handeln zu verstehen, oder machen Sie sich Vorwürfe?“
- „Warum würde im Laufe der Zeit Verständnis viel eher zu einer Verringerung des Substanzkonsums führen als Selbstvorwürfe?“
- „Was sind die Kosten Ihrer Sucht in finanzieller und emotionaler Hinsicht?“
- „Welche Bedeutung hat der Substanzkonsum zur Zeit in Ihrem Leben? Warum konsumieren Sie?“
- Welche der aufgeführten Arten könnten Ihnen dabei helfen, Ihre Substanzabhängigkeit besser zu verstehen?“

Vorschläge

Vergessen Sie nicht, dass Verständnis für die Sucht nicht mit der Erlaubnis zu weiterem Konsum gleichzusetzen ist. Wenn das Gefühl aufkommt, dass die Patienten (oder Sie) beginnen, den Substanzkonsum zu entschuldigen, muss wieder deutlich ins Bewusstsein gerufen werden, dass der Konsum niemals gerechtfertigt ist – es gibt immer Wege, sicher und ohne Substanz mit allen Unwägbarkeiten des Lebens umzugehen. Wenn es jedoch zu einem Rückfall kommt, muss man sich ehrlich damit auseinandersetzen, worum es dabei ging, wie. z. B. ein unterdrücktes Bedürfnis, ein verdrängtes Gefühl oder ein fehlgeleiteter Bewältigungsversuch, um eine Wiederholung in Zukunft zu vermeiden.

Beachten Sie auch die Sitzung „Mitgefühl“, wo Sie weitere Informationen zum Thema „Mitfühlendes Verstehen im Gegensatz zu Selbstanklage“ finden.

Arbeitsblatt 7: Selbsthilfegruppen

Ziel

- Diskutieren Sie die Funktion von Selbsthilfegruppen und ermutigen Sie die Patienten hinzugehen.

Möglichkeiten, die Materialien auf das Leben der Patienten zu übertragen

Planen Sie den Besuch mindestens eines Selbsthilfetreffens. Finden Sie gemeinsam ein passendes Treffen in der Nähe des Patienten, indem Sie eine Liste örtlicher Angebote von Selbsthilfegruppen mit in die Sitzung bringen.

Diskussion
- „Sind Sie schon mal in einer Selbsthilfegruppe gewesen? Warum bzw. warum nicht?“
- „Haben Sie Einwände gegen den Besuch solcher Gruppen?“
- „Wie können Sie sich selbst dazu bringen, probeweise zu einem Treffen zu gehen und mehr darüber zu erfahren?“
- „Wenn Sie eine bestimmte Gruppe nicht mögen, könnten Sie eine andere ausprobieren?“

Vorschläge

Dieses Arbeitsblatt wird für Patienten empfohlen, die noch nie eine Selbsthilfegruppe besucht haben, oder solche, die momentan nicht mehr zu Selbsthilfetreffen gehen. Wenn ein Patient aktiv an einer oder mehreren Gruppen teilnimmt, gibt es kaum einen Grund, mit ihm an diesem Arbeitsblatt zu arbeiten (allenfalls könnten Sie dem Patienten erklären, wie er einen Sponsor finden oder sich intensiver beteiligen könnte).

Ermutigen Sie die Patienten zum Besuch von Gruppen, die nach den Zwölf Schritten arbeiten. Vergewissern Sie sich, dass Sie für die Patienten eine Liste örtlicher Gruppen bereitliegen haben (siehe auch „Vorbereitung der Sitzung", um sich darüber zu informieren, woher Sie diese Liste bekommen können). Helfen Sie den Patienten, eventuell bestehende Vorurteile gegenüber Selbsthilfegruppen aufzudecken und zu artikulieren, aber unterstreichen Sie zugleich, dass Selbsthilfegruppen trotz möglicher negativer Aspekte alles in allem sehr hilfreich sein können.

Die Herausforderung für einige Therapeuten besteht darin, das Recht der Patienten zu respektieren, sich für oder gegen die Teilnahme an einer Zwölf-Schritte-Gruppe zu entscheiden. Es ist gut, die Patienten dazu zu ermutigen, nicht jedoch, darauf zu bestehen oder die Patienten zu verurteilen, wenn Sie nicht hingehen. Denken Sie daran, dass einige Menschen mit PTBS aus verschiedenen Gründen legitime Vorbehalte gegen Selbsthilfegruppen haben: Soziale Phobien oder paranoide Tendenzen, einige der zwölf Schritte (z. B. „Erzählen Sie Ihre Geschichte in der Öffentlichkeit" und „Sich einer höheren Macht ausliefern"; Satel et al., 1993) oder die Anwesenheit von Männern (z. B. für Frauen, die von betrunkenen oder unter Drogeneinfluss stehenden Männern traumatisiert wurden). Patienten sollten sich niemals gezwungen fühlen, solche Gruppen zu besuchen, oder sich schämen und im Unrecht fühlen, wenn sie nicht hingehen. Sie brauchen Informationen, die ihnen helfen, unvoreingenommen ihre Wahl treffen zu können.

Mit Patienten, die eine starke Abneigung gegen den Besuch einer Zwölf-Schritte-Gruppe haben, können Sie die „Strategie der Entdeckung" ausprobieren (siehe auch die Sitzung „Entdeckungsreise").

Allen Therapeuten wird dringend empfohlen, selbst einmal eine Zwölf-Schritte-Gruppe zu besuchen, um Wissen darüber zu erwerben und dadurch in der Lage zu sein, den Patienten bei diesem Thema besser helfen zu können. Jeder kann an einem Treffen teilnehmen und Sie werden nicht begründen müssen, warum Sie da sind. Fragen, die von Seiten der Patienten zum Thema Selbsthilfegruppen aufkommen könnten, sind z. B. „Könnte es Widersprüche zwischen AA und den Inhalten dieser Therapie geben?", „Was sind offene, geschlossene und Sprechertreffen?", „Was ist der Unterschied zwischen AA, Narcotics Anonymus (NA), Al-Anon und Alateen?", „Wie oft sollte ich zu AA gehen?", „Was ist die spirituelle Komponente von AA?" oder „Welche Rolle hat ein AA-Sponsor?".

Arbeitsblatt 8: Sucht und PTBS: häufig gestellte Fragen

Ziel

- Helfen Sie den Patienten, Licht ins Dunkel verwirrender Informationen zu bringen, die sie eventuell über die Heilung von PTBS und Sucht gehört haben mögen.

Möglichkeiten, die Materialien auf das Leben der Patienten zu übertragen

„Frage-Antwort-Format". Stellen Sie den Patienten Fragen, um herauszufinden, was sie wissen und was nicht – zum Beispiel „Ist es eine Voraussetzung, dass man „clean" sein muss, bevor man an der PTBS arbeiten kann?", „Was ist ‚Selbstmedikation?", „Wie schafft man es, schon früh in der Suchtbehandlung mit traumatischen Erinnerungen umzugehen?"

Diskussion
- „Haben Sie grundsätzliche Fragen über die Heilung von PTBS und Sucht?"
- „Sind diese Fragen und Antworten für Sie schlüssig?"
- „Gibt es in diesem Arbeitsblatt etwas, das Sie hilfreich finden? Oder kontraproduktiv?"

Vorschläge

Es kann die Patienten verwirren, wenn sie extreme oder rigide Botschaften vernehmen. Leider vertreten einige Therapeuten oder Therapiesysteme in dem aufrichtigen Versuch, den Patienten zu helfen, sehr strenge Ansichten, welche eher dazu beitragen, dass die Patienten weniger bereit sind, abstinent zu werden (z. B. „Sie müssen „clean" sein, bevor Sie an Ihrer PTBS arbeiten können."). Je beeinträchtigter die Patienten sind, desto unwahrscheinlicher ist es, dass sie von rigiden Ansätzen profitieren können. Dies gilt insbesondere dann, wenn den Patienten das Gefühl vermittelt wird, ihr eigener Standpunkt spiele kaum eine Rolle, und wenn nicht versucht wird, ihn zu erkunden und zu verstehen. Es ist hilfreich, wenn Sie extreme Positionen dadurch abmildern, dass Sie auf Wissenslücken in der Sucht- und Traumaforschung verweisen: Dass es vieles gibt, das man noch nicht weiß, dass die Menschen auf unterschiedliche Weise genesen und dass nicht alle Patienten mit Doppeldiagnose gleich sind.

Die Therapeuten können andere Ansichten über die Heilung von PTBS und Sucht haben als die in diesem Arbeitsblatt vertretenen und Anstoß an Informationen nehmen, die sich von dem unterscheiden, was sie glauben. Das Arbeitsblatt wurde geschrieben, um darauf hinzuweisen, dass noch vieles unklar ist, aber dass die hier gegebenen Antworten aktuelle und weithin anerkannte Ansichten über die Behandlung der Doppeldiagnose PTBS und Sucht widerspiegeln.

Patienten mit einer Dissoziativen Identitätsstörung könnten die Sucht einer anderen Innenperson zuschreiben. Die Dissoziative Identitätsstörung (auch bekannt als Multiple Persönlichkeitsstörung) ist eine schwere psychische Erkrankung, die in engem Zusammenhang mit der PTBS steht (American Psychiatric Association, 1994). Bei dieser Störung ist das Selbst in verschiedene Teile gespalten („Innenpersonen"), die typischerweise verschiedene Namen, Alter, Geschlechter und Persönlichkeiten haben. Es kann tatsächlich sein, dass bei einem betroffenen Patienten eine der „Innenpersonen" Substanzen konsumiert, während die anderen davon nichts wissen oder nichts dagegen tun können. Patienten mit einer so schweren Störung benötigen die Hilfe von Experten, um eine gesunde Integration ihrer Innenpersonen zu fördern. Dennoch kann der Patient in jeder Behandlung ermutigt werden, der süchtigen Persönlichkeit zu erlauben, sich zu zeigen (z. B. „Kann der Anteil von Ihnen, der süchtig ist, mit mir sprechen?"), und darüber in Kenntnis gesetzt werden, dass Missbrauch von Substanzen gefährlich ist und ernst genommen werden muss, ganz gleich, welche Innenperson konsumiert.

Schwierige Fälle

- „Durch Kokain wird meine PTBS besser – ich kann damit nicht aufhören."
- „Ich möchte den Substanzkonsum nicht aufgeben. Ich werde sowieso nie von der PTBS loskommen, warum sollte ich mich also damit quälen?"
- „Es ist der andere Teil meiner Persönlichkeit, der trinkt, und der ist jetzt nicht hier."
- „Ich bin ganz sicher, dass ich kontrolliert trinken kann."
- „Ich versuche, geduldig mit mir zu sein und mir kein so unerreichbares Ziel, wie den Konsum zu verringern, zu stecken."
- „Wie lange werde ich auf die Substanzen verzichten müssen?"
- „Sind Sie jemals abhängig gewesen? Wenn nicht, wie kommen Sie darauf, dass Sie mir helfen können?"
- „Muss ich ‚clean' sein, bevor ich an meiner PTBS arbeiten kann?"
- „Ich will nicht zu AA gehen."

Wenn Substanzen Sie beherrschen – Arbeitsblatt 1/1

Was ist Sucht?

„Nicht lachen,
nicht jammern,
nicht urteilen
sondern verstehen."

Baruch Spinoza (Niederländischer Philosoph, 17. Jh.)

Die einfachste Definition von „Sucht" ist die, dass eine Substanz Kontrolle über Ihr Leben hat. Eine Definition in der Suchtmedizin lautet: „Zwanghafter Gebrauch einer Substanz, der zu körperlichen, psychischen oder sozialen Schäden führt … und trotz dieser Schäden fortgesetzt wird." Die Substanz kann wichtiger als Ihre Beziehungen, Arbeit und alles andere werden. Sucht wird allgemein als Krankheit betrachtet. Es hat nichts damit zu tun, dass jemand „schlecht" oder „faul" ist, oder „sich einfach vergnügen will". Man weiß nicht genau, warum einige Menschen abhängig werden und andere nicht. Es mag biologisch, durch schreckliche Erlebnisse oder eine Kombination aus beidem bedingt sein. Was auch immer der Grund ist, es ist wichtig, die Krankheit zu besiegen. Und das ist möglich! Einige Menschen sind sich nicht sicher, ob sie wirklich ein Problem mit Substanzen haben, oder haben darüber widersprüchliche Informationen von anderen gehört. Vielleicht hilft es Ihnen, sich zu fragen, ob eine der folgenden formalen Definitionen auf Sie zutreffen könnte.

Haben Sie ein Suchtproblem?

Wenn Sie ein Problem mit Substanzen haben, betreiben Sie entweder einen *Substanzmissbrauch* (eine *milde* Form der Erkrankung) oder Sie sind *abhängig* von einer Substanz (eine *schwere* Form der Erkrankung). In der Alltagssprache werden die Begriffe „Substanzmissbrauch", „Substanzabhängigkeit" und „Sucht" für alle Probleme im Zusammenhang mit Substanzen verwendet.

Substanzmissbrauch

Haken Sie alle Punkte ab, die auf Sie zutreffen, und seien Sie dabei **wirklich** ehrlich zu sich selbst:

- ☐ Gebrauch von Substanzen, der zum Versagen bei der Erfüllung von Pflichten führt (z.B. Arbeit, elterliche Pflichten).
- ☐ Wiederholter Konsum von Substanzen in Situationen, in denen dies lebensgefährlich ist (z.B. beim Autofahren).
- ☐ Wiederholte Probleme mit dem Gesetz aufgrund Ihres Konsums (z.B. ordnungswidriges Verhalten).
- ☐ Festhalten am Konsum trotz daraus resultierender, wiederholter Probleme (z.B. Streit mit Mitmenschen).

Wenn **einer** der oben genannten Punkte auf Sie zutrifft, würde man bei Ihnen einen Substanzmissbrauch diagnostizieren.

Wenn Substanzen Sie beherrschen – Arbeitsblatt 1/2

Substanzabhängigkeit

Haken Sie alle Punkte ab, die auf Sie zutreffen, und seien Sie dabei **wirklich** ehrlich zu sich selbst:

- ☐ Die Menge Ihres Substanzkonsums hat zugenommen.
- ☐ Sie können den Konsum nicht kontrollieren.
- ☐ Ihr Substanzkonsum behindert Sie beim Erfüllen Ihrer Pflichten (z.B. Hausarbeit, Arbeit, Sorge für die Kinder).
- ☐ Sie widmen der Substanz einen großen Teil Ihrer Zeit.
- ☐ Sie benötigen mehr von der Substanz, um die gleiche Wirkung zu erzielen („Toleranz“).
- ☐ Durch den Substanzkonsum wurden andere Lebensbereiche in Mitleidenschaft gezogen (z.B. Gesundheit, Sozialleben), aber Sie konsumieren trotzdem weiter.
- ☐ Sie bekommen körperliche Entzugserscheinungen, wenn Sie mit dem Konsum aufhören, oder Sie nehmen die Substanz, um Entzugserscheinungen zu bekämpfen.

Wenn **drei** der oben genannten Punkte auf Sie zutreffen, würde man bei Ihnen eine Substanzabhängigkeit diagnostizieren.

Wenn Substanzen Sie beherrschen – Arbeitsblatt 2

Wie Substanzmissbrauch die Heilung von PTBS verhindert

Ohne Zweifel möchten Sie von PTBS genesen. Niemand möchte unter dieser Krankheit leiden. Aber ist Ihnen auch bewusst, dass Missbrauch von Substanzen Sie hindert, von PTBS zu genesen? Die folgende Liste soll Ihnen helfen, einige Zusammenhänge zu erkennen. *Haken Sie alles ab, was auf Sie zutrifft.*

Substanzen zu konsumieren...

- ☐ ***verschlimmert die PTBS-Symptome.*** Substanzen können bewirken, dass Sie sich deprimierter, suizidaler und weniger stabil fühlen. Selbst wenn der Gebrauch von Substanzen Ihre PTBS-Symptome für eine kurze Weile zu „lindern" scheint (als würden Sie ein paar Stunden schlafen oder „abschalten"), löst er Ihre Probleme niemals auf lange Sicht.
- ☐ ***hindert Sie daran, sich kennenzulernen.*** Mit Substanzen gehen *Sie* verloren. Um von PTBS zu genesen, muss Ihnen mehr und mehr bewusst werden, wer Sie wirklich sind – ohne Substanzen.
- ☐ ***befriedigt Ihre Bedürfnisse nicht.*** Vielleicht konsumieren Sie Substanzen, um sich geliebt zu fühlen, sich selbst besser akzeptieren zu können, weniger Schmerzen zu empfinden oder sich genährt zu fühlen. Substanzen können Ihnen all dies jedoch nicht geben. Sie müssen Sichere Bewälitungsstrategien lernen, um diese sehr wichtigen Bedürfnisse zu befriedigen.
- ☐ ***blockiert Ihre emotionale Entwicklung.*** Obwohl Sie von Ihrem Alter her erwachsen sind, sind Sie möglicherweise aufgrund von PTBS, Substanzmissbrauch oder beidem emotional an irgendeinem Zeitpunkt „stecken geblieben". Wenn Sie abstinent werden, können Sie emotional wieder wachsen.
- ☐ ***isoliert Sie.*** Sie können keine guten Beziehungen haben, wenn Sie betrunken bzw. high sind. Eines der Hauptmerkmale von PTBS ist Isolation: Geheimnisse haben, lügen müssen, sich allein fühlen. Substanzmissbrauch vertieft dieses Alleinsein.
- ☐ ***hindert Sie daran, mit Gefühlen umzugehen.*** Es kann unerträglich sein, die Gefühle, die im Zusammenhang mit Ihrer PTBS auftreten, auszuhalten, und es kann sehr verlockend sein, Substanzkonsum als „Selbstmedikation" einzusetzen. Wahre Heilung bedeutet aber, dass Sie durch sicheres Verhalten die Kontrolle über Ihre Gefühle erlangen. Heilung *ist* möglich, wenn Sie es schaffen, mit den Substanzen Schluss zu machen, die der Genesung im Wege stehen.
- ☐ ***nimmt Ihnen die Kontrolle.*** Einer der schwierigsten Aspekte von PTBS ist, dass Sie über das Trauma keine Kontrolle hatten. Das Wesen des Substanzmissbrauchs ist, dass auch er Ihnen die Kontrolle entzieht – er steuert Ihr Leben. Gewinnen Sie die Macht zurück, indem Sie die Substanzen aufgeben!
- ☐ ***führt zu Selbsthass.*** Sie können sich nicht gut fühlen, wenn Sie von einer Substanz kontrolliert werden. Vielleicht mögen Sie sich schon aufgrund der PTBS nicht, der Substanzkonsum macht es noch schlimmer.
- ☐ ***ist eine Form von Selbstvernachlässigung.*** Der Konsum von Substanzen hat negativen Einfluss auf Ihre Gesundheit, Ihre Psyche, Ihre Beziehungen, Ihr Selbstwertgefühl und Ihre Spiritualität. Wenn Sie in Ihrer Kindheit vernachlässigt oder missbraucht worden sind, ist der Missbrauch von Substanzen vielleicht eine Wiederholung dieses Musters, außer dass Sie sich das nun selbst antun.

Die Heilung von PTBS erfordert all Ihre Fürsorge und Aufmerksamkeit – Substanzmissbrauch behindert Sie dabei.

Wenn Substanzen Sie beherrschen – Arbeitsblatt 3/1

Ihr Weg in Richtung Abstinenz

- ***Hören Sie gleich ganz auf.*** Dies ist das Abstinenzmodell, dem z.B. die AA folgen. Es ist der berühmte „Sprung ins kalte Wasser." Bei einigen Menschen funktioniert es gut. Es ist wahrscheinlich besonders am Anfang schwerer, aber später leichter durchzuhalten.
- ***Machen Sie ein Experiment.*** Vielleicht liegt Ihnen dieses Modell des „Sprungs ins warme Wasser" mehr – die Substanzen nur für eine Woche aufzugeben, zu beobachten, wie es sich anfühlt und diese Erfahrung dann in der Therapie zu besprechen.
- ***Hören Sie schrittweise auf.*** Dies ist das Modell der Schadensbegrenzung. Langsame Fortschritte zu machen ist besser, als da zu bleiben, wo Sie jetzt sind. Wenn Sie bisher jeden Tag konsumieren, können Sie damit anfangen, es nun nur noch jeden zweiten Tag zu tun. Wenn Sie Kokain und Marihuana nehmen, könnten Sie mit dem Kokain aufhören und das Marihuana weiterhin konsumieren. Möglicherweise können Sie mit den Substanzen eines Tages komplett aufhören, wenn Ihnen diese kleineren Erfolge gelingen.

Eine Schlüsselfrage ist: „Muss ich den Substanzgebrauch vollständig aufgeben?" Es ist klar, dass Menschen mit PTBS und Suchtproblem ihren Konsum vollständig einstellen müssen – zumindest für eine Weile – um erfolgreich von PTBS zu genesen. Später, wenn sie von PTBS völlig geheilt sind, können sie ausprobieren, ob ein sicherer Konsum für sie möglich ist oder nicht. Vielen Menschen geht es so, dass sie gar nichts mehr konsumieren möchten, wenn sie erst von PTBS geheilt sind. In der Suchtforschung gibt es viele Kontroversen darüber, ob Menschen, die einmal von einer Substanz abhängig waren, überhaupt jemals wieder sicher damit umgehen können. Einige Menschen glauben, dass „kontrolliertes Trinken" möglich ist, d.h. dass das Trinken erlaubt ist, solange es bestimmte Grenzen nicht überschreitet. In jedem Fall wird dies nicht als „sicher" für jemanden erachtet, der in seiner Vergangenheit ein ernsthaftes Suchtproblem hatte. An dieser Stelle reicht es zu wissen, dass Sie die Substanzen aufgeben müssen, um von Ihrer PTBS zu genesen.

Plan:
Welchem Plan können Sie sich verpflichten, wenn Sie heute beginnen? Wählen Sie eine der drei Möglichkeiten und füllen Sie danach die „Bemerkungen" aus.

☐ **1. Komplett aufhören** (das AA-Modell bzw. das Modell vom „Sprung ins kalte Wasser")

☐ **2. Ein Experiment durchführen** (das Modell vom „Sprung ins warme Wasser"). Bitte schreiben Sie auf, wie lange Sie mit den Substanzen pausieren wollen: _____ Woche(n).

☐ **3. Schrittweise reduzieren** (das Modell der „Schadensbegrenzung"). Schreiben Sie auf der Rückseite dieses Blattes genau auf, welche Substanz(en) Sie verringern oder ganz aufgeben wollen. Schreiben Sie dazu, wie viel und wie oft Sie höchstens konsumieren werden (Sie dürfen jederzeit weniger, aber niemals mehr konsumieren!).

Bemerkungen:

1. Ich willige zusätzlich ein, mein(e) ______________________________ (Substanzen) mit allem Drum und Dran wegzuwerfen.
2. Ich willige auch ein, ______________________________ (Mitmenschen) zu bitten, mir keine Substanzen anzubieten oder in meiner Nähe zu konsumieren.

Unterschrift: ______________________________ Datum: ____________________

Wenn Substanzen Sie beherrschen – Arbeitsblatt 3/2

Wenn ich meinen Plan nicht einhalten kann, werde ich eine ☐ telefonische/ ☐ schriftliche Nachricht bei ____________________ (meinem Therapeuten?/Sponsor?/Partner?/Freund?) hinterlassen, um es ihm innerhalb von _____ Stunden mitzuteilen.

Vorschläge

Beseitigen Sie alle Substanzen in Ihrer Umgebung, um Ihren Plan zu unterstützen. Werfen Sie alle Ihre Substanzen weg und sagen Sie Ihren Mitmenschen, dass sie Ihnen keine mehr anbieten sollen.

Wenn nötig, können Sie „Ein Experiment durchführen" und „Schrittweise reduzieren" kombinieren. Wenn Sie große Angst haben, den Gebrauch Ihrer Substanz zu reduzieren, können Sie versuchen, zunächst nur ein wenig und für kurze Zeit zu verringern.

Beachten Sie, dass viele Menschen feste Überzeugungen haben, wie man am besten abstinent wird. Nichtsdestotrotz weiß in diesem Punkt niemand genau, was für wen und wie am besten funktioniert. Jede der oben genannten Methoden kann funktionieren, solange Sie daran festhalten. Wenn Sie einen Weg ausprobieren und es klappt nicht, können Sie das mit Ihrem Therapeuten besprechen und dann einen anderen Weg ausprobieren.

Egal, was passiert, Sie können sicher und ohne Substanzen damit umgehen!

Wenn Substanzen Sie beherrschen – Arbeitsblatt 4/1

Den Berg der Heilung erklimmen

Genesung von Substanzmissbrauch ist wie eine Bergbesteigung

Berg der Heilung

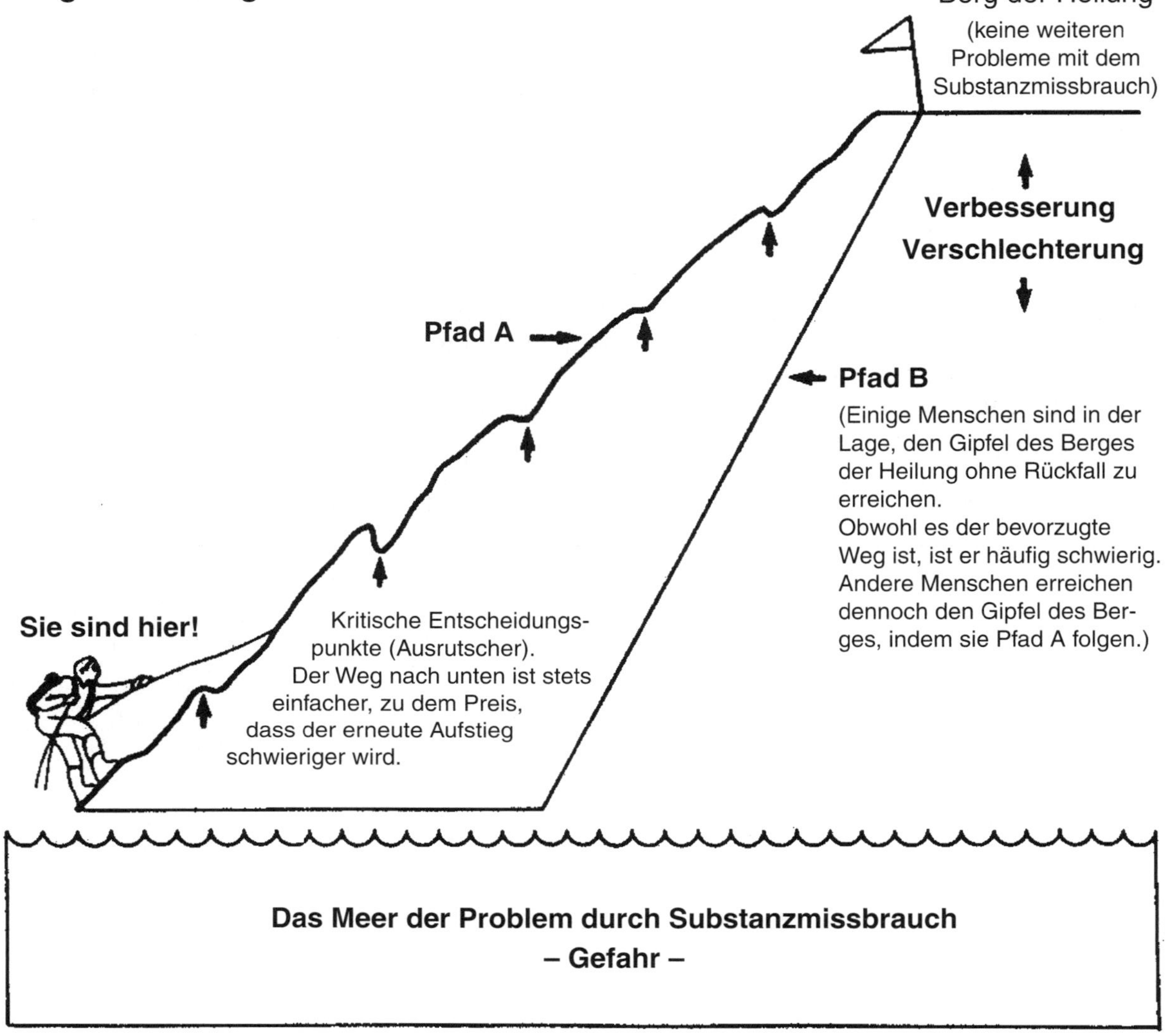

Was fällt Ihnen an Route A und B auf?

- *Route A ist Versuch und Irrtum* – unterwegs passieren Fehler, aber man schafft es irgendwann doch bis zum Gipfel.
- *Route B ist perfekt* – es gibt keine Probleme, nur den direkten Weg nach oben. Sehr wenige Menschen schaffen es auf diese Art!

Die Botschaft: Beide Pfade werden Sie nach oben führen.

Denken Sie sich ein anderes Bild aus, wenn Sie nicht an eine Bergbesteigung denken möchten: Eine Reise in ein fremdes Land? Einen Marathon laufen? Autofahren lernen? Oder gar kein Bild?

Wenn Substanzen Sie beherrschen – Arbeitsblatt 4/2

Vorbereitung Ihrer Tour

Wie bei jeder anderen Reise auch müssen Sie sich vorbereiten. So wie Sie für eine Bergbesteigung Bergsteigerstiefel, Verpflegung, ein Zelt und eine Taschenlampe brauchen, werden Sie für Ihre Gesundungsreise Folgendes benötigen:

- ***Erzählen Sie allen in Ihrer Umgebung, wohin Sie gehen möchten*** und bitten Sie sie, Ihnen dabei zu helfen (z.B. in Ihrer Nähe keine Substanzen zu konsumieren und Ihnen niemals welche anzubieten).
- ***Seien Sie auf „schlechtes Wetter" vorbereitet.*** Einigen Leuten geht es in Hinblick auf ihr PTBS zunächst schlechter, wenn sie aufhören, Substanzen zu konsumieren. Wie ein Sturm dauert das aber *nicht* für immer. Es bedeutet lediglich, dass Sie sich Gefühlen stellen müssen, die bisher vom Substanzkonsum verdeckt wurden. Akzeptieren Sie diese Gefühle und nehmen Sie sie an. Versuchen Sie, so gut es geht mit ihnen umzugehen, ohne Substanzen zu konsumieren.
- ***Nehmen Sie Ihre Liste der Sicheren Bewälitungsstrategien mit*** – sie sind ebenso lebenswichtig wie Nahrungsmittel, um auf dem Berg überleben zu können! Am besten packen Sie auch eine Liste mit guten Gründen ein, warum Sie keine Substanzen konsumieren sollten, und eine Liste mit Belohnungen für Sie selbst für jeden Tag, an dem Sie nicht konsumieren. Bewahren Sie alle in Ihrem Portemonnaie auf, damit Sie sie jederzeit zur Hand nehmen können!
- ***Seien Sie auf schlechte Zeiten vorbereitet.*** Bei jedem Abenteuer gibt es Zeiten, die nicht lustig sind. Wenn Sie mit den Substanzen aufhören, kann es passieren, dass Sie sich schlecht und beraubt fühlen. Klettern Sie einfach weiter den Berg hinauf – bessere Zeiten erwarten Sie oben. Der Blick von oben ist unglaublich!
- ***Nehmen Sie „Landkarten" mit.*** So wie man Landkarten und einen Reiseführer hat, sollten Sie soviel wie möglich während Ihrer Reise lernen – von Selbsthilfegruppen, aus Büchern, Lehrfilmen und Gesprächen mit Leuten, die gesund geworden sind.
- ***Nehmen Sie ein Telefon mit, so dass Sie um Hilfe rufen können, wenn Sie in Schwierigkeiten sind.***
- ***Setzen Sie ein Anfangsdatum.*** Wie wär's mit heute?
- ***Nehmen Sie keine Schuld, Selbsthass und Selbstvorwürfe mit*** – sie ziehen Sie herunter.
- ***Denken Sie daran, dass es keinen einzigen guten Grund gibt, Substanzen zu konsumieren.*** Selbst wenn Sie wohnungslos sind, eine handgreifliche Auseinandersetzung hatten, Ihr ganzes Geld an einem einzigen Tag verloren haben – nichts davon bedeutet, dass es „in Ordnung ist, zu konsumieren." Durch den Konsum einer Substanz bekommen Sie keine Wohnung, verhindern Sie keinen Streit und bekommen auch nicht Ihr Geld zurück ... sondern Sie werden dadurch *umso weniger in der Lage sein*, Ihre Probleme zu *lösen*.
- ***Vergessen Sie nicht, dass durch die Verringerung Ihres Konsums Ihre PTBS-Symptome schlimmer werden können.*** Seien Sie darauf vorbereitet, suchen Sie sich Hilfe und denken Sie immer daran, dass es nicht für immer anhalten wird.

Wenn Substanzen Sie beherrschen – Arbeitsblatt 4/3

- ***Umgeben Sie sich mit Sicherheit*** – sicheren Menschen, sicheren Orten, sicheren Dingen.
- ***Stellen Sie Ihre Standfestigkeit niemals auf die Probe.*** So wie Sie niemals Ihre Sicherheit auf die Probe stellen sollten, indem Sie nachts eine dunkle Straße entlanglaufen, sollten Sie auch nie Ihre Genesung dadurch testen, dass Sie sich in eine Situation begeben, in der Substanzen konsumiert werden.
- ***Denken Sie daran, dass das Verlangen nach der Droge normal ist.*** Solange Sie nicht tatsächlich konsumieren, ist alles in Ordnung.
- ***Bekämpfen Sie den Weinbrandbohnen-Effekt!*** Dies ist ein verbreitetes Muster während der Genesung: Wenn Sie erstmal probiert haben, denken Sie, nun könnten Sie gleich weiter konsumieren, weil sie ohnehin schon versagt haben. Nein! Konsumieren Sie nicht weiter! Hören Sie einfach auf und kommen Sie wieder auf die Beine. Ein Glas zu trinken ist besser als zehn Gläser zu trinken.
- ***Denken Sie an die Grundvoraussetzungen: Um von PTBS zu genesen, müssen Sie Abstinenz anstreben!***
- ***Prägen Sie sich die „drei häufigsten Gedanken, die zum Substanzkonsum führen" ein.*** Sie sind wie Schlangen im Gras – sie werden hervorspringen und Sie beißen, wenn Sie nicht aufpassen.
  Drei Hauptgedanken, die zum Substanzkonsum führen:
  – „Ich werde ja nur eins trinken."
  – „Ich schaffe das allein."
  – „Ist doch eh alles egal."

Gibt es sonst noch etwas, das Sie für Ihre Reise benötigen?

____

____

____

____

____

____

____

____

____

____

____

Wenn Substanzen Sie beherrschen – Arbeitsblatt 5

Gemischte Gefühle

Was denken Sie? Markieren Sie „richtig" oder „falsch" und gucken Sie am Ende dieser Seite nach den richtigen Antworten.

1. Wenn man mit den Substanzen aufhören möchte, wartet man am besten, bis man sich motiviert fühlt. ☐ richtig ☐ falsch
2. Die meisten Menschen stehen dem Aufgeben von Substanzkonsum mit gemischten Gefühlen gegenüber. ☐ richtig ☐ falsch
3. Mit Ihnen stimmt etwas nicht, wenn Sie immer noch gerne Substanzen konsumieren möchten. ☐ richtig ☐ falsch
4. Die Menschen, die gesund werden, sind vollkommen sicher, dass Sie mit den Substanzen aufhören wollen. ☐ richtig ☐ falsch

Sie dürfen gemischte Gefühle haben, wenn Sie den Substanzkonsum aufgeben. Vielleicht schwanken Sie zwischen dem Willen, vom Substanzmissbrauch zu genesen und dem Willen, dies nicht zu tun. Solche gemischten Gefühle nennt man „Ambivalenz". Dies ist ein weit verbreitetes Stadium zu Beginn der Genesung. Trotz allen Leides, das Sie mit Ihrer Suchterkrankung durchmachen, ist das nichts Ungewöhnliches. Den Gebrauch von Substanzen aufzugeben kann sich anfühlen, als verlöre man einen guten Freund. Die *meisten* Menschen, die abstinent werden, haben dabei regelmäßig gemischte Gefühle. Wenn Sie mit Menschen sprechen, die schon seit längerer Zeit abstinent sind, werden Sie erfahren, dass diese sich zu Beginn Ihrer Heilung ebenfalls so gefühlt haben.

Sie können auch im Laufe Ihrer Genesung von der PTBS gemischte Gefühle haben. PTBS kann sich sehr vertraut anfühlen und sogar zu Ihrer Identität werden. Es kann beängstigend für Sie sein, weiterzugehen und sich von der PTBS zu befreien. Es können dabei Gedanken auftauchen wie: „Wenn ich weiterhin schmerzhafte Gefühle habe, beweist das, wie schlimm das Trauma war", „Wenn es mir besser geht, ist es so, als hätte der Täter gewonnen", „Ich habe kein Recht darauf, dass es mir besser geht, wenn mein Bruder bei dem Autounfall ums Leben gekommen ist." Wenn Sie Ihr Leiden verringern, kann sich das wie eine Entwertung dessen anfühlen, was Ihnen zugestoßen ist.

Wie können Sie mit gemischten Gefühlen umgehen? Sie können viele gemischte Gefühle haben. Es ist normal, diese zu haben. Aber was auch immer Sie *fühlen*, denken Sie daran, dass Sie Ihre *Handlungen* auf Sicherheit ausrichten müssen. Das bedeutet, keine Substanzen zu konsumieren, zur Therapie zu kommen und offen über Ihre gemischten Gefühle zu sprechen. Sie brauchen sich gar nicht so zu *fühlen*, als gäben Sie Ihre Suchtmittel und PTBS-Symptome auf. Ist das nicht eine Erleichterung?

Wenn Substanzen Sie beherrschen – Arbeitsblatt 6/1

Die Sucht verstehen

Wenn Sie eine Substanz konsumieren, ist die Schlüsselfrage, *warum* Sie das tun. Scham, Vorwürfe, Schuld und sich selbst fertig machen – all das hindert Sie daran, sich selbst zu verstehen. Bedenken Sie allerdings, dass das *Verstehen* Ihrer Sucht nicht bedeutet, sie zu *entschuldigen.* Es bedeutet nicht, dass es richtig oder in Ordnung war zu konsumieren. Substanzmissbrauch ist niemals eine sichere Umgangsweise für Menschen, die sich im Prozess der Genesung von PTBS und Sucht befinden. Suchen Sie daher „nach Erklärungen, aber nicht nach Entschuldigungen". Hier sind einige Möglichkeiten, nach Verständnis für Ihren Substanzkonsum zu suchen.

Achten Sie auf den Moment der Entscheidung

Jedes Mal, wenn Sie konsumieren, treffen Sie eine Entscheidung dazu. „Gestehen" Sie sich die Entscheidung ein – achten Sie darauf, was Sie zu sich selbst gesagt haben, als Sie den Konsum gerechtfertigt haben. Wenn Sie gut hinhören, werden Sie jedes Mal, wenn Sie konsumieren, ein vernachlässigtes Bedürfnis hören: das Bedürfnis nach Freude, Kontakt, Entspannung, Liebe, Feiern, dem Lindern eines Symptoms. Einige Beispiele: „Als mein Freund den Joint herumgehen ließ, hatte ich das Gefühl, an den Dingen teilhaben zu wollen" oder „Ich sah den Getränkeladen und sagte mir ‚Ich bin gestresst und möchte einfach nur einen Drink'." All das sind gerechtfertigte Bedürfnisse, die Beachtung verdienen, aber nicht in Form von Suchtmitteln. Sicherlich hilft es auch, über Rückfälle nicht als ‚Ausrutscher' zu sprechen – das klingt so, als seien es Unfälle. Der Gebrauch einer Substanz ist nie ein Unfall. Ihm liegt stets eine Entscheidung zugrunde. Sich dies einzugestehen kann Ihnen helfen, sich selbst und Ihre Bedürfnisse zu verstehen.
Erforschen Sie Ihr Unbewusstes. Es mag Zeiten geben, in denen Sie konsumieren und wirklich nicht wissen, wie es dazu gekommen ist. Insbesondere Menschen, die dissoziative Symptome haben (was oft bei PTBS vorkommt), finden sich vielleicht plötzlich in einer Bar mit einem Getränk in der Hand wieder und wissen nicht, wie sie dorthin gekommen sind. Es gibt Gefühle, die Sie schlecht zulassen können und die sich dann heranschleichen und Sie überraschen. Beispielsweise haben Sie das Bedürfnis nach Substanzen, aber Sie leugnen es („Ich sollte dieses Bedürfnis nicht haben, darum werde ich verhindern, dass ich darüber nachdenke") oder Sie sind wütend, aber sind sich dessen nicht wirklich bewusst („Ich habe kein Recht, wütend zu sein"). Denken Sie einfach daran, dass Sie jedes Mal, wenn Sie konsumieren und sich dessen nicht bewusst sind, mehr Bewusstsein erlangen *können,* auch wenn dies Anstrengung erfordert. Achten Sie auch hier auf unbefriedigte Bedürfnisse, die Beachtung verdienen.

Spielen Sie die Szene noch einmal in Zeitlupe durch

Beschreiben Sie alles, was zum Konsum geführt hat, als würden Sie einen Film in Zeitlupe sehen, und versuchen Sie zu verstehen, was Sie zum Konsum bewegt hat. Seien Sie dabei wirklich ehrlich zu sich selbst:

- Mit wem waren Sie zusammen?
- Wo waren Sie?
- Was ist an dem Tag geschehen?
- Was haben Sie gefühlt und gedacht?
- Wie spät war es?

Wenn Substanzen Sie beherrschen – Arbeitsblatt 6/2

- Welche Bewältigungsstrategie haben Sie ausprobiert?
- Was für einen Dialog haben Sie geführt, entweder mit anderen oder mit sich selbst?

Versuchen Sie jetzt, sich eine bessere Umgangsweise für das nächste Mal zu überlegen. Spielen Sie den Film in Zeitlupe ab, aber dieses Mal mit einem besseren Schluss. Noch einmal: Keine Vorwürfe oder Scham – finden Sie einfach heraus, was Sie nächstes Mal besser machen können. Nehmen Sie auch die Liste der Sicheren Bewältigungsstrategien, um bessere Lösungen zu finden.

Zum Beispiel, wenn Sie konsumiert haben, weil ...
- Sie bedrückt waren ... dann sprechen Sie mit jemandem.
- Sie nachts nicht schlafen können ... dann sprechen Sie mit einem Arzt, der sich auf Schlafprobleme spezialisiert hat.
- Ihre Schwester gerade gestorben ist und Sie sie vermissen ... dann weinen Sie und betrauern Sie den Verlust.

Erforschen Sie die Bedeutung Ihres Substanzkonsums

Für Menschen mit PTBS kann Substanzkonsum viele Bedeutungen haben. Er kann eine Maßnahme sein, um Schlaf zu finden, den Schmerz zu betäuben, Kontrolle zu erlangen, sich von Menschen akzeptiert zu fühlen, es dem Täter heimzuzahlen. Es kann langsamer Selbstmord sein oder der Versuch sein, um Hilfe zu rufen, anderen zu zeigen, wie groß Ihr Schmerz ist, Erinnerungen auszulöschen, Zugang zu Erinnerungen zu bekommen ... und viele andere Bedeutungen. Versuchen Sie jedes Mal, wenn Sie konsumieren, den Sinn zu verstehen.

Denken Sie an die Kosten

Substanzkonsum hat seinen Preis. Sowohl emotional als auch finanziell verursacht der Konsum Kosten. Der Gebrauch mag sich für einige Minuten oder Stunden gut anfühlen, aber Sie werden den Preis später bezahlen müssen. Denken Sie an die *zwischenmenschlichen Kosten* (wem tut es weh?), die *finanziellen Kosten* (ist das eine gute Verwendung Ihres Geldes?), und die *emotionalen Kosten* (wie werden Sie selbst sich damit fühlen?).

Achten Sie nach dem Konsum auf Ihr Verhalten sich selbst gegenüber

Viele Menschen mit PTBS bestrafen sich selbst nach dem Konsum. Sie greifen sich an, weisen sich ab, schämen und beschimpfen sich. Das verhindert Wachstum, weil sie nicht in der Lage sind, mit offenem Herz und offener Seele auf ihre Bedürfnisse und Gründe für den Konsum zu hören. Ein anderes destruktives Muster ist Perfektionismus: Wenn sie einmal konsumieren, betrachten sie es als Versagen, setzen den Konsum fort und machen aus einem Glas zehn Gläser. Hören Sie auf die Stimme in Ihrem Kopf, nachdem Sie konsumiert haben: Ist es die Stimme von jemandem, der nett und fürsorglich ist? Oder streng und verurteilend? Und erinnert Sie die Stimme an jemanden, der Sie streng behandelt hat, als Sie noch klein waren?

Wenn Substanzen Sie beherrschen – Arbeitsblatt 7

Selbsthilfegruppen

Einige Menschen mögen Selbsthilfegruppen, andere nicht. Infrage kommende Selbsthilfegruppen sind z. B. die Anonymen Alkoholiker (AA) oder andere Selbsthilfegruppen für Alkoholabhängige (z. B. Guttempler, Blaues Kreuz, Kreuzbund, Freundeskreise für Suchtkrankenhilfe), Narcotics Anonymus (NA), u.v.a.:

- ***Wenn Sie noch nie bei einer Selbsthilfegruppe waren, schulden Sie es sich selbst, sie kennen zu lernen.***
- ***Eine Gruppe kann helfen.*** Alles, was Ihre Heilung unterstützt, ist es wert, probiert zu werden. Eine Selbsthilfegruppe kann Sie mit der Gemeinschaft von Menschen bekannt machen, die genau wie Sie straucheln, sie kann Ihnen Informationen über Substanzmissbrauch geben, Hoffnung für die Zukunft machen und die Weisheit von Menschen vermitteln, die gesund geworden sind.
- ***Wenn Sie eine Gruppe besucht haben und es Ihnen nicht gefallen hat, versuchen Sie es mit anderen Gruppen,*** um herauszufinden, ob es eine gibt, die Sie mögen. Die Kultur jeder Gruppe ist anders. Es gibt auch viele Spezialgruppen: Treffen für Frauen, Homosexuelle, Nichtraucher, Anfänger und andere. Die Treffen haben auch unterschiedliche Formate, wie z. B. Sprechertreffen, Schrittetreffen und Diskussionstreffen. Finden Sie heraus, was zu Ihnen passt.
- ***Versuchen Sie Alternativen, wenn Sie die spezielle Spiritualität der Zwölf-Schritte-Gruppen nicht mögen:*** Alternativen sind u. a. Guttempler[15], Blaues Kreuz[16], Kreuzbund[17] und Freundeskreise für Suchkrankenhilfe[18]. Viele, die AA nicht mögen, finden andere Gruppen gut, die eher einen rationalen als einen spirituellen Ansatz haben und Sucht nicht als lebenslange Krankheit auffassen.
- ***Setzen Sie sich ein wöchentliches Ziel, das realistisch für Sie ist, und halten Sie sich daran.*** Besser, Sie nehmen sich zwei Treffen pro Woche vor und gehen hin, als sieben Treffen zu planen und nicht hinzugehen.
- ***Denken Sie daran, dass Selbsthilfegruppen darauf ausgerichtet sind, sich nur auf Sucht und nicht auf PTBS zu konzentrieren.*** Nehmen Sie sich aus den Gruppen, was sie Ihnen zu bieten haben, und verzichten Sie darauf, über PTBS zu sprechen, wenn es nicht ausdrücklich gewünscht wird. Viele Menschen verstehen PTBS nicht. Seien Sie davon nicht überrascht.
- ***Manchmal vertreten Menschen um Sie herum vielleicht einen Anti-Medikamente-Standpunkt*** („Antidepressiva zu nehmen ist genauso schlimm wie Kokain zu nehmen") oder einen gegen Therapien gerichteten Standpunkt („Alles, was Sie brauchen, ist AA"). Dies ist nicht die offizielle Meinung der Selbsthilfegruppen, und Sie können solche Ratschläge einfach überhören.
- ***Einige Menschen mit PTBS haben Schwierigkeiten mit Selbsthilfegruppen,*** weil sie aufgrund von sozialen Ängsten, stark ausgeprägtem Misstrauen oder weil sie in ungesunde Beziehungen hineingezogen werden könnten oder (aus vielen anderen Gründen) nicht mit vielen anderen Menschen zusammen sein können. Wenn Sie wirklich versucht haben, an Selbsthilfegruppen teilzunehmen und es nach wie vor nicht mögen, ist das in Ordnung. Niemand sollte Ihnen deswegen ein schlechtes Gefühl geben. Es ist eine persönliche Entscheidung, und es gibt viele Wege, gesund zu werden.

15 www.guttempler.de
16 www.blaues-kreuz.de
17 www.kreuzbund.de
18 www.freundeskreise-sucht.de

Wenn Substanzen Sie beherrschen – Arbeitsblatt 8/1

Sucht und PTBS: häufig gestellte Fragen

Da der Zusammenhang zwischen Substanzmissbrauch und PTBS erst vor kurzem erkannt wurde, kann es passieren, dass Sie viele verschiedene Informationen über diese Doppeldiagnose hören. Unten finden Sie einige Informationen, die Ihnen beim Einordnen dessen, was Ihnen zu Ohren kommt, helfen könnten:

Frage: Stimmt es, dass ich erst abstinent werden muss, bevor ich an meiner PTBS arbeiten kann?

Antwort: Dies ist eine der am weitesten verbreiteten Botschaften. Experten sind jedoch generell der Ansicht, dass beide Störungen gleichzeitig behandelt werden *können* und *sollten*. Das nennt man integrierte Behandlung. Dies kann vor folgendem „Drehtüreffekt" bewahren: Sie werden „clean", werden von der PTBS überwältigt, konsumieren doch wieder Substanzen und drehen sich immer wieder im Kreis.

Sie können an beiden Erkrankungen gleichzeitig arbeiten, solange der Schwerpunkt während der Behandlung auf Sicherheit liegt. Jeder kann von einer „gegenwartsbezogenen Behandlung" profitieren. Das bedeutet, mit PTBS und Sucht im Hier und Jetzt umzugehen (z.B. Wissen über beide Erkrankungen erlangen, neue Verhaltensweisen lernen, um mit ihnen umzugehen und sich der Wechselwirkung beider Probleme bewusst zu werden). Für einige Menschen kann auch eine vergangenheitsbezogene Therapie hilfreich sein. Das impliziert eine detaillierte Aufarbeitung der Vergangenheit (auch als „Expositionstherapie" oder „Trauern" bezeichnet). Beachten Sie aber, dass eine solche Therapie sehr aufwühlend ist. Es ist wichtig, dass Sie gemeinsam mit Ihrem Therapeuten die Frage klären, ob Sie momentan sicher genug sind, sich schon an diese Methoden heranzuwagen, oder ob Sie auf einen späteren Zeitpunkt in der Therapie warten sollten. Für mehr Informationen zu diesem Thema siehe auch die folgende Frage unten.

Es ist auch wichtig zu betonen, dass die meisten Experten darin übereinstimmen, dass Abstinenz *tatsächlich* eine Voraussetzung für die langfristige Heilung von PTBS *ist* (siehe auch unter „PTBS: Kontrolle zurückgewinnen", um mehr über vollständige Heilung zu erfahren). Der Konsum von Substanzen verhindert die Heilung von PTBS.

Sie sollten darauf gefasst sein, dass einige Leute – die es sicherlich gut meinen – Ihnen sehr extreme Ratschläge geben werden, wie etwa „Sie können nicht an Ihrer PTBS arbeiten, bevor Sie nicht für einige Monate, vielleicht 6 Monate bis ein Jahr, abstinent gewesen sind." Oder Ihnen wird gesagt „Das einzige Problem, um das es wirklich geht, ist der Substanzmissbrauch – das ist das einzige, worauf Sie sich konzentrieren müssen." Wenn Sie schon mal in einer Behandlung waren, die nur auf die PTBS, nicht aber auf die Sucht zielte, haben Sie vielleicht das Gegenteil gehört. Um es noch einmal ganz deutlich zu sagen: Gegenwärtig geht man davon aus, dass die gleichzeitige Behandlung beider Störungen die beste Behandlung dieser Doppeldiagnose ist. Die PTBS *und* die Suchterkrankung sind wichtig, und es wird dringend empfohlen, jetzt zu lernen, mit beiden sicher umzugehen.

Frage: Ist es hilfreich, über meine traumatischen Erinnerungen gleich zu Beginn der Behandlung zu sprechen?

Antwort: Für einige Menschen kann es hilfreich sein, für andere nicht. Dies ist ein komplexes Thema, über das man bisher noch zu wenig weiß. In jedem Fall aber bedeutet „integrierte Behandlung" (also die gleichzeitige Behandlung von PTBS und Abhängigkeit) nicht, dass

Wenn Substanzen Sie beherrschen – Arbeitsblatt 8/2

Sie tief in schmerzhafte Erinnerungen eintauchen sollen, während Sie versuchen, „clean" zu werden. Einige Menschen sind davon überfordert, und die klinische Erfahrung zeigt, dass es zu einem Rückfall in die Sucht führen kann, wenn Sichere Bewälitungsstrategien noch nicht angewendet werden können. Darum ist *Sicherheit finden* darauf ausgerichtet, Ihnen Verhaltensweisen beizubringen, die es ermöglichen, später über die schmerzhaften Erfahrungen zu sprechen, wenn Sie besser damit umgehen können.

Frage: Muss ich zu AA oder einer anderen Selbsthilfegruppe gehen?

Antwort: Einige Menschen mit PTBS und Suchtproblemen finden die Gruppen ausgesprochen hilfreich. Andere mögen sie nicht, und wieder andere haben zu dieser Frage keine Meinung. Wenn Sie die Gruppen mögen, ist das toll. Wenn Sie es versucht haben und die Gruppenarbeit nicht Ihre Sache war, ist das auch in Ordnung – es gibt viele Wege, abstinent zu werden, und Sie müssen die Angebote herausfinden, die Ihnen helfen (z.B. Psychotherapie, Drogenberatung, Medikamente). Manchmal fühlen sich Patienten unter Druck gesetzt, zu einer Selbsthilfegruppe zu gehen, und dieser Druck macht ihnen ein schlechtes Gefühl (was ihrer PTBS nicht hilft!). Es ist vollkommen berechtigt, wenn Sie Ihre eigenen Ansichten über Selbsthilfegruppen haben. In jedem Fall kann es für Patienten mit schweren Formen sozialer Angst angemessen sein, zuerst Fortschritte in der Einzelbehandlung zu machen, z.B. in der Psychotherapie, bevor sie eine Gruppe besuchen. Kurz gesagt: Menschen genesen auf verschiedenen Wegen, und Sie müssen Ihren eigenen Weg respektieren und herausfinden, was zu Ihrer Persönlichkeit passt. Das Beste ist, möglichst viel auszuprobieren und anzuschauen.

Frage: Ich habe noch andere Probleme als Substanzmissbrauch und PTBS. Ist es in Ordnung, wenn ich mich auch darauf konzentriere?

Antwort: Das ist nicht nur in Ordnung, sondern sogar erwünscht! Menschen mit PTBS und Substanzabhängigkeit haben oft noch weitere Probleme, wie weitere Abhängigkeiten (z.B. Spielsucht, Essstörungen) und andere allgemeine Lebensprobleme (z.B. Arbeitslosigkeit, Wohnungslosigkeit, gesundheitliche Probleme, häusliche Gewalt). Es ist in der Regel am besten, wenn Sie an den Problemen arbeiten, die gegenwärtig für Sie am dringendsten sind und für Ihr Überleben die größte Bedeutung haben. Nutzen Sie aus, dass Sie das Programm „Sicherheit finden" auf alle möglichen Probleme anwenden können, bei denen es Ihnen hilfreich erscheint.

Frage: Ich werde mich doch besser fühlen, wenn ich erst abstinent bin, oder?

Antwort: Kurzfristig werden Sie sich vielleicht besser fühlen, langfristig aber in jedem Fall. Über typische Muster ist bisher noch zu wenig bekannt, aber die klinische Erfahrung legt nahe, dass sich einige Menschen zunächst schlechter fühlen, bevor es Ihnen dann besser geht. Es ist wichtig, dies im Hinterkopf zu haben, denn wenn Sie „clean" werden und beginnen, sich schlecht zu fühlen, wissen Sie, dass es nach einiger Zeit vorbeigehen wird. Halten Sie durch, holen Sie sich Unterstützung und arbeiten Sie daran. Manchmal reden Leute über Doppeldiagnosen, als seien sie bei allen Menschen gleich. Sie versprechen Ihnen dann vielleicht, dass Sie sich abstinent rasch besser fühlen werden. Aber Doppeldiagnosen sind absolut nicht alle gleich. Beispielsweise berichten Patienten mit Substanzabhängigkeit und Depression manchmal, dass ihre Depression verschwindet, sobald sie „clean" sind. Bei PTBS ist das weniger wahrscheinlich.

Wenn Substanzen Sie beherrschen – Arbeitsblatt 8/3

Frage: Stimmt es, dass Substanzkonsum eine „Selbstmedikation“ meiner PTBS ist?

Antwort: Viele Menschen berichten das. Sie haben ein Trauma erlitten und wurden dann in einem fehlgeleiteten Versuch, mit dem seelischen Schmerz des Traumas fertig zu werden, abhängig von einer Substanz. Es gibt aber auch andere Menschen, die zuerst süchtig waren und danach ein Trauma erlebten (z.B. wegen Kontakten zu unsicheren Leuten oder durch gefährliche Situationen unter dem Einfluss der Droge). Wiederum andere wuchsen in Verhältnissen auf, in denen Trauma und Substanzmissbrauch allgegenwärtig waren. Unabhängig davon, wie die beiden Störungen sich entwickelt haben, verflechten sie sich oft miteinander, wenn sie beide vorhanden sind. Das bedeutet, dass Sie genau dann – jetzt! – Hilfe für beide brauchen.

Denken Sie daran, dass noch viel mehr Forschung erforderlich ist, um aus diesen Antworten wirkliche Fakten zu machen. Dies sind die Ansichten, die sich aus unserer bisherigen Forschung und medizinischen Veröffentlichungen herauskristallisieren. In jedem Fall ist es wichtig, die Forschung fortzusetzen, und von den Menschen, die gegenwärtig unter PTBS und Substanzabhängigkeit leiden, mehr über diese Themen zu lernen. Sie lernen Ihr Leben lang – und dies tun auch die Forschungsbereiche des Substanzmissbrauchs und der seelischen Gesundheit!

Wenn Substanzen Sie beherrschen – Selbstverpflichtung

Vorschläge für eine Selbstverpflichtung

Verpflichten Sie sich zu einer Handlung, die Sie voranbringt! Es kann alles sein, von dem Sie das Gefühl haben, dass es Ihnen hilft, oder eine der unten aufgeführten Ideen. Indem Sie Ihre Verpflichtung einhalten, respektieren Sie sich, nehmen sich ernst und sorgen für sich selbst.

- *Möglichkeit 1:* Gehen Sie zu einem Zwölf-Schritte-Treffen, wie z.B. AA, und schauen Sie, wie es Ihnen gefällt.
- *Möglichkeit 2:* Lesen Sie das folgende Zitat:
  „Was vorstellbar ist, kann erreicht werden.“ (T. Peavey)
  Verfassen Sie eine Beschreibung von Ihrem Leben mit Ihnen als einer Person, die es schafft, PTBS und Sucht zu überwinden. Wie würde Ihr Alltag aussehen? Wie würden Sie sich anderen gegenüber verhalten? Wie würden Sie mit Frust und Enttäuschungen umgehen? Wenn Sie möchten, geben Sie dieser „Person“ einen Namen, um sich an diese Vorstellung besser erinnern zu können.
- *Möglichkeit 3:* Erstellen Sie eine Liste mit Belohnungen für sich, aus denen Sie an jedem Tag, an dem Sie nicht konsumieren, etwas aussuchen können – und belohnen Sie sich wirklich, wenn Sie es sich verdient haben.
- *Möglichkeit 4:* Nehmen Sie ein Blatt Papier. Ziehen Sie in der Mitte des Blattes von oben nach unten eine Linie. Schreiben Sie in die linke Spalte eine Liste aller „Vorteile“, die der Konsum von Substanzen bringt. Schreiben Sie in die rechte Spalte eine Liste aller „Nachteile“ des Substanzkonsums. Welche Spalte zählt mehr?
- *Möglichkeit 5:* Stellen Sie sich die folgende Szene vor: Sie haben sich dazu verpflichtet, ein „Experiment zu machen“ und für eine Woche keine Substanzen zu konsumieren. Am Mittwoch fühlen Sie sich überfordert, können nicht schlafen und möchten sich um jeden Preis für eine kleine Weile besser fühlen. Sie kämpfen mit sich selbst, aber am Ende rauchen Sie doch einen Joint. Üben Sie, wie Sie bei diesem Ereignis Verständnis für sich selbst suchen können (oder für jede andere wichtige Szene in Ihrem Leben). Üben Sie es nach Möglichkeit laut mit einem Freund, Sponsor oder Therapeuten und lassen sich von ihm eine Rückmeldung geben.

Um Hilfe bitten

interpersonell

Zusammenfassung

Jede der beiden Störungen – PTBS und Substanzmissbrauch – führt zu Schwierigkeiten, sich Hilfe zu organisieren. Das Thema der heutigen Sitzung ermutigt die Patienten, sich ihren Bedarf nach Hilfe bewusst zu machen. Die Arbeitsblätter zielen darauf, ein Bewusstsein für die eigenen Hilfsbedürfnisse zu entwickeln.

Übersicht

„Es fühlt sich an, als ob der Telefonhörer 1000 kg wiegen würde."
„Ob ich um Hilfe rufe oder nicht: Ich verliere sowieso. Wenn ich Hilfe suche, fühle ich mich schuldig, wenn ich es nicht tue, fühle ich mich gedemütigt und allein."
„Wie schwer es ist, um Hilfe zu bitten? Ich glaube, es ist einfacher, von Kokain loszukommen, als um Hilfe zu bitten."
„Jeder in meinem Leben hat mich auf die ein oder andere Art verletzt. Ich glaube, ich werde versuchen müssen, zu vertrauen. Es ist nicht einfach – ich ertrage keine weitere Verletzung."

Es gibt gute Gründe, warum Patienten es schwer finden, um Hilfe zu bitten. Als sie aufwuchsen, hatten sie vielleicht niemand, dem sie vertrauen konnten. Möglicherweise haben sie das Bedürfnis, ein „starkes" Bild von sich aufrechtzuerhalten oder haben gelernt, dass das Bitten um Hilfe Bestrafung nach sich zieht. Für viele Patienten war im Moment des Traumas keine ausreichende Hilfe erreichbar und jetzt, da Hilfe besser zugänglich ist, fühlen sie sich nicht in der Lage, darum zu bitten. Der Konsum von Suchtmitteln war vielleicht die einzige Form von „Hilfe", die sie finden konnten. Einige Patienten haben auch Hilfe gesucht, die ihnen nicht geholfen hat. Etwa Therapien, die entweder die PTBS oder den Substanzmissbrauch nicht berücksichtigten, oder öffentliche Einrichtungen, die sie eher bestraft als ihnen eine Behandlung angeboten haben. Das Dilemma einer Patientin, die Hilfe gesucht hat, wird am Ende dieser Einführung in einer Patientengeschichte illustriert.

Das heutige Thema beinhaltet ausführliche Vorschläge, wie sich die Patienten öfter und erfolgreicher an andere wenden können. Diese Fähigkeit kann in bestimmten Momenten im wahrsten Sinne des Wortes Leben retten. Im Leben vieler Patienten gibt es niemanden, der Hilfe leisten kann oder will. Deshalb ist es für sie existenziell wichtig, sich an Personen zu wenden, die dazu in der Lage sind, und sei es der jeweilige Therapeut. In der Sitzung „Grenzen setzen in Beziehungen" finden Sie weitere Informationen dazu, wie Patienten zur Annahme externer Hilfe motiviert werden können.

Gegenübertragungsphänomene

Einige Therapeuten, insbesondere wenn sie in einem gesunden Umfeld aufgewachsen sind, unterschätzen die Hindernisse der Patienten beim Bitten um Hilfe. Sie gehen davon aus, dass das Problem eher in der Wahrnehmung des Patienten als in der Realität liegt und sind sich dann einiger realer Gefahren bei der Suche nach Hilfe nicht bewusst. Im Abschnitt „Vorschläge" (siehe unten) finden sich mehr Informationen zu diesem Thema.

Ablauf der Sitzung

1. *Begrüßungsrunde (bis zu fünf Minuten pro Patient),* siehe auch Kapitel 3.5.1.

2. *Zitat (kurz).* Verbinden Sie das Zitat mit dem Thema der Sitzung. Zum Beispiel: „Heute beschäftigen wir uns damit, um Hilfe zu bitten. Das fühlt sich für einige unter Ihnen vielleicht sehr riskant an – aber es ist sehr wichtig zu lernen, ein Risiko einzugehen und sich Hilfe zu holen."

3. *Verbinden Sie das Thema der Sitzung mit dem Leben der Patienten (ausführlich, Hauptteil der Sitzung).*
   a) *Bitten Sie die Patienten, die Arbeitsblätter durchzugehen:*
   Arbeitsblatt 1: Um Hilfe bitten
   Arbeitsblatt 2: Bogen zur Kontaktaufnahme
   b) *Helfen Sie den Patienten, die Übung auf gegenwärtige und spezifische Probleme anzu-*

wenden. Konkrete Vorschläge finden Sie im Abschnitt „Inhalt der Sitzung" (unten) und in Kapitel 3.5.3.

4. *Abschlussrunde (kurz),* siehe auch Kapitel 3.5.4.

Inhalt der Sitzung

Ziel

- Diskutieren Sie Möglichkeiten, um Hilfe zu bitten.
- Trainieren Sie, um Hilfe zu bitten.
- Sprechen Sie über die bisherigen Erfahrungen der Patienten beim Bitten um Hilfe.

Möglichkeiten, die Materialien auf das Leben der Patienten zu übertragen

Rollenspiele. Die beste Grundlage für Rollenspiele sind aktuelle, reale Situationen aus dem Leben der Patienten. Die Patienten können auch künftige Ereignisse wählen, die eine Gelegenheit bieten, um Hilfe zu bitten. Wenn ein Patient seit der letzten Sitzung Risikoverhalten gezeigt hat (z. B. Substanzkonsum, Provokation körperlicher Auseinandersetzungen, Autoaggression, ungeschützter Geschlechtsverkehr, Suizidversuch), sollte diesem Ereignis beim Üben der neuen Fähigkeit höchste Priorität eingeräumt werden. Sie könnten zum Beispiel sagen: „Spielen Sie nach, wie Sie das letzte Mal eine Substanz konsumiert haben. Wen hätten Sie anrufen können? Was hätten Sie sagen können?" Andere Ideen für Rollenspiele sind: „Sagen Sie Ihrem Therapeuten, dass Sie sich nicht sicher fühlen", „Rufen Sie einen Freund an, wenn Sie sich allein fühlen", „Bitten Sie jemanden, mit Ihnen zu einem Selbsthilfetreffen zu gehen", „Bitten Sie Ihren Partner, mit Ihnen das Material dieser Therapie noch einmal durchzugehen" oder „Rufen Sie jemanden an, wenn Sie sich selbst oder andere verletzen wollen".

Arbeiten Sie mit dem Bogen zur Kontaktaufnahme (Arbeitsblatt 2). Suchen Sie gemeinsam mit den Patienten nach aktuellen Situationen, in denen sie von der Bitte um Hilfe profitieren könnten, und arbeiten Sie die Vorgehensweise im Detail aus. Das Ziel besteht darin, sich von den Vorurteilen und Ängsten „in den Köpfen der Patienten" zu lösen und stattdessen herauszufinden, „was wirklich passiert". Unterstützen Sie die Patienten deshalb beim Ausfüllen der ersten drei Kästen des Arbeitsblattes 2, dem leeren Bogen zur Kontaktaufnahme (welche Hilfe die Patienten brauchen, wen sie fragen können und was sie glauben, was passieren wird). Vor der nächsten Sitzung können sie dann tatsächlich versuchen, um diese Hilfe zu bitten und feststellen, ob ihre Vorhersage eingetroffen ist (vierter Kasten auf dem Blatt). Damit diese Übung wirklich zum Erfolg führt, sollten Sie sich vergewissern, dass die Patienten auch wirklich etwas Neues probieren und nicht nur den Anschein erwecken. Versuchen Sie, auf eine Situation mit hoher Erfolgswahrscheinlichkeit hinzuarbeiten (z. B. jemand Sicheres zu bitten). Diskutieren Sie in jedem Fall, wie man sich darauf vorbereiten kann, dass ein Hilfegesuch nicht gut verläuft. Suchen Sie nach emotionalen und praktischen Hindernissen, die der Aufgabe im Weg stehen und erörtern Sie das Erlebte in der folgenden Sitzung. Wenn es nicht gut gegangen ist, sollten die Patienten zumindest etwas Konstruktives daraus lernen (z. B. „Ich bin in der Lage, ein Risiko einzugehen" oder „Jetzt weiß ich, dass ich andere Leute finden muss, die ich um Hilfe bitten kann"). Finden Sie auch heraus, *wie* die Patienten um Hilfe gebeten haben, und geben Sie ihnen ehrliche Rückmeldungen und Hinweise für wirksamere Versuche.

Diskussion

- „In welchem Bereich wünschen Sie sich am dringendsten Hilfe?"
- „Warum ist das Bitten um Hilfe so eine entscheidende Fähigkeit?"
- „Gab es in jüngster Zeit Momente, in denen Sie um Hilfe hätten bitten müssen, es aber nicht getan haben?"
- „Ist es schwerer, für Ihre PTBS um Hilfe zu bitten oder für Ihren Substanzmissbrauch? Oder für beide?"
- „Warum machen es PTBS und Substanzmissbrauch Ihnen so schwer, um Hilfe zu bitten?"
- „Was passiert, wenn Sie nicht um Hilfe bitten?"
- „Hatten Sie beim Bitten um Hilfe schon einmal Erfolgserlebnisse? Wodurch wurden sie möglich?"
- „Glauben Sie, Sie können lernen, noch mehr um Hilfe zu bitten?"
- „Wie können Sie damit umgehen, wenn eine andere Person Ihnen ihre Hilfe verweigert?"
- „Wenn Sie den Impuls zu einer destruktiven Handlung haben, wissen Sie, wen Sie anrufen könnten und was Sie sagen würden?"
- „Warum würde Sie das Bitten um Hilfe langfristig *unabhängiger* machen?"
- „Können Sie mit der anderen Person vorher üben, was sie Ihnen sagen soll?"

Vorschläge

Sie könnten in das Thema vielleicht mit einer einfachen, eindrücklichen Bemerkung einführen: „In dieser Sitzung geht es um eines der wichtigsten Prinzipien der Heilung. Es ist wie ein Naturgesetz: Sie brauchen Hilfe von anderen, um zu genesen." Erlauben Sie den Patienten, darauf zu antworten, und loben Sie alle positiven Beispiele, welche die Patienten von ihren jeweiligen Bitten um Hilfe anführen.

Eine praktische Übung ist in der Regel am wirksamsten. Die Patienten wirklich ausprobieren zu lassen, wie sie um Hilfe bitten würden, scheint Erfolg versprechender zu sein als eine allgemeine Diskussion. Rollenspiele und der Bogen zur Kontaktaufnahme funktionieren meistens am besten.

Denken Sie daran, dass einige Patienten keine Personen kennen, die sie um Hilfe bitten können. Für einige Menschen ist das ein sehr reales Problem. In diesem Fall wird das Ziel darin bestehen, Personen aus dem Hilfesystem um Hilfe zu bitten (z. B. eine Hotline, ein AA-Mitglied oder einen Therapeuten). Für gewöhnlich ist es nicht zielführend, mit den Patienten darüber zu diskutieren, ob ein bestimmtes Familienmitglied oder bestimmte Freunde wirklich für sie da wären – der Instinkt der Patienten ist meistens richtig und das Ziel der Sitzung besteht darin, sie zur Suche von Hilfsmöglichkeiten anzuhalten, wann immer sie können. Mit therapeutischen Personen lässt sich die Hilfesuche ausgezeichnet üben und mit der Zeit schaffen es die Patienten dann vielleicht auch, ein unterstützendes Netzwerk von anderen Personen aufzubauen. Die Patienten können ermutigt werden, sofort mit Aktivitäten zum Aufbau eines solchen Netzes anzufangen (z. B. Selbsthilfegruppen, Freizeitaktivitäten, religiöse Organisationen). Dennoch sind einige Patienten jetzt noch nicht in der Lage, die vorhandenen Angebote zu nutzen. In diesem Fall sind Therapeuten die „Felsen in der Brandung". Sie können den Patienten auch Angebote aus dem Arbeitsblatt „Bundesweite Angebote" aus der Sitzung „Unterstützungsangebote" an die Hand geben, unter denen sich Telefonnummern mit Informationen für Hilfe finden. Auch hier ist der Weg das Ziel.

Nehmen Sie die Gründe der Patienten, für die es im Moment gefährlich sein könnte, um Hilfe zu bitten, ernst. Manche Patienten haben Partner, die sie misshandeln und verletzen, wenn sie nach Hilfe suchen. Bei anderen können emotionale Hindernisse gefährlich sein (z. B. „Wenn ich die Hilfe, um die ich bitte, nicht bekomme, bringe ich mich um"), oder die Behandelnden bzw. das Behandlungssystem sind nicht hilfreich. Die wichtigste Strategie besteht in der Regel darin, einfühlsam mit den Ängsten der Patienten umzugehen und sie zu sichereren Handlungsmöglichkeiten zurückzuführen. Zum Beispiel kann ein Patient planen, unmittelbar vor oder nach einer Sitzung um Hilfe zu bitten (etwa einen Anruf vom Büro des Therapeuten aus machen), um den Verlauf des Gesprächs mit ihm besprechen zu können. Demgegenüber ist es nicht hilfreich, mit „Durchhalteparolen" zu antworten wie „Versuchen Sie es einfach weiter mit Ihrem Partner" oder „Sie schaffen das!"

Ermutigen Sie die Patienten, ihren Mitmenschen zu sagen, welche Art von Hilfe sie benötigen. Eine Sorge, die von Patienten immer wieder geäußert wird, ist beispielsweise, dass bei einem Hilferuf im Vorfeld eines Rückfalls die andere Person nur versuchen könnte, sie vom Konsum abzuhalten. Versuchen Sie die Patienten dazu zu bringen, dass sie schon vorher mit der Person besprechen, was sie sagen soll – beispielsweise „Ich kann dich davon nicht abhalten, aber es tut mir leid für dich" oder „Ich werde mir einfach alles anhören, was du erzählen möchtest." Mehr Informationen dazu finden sich in der Sitzung „Andere dazu bringen, Ihre Genesung zu unterstützen".

Am sichersten könnte es sein, mit konkreter körperlicher Hilfe statt mit emotionaler Hilfe zu beginnen. So ist es vermutlich einfacher, einen Freund um einen Fahrdienst zu einem Selbsthilfetreffen zu bitten, als um Beratung bei einem komplexen emotionalen Problem. Das Ziel besteht darin, in Zeiten der Not einen Schritt auf andere zuzugehen, und sei er noch so klein. Passen Sie den Schwierigkeitsgrad an die Aufgabe an (nicht zu schwer, nicht zu einfach). Außerdem sollten die Patienten jemanden auswählen, der wirklich das Potenzial hat zu helfen und keinen „hoffnungslosen Fall" wie ein Familienmitglied, das sie missbraucht hat oder ein Freund, der in der Vergangenheit schon einmal seine Hilfe verweigert hat.

Irgendwann ist besser als nie. Einige Patienten glauben, dass sie nur im Vorfeld eines Rückfalls (oder in vergleichbaren Situationen) um Hilfe bitten können, und dass es zu spät dafür ist, wenn sie eine selbstzerstörerische Handlung bereits begonnen haben. Überlegen Sie, was Sie in diesem Fall jeweils antworten könnten, z. B.:

- *Vorher:* „Wenn Sie das Verlangen nach Drogen haben, rufen Sie jemanden an, bevor Sie konsumieren."
- *Währenddessen:* „Wenn Sie in einer Bar sind, gehen Sie an ein öffentliches Telefon oder nehmen Sie Ihr Handy und rufen Ihre AA-Vertrauensperson an."
- *Danach:* „Rufen Sie am Tag danach einen Freund an und erzählen Sie, was passiert ist."

Finden Sie gemeinsam Wege, mit Zurückweisung umzugehen, bevor *es dazu kommt.* Üben Sie, damit umzugehen, wenn eine Person die Bitte des Patienten abweist. Kognitive Strategien sind oft besonders hilfreich, beispielsweise Erklärungen, die keine Selbstbeschuldigungen enthalten: „Ich vermute, die Person, die ich gefragt habe, ist einfach weniger großzügig als ich dachte", „Ich kann daraus lernen und es später mit jemand anderem versuchen", „Ich muss mir hoch anrechnen, es überhaupt versucht zu haben, auch wenn es nicht so verlaufen ist, wie ich gehofft hatte."

Es kommt auf die Standhaftigkeit an. Die Patienten sollten nicht vorschnell aufgeben. Machen Sie Vorschläge wie „Manchmal müssen Sie zweimal fragen, bevor Sie jemand hört" oder „Wenn Ihnen eine Person nicht helfen kann, versuchen Sie es sofort bei jemand anderem."

Die Patienten könnten Angst haben, zu sehr in Abhängigkeit zu geraten, wenn sie um Hilfe bitten. Es ist oft überraschend für sie, dass es sie in Wirklichkeit langfristig *unabhängiger* macht. Bedürfnisse zu bemerken und zu gewichten, eine Bitte um Hilfe in Worte zu fassen, die Verletzbarkeit einer solchen Bitte zu tolerieren – all das gibt den Patienten Macht und vergrößert ihre Stärke und Selbstachtung. Um Hilfe zu bitten bedeutet, dass jemand keine Angst vor den Menschen hat und sicher mit ihnen umgehen kann.

Achten Sie darauf, wie die Patienten um Hilfe bitten, besonders in den Rollenspielen. Es kann erforderlich sein, dass Sie ehrliche Rückmeldungen und Ratschläge für passendere Hilfegesuche geben. Zum Beispiel sagte ein Patient: „Ich habe meiner Partnerin gesagt, dass sie mir überhaupt nicht helfen konnte und dass sie von jetzt an beginnen soll, mir wirklich Hilfe zu leisten." Diese Person benötigt Hilfe dabei, ihre Formulierung abzumildern.

Einige Patienten verstehen das Zitat vielleicht nicht. Sie könnten betonen, dass das Zitat dazu ermutigen will, im Leben Risiken einzugehen. Nichts zu riskieren, auch wenn es „Selbstschutz" bedeutet, kann Einsamkeit und Isolation verstärken. Um Hilfe zu bitten ist ein wichtiges Risiko, das man eingehen sollte.

Schwierige Fälle

- „Immer helfe ich anderen, aber nie hilft mir jemand."
- „Ich kann in Rollenspielen um Hilfe bitten, aber nicht in meinem wirklichen Leben."
- „Ich habe niemanden, den ich um Hilfe bitten könnte."
- „Immer wenn ich um Hilfe bitte, werde ich abgewiesen."
- „Ich kann nicht um Hilfe bitten, wenn mir nach Drogen zumute ist – ich möchte nicht, dass es mir jemand ausredet."
- „Ich rufe Sie von einem öffentlichen Telefon aus an und ich brauche in diesem Moment Hilfe, ich werde mich gleich umbringen."
- „Meine Familie möchte nicht, dass ich bei irgendwem außer ihnen Hilfe hole."
- „Als ich klein war, wurde ich geschlagen, wenn ich um Hilfe gebeten habe."
- „Als Migrantin kann ich nur Personen aus meinem Kulturkreis um Hilfe bitten."

Eine Patientengeschichte: Warum es so schwierig ist, um Hilfe zu bitten

„Mein Trauma begann ungefähr als ich fünf war. Immer nachts, wenn die Lichter ausgingen, war eine beängstigende Zeit. Schlimme Sachen passierten im Dunkeln. Ich wollte so tun, als ob ich schlafe, aber das half nichts. Ich hielt mich zur Beruhigung an meiner Puppe fest. Manchmal drückte ich sie so fest an mich, dass ich dachte, ihr Kopf fällt ab.

Aber warum habe ich nicht um Hilfe gerufen? Wenn ich um Hilfe gerufen hätte, hätte ich die ganze Sache aufhalten können. Aber ich tat es nicht. Ich machte gar nichts. Ich ließ es geschehen. War ich zu dumm? Oder hat es mir sogar gefallen? Bitte geben Sie mir die Antworten – ich habe keine. Ich fühle mich schmutzig, ich fühle mich immer schmutzig. Als ich größer wurde und sogar jetzt noch, wenn ich daran denke, war es immer meine Schuld. Ich habe nichts davon verhindert. Sogar nach der Vergewaltigung mit elf Jahren habe ich niemandem etwas erzählt. Selbst als Erwachsene habe ich es in meiner Ehe zugelassen. Als Erwachsene! Da hätte ich es doch aufhalten müssen. Aber

ich habe es nicht aufgehalten. Ich bin nur ein kleines Mädchen, das um Hilfe weint, aber nichts dafür tut.
Nun ja, mein Trauma passierte, als ich ein kleines Mädchen war. Genau das ist es – ein kleines Mädchen. Dieser Mann war sehr mächtig. Es gab keine Möglichkeit, diesen Mann aufzuhalten, der mir fürchterliche Angst machte. Nein, ich bin nicht dumm, und ich habe es auch nicht genossen. Es macht mich krank, daran zu denken. Ich konnte nicht um Hilfe bitten, weil dann meinen Schwestern etwas angetan worden wäre. Ich war hilflos. Er war mein Vater, eine sehr mächtige Person in meinem Leben. Ich mag damals keine Hilfe bekommen haben, aber ich bekomme sie jetzt. Es ist nie zu spät, um Hilfe zu bitten. Ich werde mein Leben in Ordnung bringen und mich auf meine eigenen Füße stellen. Wenn ich damals darüber gesprochen hätte, wären schlimme Sachen passiert. Ich werde in meinem Leben nicht mehr verletzt werden.“

Um Hilfe bitten – Arbeitsblatt 1

Um Hilfe bitten

„Die Schwierigkeit ist:
Wenn du nichts riskierst,
riskierst du sogar noch mehr.“

Erica Jong (Amerikanische Schriftstellerin, 20. Jh.)

Die wichtigsten Punkte zu diesem Thema

- Schwierigkeiten, um Hilfe zu bitten, sind unter Patienten mit PTBS und Substanzabhängigkeit weit verbreitet.
- Sie müssen andere um Hilfe bitten, wenn Sie gesund werden möchten, allein ist es praktisch unmöglich.
- Wenn Sie lernen wollen, um Hilfe zu bitten, beginnen Sie in kleinen Schritten: Üben Sie mit einfachen Bitten und bei sicheren Personen.
- Versuchen Sie um Hilfe zu bitten, bevor ein Problem Sie überwältigt. Grundsätzlich können Sie aber jederzeit bitten – *vor, während* oder *nach* einer schwierigen Situation.
- Bereiten Sie vor, wie Sie damit umgehen werden, wenn jemand Ihre Bitte um Hilfe abweist.
- Wenn Sie um Hilfe bitten, brauchen Sie nicht alles zu erzählen und preiszugeben.
- Um Hilfe zu bitten macht Sie auf lange Sicht stärker und *unabhängiger.*
- Um Hilfe zu bitten mag sich anfangs schrecklich anfühlen.
- Bauen Sie sich ein Unterstützungsnetzwerk auf, wenn es niemanden gibt, den Sie um Hilfe bitten können.
- Wenn Sie um Hilfe bitten, seien Sie höflich – keine Forderungen, Drohungen oder Übergriffe.
- Finden Sie heraus, ob Ihre Ängste angemessen sind: Vergleichen Sie Ihre *Befürchtungen* mit der *Realität.*
- Tragen Sie in Ihrem Portemonnaie eine Liste mit Telefonnummern von Personen bei sich, die Sie anrufen können.

Um Hilfe bitten – Arbeitsblatt 2

Bogen zur Kontaktaufnahme

Füllen Sie die ersten drei Kästchen jetzt aus. Füllen Sie später, wenn Sie auf die Person zugegangen sind, den letzten Teil aus.

1. Mit **wem** werden Sie sprechen? ______________________________

____

____

____

2. **Was** werden Sie sagen? ______________________________

____

____

____

____

3. Was wird **Ihrer Meinung nach** passieren? ______________________________

____

____

____

____

4. Was ist **wirklich** geschehen? ______________________________

____

____

____

____

Fragen zur Übung:

- Was hat dieser Versuch Ihnen gezeigt?
- Haben Sie erreicht, was Sie wollten, oder zumindest einen Teil davon?
- Gibt es etwas, das Sie nächstes Mal anders machen möchten?
- Welches Gefühl haben Sie bei dieser Erfahrung?
- Wie schwer war es?

Um Hilfe bitten – Selbstverpflichtung

Vorschläge für eine Selbstverpflichtung

Verpflichten Sie sich zu einer Handlung, die Sie voranbringt! Es kann alles sein, von dem Sie das Gefühl haben, dass es Ihnen hilft, oder eine der unten aufgeführten Ideen. Indem Sie Ihre Verpflichtung einhalten, respektieren Sie sich, nehmen sich ernst und sorgen für sich selbst.

- *Möglichkeit 1:* Erstellen Sie eine Liste aller Personen, die Sie anrufen können, wenn Sie Probleme haben (z.B. wenn Sie reden möchten, Angst haben, das Verlangen nach Drogen haben, eine Fahrgelegenheit benötigen etc.). Berücksichtigen Sie Freunde, Familienmitglieder, Selbsthilfe-Sponsoren, Therapeuten, Hotlines und jeden anderen, der Ihnen einfällt (siehe das folgende Beispiel).

  Liste von Leuten, die ich um Hilfe bitten kann:
  1. Mein Freund Volker: 4665 4328 oder 2344 2347
  2. Mein Therapeut (Dr. Groß): 5638 3982 oder Fax 3864 2393
  3. Meine AA-Vertrauensperson (Barbara): 4342 3456

- *Möglichkeit 2:* Legen Sie los! Füllen Sie den Bogen zur Kontaktaufnahme aus.

Beispiel für einen Bogen zur Kontaktaufnahme

Füllen Sie die ersten drei Kästchen jetzt aus. Füllen Sie später, wenn Sie auf die Person zugegangen sind, den letzten Teil aus.

1. Mit **wem** werden Sie sprechen?

`Mit meiner Freundin Elisabeth.`

2. **Was** werden Sie sagen?

`„Bitte hilf mir, dass ich heute Abend auf der Party nichts trinke – du hilfst mir, indem du mir keinen Alkohol anbietest und hin und wieder bei mir vorbeikommst und guckst, ob bei mir alles in Ordnung ist."`

3. Was wird **Ihrer Meinung** nach passieren?

`„Sie wird mir nicht helfen. Sie wird denken, ich wolle Mitleid erwecken."`

4. Was ist **wirklich** geschehen?

`„Ich habe Elisabeth angerufen. Sie war bereit, auf der Party nach mir zu sehen und hat mir auch die Telefonnummer einer guten AA-Gruppe in der Stadt gegeben. Sie hat mich nicht verurteilt oder negative Ansichten über mich geäußert."`

Gut für sich sorgen

behavioral

Zusammenfassung

Die Patienten werden mit Hilfe eines besonderen Arbeitsblattes, des so genannten Selbstfürsorge-Fragebogens, an die Frage herangeführt, wie sie gut für sich sorgen können (z. B. „Lassen Sie sich einmal im Jahr medizinisch durchchecken?", „Haben Sie geschützten Geschlechtsverkehr?"). Sie werden aufgefordert, mindestens eines der im Fragebogen angesprochenen Probleme sofort anzugehen.

Übersicht

„Ich muss mir in Erinnerung rufen, dass meine Probleme ebenso wichtig sind wie die aller anderen Leute."

Das Prinzip „gut für sich zu sorgen" wird als eine weitere Möglichkeit eingeführt, Sicherheit im eigenen Leben zu erlangen. PTBS und Substanzmissbrauch führen fast immer dazu, dass Defizite in Bezug auf die Selbstfürsorge bestehen, etwa in Hinblick auf gesunde und regelmäßige Ernährung oder medizinische Versorgung. Den Patienten soll die Einsicht vermittelt werden, dass gut auf sich zu achten wichtig ist, um sich selbst mit Respekt zu begegnen, Wertschätzung für den eigenen Körper aufzubauen und die eigenen Bedürfnisse angemessen zu befriedigen. Einige Punkte sollten Sie als Therapeut dabei beachten:

Selbstvernachlässigung als Teil der PTBS. Viele Patienten haben aus Ihrem Trauma die Schlussfolgerung gezogen, dass ihre Bedürfnisse nicht wichtig seien. Ein typischer Gedanke ist „Wenn meine Probleme niemand anderen interessieren, warum sollten sie mich interessieren?". Opfern von Kindesmissbrauch mag nicht einmal bewusst sein, dass sie sich selbst vernachlässigen, weil sie so daran gewöhnt sind, schlecht behandelt zu werden. Sie müssen lernen, auf ihre Bedürfnisse zu hören und den Kreislauf der Vernachlässigung zu durchbrechen. Auch bei im Erwachsenenalter entstandener PTBS ist Selbstvernachlässigung weit verbreitet, die mit Suizidgedanken, Selbstbeschuldigungen und Schuldgefühlen einhergehen kann (z. B. „Ich verdiene nicht, Überlebende eines Feuers zu sein, in dem andere umgekommen sind. Ich fühle mich schlecht dabei, gut zu mir zu sein").

Die Abwärtsspirale der Sucht. Schwerer Missbrauch von Substanzen kann in eine Abwärtsspirale münden, in der mehr und mehr die positiven Verbindungen zur Umwelt verloren gehen: Körperliche Gesundheit, Arbeit, Familie, Zuhause, Freunde und Geld. Dieser Dynamik muss durch aktive Intervention von allen Seiten entgegengetreten werden.

Schlechte Rollenmodelle für Selbstfürsorge. Viele Patienten haben keinen guten Vorbilder, was die Fürsorge für sich selbst angeht. Dies gilt besonders für Patienten, deren Eltern süchtig waren, ein Trauma erlitten haben oder mit anderen psychischen Problemen zu kämpfen haben. Ihnen fehlt oft das grundlegende Gefühl dafür, was angemessen ist. Eine Patientin berichtete beispielsweise, seit Monaten schlimme Zahnschmerzen zu haben. Es kam ihr einfach nicht in den Sinn, dass sie mit solchem Schmerz nicht zu leben braucht.

Verletzbarkeit für Reviktimisierung. Menschen mit PTBS stehen unter einem größeren Risiko, abermals traumatisiert zu werden, als Menschen ohne PTBS. Auch Suchtpatienten sind gefährdeter für eine Traumatisierung im Vergleich zu nicht süchtigen Menschen (Fullilove et al., 1993; Herman, 1992; Najavits et al., 1997). Daher ist es zusätzlich zu der Heilung des vergangenen Traumas wichtig, dass weitere Traumata verhindert werden. Einige Menschen schenken sich selbst so wenig Beachtung, dass sie sich gefährlichen Situationen aussetzen: Die Patientin, die in der Dissoziation mit hoher Geschwindigkeit Auto fährt, der Patient, der in einer Kneipe eine Schlägerei vom Zaun bricht, die Patientin, die sich auf eine von Missbrauch geprägte Beziehung einlässt, die Patientin, die nachts im Dunkeln alleine durch eine gefährliche Gegend läuft, sie alle setzen sich einem hohen Verletzungsrisiko aus. Solche Verhaltensweisen spiegeln unter Umständen „passive Suizidalität" wieder: Der Wunsch zu sterben, ohne jedoch aktiv Hand an sich zu legen.

Das heutige Thema gibt den Patienten einen einfachen Fragebogen an die Hand, mit dem sie ihre „Fürsorgeprobleme" erkennen können, um sodann einen konkreten Plan zu entwerfen, wie die Lösung von mindestens einem dieser Probleme angegangen werden kann.

Gegenübertragungsphänomene

Einige Therapeuten haben davon profitiert, den Fragebogen selbst ausfüllen, um die Konflikte der Patienten in diesen Bereichen besser zu verstehen. Andere finden es auch hilfreich, sich die Patienten als kleine Kinder vorzustellen, die Eigenverantwortung erst lernen müssen. Wenn Sie das Gefühl haben, dass Ihnen diese Vorstellung helfen könnte, können Sie sich z. B. überlegen, wie jeder einzelne Patient im Alter von sieben Jahren gewesen sein muss. Ein solches Bild zu entwerfen, macht es leichter, sich in die Lage der jeweiligen Person einzufühlen. Da es erfahrungsgemäß oft lange dauert, bis sich Erfolge im Bereich der Eigenverantwortung abzeichnen, kann dies im Therapieprozess eine Erleichterung für Patient und Therapeut sein.

Anmerkungen

Khantzian (1985) schreibt über Eigenfürsorgedefizite bei Substanzmissbrauch, Herman (1992) erörtert dies im Zusammenhang mit PTBS und Trotter (1992) diskutiert es im Kontext der Doppeldiagnose „PTBS und Sucht".

Ablauf der Sitzung

1. *Begrüßungsrunde (bis zu 5 Minuten pro Patient),* siehe auch Kapitel 3.5.1.

2. *Zitat (kurz).* Verbinden Sie das Zitat mit dem Thema der Sitzung – zum Beispiel: „Heute werden wir wieder darüber sprechen, wie man gut auf sich achtet. Das Zitat betont die Notwendigkeit, das Beste aus Ihrem Leben zu machen."

3. *Verbinden Sie das Thema der Sitzung mit dem Leben der Patienten (ausführlich, Hauptteil der Sitzung).*
   a) Bitten Sie die Patienten, das Arbeitsblatt 1 bzw. den Fragebogen anzuschauen.
   b) Helfen Sie den Patienten, die erworbenen Kenntnisse auf spezifische Probleme in ihrem Leben anzuwenden, siehe auch „Inhalt der Sitzung" (unten) und Kapitel 3.5.3.

4. *Abschlussrunde (kurz),* siehe auch Kapitel 3.5.4.

Inhalt der Sitzung

Ziele

- Diskutieren Sie über den Ansatz der Selbstfürsorge und seine Verknüpfung mit PTBS und Substanzabhängigkeit.
- Helfen Sie den Patienten dabei, ihre jeweiligen Probleme in Hinblick auf Fürsorge für sich selbst zu identifizieren.
- Motivieren Sie die Patienten, sofort aktiv zu werden und eines ihrer Probleme anzugehen.

Möglichkeiten, die Materialien auf das Leben der Patienten zu übertragen

Bitten Sie die Patienten, den Fragebogen auszufüllen und ihre Gesamtpunktzahl auszurechnen. Wenn sie damit einverstanden sind, sollten die Patienten ihre Gesamtpunktzahl mitteilen.

Lassen Sie die Patienten ein Problem auswählen, an dem gearbeitet werden soll. Das einfachste für die Patienten ist, wenn sie sich selbst einen der auf dem Fragebogen angesprochenen Punkte aussuchen, in dem sie Defizite bei der Fürsorge für sich entdeckt haben. Diesen Punkt können sie auch bei der Abschlussrunde zum Inhalt der Selbstverpflichtung machen, wenn sie das möchten. Helfen Sie den Patienten auch dabei, emotionale und praktische Hindernisse zu erkennen, die bei der Arbeit an dem Thema auftauchen können. Die Patienten können in der folgenden Sitzung berichten, wie es ihnen ergangen ist (z. B. was sie gemacht haben, wie es sich angefühlt hat und ob sie daran weiterarbeiten können, um den Erfolg zu verfestigen).

Diskussion
- „Was haben Sie beim Ausfüllen des Fragebogens gelernt?"
- „Haben Sie etwas Besonderes gefühlt, als Sie den Bogen ausgefüllt haben?"
- „Was bedeutet ‚Selbstfürsorge'?"
- „Was bedeutet ‚Selbstvernachlässigung'?"
- „Haben Sie Probleme mit der Fürsorge für sich selbst, die in dem Fragebogen nicht vorkommen?"
- „Warum glauben Sie, dass PTBS und Sucht mit Problemen der Selbstfürsorge verbunden sind?"

- „Kennen Sie jemanden, der gut für sich sorgt (z. B. ein Freund, ein Kollege, ein AA-Sponsor oder Therapeut)? Was können Sie von diesem Menschen über Fürsorge für sich selbst lernen?"

Vorschläge

Ergründen Sie bei „resistenten" Patienten die Ursachen für Probleme mit der Selbstfürsorge. Patienten richten sich oft in ihrer Selbstmissachtung ein. Mit ihnen die Bedeutung und Ursachen dieses Verhaltens zu erforschen, ist in der Regel erfolgversprechender, als darüber zu „debattieren", warum die Patienten ihr Verhalten ändern sollten. Mit folgenden Formulierungen könnten Sie versuchen, Zugang zu den Patienten zu bekommen: „Lassen Sie uns herausfinden, warum Sie so mit sich umgehen", „Hat irgendjemand in Ihrer Familie das auch so gemacht?", „Möchten Sie auf diese Art und Weise der Welt etwas mitteilen?", „Wie können Sie in Worte fassen, was dieses Verhalten bedeutet?", „Welche Botschaft geben Sie sich selbst, wenn Sie auf dieses Bedürfnis nicht eingehen?"

Denken Sie daran, dass sich einige Patienten an dem Zitat stören könnten. Einige Patienten wissen vielleicht, dass Janis Joplin heroinsüchtig war und an einer Überdosis gestorben ist. Wenn Sie das ansprechen, ist eine mögliche Antwort: „Ja, und darum ist es so unglaublich wichtig, gut auf sich zu achten – um genau so nicht zu enden", oder „Ja, und ist es nicht traurig, dass sie ihren eigenen Ratschlag nicht gut genug beherzigen konnte?" Kurz gesagt: die Tatsache ihres Todes entkräftet das Zitat nicht.

Schwierige Fälle

- „Ich verdiene es nicht, besser auf mich zu achten."
- „Ich weiß, dass meine Psychopharmaka helfen, aber sie sind eine ständige Erinnerung daran, dass ich nie ein normales Leben haben werde. Darum möchte ich sie nicht nehmen."
- „Ich kann die Praxisgebühr nicht bezahlen. Ich komme auch ohne Arzt klar."
- „Ich weiß, dass ungeschützter Geschlechtsverkehr nicht gut ist, aber im Eifer des Gefechts ist mir das egal."
- „Ich habe einen Knoten in der Brust, aber ich lasse mich nicht untersuchen – wenn mich ein Arzt anfasst, erinnert mich das an meine Vergewaltigung. Und überhaupt: ich möchte keine weiteren schlechten Nachrichten in meinem Leben."

Gut für sich sorgen – Arbeitsblatt 1/1

Selbstfürsorge – Fragebogen

*„Gefährde Dich nicht selbst.
Du bist alles, was Du hast."*

Janis Joplin (Amerikanische Sängerin, 20. Jh.)

Beantworten Sie jede der unten aufgeführten Fragen mit „Ja" oder „Nein" und überspringen Sie die Fragen, die auf Sie nicht zutreffen.

		Ja	Nein
Treffen Sie sich nur mit Menschen, die sicher sind und Sie nicht missbrauchen oder verletzen?		☐	☐
Gehen Sie einmal im Jahr zum	Hausarzt?	☐	☐
	Zahnarzt?	☐	☐
	Augenarzt?	☐	☐
	Frauenarzt?	☐	☐
Ernähren Sie sich gesund (ausgewogenes Essen, nicht zu viel und nicht zu wenig?)		☐	☐
Haben Sie geschützten Geschlechtsverkehr?		☐	☐
Bewegen Sie sich in sicheren Gegenden und vermeiden Sie riskante Situationen (wie z. B. allein in verlassene Gegenden zu fahren)?		☐	☐
Schlafen Sie genug?		☐	☐
Sorgen Sie für die tägliche Hygiene (saubere Kleidung, Duschen, Zähneputzen etc.)?		☐	☐
Treiben Sie Sport in gesundem Maße (nicht zu viel oder zu wenig)?		☐	☐
Nehmen Sie alle Medikamente ein, die Ihnen verschrieben werden?		☐	☐
Halten Sie Ihr Auto in einem sicheren Zustand?		☐	☐
Vermeiden Sie, nachts allein spazieren zu gehen oder zu joggen?		☐	☐
Geben Sie nur soviel Geld aus, wie Sie sich leisten können?		☐	☐
Bezahlen Sie Ihre Rechnungen pünktlich?		☐	☐
Wissen Sie, wen Sie anrufen können, wenn Sie mit häuslicher Gewalt konfrontiert sind?		☐	☐
Wohnen Sie sicher?		☐	☐
Fahren Sie immer nüchtern Auto?		☐	☐
Fahren Sie sicher (etwas unterhalb der Höchstgeschwindigkeit?)		☐	☐
Unterlassen Sie es, Fremde mit zu sich nach Hause zu nehmen?		☐	☐
Haben Sie für Notfälle immer Bargeld, Personalausweis und Versicherungskarte bei sich?		☐	☐
Haben Sie zurzeit mindestens zwei drogenfreie Freundschaften?		☐	☐
Sind Sie krankenversichert?		☐	☐
Gehen Sie bei gesundheitlichen Problemen, die abgeklärt oder behandelt werden müssen, zum Arzt?		☐	☐

Gut für sich sorgen – Arbeitsblatt 1/2

Vermeiden Sie es, in einsamen Gegenden Rad oder per Anhalter zu fahren?	☐	☐
Konsumieren Sie Drogen oder Alkohol nur in Maßen bzw. gar nicht?	☐	☐
Verzichten Sie auf Zigaretten?	☐	☐
Trinken Sie weniger als vier Tassen Kaffee oder 7 Colas pro Tag?	☐	☐
Haben Sie jeden Tag mindestens eine Stunde Zeit für sich?	☐	☐
Machen Sie jeden Tag etwas Schönes (z.B. einen Spaziergang)?	☐	☐
Haben Sie mindestens drei Aktivitäten, bei denen Sie sich erholen können (z.B. Sport, Hobbies – aber keinen Substanzkonsum!)?	☐	☐
Ernähren Sie sich vitaminreich?	☐	☐
Haben Sie mindestens eine Person, mit der sie offen und ehrlich sprechen können (z.B. Therapeut, Freund, Sponsor, Partner)?	☐	☐
Verhüten Sie richtig?	☐	☐
Haben Sie jede Woche mindestens einen sozialen Kontakt?	☐	☐
Gehen Sie regelmäßig zur Behandlung (z.B. Therapie, Selbsthilfegruppen)?	☐	☐
Verbringen Sie mindestens 10 Stunden pro Woche strukturiert und geplant?	☐	☐
Machen Sie sich jeden Tag einen „Tagesplan" und eine Liste mit Dingen, die Sie erledigen wollen, um sich zu organisieren?	☐	☐
Gehen Sie zum Gottesdienst (wenn Sie das mögen)?	☐	☐
Andere: ________________________________	☐	☐
________________________________	☐	☐

Ihre Gesamtpunktzahl (Zahl aller „Neins"): __________

Anmerkungen zur Eigenfürsorge

Eigenfürsorge und PTBS. Menschen mit PTBS müssen oft lernen, gut für sich zu sorgen. Wenn Sie beispielsweise viel über Selbstmord nachdenken, fühlen Sie eventuell nicht, dass es sich lohnt, gut auf sich zu achten. Sie müssen dann vielleicht besondere Anstrengungen unternehmen, um dieses Gefühl zu bekommen. Wenn Sie als Kind missbraucht worden sind, haben Sie die Botschaft vermittelt bekommen, dass Ihre Bedürfnisse nicht zählen. Sie denken vielleicht: „Wenn sich niemand um mich Gedanken macht, warum sollte ich es tun?"

Jetzt ist es Zeit, dass Sie beginnen, sich mit Respekt und Würde zu behandeln.

Eigenfürsorge und Sucht. Exzessiver Substanzkonsum ist eine der extremsten Formen von Selbstmissachtung, weil es direkt Ihrem Körper schadet. Je mehr Sie konsumieren, desto mehr neigen Sie wahrscheinlich auch in anderen Lebensbereichen dazu, sich zu missachten (z.B. schlechte Ernährung, Schlafmangel).

Versuchen Sie, jeden Tag ein bisschen mehr für sich zu sorgen. Niemand schafft es, alle Punkte des Fragebogens jeden Tag perfekt einzuhalten. Das Ziel besteht auch eher darin, mit den dringendsten Punkten zuerst anzufangen und sich täglich um Fortschritte bei der Eigenfürsorge zu bemühen. Es geht um Fortschritt, nicht um Perfektion.

Gut für sich sorgen – Selbstverpflichtung

Vorschläge für eine Selbstverpflichtung

Verpflichten Sie sich zu einer Handlung, die Sie voranbringt! Es kann alles sein, von dem Sie das Gefühl haben, dass es Ihnen hilft, oder eine der unten aufgeführten Ideen. Indem Sie Ihre Verpflichtung einhalten, respektieren Sie sich, nehmen sich ernst und sorgen für sich selbst.

- *Möglichkeit 1:* Identifizieren Sie ein Fürsorge-Problem aus dem Fragebogen (eine mit „Nein" beantwortete Frage), an dem Sie arbeiten möchten. Verwandeln Sie dieses „Nein" bis zur nächsten Sitzung in ein „Ja" – lösen Sie dieses Problem. Wenn Sie möchten, schreiben Sie auf, wie es geklappt hat: Wie hat es sich angefühlt? War es erfolgreich? Und welche weiteren Schritte würden Sie gerne machen?
- *Möglichkeit 2:* Nehmen Sie eines der folgenden Wörter und schreiben Sie eine Seite darüber, wie sich Ihr Leben verbessern ließe, wenn Sie danach lebten (seien Sie kreativ – es gibt hier keine falschen Antworten):

  Eigenfürsorge, Würde, Körper, Sicherheit, Liebe, Mühe, Wissen, Respekt, Aufmerksamkeit, Sport
- *Möglichkeit 3:* Denken Sie an einen Ihrer Mitmenschen, der sehr gut für sich sorgt. Interviewen Sie diese Person, fragen Sie sie alles, was Ihnen einfällt: Wie die Person es schafft, wie es sich anfühlt und wie sie es gelernt hat.
- *Möglichkeit 4:* Füllen Sie nach dem unten angegebenen Muster die Tabelle der Sicheren Bewältigungsstrategien aus:

Beispiel für die Anwendung des Themas im Bogen zu Sicheren Bewältigungsstrategien

	Alter Weg	Neuer Weg
Situation	Ich habe schlimme Zahnschmerzen.	Ich habe schlimme Zahnschmerzen.
Ihre Art der Bewältigung	Ich unternehme nichts dagegen. Ich versuche, die Schmerzen zu vergessen.	Ich rufe sofort beim Zahnarzt an. Ich sage mir: „Auch wenn ich nicht gut versorgt war, als ich aufwuchs, muss ich es zumindest jetzt besser machen."
Konsequenz	Es wird immer schlimmer. Ich fühle mich hundeelend.	Es fühlt sich komisch an – ich bin es gewohnt, zu warten, bis alles zusammenbricht. Aber ich weiß, dass dies die beste Art war, damit umzugehen.

Schätzen Sie auf einer Skala von 0 Punkten (= gar nicht sicher) bis 10 Punkten (= vollständig sicher) ein:

Wie sicher ist Ihre **alte** Art der Bewältigung? ___

Wie sicher ist Ihre **neue** Art der Bewältigung? ___

Mitgefühl

kognitiv

Zusammenfassung

Patienten mit PTBS und Suchtproblematik neigen zu starkem Selbsthass, der sich in Selbstbeschuldigungen und -bestrafung ausdrücken kann. Das heutige Thema soll den Patienten helfen, destruktive Selbstgespräche durch konstruktive zu ersetzen. Sie sollen verstehen lernen, dass nur eine liebevolle Einstellung zu sich selbst dauerhafte Veränderungen bewirkt.

Übersicht

Patienten erkennen oft sehr schnell, dass sie unbarmherzig zu sich selbst sind. Häufig liegt dem die Überzeugung zugrunde, nichts anderes als Härte verdient zu haben (z. B. „Ich habe mein Leben versaut, das ist eine Tatsache"). Oder sie glauben, dass derartige Strenge eine Form von Eigenverantwortung darstelle (z. B. „Ich habe gestern schon wieder getrunken. Was für ein Idiot ich bin – es ist meine Schuld. Ich werde es einfach nie lernen.").

In der heutigen Sitzung sollen die Patienten verstehen lernen, dass derartig harte Selbstgespräche weder „wahr" noch ein Ausdruck von „Eigenverantwortung" sind. Man kann es vielmehr als eine Form von missbräuchlichem Verhalten gegen sich selbst sehen, das viele in der Kindheit mannigfach erfahren haben und nun in anderen Kontexten wiederholen. Möglicherweise hat ein Elternteil Härte eingesetzt, um Kontrolle auszuüben, und die Patienten haben dieses Vorgehen verinnerlicht und schließlich selbst übernommen. Für diese Patienten kann es eine überraschende Erkenntnis sein, dass Härte ein Wachstums*hindernis* ist. Lieblose Selbstgespräche bewirken selten positive Veränderungen und mit Sicherheit keinen dauerhaften Wandel. Sie verhindern die offene Auseinandersetzung mit Problemen. Ein Patient, der trotz zahlreicher gegenteiliger Beteuerungen wieder zu trinken beginnt, sagt zum Beispiel oft: „Ich bin ein Versager, nie mache ich etwas richtig. Ich schwöre, dass ich beim nächsten Mal auf gar keinen Fall trinken werde." Diese Art von Monolog resultiert bei nächster Gelegenheit wahrscheinlich wieder im Trinken, denn sie beinhaltet keine Erklärung dafür, warum der Patient wieder getrunken hat. Ein mitfühlender Monolog könnte so lauten: „Ich weiß, dass Trinken gefährlich für mich ist, aber ich habe es trotzdem getan. Es wird einen Grund dafür geben. Vielleicht kommt es daher, dass ich immer noch traurig über den Tod meines Bruders bin. Ich könnte meinen Sponsor anrufen und ihm erzählen, wie traurig ich mich fühle."

Wenn man den Patienten den Unterschied zwischen Härte und Mitgefühl erklärt, muss man im Hinterkopf behalten, dass sich Mitgefühl extrem schwierig, unnatürlich und falsch für sie anfühlen kann, und dass es intensive Gefühle zutage fördern kann. So berichtete zum Beispiel eine Patientin, dass die Auseinandersetzung mit dem Begriff des Mitgefühls eine große Traurigkeit über den Mangel an Liebe in ihrer Kindheit ans Licht brachte.

In der heutigen Sitzung sollen die Patienten versuchen, eine neue, mitfühlende Herangehensweise einzuüben. Zusätzlich besteht die Möglichkeit, eine Kassette mit mitfühlenden „Selbstgesprächen" zur Verwendung außerhalb der Sitzungen aufzunehmen – als buchstäblicher Versuch, die „alten Platten" durch neuere, gesündere Versionen zu ersetzen.

Gegenübertragungsphänomene

Mitgefühl wird häufig dahingehend missverstanden, dass es eine Art von „Selbstanfeuerung" sei oder bedeute, nette Dinge zu sich selbst zu sagen. Doch Mitgefühl bedeutet, sich selbst tiefgreifend zu verstehen, wodurch oft ein Gemisch positiver und negativer Gefühle hervorgerufen wird. Ironischerweise bringt ein Therapeut, der den Patienten Mitgefühl einfach durch ein „warmes Gefühl" zu vermitteln versucht, ihren Erfahrungen in Wirklichkeit wahrscheinlich zu wenig Mitgefühl entgegen.

Vorbereitung der Sitzung

Nehmen Sie für die optionale Übung, die Aufnahme „neuer Platten", ein Aufnahmegerät und Leerkassetten oder -CDs mit.

Ablauf der Sitzung

1. *Begrüßungsrunde (bis zu 5 Minuten pro Patient),* siehe auch 3.5.1.

2. *Zitat (kurz).* Verbinden Sie das Zitat mit der Sitzung – zum Beispiel: „Heute werden wir uns auf das Mitgefühl konzentrieren. Das Zitat besagt, dass Verständnis für sich selbst besser ist als Verurteilungen und Vorwürfe."

3. *Verbinden Sie das Thema der Sitzung mit dem Leben der Patienten (ausführlich, Hauptteil der Sitzung).*
   a) Bitten Sie die Patienten, die Arbeitsblätter durchzugehen, die einzeln oder zusammen benutzt werden können. Behandeln Sie die Blätter in mehreren Sitzungen, wenn genug Zeit dazu ist. Siehe auch „Inhalt der Sitzung" (unten) und Kapitel 3 für weitere Vorschläge.
   Arbeitsblatt 1: Härte versus Mitgefühl
   Arbeitsblatt 2: Wie man sein Mitgefühl verstärken kann
   b) Helfen Sie den Patienten, die erworbenen Kenntnisse auf aktuelle, konkrete Probleme anzuwenden. Siehe auch „Inhalt der Sitzung" (unten) und das Kapitel 3.5.3.

4. *Abschlussrunde (kurz),* siehe auch Kapitel 3.5.4.

Inhalt der Sitzung

Ziele

- Stellen Sie eine hartes und ein mitfühlendes Selbstgespräch gegenüber (Arbeitsblatt 1).
- Üben Sie einfühlsame Selbstgespräche.

Möglichkeiten, die Materialien auf das Leben der Patienten zu übertragen

Rollenspiel. Wenn möglich, wird eine aktuelle Situation aus dem Leben des Patienten aufgegriffen, in welcher der Therapeut die harte Stimme spricht, auf die der Patient mitfühlend antwortet.

Identifizieren Sie eine aktuelle Situation, in der sich der Patient in Gefahr begeben hat. Lassen Sie den Patienten laut üben, wie er durch ein mitfühlendes Reden mit sich selbst dieses gefährliche Verhalten hätte abwenden können. Wie hätte der Patient zum Beispiel, als der Drang zum Frustessen aufkam, durch ein mitfühlendes Selbstgespräch eine Essattacke verhindern können?

Nehmen Sie eine Kassette bzw. CD mit mitfühlenden Selbstgesprächen auf. Man kann buchstäblich versuchen, eine „alte Platte" auszuwechseln, indem man eine Kassette oder CD mit mitfühlenden Aussagen aufnimmt, die der Patient zu Hause anhören kann. Die Aufnahme kann während der Sitzung hergestellt werden, indem die Patienten und/oder der Therapeut Sätze aufnehmen, die das Mitgefühl steigern können (unter Verwendung realer Beispiele und der Hauptpunkte aus den Arbeitsblättern). Der Patient kann auch sichere Familienmitglieder und Freunde bitten, solche Sätze für ihn auf Band zu sprechen.

Diskussion
- „Wie klingt ein hartes Selbstgespräch? Wie klingt ein mitfühlendes Selbstgespräch?"
- „Wie könnte Mitgefühl gefährliches Verhalten verhindern?"
- „Kommen irgendwelche Gefühle auf, wenn Sie versuchen, mitfühlend mit sich selbst zu sprechen?"
- „In welchem Zusammenhang stehen PTBS und Sucht mit einem hartem Tonfall sich selbst gegenüber?"

Vorschläge

Wenn ein Patient an einer so allgemeinen Aussage wie „Ich bin ein Versager" arbeiten möchte, sollten Sie mit ihm eine Situation aus jüngerer Zeit identifizieren, in der er so gedacht hat. Es ist normalerweise nicht besonders hilfreich zu versuchen, eine allgemeine Sichtweise zu ändern. Es funktioniert in der Regel besser, ein konkretes, aktuelles Ereignis zu bearbeiten.

Die Patienten könnten Mitgefühl im Sinne von „Substanzkonsum entschuldigen" missverstehen. Es ist wichtig, dass die Patienten verstehen, dass Mitgefühl hilfreich ist, wenn man es zur Verhinderung eines Rückfalls/Konsums einsetzt (z. B. „Wie könnten Sie, wenn Sie Suchtdruck haben, mitfühlend mit sich reden, damit Sie verhindern, dem Verlangen nachzugeben?"). Mitgefühl kann auch zum Einsatz kommen, um versteckte Bedürfnisse aufzudecken, die zum Konsum von Substanzen motivieren (z. B. sich bedürftig, aufgewühlt oder allein fühlen), aber es sollte nie so verstanden werden, dass es „o.k. war, die Substanz genommen zu haben."

Wenn Sie die Kassette/CD in der Gruppentherapie aufnehmen, können Sie eine einzige Version herstellen, zu der alle Patienten beitragen (wobei der Wunsch eines Patienten, sich nicht daran zu beteiligen, respektiert werden sollte). Aus Gründen der Vertraulichkeit sollten keine Namen mit aufgenommen werden. Vervielfältigen Sie die Aufnahme und geben Sie bei der nächsten Sitzung jedem Patienten eine mit.

Schwierige Fälle

- „Das ist was für Idioten."
- „Aber ich *bin* ein Versager."
- „Wie soll das meinen Ex daran hindern, mich zu belästigen?"
- „Ich habe es versucht und kann das einfach nicht. Es funktioniert bei mir nicht."

Mitgefühl – Arbeitsblatt 1/1

Härte versus Mitgefühl

„Du selbst verdienst, genau wie jeder andere im gesamten Universum, Liebe und Zuwendung."

Buddha (Indischer Philosoph, 5. Jh. v. Chr.)

In welchem Tonfall sprechen Sie normalerweise mit sich selbst – hart oder mitfühlend?

Harter Tonfall

- Vorwürfe, Selbstbestrafung
- Verhinderung von Veränderung
- Selbstmissachtung
- ist einfach

Mitfühlender Tonfall

- Lieben, Verstehen
- Förderung von Veränderung
- auf sich selbst hören
- ist schwer

Ein Beispiel:

Harter Tonfall

„Gestern Abend habe ich getrunken. Was bin ich für ein Versager! Nie mache ich etwas richtig!"

Mitfühlender Tonfall

„Ich weiß, dass Trinken gefährlich ist, aber ich habe es trotzdem getan. Es wird einen Grund dafür geben. Vielleicht liegt es daran, dass mein Bruder gestorben ist. Nächstes Mal, wenn ich das Verlangen habe zu trinken, versuche ich es zu verhindern, indem ich meinen Sponsor anrufe und ihm sage, wie ich mich fühle."

Ideen, über die Sie nachdenken könnten:

- *Härte hängt mit PTBS und Sucht zusammen.*
  PTBS. Wenn Sie viele schmerzhafte Gefühle haben, lassen Sie das vielleicht an sich selbst aus. Dies kann die Form von Selbstbeschimpfungen („Du Idiot!") oder von Selbstverletzung (z. B. Ritzen) annehmen. Wenn Sie in Ihrer Kindheit hart kritisiert worden sind, haben Sie diese „Stimmen" möglicherweise verinnerlicht und kritisieren sich nun selbst.
  Sucht. Selbsthass entsteht oft nach dem Konsum einer Substanz. Man schämt sich und beschimpft sich selbst, um zu verhindern, dass es wieder passiert. Aber die beste Vorbeugung besteht darin, mitfühlend herauszufinden, warum Sie konsumiert haben (z. B. aufgrund des Gefühls, ausgeliefert, einsam oder ängstlich zu sein?). Versuchen Sie das nächste Mal, wenn Sie das Verlangen nach Substanzen haben, mitfühlend mit sich selbst zu sprechen, um zu verhindern, dass Sie dem Verlangen nachgeben (d. h. Sie erfüllen Ihre Bedürfnisse auf andere Art und Weise).

- *Mitgefühl bewirkt Wachstum, während Härte Wachstum verhindert.* Vielleicht meinen Sie, dass Härte angemessen sei oder eine Form von „Verantwortung übernehmen" darstelle, weil Sie davon ausgehen, dass sich durch Selbstbeschimpfung Ihr Verhalten ändern werde. Doch Selbsthass ist ein billiger Trick, eine Illusion. Es ist ein psychologischer Abwehrmechanismus, der Wachstum *verhindert*. Es ist eine destruktive Angewohnheit, die einfach zu lernen ist. Die Forschung hat gezeigt, dass Bestrafung langfristig kein Verhalten ändern kann, wohl aber Lob und Verständnis. Ganz gleich was Sie getan

Mitgefühl – Arbeitsblatt 1/2

haben, Sie können dafür auch Verantwortung übernehmen, ohne sich auszuschimpfen. Mitgefühl bedeutet, aufgeschlossen und ohne zu urteilen herauszufinden, was geschehen ist. Das bewirkt wirkliche Veränderungen! Wenn Ihnen Mitgefühl nicht vertraut ist, weil Sie es in Ihrer Kindheit nicht kennengelernt haben, mag es sich schwierig anfühlen. Sie werden viel üben müssen, bis es sich für Sie ganz natürlich anfühlt.

Denken Sie über Ihr Leben nach:

- Wie klingt es, wenn Sie hart mit sich sprechen? Wie klingt Ihr mitfühlendes Selbstgespräch?
- Wenn Sie hart mit sich sprechen, hält Sie das in alten Verhaltensmustern gefangen?
- Ist es für Sie leichter, hart mit sich umzugehen anstatt mitfühlend?

Mitgefühl – Arbeitsblatt 2

Wie man sein Mitgefühl verstärken kann

Wenn Sie bemerken, dass Sie hart mit sich sprechen, tun Sie Folgendes:

- Stellen Sie sich die Frage: ***„Was würde ich jetzt zu mir sagen, wenn ich mich lieben würde?“***
- Stellen Sie sich die Frage: ***„Was würde ich mir sagen, wenn ich wirklich auf meine innersten Bedürfnisse hören würde?“***
- ***Versuchen Sie die Gründe zu erkennen, die Ihren Handlungen zugrunde liegen.*** Wenn Sie beispielsweise getrunken haben, dann lag es vielleicht daran, dass Sie große Schmerzen hatten. Wenn ein Bewerbungsgespräch schlecht gelaufen ist, heißt das einfach, dass Sie eventuell mehr Hilfe und Übung gebraucht hätten.
- ***Verwenden Sie eine freundlichere Sprache.*** Finden Sie einen Weg, netter mit sich zu sprechen. Zum Beispiel ist „Ich bin ein Versager“ sehr hart, während „Ich habe viel gelitten, darum sind meine Fortschritte langsamer“ freundlicher ist.
- ***Stellen Sie sich vor, Sie sprechen mit einem kleinen Kind, das einen Fehler gemacht hat.*** Wie würden Sie mitfühlend mit diesem Kind sprechen? Sie könnten zum Beispiel sagen: „Alles in Ordnung. Wenigstens bist du jetzt in Sicherheit. Du bist ein guter Mensch und du wirst dazulernen.“
- ***Probieren Sie es mit Mitgefühl,*** wenigstens für einige Minuten. Wenn das schwierig ist, könnten Sie zunächst mit „Gedanken-Stopp“ anfangen: Sagen Sie laut „Hör auf, das zu denken!“ zu sich, um das harte Selbstgespräch zu durchbrechen. Versuchen Sie es dann mit Mitgefühl.
- ***Versuchen Sie zu üben!*** Wie könnten Sie in den folgenden Situationen mit sich selbst sprechen, um unsicheres Verhalten zu verhindern?
  - Sie würden gerne Substanzen konsumieren, weil Sie allein sind.
  - Sie haben gerade Ihren Job verloren und würden am liebsten mit dem Kopf gegen die Wand rennen.
  - Ihr Partner hat Sie verlassen und Sie möchten sich umbringen.
  - Sie haben eine schlechte Prüfungsnote bekommen, und Ihnen ist danach zumute, aus Frust den Kühlschrank leer zu essen.

Mitgefühl – Selbstverpflichtung

Vorschläge für eine Selbstverpflichtung

Verpflichten Sie sich zu einer Handlung, die Sie voranbringt! Es kann alles sein, von dem Sie das Gefühl haben, dass es Ihnen hilft, oder eine der unten aufgeführten Ideen. Indem Sie Ihre Verpflichtung einhalten, respektieren Sie sich, nehmen sich ernst und sorgen für sich selbst.

- *Möglichkeit 1:* Nehmen Sie den Satz „Ich bin ein schlechter Mensch." Wie könnten Sie sich mitfühlender ausdrücken?
- *Möglichkeit 2:* Schreiben Sie einen Absatz darüber, was Mitgefühl für Sie bedeutet. Was wäre anders in Ihrem Leben, wenn Sie mitfühlender mit sich umgingen?
- *Möglichkeit 3:* Wechseln Sie die „alten Platten" in Ihrem Kopf im wahrsten Sinne des Wortes, indem Sie eine „neue Platte" aufnehmen. Nehmen Sie eine Kassette oder CD mit mitfühlenden, tröstenden Worten auf. Sie können auch Menschen, die Ihnen wichtig sind, bitten, etwas darauf zu sprechen (z.B. Familienmitglieder, Ihren Therapeuten, Ihren AA-Sponsor). Hören Sie sich die Aufnahme immer dann an, wenn Sie in einen unbarmherzigen Ton verfallen.
- *Möglichkeit 4:* Legen Sie eine Tabelle über Sichere Bewältigungsstrategien an, orientieren Sie sich dabei z.B. an folgendem Muster:

Beispiel für die Anwendung des Themas im Bogen zu Sicheren Bewältigungsstrategien

	Alter Weg	Neuer Weg
Situation	Meine Tochter hat gesehen, wie ich Drogen genommen habe, und sah sehr verstört aus.	Meine Tochter hat gesehen, wie ich Drogen genommen habe, und sah sehr verstört aus.
Ihre Art der Bewältigung	Ich habe mir gesagt: „Du bist nichts wert. Du bist eine schlechte Mutter. Alles musst du vermasseln."	Ich habe mir gesagt: „Ich muss wirklich ganz schön aus dem Gleichgewicht und in Not sein, dass ich vor ihren Augen konsumiere. Wie kann ich besser für mich sorgen, damit das nicht wieder passiert?"
Konsequenz	Ich fühlte mich schrecklich, ganz unten.	Ich habe versucht, mich auf Lösungen zu konzentrieren, und meinen Sponsor angerufen, um Ideen dafür zu finden.

Schätzen Sie auf einer Skala von 0 Punkten (= gar nicht sicher) bis 10 Punkten (= vollständig sicher) ein:

Wie sicher ist Ihre **alte** Art der Bewältigung? ___

Wie sicher ist Ihre **neue** Art der Bewältigung? ___

Rote und grüne Signale

behavioral

Zusammenfassung

In dieser Sitzung werden die Patienten angeleitet, (1) Gefahren- und Sicherheitssignale („Rote und grüne Signale“) in Bezug auf Posttraumatische Symptome und Substanzkonsum zu identifizieren und (2) einen Sicherheitsplan zu erstellen.

Übersicht

„Wenn ich einmal in der Gefahrenzone bin, müsste ich übernatürliche Kräfte aufbringen, um noch die Notbremse zu ziehen. Je öfter ich mir eingestehe „Mir geht es schlecht und deshalb möchte ich gerne trinken“, desto besser. Je mehr Treffen ich besuche, je ehrlicher ich mit meinen Therapeuten rede, desto weniger bedroht fühle ich mich. Aber meine schwierige Situation besteht weiterhin: Meine von Missbrauch geprägte Ehe zu verlassen und meine Kinder zu schützen sind Anforderungen, denen ich mich im Moment nicht gewachsen fühle. Aber ich bin sehr dankbar dafür, dass ich meinen Rückfall schnell in den Griff bekommen konnte und intensiv mit der Gruppe und anderen Therapieangeboten gearbeitet habe. Jetzt gehe ich zu AA-Treffen in meiner Heimatstadt und habe dort eine Vertrauensperson, die ich jeden Tag anrufe. Ich bin wirklich nicht allein.“

Wie der Bericht dieser Patientin zeigt, ist das Abrutschen in einen Rückfall eine ernste Bedrohung, aber auch etwas, das erfolgreich gemeistert werden kann. Im Verlauf von Posttraumatischen Störungen und Suchterkrankungen gibt es typischerweise Höhen und Tiefen, insbesondere bei Patienten mit chronischen Beeinträchtigungen. Die Gefahr, dass sich Posttraumatische Symptome (z. B. Suizidalität) und Symptome der Abhängigkeitserkrankung (z. B. Suchtdruck) verschlimmern, ist eine ständige Sorge von Therapeut und Patient. Außerdem besteht bei beiden Störungen die starke Tendenz, Abwehrmechanismen wie Bagatellisierung und Verleugnung einzusetzen. Deshalb sind sich die Patienten der Ernsthaftigkeit ihrer Symptome oft nicht bewusst – und zwar häufig besonders in den Momenten, in denen es am nötigsten wäre. Das Ziel der heutigen Sitzung besteht deshalb darin, das Bewusstsein der Patienten für Konstellationen zu erhöhen, die in eine „Abwärtsspirale“ führen (rote Signale), und zu erkennen, durch welche aktiven Bewältigungsstrategien es ihnen besser geht („Aufwärtsspirale“, grüne Signale). Es ist wichtig, auch über die positiven Muster zu sprechen, weil vielen Patienten zu wenig bewusst ist, dass Gutes zu Gutem und Schlechtes zu Schlechtem führt. Letzteres ist Menschen mit schwierigen Lebenskonstellationen oft vertrauter. Es kann ihnen Hoffnung machen, wenn man ihnen erklärt, dass die Dinge mit der Zeit einfacher werden, wenn sie die ersten Schritte in Richtung Genesung gemeistert haben.

Eine Übung im Verlauf der heutigen Sitzung ist das Erstellen eines Sicherheitsplans: Die Patienten schreiben auf, was sie angesichts von leichter, mäßiger und extremer Gefahr tun können. Um systematisch für jedes Gefahrenniveau einen Handlungsplan verfassen zu können, müssen sie wirklich auf sich *hören*. Sowohl bei Posttraumatischen- als auch bei Suchterkrankungen können die Patienten den Kontakt zu sich derart verlieren, dass sie keine „Botschaften“ mehr hören, die ihnen durch ihr eigenes Verhalten übermittelt werden. Sie geraten in Schlägereien und soziale Isolation, pflegen ihren Körper nicht mehr ausreichend und nehmen nicht wahr, dass all dies Anzeichen großer Not sind, die sofortige Aufmerksamkeit verlangen. Einen konkreten Plan zu schreiben, was wann zu tun ist, unterstreicht noch einmal den Vorteil aktiver Bewältigungsstrategien, insbesondere wenn sie zu frühen Zeitpunkten eingesetzt werden, wenn die Situation sich nicht bereits zu einer Katastrophe ausgewachsen hat.

Gegenübertragungsphänomene

Der Therapeut muss den Mut haben, dem Patienten auch Rückmeldungen zu geben, die u. U. über dessen eigenes Verständnis von der Situation hinausgehen. Auch wenn es wichtig ist, die Sichtweise der Patienten im Hinblick auf Gefahren und Sicherheitsmuster zu validieren, besteht doch die Aufgabe des Therapeuten darin, zusätzliche Erkenntnisse zu vermitteln – anhand konkreter Erfahrungen mit den einzelnen Patienten im Laufe der Zeit. Die Verhaltensbotschaften des Patienten zu erkennen ist ein gutes Beispiel dafür, was es bedeutet, differenziert zuzuhören.

Anmerkungen

Das Konzept der Frühwarnzeichen für Rückfälle wird bei Marlatt und Gordon (1985) ausführlich beschrieben. Der Begriff „rote Signale" stammt von Trotter (1992, S. 104). Der Sicherheitsplan ist aus einem Arbeitsblatt entnommen, welches im Tagesklinikprojekt für Frauen im McLean Krankenhaus verwendet wird. Der Autor ist unbekannt.

Vorbereitung der Sitzung

Ziehen Sie in Betracht, die Patienten Familienmitglieder und/oder Freunde zur Sitzung einladen zu lassen, um den Sicherheitsplan besser verwirklichen zu können. Siehe auch unten unter „Vorschläge".

Ablauf der Sitzung

1. *Begrüßungsrunde (bis zu fünf Minuten pro Patient),* siehe auch Kapitel 3.5.1.

2. *Zitat (kurz).* Verbinden Sie das Zitat mit der Sitzung – zum Beispiel „Heute werden wir über Sicherheits- und Gefahrensignale sprechen. Genau wie die Person in der Geschichte können auch Sie lernen, die Hinweise zu erkennen und nicht immer wieder in die gleichen Fallen zu tappen."

3. *Verbinden Sie das Thema der Sitzung mit dem Leben der Patienten (ausführlich, Hauptteil der Sitzung).*
   a) *Bitten Sie die Patienten, die Arbeitsblätter durchzugehen* (einzelne davon oder alle nacheinander, ggf. auch in mehreren Sitzungen).
   Arbeitsblatt 1: Gefahren- und Sicherheitssignale
   Arbeitsblatt 2: Einen Sicherheitsplan erstellen
   Arbeitsblatt 3: Rote und grüne Signale: Das Wichtigste auf einen Blick
   b) *Helfen Sie den Patienten, die Übung auf gegenwärtige und spezifische Probleme anzuwenden.* Konkrete Vorschläge finden Sie im Abschnitt „Inhalt der Sitzung" (unten) und in Kapitel 3.5.3.

4. *Abschlussrunde (kurz),* siehe auch Kapitel 3.5.4.

Inhalt der Sitzung

Ziele

- Helfen Sie den Patienten, ihre jeweiligen Gefahren- (rote Signale) und Sicherheitssignale (grüne Signale) zu identifizieren (Arbeitsblatt 1).
- Erstellen Sie einen Sicherheitsplan (Arbeitsblatt 2).
- Sprechen Sie über typische Muster bei Rückfällen (Arbeitsblatt 3).

Möglichkeiten, die Materialien auf das Leben der Patienten zu übertragen

Bitten Sie die Patienten, an Ereignisse in der jüngeren Vergangenheit zu denken. Substanzkonsum, Autoaggression oder andere destruktive Verhaltensweisen in den vergangenen Tagen oder Wochen helfen den Patienten, ein Gefühl für ihre roten und grünen Signale zu entwickeln. Ebenso können gute Bewältigungsstrategien in der letzten Zeit sie auf die Spur ihrer grünen Signale führen.

Passen Sie den Sicherheitsplan individuell an. Entwickeln Sie einen auf die jeweiligen Bedürfnisse der einzelnen Patienten zugeschnittenen Sicherheitsplan. Benutzen Sie als Basis dafür die roten Signale, die bereits anhand von Arbeitsblatt 1 erarbeitet worden sind. Geben Sie den Patienten bei Bedarf Rückmeldungen. Wenn die Patienten dies möchten, können sie auch ihren eigenen Plan unterschreiben und Kopien davon an andere therapeutische Personen weitergeben.

Diskussion
Gefahren- und Sicherheitssignale (Arbeitsblatt 1):
- „Welche roten/grünen Signale sind für Sie am wichtigsten?"
- „Wann haben Sie zuletzt konsumiert (oder sich riskant verhalten)? Welche roten Signale haben darauf hingewiesen?"
- „Gibt es eine Kombination von Signalen, die Ihnen sagt, dass Sie wirklich in Gefahr sind?"
- „Wenn Ihre roten Signale aufleuchten, glauben Sie, dass Sie sie als Notruf hören könnten?"

- „Mit wem können Sie reden, wenn Sie in eine Abwärtsspirale hineingeraten?“
- „Gibt es jemanden, der Sie gut genug kennt, um Sie zu warnen, wenn Sie in Gefahr sind?“

Einen Sicherheitsplan erstellen (Arbeitsblatt 2):
- „Warum könnte es hilfreich sein, einen Sicherheitsplan schon vorab zu erstellen?“
- „Wo könnten Sie den Sicherheitsplan aufbewahren, so dass Sie sich daran erinnern, wenn Sie ihn brauchen?“
- „Gibt es jemanden, dem Sie eine Kopie des Sicherheitsplanes geben könnten (AA-Vertrauensperson? Freund?)“
- „Haben Sie beim Ausfüllen des Planes etwas Neues über sich gelernt?“

Rote und grüne Signale: Das Wichtigste auf einen Blick (Arbeitsblatt 3):
- „Ist es schon einmal vorgekommen, dass Sie ein deutliches rotes Signal erst bemerkt haben, als es zu spät war?“
- „Was vermuten Sie, ist der Grund dafür, dass die meisten Rückfälle innerhalb der ersten 90 Tage nach Beginn der Abstinenz auftreten?“
- Warum ist es so wichtig, Hilfe zu holen, wenn Sie in eine Abwärtsspirale geraten?“
- „Können Sie Ihre roten Signale als Anzeichen innerer Not erkennen?“

Vorschläge

Ziehen Sie in Erwägung, das Material in zwei Sitzungen zu behandeln. Eine Möglichkeit wäre, die Arbeitsblätter 1 und 3 in einer Sitzung und das Arbeitsblatt 2 in der folgenden zu verwenden.

Ermutigen Sie die Patienten, Personen in die Sitzung einzuladen, die Sicherheit für sie symbolisieren. Diese Gäste können dabei helfen, mit auf die roten Signale des Patienten zu achten und den Sicherheitsplan zu erstellen. Siehe auch das Thema „Andere dazu bringen, Ihre Genesung zu unterstützen“, in dem Sie Hinweise für die Durchführung solch einer gemeinsamen Sitzung finden (keine Familientherapie daraus machen, die Gäste dazu anleiten, den Patienten zusätzliche Unterstützung zu geben, nicht dazu, deren eigene Anstrengungen zu fördern etc.). Auch wenn keine wichtigen Bezugspersonen zu der Sitzung kommen können, kann man ihnen eine Kopie des Sicherheitsplans aushändigen lassen.

Schwierige Fälle

- „Als ich mich geritzt habe, ist mir erst klar geworden, was passiert ist, nachdem es schon geschehen war.“
- „Viele rote Signale treffen auf mich zu. Das ist deprimierend. Ich sollte es aufgeben.“
- „Ich mag keine Formulare ausfüllen.“
- „Ich kann vielleicht einen Sicherheitsplan aufstellen, aber ich kann mich nicht daran halten. Ich brauche das Gefühl, mich jederzeit umbringen zu können.“
- „Sind diese roten und grünen Signale nicht Schwarz-Weiß-Denken? Ich dachte, ich soll einen Mittelweg finden?!“

Rote und grüne Signale – Arbeitsblatt 1/1

Gefahren- und Sicherheitssignale

Die Kapitel meines Lebens

Kapitel 1:
„Ich ging die Straße entlang und fiel in ein tiefes Loch. Ich kam nicht wieder heraus und wusste nicht warum. Es war nicht meine Schuld. Es dauerte lange, wieder herauszukommen."

Kapitel 2:
„Ich ging die Straße entlang und fiel wieder in dasselbe Loch. Ich konnte es nicht begreifen. Es war nicht meine Schuld. Ich musste wirklich kämpfen, um wieder herauszukommen."

Kapitel 3:
„Ich ging die Straße entlang und fiel wieder in dasselbe Loch. Diesmal verstand ich warum und es war doch meine Schuld. Dieses Mal war es einfacher, wieder herauszukommen."

Kapitel 4:
„Ich ging die Straße entlang und sah dasselbe große Loch. Ich lief drum herum. Ich fiel nicht in dieses Loch."

Kapitel 5:
„Ich wählte eine andere Straße."

Portia Nelson (Amerikanische Schriftstellerin, 20. Jh.)

Hören Sie auf die Botschaften, die Ihnen Ihr Verhalten sendet! Welches sind Ihre roten und grünen Signale? Markieren Sie sie in der Tabelle:

Rote und grüne Signale – Arbeitsblatt 1/2

Rote Signale	Grüne Signale
Gefahr	*Sicherheit*
Sozialer Rückzug	Zeit mit unterstützenden Menschen verbringen
Nicht für meinen Körper sorgen (Schlaf, Essen)	Gut für meinen Körper sorgen
Schlägereien	Mit anderen (gut) auskommen
Zu viel freie Zeit	Strukturierter Tagesplan
Destruktives Verhalten	Kontrolle über mein Verhalten
Das Gefühl, festzustecken	Das Gefühl, voranzukommen
Lügen	Ehrlichkeit
Negative Gefühle ausleben	Negative Gefühle in Worten ausdrücken
Therapiesitzungen absagen	Regelmäßig zu allen Behandlungen gehen
Medikamente nicht wie verschrieben einnehmen (zu viel oder zu wenig)	Medikamente wie verschrieben einnehmen
Passivität („Warum sich stressen?“)	Aktive Bewältigung
Zynische/negative Sicht der Dinge	Konstruktive/positive Sicht der Dinge
Nicht gegen die PTBS-Symptome ankämpfen (z.B. Dissoziation, selbstverletzendes Verhalten)	Gegen die PTBS-Symptome ankämpfen (z.B. Erdung, Stabilisierungstechniken, ...)
Keine neuen Verhaltensstrategien lernen	Neue Verhaltensstrategien lernen
Körperlich krank werden	Körperlich gesund bleiben
Glauben, dass die Behandlung unnötig ist	Glauben, dass die Behandlung nötig ist
Zeit mit Leuten verbringen, die konsumieren	Zeit mit Leuten verbringen, die „clean“ sind
Rückmeldungen ignorieren	Rückmeldungen ernstnehmen
Zuviel Verantwortung übernehmen	Angemessene Verantwortung übernehmen
Mich nicht mehr kümmern, nichts versuchen	Mich bemühen und alles versuchen
Unangemessenes Hochgefühl	Realistische Bedenken
Nicht zur Arbeit/Ausbildung gehen	Zur Arbeit/Ausbildung gehen
Welche roten Signale können Sie hinzufügen?	**Welche grünen Signale können Sie hinzufügen?**

Rote und grüne Signale – Arbeitsblatt 2

Einen Sicherheitsplan erstellen

Füllen Sie den Sicherheitsplan aus und orientieren Sie sich dabei an folgendem Beispiel:

Leichte Gefahr (Gleichgewicht gerät ins Schwanken)	**Was ich tun werde, um sicher zu bleiben**
• Schlecht essen • Hin und wieder Behandlungen verpassen • Zynisch und negativ werden	• Die Zahl der wöchentlichen AA-Sitzungen auf drei erhöhen • Dem Therapeuten sagen, wie ich mich fühle • Meine Freundin Eva anrufen und mit ihr sprechen

Rote Signale	**Grüne Signale**
Leichte Gefahr (Gleichgewicht gerät ins Schwanken)	**Was ich tun werde, um sicher zu bleiben**
Mäßige Gefahr (Es wird ernst – passen Sie auf)	**Was ich tun werde, um sicher zu bleiben**
Große Gefahr (Notfall !!)	**Was ich tun werde, um sicher zu bleiben**

Rote und grüne Signale – Arbeitsblatt 3

Rote und grüne Signale: Das Wichtigste auf einen Blick

- ***Rote Signale weisen auf Notsituationen hin.*** So wie Fieber ein Zeichen dafür ist, dass Sie Ihren Körper schonen müssen, sind rote Signale Hinweise darauf, dass Sie in einer emotionalen Notlage sind. Bei Posttraumatischen Störungen und Suchterkrankungen gibt es eine Tendenz, diese Zeichen auszublenden und sie nicht als Warnsignale zu erkennen, wenn sie aufleuchten. Aber es ist wichtig, die roten Signale zu bemerken und sich klar zu machen, dass sie nicht ohne Grund da sind. Sie sind keine Anzeichen von Schwäche oder Versagen, sondern Aufforderungen, auf sich zu achten.
- ***Gewitterwolken.*** So wie sich dunkle Wolken langsam am Himmel auftürmen bevor es gewittert, kündigen sich auch Gefahrensituationen an. Die Liste der roten Signale in den Arbeitsblättern 1 und 2 ist voll von solchen „Gewitterwolken", die Vorzeichen einer destruktiven Handlung sein können. Es gibt ein Zeitfenster, innerhalb dessen Sie verhindern können, dem „Gewitter" zum Opfer zu fallen, wenn Sie die Warnzeichen erkennen und aktiv darauf reagieren. Gefährliche Momente bei Posttraumatischen Störungen und Sucht sind also keine Alles-oder-nichts-Situationen, sondern bauen sich zumeist langsam auf, so dass man sich noch in Sicherheit bringen kann.
- ***Wenn die Gefahr eskaliert, wird Hilfe von anderen nötig.*** Wenn sich die roten Signale vermehren, wird auch die Notwendigkeit größer, sich Hilfe zu holen. Eines der größten Probleme bei Posttraumatischen Störungen und Sucht ist die Isolation. Wenn die Symptome schlimmer werden, entsteht der Impuls, sich zu verkriechen. Aus diesem Grund ist es so wichtig, schon vorher zu planen, wen Sie anrufen werden und mit dieser Person zu besprechen, wie sie Ihnen am besten in Krisenzeiten helfen kann. Üben Sie, was Sie sich gegenseitig sagen werden.
- ***Hören Sie auf „Flüsterstimmen", bevor daraus „Geschrei" wird.*** Ein Sicherheitsplan beinhaltet Ihre persönlichen Warnsignale und Möglichkeiten, darauf zu reagieren. Der Sicherheitsplan in Arbeitsblatt 2 hat drei Stufen, um auf Zeichen leichter Gefahr (Stufe 1) zu reagieren, bevor daraus ein Notfall entsteht (Stufe 3). Je früher Sie reagieren, desto besser.
- ***Wenn die Gefahr wächst, wächst auch das Risiko von Kurzschlusshandlungen, statt darüber zu reden.*** Beachten Sie, dass viele der Gefahrenzeichen Verhaltensweisen sind. Wenn Ihre Not größer wird, ist es wichtig, dass Sie über Ihre Gefühle sprechen, ansonsten werden Sie sie wahrscheinlich eher „in die Tat umsetzen". Denken Sie an ein kleines Kind, das sich verletzt fühlt und wütend gegen die Wand trommelt. Wenn ein Kind seine Gefühle nicht direkt ausdrücken kann, lebt es sie aus.
- ***Die meisten Rückfälle passieren in den ersten 90 Tagen nach Beginn der Abstinenz.*** Forschungen haben ergeben, dass bei vielen Suchtmitteln (z. B. Nikotin, Alkohol, Heroin) die ersten 90 Tage der Abstinenz die verletzlichste Phase sind. Darum ist es besonders zu Beginn Ihrer Genesung wichtig, dass Sie Ihre Gefahrenzeichen kennen.
- ***Der Schneeballeffekt.*** Während der Heilung gibt es ein Schneeball- oder auch Spiralen-Phänomen, das in positiver und negativer Richtung ablaufen kann. Eine Negativspirale kommt vor, wenn Ihre Symptome in rascherer Folge auftauchen und dann – oft ganz plötzlich – schlimmer und schlimmer werden. In eine Aufwärtsspirale geraten Sie, wenn Ihre Heilungserfolge so dauerhaft sind, dass langsam gute Dinge in Ihrem Leben passieren. Beispielsweise bekommen Sie einen Job und können sich dann eine Wohnung in einer sichereren Gegend suchen, wo sie gesündere Menschen kennen lernen, usw.

Rote und grüne Signale – Selbstverpflichtung

Vorschläge für eine Selbstverpflichtung

Verpflichten Sie sich zu einer Handlung, die Sie voranbringt! Es kann alles sein, von dem Sie das Gefühl haben, dass es Ihnen hilft, oder eine der unten aufgeführten Ideen. Indem Sie Ihre Verpflichtung einhalten, respektieren Sie sich, nehmen sich ernst und sorgen für sich selbst.

- *Möglichkeit 1:* Geben Sie Menschen, denen Sie vertrauen (z.B. sichere Familienmitglieder, Freunde, Therapeut, AA-Vertrauensperson), eine Kopie Ihres Sicherheitsplans und bitten Sie sie um Kommentare.
- *Möglichkeit 2:* Schreiben Sie eine persönliche Heldengeschichte: „Wie ich die roten Signale erkannte und siegte."
- *Möglichkeit 3:* Schreiben Sie einen Leitfaden „Wie man mir helfen kann", den Sie Ihren Mitmenschen geben können. Beschreiben Sie Ihre Gefahrensignale und was die Leute tun sollen um Ihnen zu helfen, wenn Sie den Boden unter den Füßen verlieren.
- *Möglichkeit 4:* Schreiben Sie auf, was Sie sich selbst sagen können, wenn Sie (a) in leichter und (b) in großer Gefahr sind.
- *Möglichkeit 5:* Füllen Sie die Tabelle der „Sicheren Bewältigungsstrategien" nach dem unten angegebenen Beispiel aus:

Beispiel für die Anwendung des Themas im Bogen zu Sicheren Bewältigungsstrategien

	Alter Weg	Neuer Weg
Situation	Jemand hat mir im Straßenverkehr die Vorfahrt genommen.	Jemand hat mir im Straßenverkehr die Vorfahrt genommen.
Ihre Art der Bewältigung	Ich habe ihn angeschrien und auf den nächsten 3 km verfolgt. Ich habe das Gefühl, dass ich diesen Stress nicht mehr ertrage. Ich denke darüber nach, zu trinken.	Ich muss die Warnzeichen früher erkennen. Sobald ich mich so gestresst fühle, heißt das, dass als nächstes der Alkohol kommt. Ich brauche einen Puffer zwischen mir und der Welt – ich werde zu einem Treffen gehen, einen Tag für meine seelische Gesundheit einlegen und mir dazu bei der Arbeit frei nehmen.
Konsequenz	Nichts wird besser; ich falle in ein Loch.	Es ging mir ganz gut und ich hatte das Gefühl, alles unter Kontrolle zu haben.

Schätzen Sie auf einer Skala von 0 Punkten (= gar nicht sicher) bis 10 Punkten (= vollständig sicher) ein:

Wie sicher ist Ihre **alte** Art der Bewältigung? ____

Wie sicher ist Ihre **neue** Art der Bewältigung? ____

Ehrlichkeit

interpersonell

Zusammenfassung

In dieser Sitzung werden die Patienten dazu ermutigt, sich mit Ehrlichkeit im Zusammenhang mit ihrem Heilungsprozess auseinanderzusetzen und im Rollenspiel Situationen zu üben, in denen Ehrlichkeit eine Rolle spielt. Wichtige Fragen in dieser Sitzung lauten: Was sind die Kosten von Unehrlichkeit? Wann ist Ehrlichkeit sicher? Was, wenn das Gegenüber Ehrlichkeit nicht akzeptiert?

Übersicht

„Ich habe meinem Arzt nicht gesagt, dass ich Alkoholiker bin. Denn ich will nicht, dass er mir meine Beruhigungstabletten wegnimmt."
„Mein Trauma kann gar nicht so schlimm sein, wie ich es dargestellt habe. Ich denke mir manches wohl aus."
„Das Sozialamt möchte von Ihnen einen Bericht über meine Entwicklung haben. Können Sie darin den Rückfall aussparen, den ich letzten Monat hatte?"
„Wenn ich meiner Familie von der Abhängigkeit erzähle, werde ich das schwarze Schaf sein."
„Ich will mich mit diesem Typen nicht treffen, aber ich kann nicht Nein sagen."

Ehrlichkeit sich selbst und anderen gegenüber ist ein zentrales Prinzip in der Heilung von PTBS wie auch von Sucht. Geheimnisse, Lügen, Abstreiten von Dingen und Vermeidungshaltung sind Kennzeichen beider Erkrankungen. Im Fall der PTBS (besonders bei frühem chronischem Missbrauch) wurden die Patienten bestraft oder ignoriert, wenn Sie ihre Meinung gesagt haben, und haben daher gelernt, ihre Wahrheiten zu unterdrücken. Eine Patientin wurde beispielsweise heftig geschlagen, wenn sie ihren Vater kritisierte. Sie war sich zu Beginn der Behandlung ihrer kritischen Gedanken anderen gegenüber nicht einmal bewusst. Patienten mit singulärem Traumaerlebnis verkennen unter Umständen dessen Auswirkungen und beteuern, dass es ihnen „wirklich gut" gehe, auch wenn dem nicht so ist. Bei Abhängigkeit ist die Tendenz zur Verleugnung der Sucht sich selbst und anderen gegenüber gut bekannt. Die Ursache, warum die Patienten ihren Konsum verleugnen, ist Scham, ganz gleich wie sehr die Familie oder der Therapeut sie unterstützen.

In der heutigen Sitzung werden die Patienten aufgefordert, die psychischen Kosten von Unehrlichkeit zu erkennen: Lügen schafft einen Abstand zwischen ihnen und anderen und hält den Gedanken aufrecht, dass etwas an ihnen inakzeptabel sei und versteckt werden müsse. Im Gegensatz dazu ist Ehrlichkeit befreiend. In einer Pilotstudie dieser Behandlung in den USA sollten die Patienten angeben, welche Behandlungsansätze für sie am wichtigsten waren. Sowohl am Ende der Behandlung als auch drei Monate später erreichte die Sitzung „Ehrlichkeit ist unverzichtbar" die höchste Bewertung mit einem Durchschnitt von 2.9 auf einer Skala von 0 bis 3 zu beiden Zeitpunkten (Najavits et al., 1996b).

Auch wenn Ehrlichkeit mitunter mit Selbstbehauptung gleichgesetzt wird (eine Hauptstütze der kognitiven Verhaltenstherapie), beinhaltet der Terminus „Ehrlichkeit" doch ein Ideal, das darüber hinaus geht, einfach die eigene Meinung zu sagen. Es verweist auf Integrität, es impliziert, dass man die eigenen Erfahrungen wirklich „integriert", und es beinhaltet eine beinahe spirituelle Bedeutung von Akzeptanz. Der Begriff betont das Verhältnis des Patienten zu sich selbst, wohingegen „Selbstbehauptung" per definitionem ein ausschließlich interpersonelles Konzept ist.

Nichtsdestotrotz ist Ehrlichkeit ein kompliziertes Thema, da sie für den Patienten einige Risiken birgt. Ehrlichkeit muss selektiv sein. So kann es beispielsweise für einen Patienten unsicher sein, wenn er die ehrliche Konfrontation mit einer Person sucht, von der er missbraucht worden ist. Ebenso ist es am Beginn einer Beziehung nicht klug, wenn der Patient über seine traumatische und von Substanzkonsum gekennzeichnete Vergangenheit spricht. Ehrlichkeit ist also kurz gesagt kein Universalwerkzeug. Es erfordert eine vorsichtige Abschätzung der einzelnen Situationen und Risiken.

Für die Patienten ist es außerdem wichtig zu verstehen, dass sie das Vertrauen anderer wiedergewinnen müssen, wenn sie bislang in Hinblick auf ihren Substanzkonsum gelogen haben. Familienangehörige, Freunde und Behandelnde werden längere Zeit beständig Ehrlichkeit erleben müssen, bevor sie an die Ehrlichkeit des Patienten glauben. Auch aus diesem Grund sind Urinproben als Teil der Behandlung eine gerechtfertigte Maßnahme.

Eine potenziell schwierige Situation stellt sich dann ein, wenn der Patient den Therapeuten bittet, anderen Therapeuten Informationen vorzuenthalten. Beispiele dieses Problems sind als Zitate an den Anfang dieser Einführung gestellt worden. In solchen Situationen ist es dringend erforderlich, dass der Therapeut keine Geheimnisse vor anderen Behandelnden hat. Meistens hilft es, den Patienten einen ehrlichen Umgang auch mit den anderen Therapeuten nahe zu legen und ein Datum festzulegen, bis zu dem dies geschehen sein soll (innerhalb einiger Tage). Nach diesem Datum wendet sich der Therapeut dann direkt an den entsprechenden Behandelnden, um sich zu vergewissern, dass die Informationen bei ihm angekommen sind. Auch wenn das Risiko besteht, dass der Patient eine Behandlung abbricht, liegt das größere Risiko darin, bezüglich des Substanzkonsums des Patienten unehrlich zu sein. Dies würde nicht nur das Lügen über den Konsum unterstützen, sondern auch den Therapeuten in die Rolle eines Komplizen drängen und unter Umständen eines Tages auch andere Menschen in Gefahr bringen. Anders verhält es sich bei PTBS: Hier ist es durchaus legitim, wenn der Patient einige Informationen mit einem Therapeuten teilt, aber vorzieht, sie anderen nicht mitzuteilen. Die unterschiedlich engen Bindungen in verschiedenen Therapien, die Rolle der Therapeuten und die Verletzbarkeit der Patienten sind gerechtfertigte Gründe, Informationen über Traumata vertraulich zu behandeln. Eine Ausnahme stellen wie immer selbstverständlich körperliche Aggression gegen sich oder andere dar, in die der Patient aktuell verwickelt ist.

Eine wichtige Aufgabe bei der Anleitung zum Ehrlichsein besteht in der Vorbereitung der Patienten auf negative Reaktionen anderer. Es hilft zunächst schon, Ehrlichkeit als ein positives Ziel an sich zu betrachten, unabhängig von der Reaktion anderer Menschen. In jedem Fall wird es zu Wachstum führen: Wenn das Gegenüber positiv reagiert, gewinnt die Beziehung an Nähe. Ist die Reaktion negativ, hat der Patient etwas über die jeweilige Person gelernt und kann sich künftig entsprechend darauf einstellen. Unglücklicherweise verarbeiten viele Patienten negative Reaktionen aber nicht als Informationen über die andere Person, sondern als Verurteilungen ihrer selbst. Darum ist eine gute Vorbereitung auf negative Reaktionen wichtig.

Anhand des Arbeitsblattes der heutigen Sitzung soll den Patienten die Möglichkeit geben werden, in folgenden Schritten Ehrlichkeit auf den Grund zu gehen:

- Das Konzept der Ehrlichkeit diskutieren (wie PTBS und Substanzkonsum zu Unehrlichkeit führen könnten, die emotionalen Kosten von Unehrlichkeit und Ehrlichkeit als Einstellung sich selbst und anderen gegenüber).
- Spezielle Strategien lernen, um Ehrlichkeit auszudrücken.
- Rollenspiele, in denen Ehrlichkeit geprobt sowie der Umgang mit negativen Reaktionen anderer gelernt werden soll.
- Herausfinden, wann Ehrlichkeit unsicher sein könnte. Beispielsweise könnte im Kontext häuslicher Gewalt Ehrlichkeit zu Körperverletzungen führen.

Für eine Selbstverpflichtung wird die Strategie „ein Experiment zu machen“ vorgeschlagen: Der Patient sagt voraus, was passieren wird, wenn er in einer bestimmten Situation ehrlich ist, und überprüft, wie genau seine Vorhersage war. Anhand solcher Experimente systematisch zu lernen, kann sehr hilfreich sein und die Patienten sind häufig überrascht von den Ergebnissen. Bei Bedarf kann auch der Bogen zur Kontaktaufnahme (Arbeitsblatt 2 der Sitzung „Um Hilfe bitten“) für die Strukturierung dieser Sitzung herangezogen werden.

Gegenübertragungsphänomene

Weil es für die Patienten sehr schwer sein kann, ehrlich zu sein, sollten Sie nicht versuchen, sie zum Erreichen von Zielen zu zwingen, denen sie sich widersetzen. Hilfreicher ist es wahrscheinlich, wenn Sie die Abwehrreaktionen respektieren und Bereiche identifizieren, in denen Fortschritte möglich sind. Wenn ein Patient in einer bestimmten Situation nicht ehrlich sein kann (sich z. B. nicht vom Partner trennen möchte), legen Sie die Messlatte tiefer für erreichbare Ziele.

Vorbereitung der Sitzung

Optional: Der Therapeut möchte vielleicht das Buch *People of the Lie* von M.Scott Peck (1997)[19] lesen, in dem es um Ehrlichkeit, psychische Krankheit und Psychotherapie geht.

19 Vgl. auch unter Literaturempfehlungen das Buch von Peck (1990).

Ablauf der Sitzung

1. *Begrüßungsrunde (bis zu 5 Minuten pro Patient),* siehe auch Kapitel 3.5.1.

2. *Zitat (kurz).* Verbinden Sie das Zitat mit der Sitzung – zum Beispiel „Heute beschäftigen wir uns mit Ehrlichkeit. Wie das Zitat besagt, können Sie Worte finden, um das Schweigen zu brechen."

3. *Verbinden Sie das Thema der Sitzung mit dem Leben der Patienten (ausführlich, Hauptteil der Sitzung).*
   a) *Bitten Sie die Patienten, das Arbeitsblatt 1 „Ehrlichkeit" anzuschauen.*
   b) *Helfen Sie den Patienten, die erworbenen Kenntnisse auf spezifische Probleme in ihrem Leben anzuwenden.* Siehe auch „Inhalt der Sitzung" (unten) und Kapitel 3.5.3.

4. *Abschlussrunde (kurz),* siehe auch Kapitel 3.5.4.

Inhalt der Sitzung

Ziele

- Explorieren Sie die Bedeutung von Ehrlichkeit im Heilungsprozess.
- Üben Sie aktiv Ehrlichkeit.

Möglichkeiten, die Materialien auf das Leben der Patienten zu übertragen

Rollenspiele. Bitten Sie die Patienten, eine konkrete aktuelle Situation zu nennen, in der mehr Ehrlichkeit hilfreich wäre. Lassen Sie sie dann laut üben, ehrlich zu sein. Führen Sie sie ein wenig mit Fragen wie „Was befürchten Sie, wird geschehen, wenn Sie in dieser Situation ehrlich sind?", „Was denken Sie, wie die andere Person auf Ihre Ehrlichkeit reagieren wird?", „Wie können Sie damit umgehen, wenn die andere Person Ihre Ehrlichkeit nicht gut aufnimmt?", „Werden Sie im wirklichen Leben (so wie hier in der Übung) ehrlich sein können?".

Gehen Sie es Schritt für Schritt durch. Denken Sie sich hypothetische Situationen aus und fragen Sie, wie diese bewältigt werden könnten. Fragen Sie z. B. „Wenn Sie das nächste Mal Suizidgedanken haben, könnten Sie sich jemandem mitteilen?", „Das nächste Mal, wenn Sie den Drang verspüren, Substanzen zu konsumieren, wem würden Sie Bescheid sagen?", „Wenn Sie mit Ihrem Partner sicheren Geschlechtsverkehr haben möchten, wie würden Sie es ihm oder ihr sagen?"

Diskussion
- „Denken Sie an ein Beispiel aus jüngerer Zeit, als Sie unehrlich waren – haben Sie da versucht, sich irgendwie zu schützen?"
- „Als Sie das letzte Mal eine Substanz konsumiert haben (oder sich anderweitig unsicher verhalten haben), haben Sie es da jemandem ehrlich im Voraus mitgeteilt?"
- „Woher können Sie wissen, ob es sicher ist, zu jemandem ehrlich zu sein?"
- „Wem gegenüber haben Sie das Gefühl, in Hinblick auf Ihren Konsum lügen zu müssen? Und in Hinblick auf negative Gefühle?"
- „In welchem Zusammenhang steht Ehrlichkeit mit PTBS und Sucht?"
- „Können Sie sich an Momente erinnern, in denen Sie ehrlich waren und Ihnen das geholfen hat?"

Vorschläge

Überprüfen Sie, wenn Patienten sagen, Sie seien „immer ehrlich". Im Allgemeinen heißt das, dass sie sich ihrer Unehrlichkeit nicht bewusst sind. Um dies herauszufinden, können Sie Fragen stellen wie „Als Sie das letzte Mal eine Substanz konsumiert haben, haben Sie das ehrlicherweise im Voraus jemandem mitgeteilt?", „Haben Sie jemals zu sich gesagt ‚Ich werde nie wieder trinken'?"

Erklären Sie Unehrlichkeit als „Selbstschutz". Helfen Sie den Patienten dabei, Verantwortung für ihre Unehrlichkeit zu übernehmen, und vermeiden Sie Vorwürfe. Die Patienten mögen gute Gründe gehabt haben, sich oder andere belogen zu haben, und normalerweise wird das Lügen ein Versuch gewesen sein, sich irgendwie zu schützen. Beispielsweise haben sie sich vielleicht weniger gedemütigt gefühlt, wenn sie anderen gegenüber das Ausmaß ihres Konsums verschwiegen haben. Über PTBS zu lügen hat sie womöglich vor weiterem Missbrauch bewahrt.

Betonen Sie, dass Ehrlichkeit essenziell für die Heilung ist. Ganz gleich wie nachvollziehbar die Motive für Unehrlichkeit jeweils sind (siehe den vorherigen Punkt), ist es unabdingbar, Ehrlichkeit anzustreben. Das Ziel ist, mit mehr Ehrlichkeit zu experimentieren und die Ergebnisse auszuwerten.

Beachten Sie, dass Ehrlichkeit kein Alles-oder-nichts-Ereignis ist. Ehrlichkeit liegt auf einem Kontinuum von „mehr zu weniger". Es kann Situationen geben, in denen „die halbe Wahrheit" am besten ist (z. B. ein Glas Sekt bei einer Feier im Büro abzulehnen).

Versuchen Sie beim „Ehrlichkeitstraining" herauszufinden, wie der Patient damit umgehen könnte, wenn ein Gegenüber nicht gut auf die Ehrlichkeit reagiert. Einer der am weitesten verbreiteten Fehler ist anzunehmen, Ehrlichkeit sei nur dann erfolgreich, wenn das Gegenüber positiv reagiert, und sich schlecht zu fühlen, wenn die Antwort negativ war. Während Sie gemeinsam Ehrlichkeit üben, lassen Sie den Patienten ausführlich darüber nachdenken, wie er damit umgehen kann, wenn es nicht gut läuft. Die Strategie kann internalisiert (wie man mit sich selbst sprechen kann) oder externalisiert sein (was man der anderen Person sagen kann). Bekräftigen Sie noch einmal den im Arbeitsblatt erwähnten Punkt, dass Ehrlichkeit für sich genommen wertvoll ist.

Schwierige Fälle

- „Es wird den anderen verletzen, wenn ich ehrlich bin."
- „Wollen Sie mir sagen, dass ich ein Lügner bin?"
- „Ich lüge niemals direkt, ich lasse bloß Informationen weg."
- „Ehrlich? Wie wär's, wenn ich meinem Chef sage, dass er ein Schw… ist!"
- „Ich bin eine sehr ehrliche Person, aber ich bin nicht in der Lage, von den Substanzen loszukommen. Wie soll mir dieses Thema helfen?"
- „Mir hat man immer gesagt ‚Wenn du nichts Nettes sagen kannst, dann sag gar nichts'."
- „Ich kann im Rollenspiel ehrlich sein, aber im richtigen Leben könnte ich das nie."

Ehrlichkeit – Arbeitsblatt 1/1

Ehrlichkeit

„Welches sind die Worte,
die du noch nicht hast?
Was musst du sagen?
... Es gibt so viel Schweigen,
das gebrochen werden muss."

Audre Lorde (Amerikanische Schriftstellerin, 20. Jh.)

Was würden Sie tun?

Kreuzen Sie für jede Frage eine Antwort an.

1. Ihre zehn Jahre alte Tochter kommt nicht damit zurecht, wenn Sie trinken. Sie fragt „Hast du heute getrunken?" (was der Fall ist). Würden Sie (a) die Wahrheit sagen? (b) lügen?
2. Ihr Therapeut sagt etwas, das Sie sehr ärgert. Würden Sie ihm (a) die Wahrheit sagen? (b) Nichts sagen?
3. Substanzkonsum führt in Ihrer Rehaklinik zur Entlassung. In einer Nacht nehmen Sie Kokain. In der Gruppensitzung am nächsten Tag: Würden Sie (a) die Wahrheit sagen? (b) lügen?

Wie viele Fragen haben Sie mit „a" beantwortet _____, wie viele Fragen mit „b" _____?

Über Ehrlichkeit

Warum ist Ehrlichkeit wichtig?

☐ Sie unterstützt Genesung.

☐ Sie hilft Ihnen, sich selbst zu respektieren.

☐ Sie verbessert Ihre Beziehungen.

☐ Andere Gründe: ____

Was sind die Kosten von Unehrlichkeit?

☐ Sie hält Sie versteckt und einsam – die Menschen wissen nicht, was wirklich mit Ihnen los ist.

☐ Sie bewirkt, dass Sie sich schämen – es ist schwer, sich selbst zu respektieren, wenn man lügt.

☐ Es kann andere Menschen verletzen – sie fühlen sich betrogen, wenn sie es herausfinden.

☐ Andere Kosten: ____

Sowohl bei PTBS als auch bei Sucht kann Ehrlichkeit eine sehr schwere Aufgabe sein.

Ehrlichkeit – Arbeitsblatt 1/2

Unehrlichkeit ist meistens ein Versuch, sich selbst zu schützen.

Menschen mit Substanzkonsum lügen manchmal, um sich wohler in ihrer Haut zu fühlen.

- *Unehrlichkeit gegenüber anderen:* Ihren Drogenkonsum herunterspielen, beim Urintest tricksen.
- *Unehrlichkeit zu sich selbst:* Leugnen, dass Sie ein Problem mit Substanzen haben, sich einreden „Ich belasse es bei einem Glas."

Menschen mit PTBS lügen vielleicht, um Schmerzen zu vermeiden.

- *Unehrlichkeit gegenüber anderen:* Behaupten, es ginge Ihnen gut, obwohl das nicht stimmt, Familiengeheimnisse über Missbrauch für sich behalten.
- *Unehrlichkeit zu sich selbst:* Nicht anerkennen wollen, was passiert ist, weil es so weh tut, in Missbrauchsbeziehungen bleiben statt sich zu trennen.

Die Grundlage aller Ehrlichkeit ist, dass man sich selbst treu ist. Ehrlichkeit anderen gegenüber setzt zuerst Ehrlichkeit zu sich selbst voraus: sich Ihre eigenen Bedürfnisse zugestehen, Ihre Gefühle wahrnehmen.

Es gibt zwei Möglichkeiten, unehrlich zu sein:

- *Aktives Lügen:* Sie sagen etwas, das nicht stimmt. Beispielsweise sagen Sie, Sie hätten keine Drogen genommen, obwohl Sie das haben.
- *Passives Lügen:* Sie verschweigen etwas, das wahr ist. Beispielsweise sind Sie wütend auf einen Freund, aber Sie sagen es ihm nicht.

Es gibt Momente, in denen es in Ordnung ist, nicht ehrlich zu sein:

- Wenn ehrlich zu sein nicht sicher wäre (z.B. wenn Ihr Partner Sie schlagen würde).
- Wenn Sie versucht haben, ehrlich zu sein, aber die Person es nicht hören „wollte" (z.B. Ihrer Mutter von Ihrem Trauma zu erzählen).
- Wenn vollkommene Ehrlichkeit nicht nötig ist (z.B. möchten Sie am Anfang einer Beziehung vielleicht nicht Ihre Sucht und Ihr Trauma thematisieren).

Ehrlichkeit und Beziehungen. Ehrlichkeit in einer Beziehung ist wie Sonne und Wasser für eine Pflanze – sie ist lebensnotwendig. Wenn Menschen nicht ausdrücken, was sie wirklich denken und fühlen, wird die Beziehung irgendwann eingehen. Selbst wenn Sie die Wahrheit vermeiden, bekommen Sie stattdessen vielleicht einen Wutanfall oder drücken Ihre Gefühle durch Ihr Handeln aus (z.B. ärgern Sie sich über einen Freund und kommen darum absichtlich zu spät zur Verabredung).

Wie Sie ehrlicher sein können

- ***Erkennen Sie, dass Ehrlichkeit mit sich selbst und anderen gegenüber unerlässlich für die Heilung ist.***
- ***Teilen Sie Ihre Ansichten ruhig und freundlich mit.*** Keine Schläge unter die Gürtellinie, Sarkasmus oder Geschrei.
- ***Benutzen Sie Sätze mit „Ich":*** „Ich fühle", „Ich denke", „Ich möchte".

Ehrlichkeit – Arbeitsblatt 1/3

- ***Betonen Sie positive Dinge, die bewirken können, dass Ihr Gegenüber Sie besser „hört“:*** Sie könnten beispielsweise sagen, dass Sie glauben, dass Ehrlichkeit der Beziehung helfen wird.
- ***Wenn Ihr Gegenüber darauf schlecht reagiert, tun Sie alles, um sich zu schützen.*** Bleiben Sie bei Ihrer Ansicht, verlassen Sie die Situation oder entscheiden Sie, dass Ihr Gegenüber Sie jetzt nicht richtig hören kann. Aber geben Sie nicht sich die Schuld. Sie haben etwas Wichtiges versucht und verdienen Anerkennung dafür.
- ***Ein Hauptpunkt: Ehrlichkeit lohnt sich auch dann, wenn andere nicht positiv darauf reagieren.*** Ehrlichkeit ist ein befreiendes emotionales Experiment, das unabhängig von der Reaktion anderer ist. Auch wenn es schön ist, wenn andere Ihre Ehrlichkeit akzeptieren, sind Sie dadurch doch vor allem schon sich selbst treu, können anderen helfen, Sie *wirklich* kennen zu lernen, und tragen zu der Beziehung das Ihrige bei. Diese Werte übertreffen das, was Sie von anderen zurückbekommen können. Die zwölf Schritte der AA und alle Weltreligionen und ethischen Systeme schätzen Ehrlichkeit als eigenständigen Wert. Darin steckt viel Weisheit.

Schreiben Sie auf die Rückseite dieses Blattes alle aktuellen Situationen, in denen Sie ehrlicher sein möchten. Die Beispiele können auch beinhalten, dass Sie Ihrem Therapeuten sagen möchten, wie es Ihnen wirklich geht, sich sagen, dass es nicht sicher für Sie ist, Drogen zu konsumieren, jemandem sagen, dass Sie wütend sind.

Ehrlichkeit – Selbstverpflichtung

Vorschläge für eine Selbstverpflichtung

Verpflichten Sie sich zu einer Handlung, die Sie voranbringt! Es kann alles sein, von dem Sie das Gefühl haben, dass es Ihnen hilft, oder eine der unten aufgeführten Ideen. Indem Sie Ihre Verpflichtung einhalten, respektieren Sie sich, nehmen sich ernst und sorgen für sich selbst.

- *Möglichkeit 1:* Probieren Sie es aus und gucken Sie, wie es läuft! Nehmen Sie eine Situation, in der Sie gerne ehrlicher wären. Vergleichen Sie Ihre Erwartungen (vorher) mit dem, was tatsächlich geschehen ist (nachher).
- *Möglichkeit 2:* Erstellen Sie eine Liste mit Dingen, die Sie noch nie jemandem erzählt haben, über die Sie aber gerne sprechen können würden. (*Warnung:* Das kann schwierig sein. Tun Sie es nicht, wenn es Sie zu sehr aufwühlt.)
- *Möglichkeit 3:* Schreiben Sie einen Aufsatz „Ehrlich zu mir und ehrlich zu anderen sein" (oder über ein anderes Thema, das mit Ehrlichkeit zu tun hat).
- *Möglichkeit 4:* Füllen Sie die Tabelle der Sicheren Bewältigungsstrategien nach dem unten angegebenen Beispiel aus.

Beispiel für die Anwendung des Themas im Bogen zu Sicheren Bewältigungsstrategien

	Alter Weg	Neuer Weg
Situation	Meine 10jährige Tochter hat mich gefragt, ob ich gestern getrunken habe.	Meine 10jährige Tochter hat mich gefragt, ob ich gestern getrunken habe.
Ihre Art der Bewältigung	Es regt sie sehr auf, wenn sie merkt, dass ich getrunken habe. Ich kann ihr das nicht mehr antun – ich ertrage es nicht, sie wieder zu enttäuschen. Ich fühle mich wie eine Versagerin. Ich habe ihr gesagt, ich hätte nicht getrunken.	Auch wenn es für uns beide schmerzhaft ist, muss ich ihr die Wahrheit sagen. Vielleicht werden ihre Antworten mir helfen, nächstes Mal die Finger vom Alkohol zu lassen. Was immer ich getan habe – sie anzulügen würde uns beide runterziehen. Ich muss ihr erklären, dass Alkohol ein ernstes Problem von mir ist und dass ich alles tun möchte, um daran zu arbeiten.
Konsequenz	Fühlte mich schmutzig und schlecht – ich möchte meine Tochter nicht anlügen müssen.	Fühlte mich schlecht, sie traurig zu machen, aber ich weiß, dass ich das Richtige getan habe. So fühle ich mich wie ein integerer Mensch.

Schätzen Sie auf einer Skala von 0 Punkten (= gar nicht sicher) bis 10 Punkten (= vollständig sicher) ein:

Wie sicher ist Ihre **alte** Art der Bewältigung? ___

Wie sicher ist Ihre **neue** Art der Bewältigung? ___

Heilsames Denken

kognitiv

Zusammenfassung

Destruktive Gedanken, die mit PTBS und Sucht zusammenhängen, werden in dieser Sitzung gesünderem „heilsamem Denken" gegenübergestellt. Die Patienten werden angeleitet, mit Hilfe von kognitiven Techniken ihr Denken zu verändern, wie zum Beispiel: „Schreiben Sie alle Ihre Möglichkeiten auf ein Blatt Papier", „Erfinden Sie eine neue Geschichte", „Fällen Sie eine Entscheidung" und „Stellen Sie sich vor ...". Die Kraft des Umdenkens soll mittels laut ausgesprochener Denkübungen und Umdenk-Experimenten im Laufe der Sitzung von den Patienten erfahren werden.

Übersicht

Die Gründe eines Patienten, sich mit Drogen der Realität zu entziehen oder sich auf andere Art unsicher zu verhalten, sind vielfältig und komplex und beruhen oft auf Erlebnissen und Erfahrungen, die schon lange zurückliegen. Für den Therapeuten ist es sehr viel aussichtsreicher, an den Wurzeln der Probleme des Patienten zu arbeiten, wenn er die individuellen Gründe für das Suchtverhalten aufdeckt. Für viele PTBS-Patienten hat Substanzkonsum eine besondere Bedeutung:

- *Ein Hilfeschrei.* „Es zeigt den Leuten, wie haltlos ich mich fühle."
- *Ein Weg, zur eigenen Innenwelt vorzudringen (Gefühle, Gedanken, Erinnerungen).* „Ich weiß, dass es in meinem Inneren viel gibt, das ich mir ansehen muss, aber ich halte das nur aus, wenn ich mich dabei betäube."
- *Eine Möglichkeit, sich gegen die eigene innere Welt abzuschotten.* „Drogenabhängigkeit ist meine Art, mit dem ganzen Mist umzugehen und zu versuchen, das alles von mir fernzuhalten."
- *Eine Möglichkeit, sich gegenüber einer Person zu schützen.* Durch den Konsum von Substanzen mag sich der Patient sagen: „Du kannst mir nicht mehr wehtun." oder „Jetzt habe ich die Kontrolle über meinen Körper."
- *Zentraler Bestandteil eines chaotischen Familienlebens.* Patienten berichten oft, dass es in ihrer Familie Traumata und Substanzabhängigkeit gegeben hat, solange sie denken können. „Das Trauma, das ich erlebt habe, ist eng mit dem Alkoholismus meiner Mutter verknüpft. Während der Alkoholexzesse meiner Mutter hat mein Vater sie zum Geschlechtsverkehr gezwungen. Das zu sehen war für mich als Kind sehr traumatisch."
- *Suizid auf Raten.* „Ich nehme Drogen, weil ich sowieso sterben möchte."
- *Eine andere Art, den Missbrauch zu reinszenieren.* „Ich konsumiere, weil mir alles egal ist und ich mich selbst hasse."
- *Ein aufrichtiger Versuch, sich selbst zu schützen* (d. h. der Versuch, schlimmere Selbstverletzung zu verhindern). „Wenn die Gefühle übermächtig werden, merke ich, dass mein einziger Ausweg darin besteht, mich zu verletzen oder zu trinken."
- *Eine Methode des Täters, den Boden für den Missbrauch zu bereiten.* „Mein Onkel begann mich zu missbrauchen als ich elf war. Er hatte sogar die Frechheit zu versuchen, mich mit Haschisch zu bestechen."

Kognitive Therapie gibt den Patienten Strategien an die Hand, eingeschliffene Gedankenmuster zu erkennen und zu ändern. Die heutige Sitzung bietet eine Übersicht über Kognitive Therapie, wobei zwei Schwerpunkte gesetzt werden sollen: (1) die Bedeutungen zu identifizieren, welche die Patienten Dingen zuschreiben (besonders die mit PTBS und Sucht assoziierten), und (2) den Patienten zu helfen, schädliche Gedanken durch heilsames Denken zu ersetzen. Für die Durchführung der Sitzung kann es nützlich sein, auf folgende wichtige Punkte zu achten:

- *Menschen mit PTBS und Sucht neigen dazu, sich Vorwürfe zu machen, wenn in der Therapie von „negativen Gedanken" die Rede ist.* Sie könnten sagen „Sogar meine Gedanken sind schlecht.", „Es ist meine Schuld, dass ich mich nicht besser fühle.", „Ich bin dumm." oder „Meine Probleme sind bloß in meinem Kopf.". Der Therapeut kann dem vorbeugen, indem er eine hilfreiche und einfühlsame Haltung einnimmt und den Patienten gleichzeitig zeigt, wie ihre Bedeutungssysteme ihr Leben beeinflussen. Es kann auch hilfreich sein klarzustellen, dass *jeder Mensch* zu einem gewissen Grad dysfunktinonale Gedanken hat, und dass jeder lernen kann, sie zu verändern.
- *Die eigenen Gedanken zu erkennen und zu ändern ist eine schwer zu erlernende Fähigkeit.* Viele Menschen betrachten Gedanken und Gefühle als gleichartige Phänomene, sind sich ih-

rer Gedanken nicht bewusst oder können ihre Gedanken, Handlungen und Gefühle nicht benennen. Und die eigenen Gedanken zu ändern erfordert viel Mühe.

- *Benutzen Sie einfache Begriffe.* Unter Kognitiver Therapie kann man sich auch „Umdenken", „Sinn stiften" oder „Selbstgespräche" vorstellen. Das klingt weniger abstrakt als Diskussionen über „Kognitionen".
- *Es wimmelt von falschen Vorstellungen über Kognitive Therapie* (Clark, 1995; Gluhoski, 1994). Dazu gehören z. B. folgende Ansichten: „Kognitive Therapie ist trocken und technisch, man muss viele Formulare ausfüllen.", „Bei Kognitiver Therapie geht es darum, negative in positive Gedanken umzuwandeln.", „Kognitive Therapie ist oberflächlich. Sie schaut nur auf Gedanken, doch in Wirklichkeit kommt es auf die Gefühle an.", „Kognitive Therapie ist einfach – du drehst einfach deine Gedanken um.", „Kognitive Therapie bewirkt, dass sich die Patienten wegen ihrer „falschen Gedanken" schlecht fühlen.", „In der Kognitiven Therapie wird den Leuten eingetrichtert, was sie glauben sollen.". In Wirklichkeit ist Kognitive Therapie bei richtiger Durchführung ein tief greifender emotionaler Erkundungsprozess mit einer großen Kraft, dauerhafte Veränderungen zu bewirken. Wenn sie schlecht durchgeführt wird, können sich die Patienten jedoch angegriffen, kontrolliert und missverstanden fühlen.
- *Die Patienten sind oft sehr dankbar dafür, dass ihre Gedanken Gegenstand der Therapie sind.* Es hilft ihnen, ihre Erfahrungen zu verstehen und Zugang zu ihrer inneren Welt zu bekommen.

Gegenübertragungsphänomene

Zu „verschult" oder technisch zu sein (z. B. zu sehr den Unterschied zwischen Gedanken und Gefühlen herausarbeiten zu wollen anstatt die umfassende Erfahrung zu vermitteln, welche Kraft Umdenken hat). Dies kommt oft vor, wenn der Therapeut mit kognitiver Umstrukturierung keine Erfahrung hat. Handbücher über Kognitive Therapie – zum Beispiel *Kognitive Therapie der Sucht* (Beck et al., 1993, dt. Ausgabe 1997, vgl. Literaturempfehlungen) oder *Kognitive Therapie der Depression* (Beck et al., 1979, dt. Ausgabe 2001, vgl. Literaturempfehlungen) – sind essenzielle Hilfen, wenn Sie sich nicht ausreichend sicher fühlen, mit kognitiver Umstrukturierung zu arbeiten.

Den Patienten nicht genug Anleitung zu geben. Einige Therapeuten fordern ihre Patienten auf, eine Annahme zu überdenken, ohne sie dabei in einem notwendigen Sokratischen Dialog zu führen. Sie sagen zum Beispiel „Wie könnten Sie anders darüber denken?" oder „Versuchen Sie, auf eine andere Art darüber zu denken." Doch die Patienten können sich nicht einfach ein neues Weltbild erschaffen. Es muss durch eine Reihe vorsichtiger und zielgerichteter Fragen geformt werden. In der Testphase dieser Behandlung stellte sich heraus, dass die Therapeuten mit den kognitiven Sitzungen am meisten Schwierigkeiten hatten. Viele wussten einfach nicht, wie sie den Patienten eine neue Denkweise vermitteln sollten. Auch wenn es den Rahmen dieses Handbuchs sprengen würde, Kognitive Therapie zu lehren, ist das Erlernen kognitiver Techniken die Voraussetzung dafür, sie den Patienten zu vermitteln. Ein anderes Problem in diesem Zusammenhang ist beispielsweise, dem Patienten zu sagen, was er glauben soll („Hören Sie auf, sich einzureden, dass Sie ein schlechter Mensch sind – Sie sind eine gute Person"), ohne zu wissen, was zu tun ist, wenn der Patient sagt, dass Umdenken bei ihm nicht funktioniert.

Zulassen, dass Umdenken eher eine oberflächliche als eine stark emotional getönte Übung ist. Damit sie emotional wird, muss (1) die Situation „heiß" sein (d. h. der Patient hat ihr gegenüber starke negative Gefühle); (2) das Umdenken Kernannahmen des Patienten tangieren, und (3) muss das Umdenken ein realistisches neues Verständnis der Welt ermöglichen (d. h. keine vereinfachenden oder unrealistischen Gedanken). Ein Beispiel hierfür wäre, dass ein Patient erzählt, er habe noch nie Freunde gehabt und werde auch nie welche haben. Der Therapeut sagt: „Gehen Sie zu einem AA-Treffen, und Sie werden dort Menschen kennen lernen" – und beachtet dabei nicht, dass der Patient eventuell schwerwiegende soziale Defizite hat, die eine Behandlung erfordern, bevor realistischerweise Freundschaften aufgebaut werden können.

Anmerkungen

Das Thema der Kognitiven Umstrukturierung ist von vielen Autoren behandelt worden, geht aber hauptsächlich auf die Arbeiten von Aaron T. Beck und Albert Ellis (Ellis, McInerney, DiGiuseppe & Yeager, 1988) zurück. Der Abschnitt über Substanzmissbrauch im Arbeitsblatt 1 („Achten Sie darauf, was Sie zu sich selbst sagen!“) basiert teilweise auf der Arbeit von Beck und Kollegen (1993) und DuWors (1992). Die Idee in Arbeitsblatt 2, Methoden der kognitiven Umstrukturierung aufzulisten, basiert auf den „10 Ways to Untwist Your Thinking“ von Burns (1990), und das Arbeitsblatt beinhaltet zwei Methoden, die dieser Quelle direkt entnommen sind („Denken Sie an die Konsequenzen“ und „Erforschen Sie die Wirklichkeit“). Teile dieser Einführung wurden von Dr. Bruce Liese verfasst.

Ablauf der Sitzung

1. *Begrüßungsrunde (bis zu 5 Minuten pro Patient),* siehe auch Kapitel 3.5.1.

2. *Zitat (kurz).* Verbinden Sie das Zitat mit der Sitzung. Sie könnten fragen, ob jemand die Geschichte von der kleinen Dampflok kennt und sie kurz erzählen. Darin geht es um einen Zug, der einen steilen Berg hinaufzufahren versuchte und Angst hatte, es nicht zu schaffen. Aber seine kleine Dampflok sagte immer wieder „ich schaff' es, ich schaff' es, ich schaff' es“, und der Zug schaffte den Weg nach oben. Oder Sie könnten sagen: „Wie Sie *denken* entscheidet darüber, wie Sie *fühlen.* In dem Zitat der heutigen Sitzung bemüht sich die Dampfmaschine um unterstützende Gedanken.“

3. *Verbinden Sie das Thema der Sitzung mit dem Leben der Patienten (ausführlich, Hauptteil der Sitzung).*
   a) *Bitten Sie die Patienten, die Arbeitsblätter durchzugehen,* die einzeln oder zusammen benutzt werden können. Erwägen Sie, sie in verschiedenen Sitzungen abzuhandeln, wenn dazu genügend Zeit ist siehe auch „Inhalt der Sitzung“ (unten) und Kapitel 3.
   Arbeitsblatt 1: Achten Sie darauf, was Sie zu sich selbst sagen!
   Arbeitsblatt 2: Strategien zum Umdenken
   Arbeitsblatt 3: Umdenken
   b) *Helfen Sie den Patienten, die erworbenen Kenntnisse auf konkrete Probleme in ihrem Leben anzuwenden.* Siehe auch „Inhalt der Sitzung“ (unten) und Kapitel 3.5.3.

4. Abschlussrunde *(kurz),* siehe auch Kapitel 3.5.4.

Inhalt der Sitzung

Arbeitsblatt 1: Achten Sie darauf, was Sie zu sich selbst sagen!

Ziel

- Leiten Sie die Patienten an, sich ihrer Gedanken in Zusammenhang mit PTBS, Sucht und Genesung bewusster zu werden.

Möglichkeiten, die Materialien auf das Leben der Patienten zu übertragen

Selbsterkundung. Bitten Sie die Patienten, die Gedanken auf dem Arbeitsblatt zu unterstreichen, die für sie am bedeutendsten sind.

Machen Sie eine Übung zum lauten Denken. Bitten Sie die Patienten, sich an ein Ereignis aus jüngerer Zeit zu erinnern, bei dem sie Substanzen konsumiert oder sich anderweitig unsicher verhalten haben. Fordern Sie sie auf, „die Szene noch einmal ablaufen zu lassen, als ob es eine Filmszene wäre, und ganz genau zu beschreiben, was Sie vorher, währenddessen und danach gedacht haben“.

Diskussion
- „Worin besteht der Unterschied zwischen der linken und rechten Seite dieses Arbeitsblattes?“
- „Welche Gedanken nehmen Sie bei sich wahr?“
- „Welche Gedanken würden Sie am liebsten ändern?“
- „Können Sie erkennen, warum es so wichtig ist, wahrzunehmen, was Sie denken?“
- „Gibt es weitere Gedanken, die Sie in einer der beiden Spalten ergänzen möchten?“
- „Wie wäre das Leben, wenn Sie wie in der rechten Spalte denken könnten? Wie würden Sie sich dann verhalten? Wie würden Sie dann mit anderen umgehen? Inwiefern würden Sie sich anders fühlen?“

Vorschläge

Nehmen Sie das gesamte Spektrum der Gedanken wahr. Die Patienten haben voraussichtlich eine Mischung dysfunktionaler (linke Spalte des Arbeitsblattes) und konstruktiver Gedanken (rechte Spalte). Wie immer hilft es, zusätzlich zum Fokus auf das Pathologische auch die gesunden Aspekte des Patienten zu verstärken.

Arbeitsblatt 2: Strategien zum Umdenken

Ziel

- Helfen Sie den Patienten, die Kraft des Umdenkens zu erleben, indem sie die Übung zum lauten Denken machen und die Strategien zum Umdenken anwenden.

Möglichkeiten, die Materialien auf das Leben der Patienten zu übertragen

Üben Sie Umdenken anhand eines konkreten Beispiels. Im Sinne von „Handeln statt Reden" ist dies der beste Weg, den Patienten das Modell des Umdenkens erfahrbar zu machen. Bitten Sie die Patienten, sich an eine unsichere Situation in Zusammenhang mit Substanzkonsum und/oder PTBS aus der jüngeren Vergangenheit zu erinnern, und erarbeiten Sie anhand dieses Beispiels den Bogen der Sicheren Bewältigungsstrategien (vgl. S. 71). Erklären Sie, welche Strategien zum Umdenken Sie verwenden würden, damit die Patienten den Vorgang gut verstehen.

Selbsterkundung. Lassen Sie die Patienten die Strategien zum Umdenken markieren, die sie jeweils am ansprechendsten finden.

Veranschaulichen Sie jede Strategie zum Umdenken. Sie können jede Strategie einzeln besprechen und die Patienten sagen lassen, wie sie in ihrem Leben die jeweilige Methode anwenden würden, sowie Fragen zu jeder Methode beantworten.

Diskussion
- „Welche Strategien zum Umdenken würden Ihnen Ihrer Meinung nach helfen?"
- „Gibt es Strategien, die beim Umdenken helfen, die Sie bereits verwenden und die nicht auf der Liste sind?"
- „Wie können Sie sich dazu bringen, im entscheidenden Moment innezuhalten, hinzuschauen und hinzuhören' – das heißt ein negatives Selbstgespräch abzubrechen und einige dieser Strategien anzuwenden?"
- „Glauben Sie, dass diese Strategien Ihnen helfen können? Wenn nicht, warum nicht?"
- „Denken Sie manchmal, Ihre Gedanken seien „falsch" oder „schlecht"? Wenn ja, wie könnten Sie hier umdenken?"

Vorschläge

Überlegen Sie, ob Sie noch mehr darüber lesen möchten. Noch mehr Strategien zum Umdenken finden Sie in Burns (1990, S. 118-119)[20].

Bitten Sie die Patienten um Rückmeldungen darüber, ob die Übung funktioniert hat. Wenn Sie eine Umdenkübung durchführen, sollten Sie in jedem Fall von den Patienten ein Feedback einholen, ob es hilfreich für sie war. Wenn nicht, suchen Sie gemeinsam nach den Gründen und/oder probieren Sie es noch einmal.

Arbeitsblatt 3: Umdenken

Ziel

- Vertiefen Sie das Verständnis der Patienten über das Umdenken.

Möglichkeiten, die Materialien auf das Leben der Patienten zu übertragen

Wiederholen Sie die wichtigsten Punkte. Bitten Sie die Patienten, die Hauptpunkte des Arbeitsblattes zusammenzufassen, und nehmen Sie diese dann als Basis für die Arbeit an der Fähigkeit zum Umdenken. Sie könnten beispielsweise fragen „Was sind Kernaussagen des Arbeitsblattes? Enthält es Ideen, mit denen Sie etwas anfangen können?".

Diskussion
- „Warum könnten Ihrer Meinung nach gerade ‚heiße Gedanken' wichtig für das Umdenken sein?"
- „Worin besteht der Unterschied zwischen positivem und realistischem Denken?"
- „Wenn Sie versuchen umzudenken, und es klappt nicht – was könnten Sie machen?"

Vorschläge

Ermutigen Sie die Patienten, sich noch mehr Wissen über Kognitive Therapie anzueignen. Einige Quellen sind als Anregung am Ende des Arbeitsblattes aufgeführt.

20 Vgl. auch unter Literaturempfehlungen das Buch von Burns (2006).

Helfen Sie den Patienten, zu erarbeiten, was sie tun können, wenn das Umdenken nicht funktioniert. Eines der am weitest verbreiteten Probleme von Patienten besteht darin, dass sie zum Undenken nicht in der Lage sind, wenn Sie unter Druck geraten. Daher ist es umso wichtiger, während der Sitzung anhand konkreter Beispiele und unter Verwendung verschiedener Methoden (die auf dem Arbeitsblatt aufgeführt sind) das Umdenken zu trainieren, um die erworbenen Erkenntnisse zu vertiefen.

Schwierige Fälle

- „Ich habe früher schon versucht, positiv zu denken, und da hat es auch schon nicht geklappt."
- „Ich ‚denke' also mein Trauma war fürchterlich. Wollen Sie mir jetzt weismachen, ich soll das anders sehen?"
- „Ich habe mithilfe des Bogens der sicheren Verhaltensweisen umzudenken versucht, aber ich habe mich danach kein Stück besser gefühlt."
- „Nutzen Sie das Umdenken auch für sich selbst?"
- „Wenn wir das Umdenken während der Sitzung üben, scheint es zu funktionieren, aber ich schaffe das nicht alleine."
- „Soll ich mir etwa diese ganze lange Liste von Strategien merken?"

Heilsames Denken – Arbeitsblatt 1/1

Achten Sie darauf, was Sie zu sich selbst sagen!

„Ich schaff' es,
Ich schaff' es,
Ich schaff' es."

Watty Piper (Autor des Kinderbuchs
„Die kleine Dampflok, die es schaffte", 20. Jh.)

Heilsames Denken – das bedeutet, dass Sie respektvoll und konstruktiv mit sich selbst sprechen.

Sucht-Gedanken

Vergleichen Sie die mit Sucht verbundenen Gedanken (linke Spalte) mit den Gedanken, die zu Heilung gehören (rechte Spalte).

Suchtgedanken	versus	Heilsame Gedanken
„Ich brauche jetzt ein Bier." *(Möchte unmittelbare Befriedigung)*	vs.	„Ich kann warten." *(Selbstkontrolle)*
„Ich schere mich nicht um die Zukunft." *(Unfähig zu planen)*	vs.	„Wie werde ich mich später fühlen?" *(Fähig zu planen)*
„Die Dinge sollten stets glatt laufen." *(Keine Frustrationstoleranz)*	vs.	„Manchmal geht auch was schief." *(Kann Frustrationen aushalten")*
„Ich kann machen, was ich will." *(Nur auf sich bezogen)*	vs.	„Wenn ich trinke, tue ich meinen Kindern damit weh." *(Auf sich und andere bezogen)*
„Ich brauche Alkohol, um den Schmerz zu betäuben." *(Kann schlechte Gefühle nicht aushalten)*	vs.	„Ich halte es aus, niedergeschlagen zu sein." *(Kann negative Gefühle aushalten)*
„Die Abstinenz wird langweilig sein." *(Angst vor Langeweile)*	vs.	„Ich kann neue Sachen probieren." *(Findet aufregende Aktivitäten)*
„Ich werde nie darüber hinwegkommen". *(Reagiert über)*	vs.	„Ich werde es Schritt für Schritt anpacken." *(Ausgeglichen)*
„Ich kann ruhig trinken. Mein Leben ist eh verpfuscht." *(Gleichgültigkeit)*	vs.	„Es geht jetzt um mich." *(Anteilnahme)*
„Ich werde nur ein Glas trinken." *(Unrealistisch)*	vs.	„Ich weiß, dass ich nichts trinken darf." *(Realistisch)*
„Ich habe keine Selbstdisziplin." *(Stagniert)*	vs.	„Ich kann Selbstdisziplin lernen." *(Versucht, sich weiterzuentwickeln)*

Heilsames Denken – Arbeitsblatt 1/2

PTBS-Gedanken

Vergleichen Sie die mit PTBS verbundenen Gedanken (linke Spalte) mit den Gedanken, die mit Genesung zusammenhängen.

PTBS Gedanken	versus	Heilsame Gedanken
„Ich bin nichts wert.“ *(Zieht sich selbst herunter)*	vs.	„Das habe ich gut gemacht.“ *(Baut sich auf)*
„Ich möchte mich schneiden.“ *(Selbstzerstörerisch)*	vs.	„Ich möchte das Problem lösen.“ *(Konstruktiv)*
„Es ist egal, wie es mir geht.“ *(Selbstvernachlässigung)*	vs.	„Ich muss auf meine Bedürfnisse eingehen.“ *(Sorgt sich um sich)*
„Es hat alles keinen Sinn.“ *(Möchte sterben)*	vs.	„Leben ist, was ich daraus mache.“ *(Möchte leben)*
„Ich werde immer allein sein.“ *(Isoliert sich)*	vs.	„Ich kann Kontakte eingehen.“ *(Geht auf Leute zu.)*
„Ich bin meine Sucht.“ *(Enges Selbstbild)*	vs.	„Ich bin ein menschliches Wesen.“ *(Offenes Selbstbild)*
„Nichts wird sich ändern.“ *(Starr)*	vs.	„Ich kann wachsen.“ *(Flexibel)*
„Ich muss trinken.“ *(Will fliehen)*	vs.	„Ich kann das bewältigen.“ *(Nimmt Probleme in Angriff)*
„Ich bin nichts.“ *(Abwertend)*	vs.	„Ich bin ein anständiger Mensch.“ *(Bestärkend)*
„Ich bin schlecht.“ *(Hasst sich)*	vs.	„Ich bin gut.“ *(Liebt sich)*
„Ich werde immer nur schlechte Beziehungen haben.“ *(Bleibt bei unsicheren Menschen)*	vs.	„Ich kann gute Menschen finden.“ *(Sucht sichere Menschen)*
„Ich kann damit nicht umgehen.“ *(Gibt auf)*	vs.	„Ich kann es versuchen.“ *(Sucht Lösungen)*
„Es gibt nur Leiden.“ *(Sieht nur den Schmerz)*	vs.	„Das Leben ist bunt.“ *(Sieht Freude und Schmerz)*

Heilsames Denken – Arbeitsblatt 2/1

Strategien zum Umdenken

Sie können die folgenden Strategien ausprobieren, um Ihr Denken zu ändern:

- **Schreiben Sie auf, welche Wahlmöglichkeiten Sie haben.** *Sie haben in jeder Situation mehrere Handlungsalternativen*, und es ist hilfreich, sie zu erkennen. Sabine wohnte beispielsweise als erwachsene Frau immer noch bei ihren Eltern und fühlte sich deswegen „erbärmlich, wie eine Versagerin." Anstatt sich weiterhin herunterzuziehen, setzte sie sich hin und schrieb auf, was sie tun könnte: (1) Zu einer Berufsberatung gehen, einen Job finden, Geld verdienen und zu Hause ausziehen, (2) Schauen, ob ich mit einer Freundin zusammenziehen könnte, (3) eine Arbeitsunfähigkeitsrente beantragen und ausziehen, (4) bei meinen Eltern bleiben, aber mir mehr Zeit für mich allein nehmen. Sabine begann zu erkennen, dass sie eine Wahl hatte und dass es an ihr lag, aus den Möglichkeiten auszuwählen, anstatt unglücklich mit der Situation zu sein.
- **Erkennen Sie den Ursprung.** *Wer hat Ihnen das gesagt?* Kann man dieser Person glauben? Was sind die Schwächen dieser Person? Sich solche Fragen zu stellen, ist besonders wichtig, wenn Sie kritisiert werden oder man Ihnen Ratschläge erteilt, mit denen Sie nicht übereinstimmen. Zum Beispiel sagte Julias Tante ihr immer wieder, sie sei dick. Julia deprimierte das, und sie aß noch mehr, bis sie einzusehen begann, dass es von ihrer Tante nicht in Ordnung war, so mit ihr zu sprechen – es war respektlos. Sie erkannte nach und nach, dass ihre Tante ein sehr unglücklicher Mensch war, die ihren eigenen Kummer an ihren Mitmenschen ausließ.
- **Stellen Sie sich vor ...** *Lassen Sie vor Ihrem inneren Auge ein Bild entstehen, das Ihnen hilft, sich besser zu fühlen.* Alexander stellte sich zum Beispiel ein „explodierendes Herz" vor, wenn er eine Panikattacke hatte und wurde dadurch noch ängstlicher. Dann änderte er das Bild so, dass er sich sein Herz als „Computer" vorstellte, belastbar und robust – Computer gehen nicht einfach in die Luft und explodieren. Sie können sich jedes beliebige Bild ausdenken, sofern Sie es sich vorstellen können: Malen Sie sich aus, wie Sie sich selbst als Trainer anfeuern, wie Sie als Forscher eine Entdeckung machen oder als Künstler mit verschiedenen Möglichkeiten spielen. Sie können mithilfe Ihrer Fantasie auch „eine mögliche Welt erfinden" – sich vorstellen, wie Sie die Zukunft gerne hätten, und dann auf diese Zukunft zugehen (wie beim Sport, wenn der Athlet einen Bewegungsablauf im Kopf durchspielt, bevor er losläuft).
- **Loben Sie sich.** *Achten Sie darauf, was Sie richtig gemacht haben.* Jahrzehntelange Forschungen haben gezeigt, dass die wirkungsvollste Weise, Entwicklung zu fördern, die der positiven Verstärkung ist. Das ist das Gegenteil von „sich fertig machen" oder „sich nieder machen" – keines der beiden hilft Ihnen dabei, sich besser zu fühlen. Nutzen Sie jede Gelegenheit für ein Selbstlob, und sei es auch nur ein kleines. Und seien Sie großzügig – Sie können ihr Lob gar nicht übertreiben, wenn sie es verdient haben.
- **Aus Erfahrungen lernen.** *Sehen Sie in einer Erfahrung eine bedeutungsvolle Lektion, die Ihnen beim nächsten Mal helfen kann.* Markus bat beispielsweise seinen Mitbewohner darum, seine Hanfpflanzen aus der Wohnung zu entfernen, doch der Mitbewohner weigerte sich. Die Lektion, die Markus lernte, war: „Mein Mitbewohner schert sich nicht um mich. Ich muss entweder ausziehen oder einen neuen Mitbewohner finden, der weniger egoistisch ist und meine Heilung nicht in Gefahr bringt."

Heilsames Denken – Arbeitsblatt 2/2

- **Erfinden Sie eine neue Geschichte.** *Erzählen Sie „was passiert ist" mit Selbstrespekt.* Jennifer zum Beispiel sah sich selbst früher als „beschädigte Ware." Schließlich schrieb sie die Geschichte um: „Jetzt sehe ich mich als wandelndes Wunder und fühle einen Hauch von Hochachtung, wenn ich mir klarmache, wie weit ich gekommen bin und dass ich wirklich ein guter und anständiger Mensch bin."
- **Denken Sie an die Konsequenzen.** *Schätzen Sie die langfristigen Pros und Kontras ab.* Sie würden am liebsten trinken. Das fühlt sich einige Stunden lang gut an. Aber auf lange Sicht? Sie haben Geld verschwendet, Ihr Körper wird sich wie zerschlagen anfühlen, Sie mögen sich vielleicht noch weniger, Ihre Familie ist enttäuscht.
- **Erforschen Sie die Wirklichkeit.** *Bemühen Sie sich wie ein Wissenschaftler oder Detektiv um Objektivität.* Nehmen Sie beide Seiten wahr, die Vor- und die Nachteile. Anna sagte zum Beispiel: „Ich kann nicht vom Alkohol loskommen." Um die Wirklichkeit zu erforschen, schrieb sie zwei Listen: *Pro* (z.B. „Ich habe drei Monate lang jeden Tag Alkohol getrunken) und *Kontra* (z.B. „Vor vier Jahren habe ich es geschafft, sechs Monate lang aufzuhören"). Beachten Sie, dass die Listen nur Tatsachen und keine Meinungen enthalten sollen. Als Anna sich beide Listen ansah, realisierte sie, dass sie in der Vergangenheit schon einmal Heilungserfolge gehabt hatte, und war motivierter, es noch einmal zu versuchen.
- **Brainstorming.** *Versuchen Sie, sich so viele verschiedene Bewertungen negativer Situationen wie nur möglich zu überlegen.* Wenn Ihnen beispielsweise jemand die Vorfahrt nimmt, könnten Sie sich entscheiden für: „Was für ein Idiot! Kein Mensch schert sich um den anderen!" Oder Sie finden andere Bewertungen: „Vielleicht hat er gerade erfahren, dass seine Frau Wehen bekommen hat", „Vielleicht ist er ein Arzt auf dem Weg zu seinem Einsatz in der Klinik." Diese Strategie ist besonders wichtig in Situationen, in denen Sie die Wahrheit nicht kennen und auch nicht herausfinden können. In dieser Situation können Sie nicht das andere Auto anhalten und den Fahrer fragen, warum er Ihnen die Vorfahrt genommen hat. Kurz gesagt: wenn Sie nicht sicher sein können, dann können Sie ebenso gut die Interpretation wählen, mit der Sie sich besser fühlen.
- **Worauf kommt es wirklich an?** *Manchmal hilft es zu fragen: „Was ist die direkte Auswirkung auf mein Leben?"* Wenn Sie sich um eine Stelle bewerben und sie nicht bekommen, könnten Sie deprimiert sein und sich sagen „Ich bin inkompetent, ich habe das Bewerbungsgespräch verpatzt. Das ist fürchterlich." Aber wenn Sie sich fragen *„Was ist die direkte Auswirkung auf mein Leben?"*, könnten Sie denken: „Das war bloß ein Bewerbungsgespräch. Es gibt viele Stellen und ich kann mich weiterhin bewerben, noch mal zum Bewerbungstraining gehen, zur Berufsberatung, ich kann Bewerbungsgespräche üben oder ein Buch über Bewerbungen lesen. Dies ist nicht das Ende der Welt." Und wirklich: in den meisten Situationen geht es nicht um Leben oder Tod.
- **Fällen Sie eine Entscheidung.** *Wenn Sie feststecken, versuchen Sie einfach, auf einer holprigen Straße weiterzufahren* (sofern sie sicher ist). Manche Leute verstricken sich angesichts der Vielzahl an Möglichkeiten oder dem Versuch, eine „perfekte" Lösung zu finden, so dass sie sich wie gelähmt oder verwirrt fühlen. Wenn Ihnen das passiert, ist es besser, für den Moment irgendeine Entscheidung zu fällen, auch wenn sie nicht perfekt ist. Später können Sie Ihre Entscheidung überdenken, aber für diesen Moment gilt: „Mach etwas, irgendetwas" (sofern es sicher ist!). Das ist besser, als sich gelähmt zu fühlen und gar nichts zu tun.
- **Erinnern Sie sich an bessere Zeiten.** *Gewinnen Sie eine Perspektive, indem Sie die guten Momente wahrnehmen.* Wenn Sie oft in negative Gefühle verstrickt sind, kann es

Heilsames Denken – Arbeitsblatt 2/3

für Sie so aussehen, als ob es schon immer so gewesen sei und in Zukunft auch immer so bleiben werde. Versuchen Sie sich an bessere Zeiten zu erinnern (z.B. „Im vergangenen Monat habe ich es eine ganze Woche lang geschafft, nicht zu trinken", oder „Vor drei Jahren bin ich in der Lage gewesen, einen Beruf auszuüben"). PTBS und Sucht sind beide Erkrankungen, die sich zu verschiedenen Zeitpunkten unterschiedlich anfühlen. Susanne schrieb: „Ich war immer Susanne, voller Leben und Energie und klug. Jetzt kenne ich mich nicht mehr. Werde ich da wieder rauskommen? Ich bin ein guter Mensch, und das ‚alte Ich' möchte wieder Oberhand gewinnen. Kann das ‚alte Ich' damit leben, wie ich mich als kranke Person verhalte? Ich muss mir immer wieder klarmachen: Das bin nicht ich jetzt, sondern es ist eine Krankheit."

- **Finden Sie Regeln, nach denen Sie leben können.** Identifizieren Sie Prinzipien, auf die Sie sich während der Genesung konzentrieren können – zum Beispiel „gut für mich sorgen" oder „im Zweifelsfall das tun, was am schwersten ist."

Heilsames Denken – Arbeitsblatt 3/1

Umdenken

Alle Menschen denken ununterbrochen, auch wenn sie sich dessen nicht bewusst sind. Wenn wir wach sind, stehen wir in permanentem Gespräch mit uns selbst (was man manchmal als „Selbstgespräch" bezeichnet). Das reicht vom Trivialen („Was esse ich zu Mittag?") bis hin zum Bedeutungsvollen („Warum sollte ich noch weiterleben?"). Viele dieser Gedanken kommen einem automatisch – sie stellen sich von selbst ein. Die Idee des Umdenkens besteht darin, sich dieses inneren Dialogs bewusst zu werden und sich für eine Denkweise zu entscheiden, mit der Sie sich gut fühlen. Sich zu sagen „ich bin wertlos" ist deprimierend, aber sich zu sagen „ich habe bisher ein hartes Leben gehabt, aber das ist nicht meine Schuld" fühlt sich vielleicht ein bisschen besser an.

Achten Sie darauf, wie das Denken sich auf Ihr Leben auswirkt. Gedanken beeinflussen Ihre Gefühle und Handlungen. Stellen Sie sich einmal vor, Sie seien nachts allein zu Haus und sänken in Schlaf. Plötzlich hören Sie ein Geräusch am Fenster. Wenn Sie denken: „Das ist der Wind, der einen Zweig gegen das Fenster schlägt", fühlen Sie sich wahrscheinlich nicht beunruhigt und schlafen wieder ein. Aber wenn Sie denken „Das ist ein Einbrecher, der ins Haus zu kommen versucht", fühlen Sie sich vermutlich ängstlich und rufen die Polizei. Es ist die gleiche Situation – Sie hören ein Geräusch am Fenster – aber was Sie fühlen und tun hängt davon ab, was Sie *denken.*

Umdenken bedeutet nicht „positiv denken" – es bedeutet, realistisch zu denken. Wenn Sie zum Beispiel denken „Ich bin ein schlechter Mensch", reicht es nicht, das einfach umzuwandeln in „Ich bin ein guter Mensch." Das Ziel besteht nicht darin, negative Gedanken einfach in positive umzuformulieren, sondern sie realistisch zu hinterfragen. Verschiedene Möglichkeiten, Ihre Gedanken zu hinterfragen, werden im Arbeitsblatt 2 beschrieben. Aber es ist wichtig zu betonen, dass mit Umdenken nicht „die Kraft positiven Denkens" gemeint ist. Es geht vielmehr um die Kraft, die in der Erforschung Ihres Blicks auf die Welt steckt, die Bedeutungen, die Sie Dingen zuschreiben sowie die Realität Ihrer Erfahrungen.

Umdenken ist eine tiefe emotionale Erfahrung. Manche Leute glauben, „Umdenken" sei trocken, intellektuell, langweilig oder verschult. Aber wenn Sie es richtig lernen, ist es eine tiefgehende Erfahrung, die Ihnen hilft, sich wirklich besser zu fühlen. Es geht nicht darum, sich immer wieder Dinge zu sagen, an die Sie nicht wirklich glauben, oder von denen Sie meinen, Sie sollten sie sagen. Es geht darum zu entdecken, wer Sie sind, und zu entscheiden, wie Sie sich Ihrem Leben nähern möchten. Einige Schlüssel, um diese wirkungsvolle Ebene zu erreichen, sind folgende:

- *Identifizieren Sie „heiße" Gedanken.* Das sind Gedanken, die mit Ihren Gefühlen zusammenhängen, die in dem jeweiligen Moment vorherrschend sind.
- *Bleiben Sie genau.* Wenn Sie einen so allgemeinen Gedanken haben wie „Mein Leben ist hoffnungslos", sollten Sie versuchen, ihn auf eine konkretere und aktuelle Lebenserfahrung herunter zu brechen, die diesen Gedanken vielleicht in Ihnen ausgelöst hat. So könnte es beispielsweise helfen, wenn Sie sich fragen, wann Sie diesen Gedanken zuletzt hatten (z.B. gestern Abend, als Sie allein zu Hause waren) und womit er zusammenhing (z.B. dass Sie getrunken hatten). So ist es einfacher, diesen Gedanken im Rahmen des Umdenkens zu verändern („Mir fällt auf, dass ich hoffnungsloser bin, wenn ich trinke" oder „Wenn ich mich abends mit Leuten verabrede, fühle ich mich vielleicht nicht so niedergeschlagen"). Es erfordert Übung, aber es kann Ihnen wirklich helfen.

Heilsames Denken – Arbeitsblatt 3/2

Ihre Gedanken sind weder falsch noch schlecht. Einige Leute denken: „Wenn es nötig ist umzudenken, heißt das, dass meine Gedanken schlecht sind." Dies gilt besonders für Menschen mit PTBS und Substanzkonsum, die sich vielleicht ohnehin schon nicht wohl in ihrer Haut fühlen. Doch *jeder* hat eine Vielzahl verschiedener Gedanken, von denen einige negativ sind. Erinnern Sie sich daran, dass es gute Gründe dafür gibt, warum Sie die Gedanken entwickelt haben, die Sie jetzt haben – sie sind mit den Erfahrungen Ihres Lebens entstanden. Wenn Sie beispielsweise Opfer eines Überfalls geworden sind, haben Sie vielleicht begonnen zu denken, dass „die Menschen grausam sind und nur an sich denken". Oder Sie haben, wenn man Ihnen als Kind immer wieder die gleichen Dinge gesagt hat („Du wirst es nie zu etwas bringen."), nach einer Weile begonnen, das zu glauben. Möglicherweise stellen Sie auch fest, dass Ihre inneren Dialoge der Art und Weise ähneln, mit der Ihre Mitmenschen mit Ihnen gesprochen haben.

Umdenken erfordert praktisches Üben. Umdenken muss genau wie alles andere auch erlernt werden. Erinnern Sie sich daran, wie Sie gelernt haben, Ihre Schuhe zuzubinden oder Fahrrad zu fahren? Sie mussten es üben und Fehler machen. *Zweifellos* können Sie Umdenken lernen – jeder kann es. Es hat lange gebraucht, Ihre gegenwärtige Denkweise zu entwickeln, und es mag eine Weile dauern, sie zu ändern. Je aktiver Sie daran arbeiten, desto besser wird es Ihnen gelingen und desto schneller werden Sie Ergebnisse sehen. Wenn Sie destruktive Gedanken bemerken, *halten Sie genau in dem Moment inne* und fragen sich: „Wie kann ich das anders denken, um mich besser zu fühlen?" Es kann sein, dass Sie sich einige Zeit in dieser Form aktiv bemühen müssen, bis sie automatisch konstruktiver denken. Es ist wie das Bauen eines Hauses: Jeder Stein trägt zur Stabilität des Gebäudes bei, es passiert nicht alles auf einen Schlag. Versuchen Sie es einfach immer wieder!

Lernen Sie mehr über Umdenken. Gehen Sie in eine Bibliothek, einen Buchladen oder ins Internet, es sind viele verschiedene Quellen über „Kognitive Therapie" verfügbar. Beispielsweise gibt es Bücher von Aaron T. Beck oder Albert Ellis. Einige hilfreiche Strategien lassen sich auch im Buch „Feeling Good: Depressionen überwinden, Selbstachtung gewinnen. Sich wieder wohlfühlen lernen – ohne Medikamente" von David Burns (2006, Junfermann Verlag) finden.

Heilsames Denken – Selbstverpflichtung

Vorschläge für eine Selbstverpflichtung

Verpflichten Sie sich zu einer Handlung, die Sie voranbringt! Es kann alles sein, von dem Sie das Gefühl haben, dass es Ihnen hilft, oder eine der unten aufgeführten Ideen. Indem Sie Ihre Verpflichtung einhalten, respektieren Sie sich, nehmen sich ernst und sorgen für sich selbst.

- *Möglichkeit 1:* Stellen Sie sich vor, wir lebten im 22. Jahrhundert. Sie können Ihr Denken verändern, indem Sie einfach ein neues Drehbuch verfassen. Schreiben Sie auf, worum es in dem neuen Drehbuch gehen soll.
- *Möglichkeit 2:* Lesen Sie sich die folgende Geschichte durch und beantworten Sie die Fragen, die darunter stehen:
  Christian hat eine PTBS und ist substanzabhängig. Vor kurzem hat er eine ehrenamtliche Arbeit angenommen, zu der er an drei Tagen ging, bis er am nächsten Tag aufwachte und sich sagte: „Ich mache diesen Job nicht mehr, er ist langweilig." Er blieb zu Hause und sah fern. Er begann über sein Leben nachzudenken, und wie alleine er sich immer fühlt. Das erinnerte ihn an seine Kindheit und daran, wie er von seinem Onkel missbraucht wurde. Er konnte diese Erinnerungen nicht abschütteln. Er ging raus, um sich Heroin zu besorgen. „Warum soll ich mich damit plagen, von den Drogen loszukommen?" fragte er sich. „Wenn ich keine nehme, fühle ich mich hundeelend."
  Was würden Sie Christian sagen, wenn Sie ihm dabei helfen wollten, besser mit seinen Problemen umzugehen? Wie würden Sie ihm dabei helfen, „die andere Seite" zu sehen? Wie würden Sie mit ihm über seinen Drogenkonsum und seine PTBS sprechen?
- *Möglichkeit 3:* Füllen Sie die Tabelle der Sicheren Bewältigungsstrategien nach dem unten angegebenen Beispiel aus:

Beispiel für die Anwendung des Themas im Bogen zu Sicheren Bewältigungsstrategien

	Alter Weg	Neuer Weg
Situation	Mein Partner hat mich verlassen.	Mein Partner hat mich verlassen.
Ihre Art der Bewältigung	Ich frage mich: Was stimmt nicht mit mir? Ich bin wütend und verletzt, und ich glaube nicht, dass ich je eine normale Beziehung haben werde. Ich hasse es, allein zu sein, aber meine Beziehungen gehen alle in die Brüche. Ich fühle mich wie im Gefängnis, und ich werde älter und bitterer.	Nichts wird dafür sorgen, dass sich diese Trennung gut anfühlt, aber ich muss daran arbeiten, mich nicht in meine düsteren Gedanken zurückzuziehen. Im Gleichgewicht bleiben: Ich habe Kummer, aber ich muss nicht jetzt über die Zukunft nachdenken. Jetzt nur für mich sorgen. Es gibt ein paar Dinge, die ich tun kann, und mit dem Emotionalen setze ich mich später auseinander.
Konsequenz	Deprimiert, wütend, mich selbst hassend, möchte ich den Schmerz mit allen Drogen betäuben, die ich kriegen kann. Habe schließlich Heroin gespritzt.	Ich bin in die Beratungsstelle gegangen, um mit jemandem zu sprechen. Es tat immer noch sehr weh, aber wenigstens habe ich es nicht an mir selbst ausgelassen.

Schätzen Sie auf einer Skala von 0 Punkten (= gar nicht sicher) bis 10 Punkten (= vollständig sicher) ein:

Wie sicher ist Ihre **alte** Art der Bewältigung? ___

Wie sicher ist Ihre **neue** Art der Bewältigung? ___

Die innere Spaltung überwinden

kognitiv

Zusammenfassung
In dieser Sitzung werden die Patienten dazu angeleitet, die der PTBS und Sucht inhärente innere Spaltung zu erkennen und Wege zu finden, abgespaltene Anteile zu integrieren.

Übersicht

„Es ist, als ob in meinem Innern ein Bürgerkrieg tobt."
„Es ist meine wütende, rebellische Seite, die Drogen konsumiert."
„Ich weiß nicht, warum ich fühle, denke und sogar handle wie eine Dreijährige. Von meinem Platz aus sehen Sie sehr groß aus, und ich muss machen, was Sie mir sagen. Manchmal habe ich sogar den Impuls, mich zu verstecken, damit Sie mir nicht wehtun ... Ich höre Ihnen zur Sicherheit von einem Platz unter dem Tisch aus zu."

PTBS und Substanzmissbrauch gehören zu den wenigen psychischen Störungen, die beide durch „Spaltung" gekennzeichnet sind. Das bedeutet, dass das innere Erleben eines Patienten verschiedene Bewusstseinszustände hat, die jeweils zu unterschiedlichen Zeitpunkten dominieren. Im Zusammenhang mit Sucht verweist man mit Bezug auf das berühmte Buch manchmal auf das „Jekyll-und-Hyde-Phänomen": Der eine Teil von ihnen möchte clean und nüchtern bleiben (das ist der Teil, der zur Behandlung erscheint), während andere Teile solche konstruktiven Ziele vergessen und ohne Rücksicht auf Konsequenzen Drogen konsumieren (DuWors, 1992). Die Patienten sagen dann Dinge wie „Ich weiß nicht, was in mich gefahren ist. Bevor es mir klar wurde, war ich schon im Getränkeladen" oder „Wenn ich konsumieren will, ist es das einzige, woran ich denke. Da gibt es keinen Konflikt, keine andere Stimme."

Auch bei der PTBS und anderen Traumafolgen gibt es das Phänomen der „Spaltung". Dies ist ein Abwehrmechanismus, dessen verschiedene Ausprägungen gut bekannt sind. Sie reichen vom Extrem schwerer dissoziativer Störungen (bei denen verschiedene „Innenpersonen" auftreten können, die eigene Namen und Persönlichkeiten besitzen) bis hin zu einfacheren Formen, bei denen verschiedene Seiten der Persönlichkeit zu bestimmten Zeitpunkten mehr bzw. weniger in Erscheinung treten. Zum Beispiel kann ein Patient eine Seite haben, die leben, und eine andere, die sterben will. Oder er hat Anteile, die Heilung anstreben, und andere, die es nicht tun. Bei einem Patienten mit Traumatisierungen können die einzelnen Anteile des Selbst verschiedene Altersstufen und Gefühle im Zusammenhang mit dem Trauma repräsentieren (z. B. „das kleine Mädchen", das Angst hat und „die erwachsene Frau", die aggressiv ist). Diese Anteile können den Substanzkonsum verfestigen. So berichtete eine Patientin beispielsweise, dass sie sich ihr Leben lang anpassen musste und der Hauptgrund, doch wieder zu trinken, darin bestand, dass sie den Leuten auch ihre „schlechte Seite" zeigen wollte, die nur unter dem Einfluss von Alkohol zum Vorschein kam.

Spaltung erkennt man daran, dass ein Patient davon spricht, er sei in einen anderen Zustand geraten. Es ist, als ob ein Lichtschalter umgelegt würde und ein anderer Geisteszustand erschiene, ohne Bewusstsein für den Teil des Selbst, der noch vor einem Moment da gewesen ist. Durch Spaltung entsteht ein Mangel an Sicherheit, weil der Patient von einem Teil des Selbst kontrolliert wird, über den er seinerseits wenig oder keine Kontrolle ausüben kann. Das ist einer der Gründe, warum PTBS und Sucht so „unsichere" Erkrankungen sind. Andere Störungen, die nicht durch Spaltung gekennzeichnet sind (z. B. Generalisierte Angststörung, Depression) mögen schmerzhaft oder unangenehm sein, sind aber nicht so unsicher wie PTBS und Substanzmissbrauch.

Es gibt mehrere direkte klinische Auswirkungen der Spaltung. Erstens kann die Spaltung dazu führen, dass der Patient der Heilung sehr ambivalent gegenübersteht. Wenn dieser Aspekt nicht im Rahmen der Behandlung explizite Erwähnung findet, schämen sich die Patienten möglicherweise dafür, „nicht zu wollen, dass es ihnen besser geht." Zum Zweiten könnte es hilfreich sein, den Patienten bei der Identifizierung der verschiedenen Seiten ihres Selbst zu helfen, damit sie besser mit ihnen umgehen können, wenn sie in Erscheinung treten. Beachten Sie, dass einige Anteile durchaus heilsame Aspekte repräsentieren können (z. B. „der

Erwachsene"), und es ist ebenso wichtig, auf diese aufmerksam zu machen, wie auf die weniger angepassten Teile. Drittens kann es, wenn auch selten, vorkommen, dass eine so schwere dissoziative Störung vorliegt, dass die süchtige Innenperson den anderen Innenpersonen gar nicht bekannt ist.

Patienten lehnen oft ihre ungeliebten Anteile ab. Man muss ihnen erklären, dass alle Seiten aus gutem Grund da sind und willkommen geheißen und akzeptiert werden wollen. Wenn allen Seiten in sicheren Bahnen Ausdruck gegeben werden kann, besteht kein Bedarf mehr für Spaltung. Dann tritt Integration ein, so dass die Patienten alle verschiedenen Seiten ihres Selbst wirklich „besitzen". Wenn ein Patient versucht, eine seiner Seiten zu verleugnen, anstatt sie zu akzeptieren, wird die Spaltung verfestigt. Das erklärt auch, warum abhängige Patienten oft extrem zugänglich für Abstinenzversuche sind, aber dann in der nächsten Woche beschämt und voller Schuldgefühle wiederkommen, weil sie doch konsumiert haben. Wenn sie ihren Substanzmissbrauch ohne Scham und Schuldgefühle betrachten könnten, hätten sie bessere Aussichten, nicht wieder zu konsumieren. Einige Patienten denken, die „Schelte" verhindere künftigen Substanzmissbrauch, doch für gewöhnlich erhöht sie eher die Wahrscheinlichkeit eines Rückfalls. Ebenso kann ein Patient mit PTBS, der gelernt hat, immer „nett" und niemals wütend zu sein, von seiner aus irgendeinem Anlass aufsteigenden Wut geradezu überrumpelt zu werden. Durch den Versuch, die Wut zu leugnen, wiederholt sich der Kreislauf.

Die Aufgabe, verschiedene Seiten der Persönlichkeit zu vereinen, ist für viele Patienten, insbesondere in Fällen von schweren dissoziativen Störungen, eine langwierige Angelegenheit, die in einer relativ kurzen Behandlung wahrscheinlich nicht bewältigt werden kann. Dennoch kann den Patienten durch den Versuch, alle Anteile ihrer Persönlichkeit zu identifizieren und zu akzeptieren, die Notwendigkeit weiterer Arbeit an diesem Problem bewusster werden.

Gegenübertragungsphänomene

Angesichts der Kontroverse und begründeter Sorge über „induzierte Erinnerungen" ist es wichtig, dass der Therapeut den Patienten keine bestimmte Sicht aufdrängt oder sie dazu veranlasst, ihre verschiedenen Anteile zu benennen, wenn das von ihnen nicht als hilfreich empfunden wird.

Ablauf der Sitzung

1. *Begrüßungsrunde (bis zu 5 Minuten pro Patient),* siehe auch Kapitel 3.5.1.
2. *Zitat (kurz).* Verbinden Sie das Zitat mit dem Thema der Sitzung, beispielsweise „Heute werden wir über die verschiedenen Anteile von uns selbst sprechen. Eine tolerante Haltung gegenüber allen Seiten der eigenen Persönlichkeit fördert die Heilung."
3. *Verbinden Sie das Thema der Sitzung mit dem Leben der Patienten (ausführlich, Hauptteil der Sitzung).*
   a) *Bitten Sie die Patienten, das Arbeitsblatt* „Die innere Spaltung" *durchzugehen.*
   b) *Helfen Sie den Patienten, die erworbenen Kenntnisse auf konkrete Probleme in ihrem Leben anzuwenden* siehe auch „Inhalt der Sitzung" (unten) und Kapitel 3.5.3.
4. *Abschlussrunde (kurz),* siehe auch Kapitel 3.5.4.

Inhalt der Sitzung

Ziel

- Diskutieren Sie das Konzept der „inneren Spaltung" bei PTBS und Sucht sowie das Ziel der Integration.
- Ermutigen Sie die Patienten zu einer Diskussion darüber, wie zu verschiedenen Zeitpunkten ihre unterschiedlichen Persönlichkeitsanteile zum Vorschein treten, und wie sie damit im Zuge ihrer Genesung umgehen können.

Möglichkeiten, die Materialien auf das Leben der Patienten zu übertragen

Laut üben. Bitten Sie die Patienten, eine konkrete Situation zu nennen, in der die Anerkennung der verschiedenen Seiten ihres Selbst hilfreich sein könnte. Die Patienten könnten sich beispielsweise fragen, welcher Teil ihres Selbst vorherrschte, als sie das letzte Mal Substanzen konsumiert (oder sich anderweitig unsicher verhalten) haben. Welcher Teil des Selbst wurde da überhört? Bitten Sie die Patienten um den Versuch eines „Dialogs", in dem die reife, gesunde Seite mit der unreifen, weniger gesunden Seite „spricht".

Diskussion

- „Welche Seiten nehmen Sie an sich wahr?"
- „Was könnte der Grund dafür sein, dass Sie einen Teil von sich abgelehnt haben?"
- „Welche Ihrer Seiten mögen Sie am liebsten bzw. am wenigsten?"
- „Welche ist Ihre gesündeste Seite? Wie sorgt sie für Ihre Sicherheit?"
- „Wie können Sie probieren, alle Ihre Seiten zu akzeptieren?"
- „Fallen Ihnen Momente ein, in denen Sie sich unsicher verhalten haben, weil eine versteckte Seite von Ihnen hervortrat?"
- „Warum könnte die Ablehnung einer Ihrer Seiten zu unsicherem Verhalten führen?"
- „Wie sind Ihre PTBS und Sucht mit Spaltung verknüpft?"

Vorschläge

Entschärfen Sie das Thema, indem Sie darauf hinweisen, dass die meisten Menschen in unterschiedlichem Ausmaß spalten. Beispielsweise spaltet wahrscheinlich jeder, der gemischte Gefühle hat, in irgendeiner Form.

Bedenken Sie, dass einige Patienten Spaltung mit Schizophrenie verwechseln könnten. Machen Sie deutlich, dass Spaltung nicht „psychotisch" oder „verrückt" ist.

Ermutigen Sie zur emotionalen Akzeptanz aller Seiten des Selbst. Einige Patienten versuchen vielleicht, Sie davon zu überzeugen, dass ein Teil von ihnen wirklich hassenswert ist (z. B. „Ich würde diese Seite von mir am liebsten umbringen"). Validieren Sie auch diese Gefühle und versuchen Sie, die Patienten zu Selbstrespekt zu ermutigen. Zum Beispiel: „Ja, ich merke, dass Sie diese Seite an sich hassen. Aber lassen Sie uns versuchen, auch diese Seite zu respektieren, weil sie aus einem bestimmten Grund da ist. Je mehr Sie sich diese Seite bewusst machen, desto weniger gefährlich wird sie sein." Wenn ein Patient eine Seite ausagiert, sollten Sie diese Seite immer wohlwollend anerkennen, aber gleichzeitig wiederholen, dass es wichtig ist, nicht impulsgesteuert zu handeln. Beispielsweise: „Ich habe verstanden, dass die junge Seite in Ihnen sich umbringen möchte, aber wir müssen Sie vor dem Impuls bewahren, dies auch zu tun."

Bestehen Sie nicht auf dem Thema, wenn ein Patient keine verschiedenen Anteile an sich bemerkt. Sie könnten das Thema umformulieren (z. B. als „gemischte Gefühle" bezeichnen) oder die Diskussion auf einen Aspekt lenken, zu dem der Patient einen Bezug hat (z. B. manchmal das Verlangen nach Suchtmitteln zu haben).

Seien Sie darauf gefasst, dass einige Patienten den verschiedenen Anteilen ihrer Persönlichkeit Namen geben (z. B. „Maria") *oder Etiketten* (z. B. „die Kleine", „die Große", „das Dunkle", „das Helle"). Dagegen ist nichts einzuwenden, wenn es vom Patienten ausgeht oder der Patient es mag. Der Therapeut sollte solche Bezeichnungen aber nicht erzwingen, weil es manche Patienten verwirrt.

Arbeiten Sie, wenn ein Patient verschiedene Innenpersonen hat, mit derjenigen, die in der Therapie anwesend ist. Versuchen Sie aber, die reifste Person zurückzubringen. In extremen Fällen (bei der Dissoziativen Identitätsstörung) kann ein Patient verschiedene Persönlichkeiten oder „Innenpersonen" haben. Das kommt vor, wenn auch selten. In so einem Fall ist die beste Strategie, mit der anwesenden Innenperson zu sprechen (der Patient hat möglicherweise Namen für die verschiedenen Innenpersonen), aber gleichzeitig auch den Patienten in die Therapie zurückzuholen, den Sie kennen („Ich verstehe, dass Sie ‚die Kleine' sind. Können wir ‚die Große' zurückholen?). Beachten Sie, dass eine Dissoziative Identitätsstörung eine schwere psychische Erkrankung ist, die einer intensiven Therapie durch einen geschulten Therapeuten bedarf. Wenn ein solcher Patient an Ihrer Gruppentherapie teilnimmt und eine der anderen Innenpersonen erscheint, sollten Sie es den anderen Teilnehmern erklären. Sie könnten zum Beispiel sagen „Sarah hat verschiedene Seiten in ihrer Persönlichkeit, und wir müssen den Teil willkommen heißen, der zur Therapie kommt – welcher auch immer es ist. Es ist alles in Ordnung, und Sie brauchen sich deswegen keine Sorgen zu machen. Ihr wird in dieser Angelegenheit geholfen."

Beachten Sie, dass das Thema Spaltung bei den Patienten symptomauslösend wirken kann. Ergreifen Sie alle Maßnahmen, die zur Besserung des Befindens beitragen, wenn dies eintritt: Empathie, Umlenken, Erdung, etc.

Schwierige Fälle

- „Ich weiß, dass ein Teil von mir meinen Kindern wehtun will, und ich habe Angst, dass ich sie wirklich verletzen werde, wenn ich diesen Teil akzeptiere."

- „Es gibt keine Anteile meiner Persönlichkeit, die ich ablehne.“
- „Das erinnert mich an meinen Missbrauch. Ich möchte jetzt gehen.“
- „Das gibt mir das Gefühl, dass ich völlig anormal und ein hoffnungsloser Fall bin.“
- „Ich will meine wütende Seite gar nicht akzeptieren. Ich will sie einfach loswerden.“

Die innere Spaltung überwinden – Arbeitsblatt 1/1

Die innere Spaltung

„... nur seien Sie aufmerksam gegen das, was in ihnen aufsteht, und stellen Sie es über alles, was Sie um sich bemerken. Ihr Innerstes Geschehen ist Ihrer ganzen Liebe wert, an ihm müssen Sie irgendwie arbeiten und nicht zu viel Zeit und zu viel Mut damit verlieren, ...“

Rainer Maria Rilke (Deutscher Dichter, 20. Jh.)

1. Tun Sie Dinge, ohne sich zu erinnern, wie sie passiert sind (z. B. dass Sie sich plötzlich in einer Bar wieder finden, ohne zu wissen, wie Sie dort hingekommen sind)?

   ☐ Ja ☐ Nein ☐ Weiß nicht

2. „Springen“ Sie schnell von einem in einen anderen emotionalen Zustand (ändert sich z. B. Ihre Laune sehr schnell und stark)?

   ☐ Ja ☐ Nein ☐ Weiß nicht

3. Haben Sie verschiedene Persönlichkeitsanteile, die Ihnen wie verschiedene Personen vorkommen (wie zum Beispiel „die Kleine“, „die Große“, „die Schwache“, „die Wütende“)?

   ☐ Ja ☐ Nein ☐ Weiß nicht

4. Haben Sie in Beziehungen extrem paradoxe Empfindungen (z. B. zum einen Zeitpunkt vollkommen positive Gefühle einer Person gegenüber und zum anderen Zeitpunkt vollkommen negative)?

   ☐ Ja ☐ Nein ☐ Weiß nicht

5. Haben Sie regelmäßig gemischte Gefühle, wenn es um wichtige Lebensentscheidungen geht (etwa ob Sie eine Behandlung fortsetzen, eine Stelle annehmen etc.)?

   ☐ Ja ☐ Nein ☐ Weiß nicht

Was bedeutet „innere Spaltung“?

„Innere Spaltung“ bezieht sich auf verschiedene Anteile der Persönlichkeit, die sowohl bei PTBS als auch bei Substanzmissbrauch vorkommen können. Sich dieser Anteile bewusst zu werden, kann Ihnen helfen, gesund zu werden. Die folgenden Beispiele sollen Ihnen helfen, den Begriff der „Spaltung“ zu verstehen:

- ***Beispiele für Substanzmissbrauch.*** Ein Teil von Ihnen möchte Substanzen konsumieren, ein anderer nicht. Das wird manchmal auch das „Jekyll-und-Hyde-Phänomen“ genannt.
- ***Beispiele für PTBS.*** Teile von Ihnen fühlen sich vielleicht wie ein „kleines Kind“, das beschützt werden muss, wie ein „Kämpfer“, der alle einschüchtert, ein „Teenager“, der Spaß haben möchte, ohne sich über die Zukunft zu sorgen, und ein „Gesunder“, der für seine Genesung kämpfen möchte.

Spaltung geschieht aus gutem Grund

Spaltung ist ein psychologischer Bewältigungsmechanismus, in dem Ihre innere Welt unterschiedliche Bewusstseinsebenen hat, die zu verschiedenen Zeitpunkten zutage treten. So wie ein Land eine Armee zu seiner Verteidigung braucht, benötigt auch die Seele eine Verteidigung, wenn sie durch verheerende Lebenserfahrungen angegriffen wird. Denken Sie immer

Die innere Spaltung überwinden – Arbeitsblatt 1/2

daran, dass Spaltung bei PTBS und Sucht normal ist. Sie war notwendig für Ihr Überleben! Spaltung bedeutet nicht, dass Sie verrückt sind. Alle Menschen spalten in gewissem Maße. Bedeutsam ist, in welchem Maße sie spalten und wie gefährlich das für sie ist.

Wenn Sie spalten, bedeutet das, dass es zu einem früheren Zeitpunkt in ihrem Leben die psychische Notwendigkeit gab, einen Teil von sich zurückzuweisen. Wenn Sie beispielsweise betrunken Auto gefahren sind und einen schrecklichen Unfall verursacht haben, fühlten Sie sich möglicherweise entsetzlich schuldig, konnten sich diesem Gefühl in dem betreffenden Moment aber nicht stellen. Die Schuldgefühle mögen auf verschiedenen Wegen in Ihrem Leben auftauchen (wie in schlechten Träumen oder „Flashbacks"). Spaltungen können auch in der Kindheit entstehen, wenn Ihre Familie wichtige Teile Ihrer Persönlichkeit abgelehnt hat. Wenn es für Sie nicht sicher war, Wut zu zeigen, kann es sein, dass Sie Ihre Wut abgespalten haben. Doch die abgespaltene Seite verschwindet nicht – sie bleibt im Verborgenen immer da und kann für Sie völlig überraschend jederzeit wieder auftauchen. Vielleicht bemerken Sie auch, dass Sie sich für den abgespaltenen Teil schämen.

Bei PTBS und Substanzmissbrauch sind die abgespaltenen Teile typischerweise die, welche Substanzen konsumieren wollen (Sie haben vielleicht Schuldgefühle wegen Ihres Verlangens), die wütend werden (Sie haben das Gefühl, dass Sie immer „nett" sein müssen) oder die verletzlich sind (Sie finden, dass Sie immer „stark" sein müssen).

All das ist nicht Ihre Schuld – es passiert unbewusst, ohne dass Sie es bemerken. Wenn es Ihnen bewusst gewesen wäre, wäre es nicht abgespalten!

Spaltung führt zu unsicherem Verhalten

Sie haben Ihre zurückgewiesenen Anteile nicht unter Kontrolle, weil sie versteckt sind. Wenn Sie sie nicht steuern, können diese Anteile Kontrolle über Sie ausüben, indem sie unerwartet auftauchen oder indem sie Ihre gesünderen Anteile „überrumpeln". Das kann unsicher sein.

Entdecken Sie Ihre verschiedenen Seiten

Wenn Sie möchten, können Sie die folgenden Fragen beantworten. Benutzen Sie die Rückseite dieses Blattes, wenn Sie mehr Platz benötigen.

1. Bemerken Sie an sich verschiedene Anteile?
   Substanzmissbrauch: ____________________
   PTBS: ____________________
   Andere: ____________________
2. Welche Ihrer Seiten mögen Sie? ____________________
   Welche Ihrer Seiten mögen Sie nicht? ____________________
3. Bemerken Sie bei sich gefährliche Verhaltensweisen aufgrund von Spaltung? ________
   ____

Die innere Spaltung überwinden – Arbeitsblatt 1/3

Das Ziel: Integration

Durch Integration können Sie die innere Spaltung überwinden

Integration und *Akzeptanz* der abgelehnten Seiten Ihrer Persönlichkeit weisen den Ausweg aus der Spaltung. Wie sähe das aus? Wenn Sie wütend wären, würden Sie respektieren, dass die Wut aus gutem Grund da ist. Statt sie zu unterdrücken, würden Sie eher versuchen, sie zu „hören“ und auf sichere Art und Weise auszudrücken. Das Ziel besteht darin, jederzeit zu allen Anteilen Ihrer Persönlichkeit Zugang zu haben. Zweifellos kann dies nach einer langen Zeit der Ablehnung unerwünschter Anteile, oder wenn Sie diese Anteile an jemanden erinnern, den Sie hassten (z.B. eine Person, die Sie missbraucht hat), sehr schwer sein.

Wie können Sie mit den verschiedenen Anteilen arbeiten?

- ***Anerkennen, akzeptieren Sie und nehmen Sie diese verschiedenen Anteile „in Besitz“, selbst wenn Sie sie nicht mögen.*** Es kann sich so anfühlen, als wollten Sie am liebsten einige dieser Anteile loswerden. Doch das funktioniert nicht, weil sie aus gutem Grund da sind. Eine zutiefst fürsorgliche Haltung gegenüber jedem Teil Ihrer Persönlichkeit fördert Ihre Heilung.
- ***Versuchen Sie, an die anderen Anteile zu denken, wenn ein Aspekt Ihrer Persönlichkeit die Oberhand gewinnt.*** Wenn ein Teil zum Vorschein kommt, der trinken möchte, dann versuchen Sie an die andere Seite in Ihnen zu denken, die nicht trinken möchte. Wenn ein Teil nicht zur Behandlung kommen möchte, denken Sie an den Teil, der gerne kommen möchte.
- ***Bestrafen Sie sich nicht dafür, wenn Sie etwas falsch machen.*** Vorwürfe, Schuldgefühle, Scham und Selbstbeschimpfung *erhöhen* die Wahrscheinlichkeit, dass Spaltung fortbesteht. Warum? Weil sie einen Mangel an Akzeptanz darstellt. Versuchen Sie ruhig und respektvoll zu verstehen, wenn Sie etwas tun, das Sie eigentlich gar nicht wollten.
- ***Beginnen Sie eine gesunde Unterhaltung zwischen den verschiedenen Anteilen.*** Einige Menschen berufen erfolgreich „Konferenzen“ mit den verschiedenen Anteilen Ihrer Persönlichkeit ein, damit alle Seiten angehört werden können. Oder eine Seite kann versuchen, eine andere zu trösten. Es mag bizarr klingen, den unterschiedlichen Teilen zu erlauben, „miteinander zu sprechen“, aber es kann in der Tat sehr heilsam sein. Versuchen Sie im lauten Selbstgespräch oder auf dem Papier zu üben, wie ein gesunder Dialog zwischen den verschiedenen Anteilen klingen könnte.

Die innere Spaltung überwinden – Selbstverpflichtung

Vorschläge für eine Selbstverpflichtung

Verpflichten Sie sich zu einer Handlung, die Sie voranbringt! Es kann alles sein, von dem Sie das Gefühl haben, dass es Ihnen hilft, oder eine der unten aufgeführten Ideen. Indem Sie Ihre Verpflichtung einhalten, respektieren Sie sich, nehmen sich ernst und sorgen für sich selbst.

- *Möglichkeit 1:* Schreiben Sie einen wertschätzenden Brief an einen Teil von sich, den Sie bislang abgelehnt haben. Versprechen Sie darin, ihn zu respektieren und ihm zuzuhören.
- *Möglichkeit 2:* Denken Sie an das letzte Mal, als Sie eine Substanz konsumiert haben (oder sich anderweitig gefährdet haben): Welcher Teil von Ihnen hat das gefährliche Verhalten ausgeführt? Welcher Teil war *nicht* anwesend?
- *Möglichkeit 3:* Verfassen Sie eine kurze Beschreibung Ihrer verschiedenen Anteile, darunter sowohl die, die Sie mögen, als auch die, welche Sie nicht mögen.
- *Möglichkeit 4:* Versuchen Sie, einen gesunden Dialog unter den verschiedenen Teilen Ihrer Persönlichkeit zu führen (in Gedanken oder schriftlich). Könnte beispielsweise ein Teil einen anderen trösten?
- *Möglichkeit 5:* Füllen Sie die Tabelle der Sicheren Bewältigungsstrategien nach dem unten angegebenen Beispiel aus:

Beispiel für die Anwendung des Themas im Bogen zu Sicheren Bewältigungsstrategien

	Alter Weg	Neuer Weg
Situation	Ich habe jemanden gefragt, ob er mit mir ausgehen möchte, und wurde zurückgewiesen.	Ich habe jemanden gefragt, ob er mit mir ausgehen möchte, und wurde zurückgewiesen.
Ihre Art der Bewältigung	Wozu soll ich mich weiter bemühen? Niemand will mich. Ich habe einen Joint geraucht. Ich brauchte einen Fluchtweg.	Ich sage mir „Es ist OK für einen Teil von mir, sich schlecht zu fühlen, aber das ist nur ein Teil. Ein anderer Teil weiß, dass es gut war, es zu versuchen, und dass es Mut erfordert hat, auch wenn es nicht wie gewollt ausgegangen ist."
Konsequenz	Habe mich isoliert, hasste mich.	Ich fühlte mich einigermaßen damit – nicht super, aber auch nicht schrecklich.

Schätzen Sie auf einer Skala von 0 Punkten (= gar nicht sicher) bis 10 Punkten (= vollständig sicher) ein:

Wie sicher ist Ihre **alte** Art der Bewältigung? ___

Wie sicher ist Ihre **neue** Art der Bewältigung? ___

Verbindlichkeit

behavioral

Zusammenfassung

In dieser Sitzung sollen die Patienten dazu ermutigt werden, sich mit der Frage auseinanderzusetzen, was Verpflichtungen für sie bedeuten. Sie sollen sich kreative Strategien aneignen, die ihnen dabei helfen, Vereinbarungen einzuhalten und Gefühle zu identifizieren, die dem im Wege stehen könnten.

Übersicht

Vereinbarungen einzuhalten ist ein Kernthema der Verhaltenstherapie. Nach dem behavioristischen Ansatz können die Patienten Zuverlässigkeit lernen, indem sie einen Plan aufstellen, an den sie sich ohne Berücksichtigung ihrer aktuellen Gefühlslage halten. Diese Herangehensweise ist sehr erfolgreich, denn mit jeder eingehaltenen Vereinbarung wächst die Selbstachtung der Patienten. Gefühle wie Angst und Depression, die ihren Vorhaben früher im Weg standen, lassen nach, wenn die Erfahrung zeigt, dass solche Gefühle eben „nur Gefühle" und nicht etwa der wirkliche Ausdruck ihrer eigenen Fähigkeiten sind.

Auf einer anderen Ebene bedeutet das Einhalten von Verpflichtungen, nach den höchsten Idealen im Verhältnis zu sich selbst und anderen zu streben. Das bedeutet, sich an seine Versprechen zu halten, das Richtige und nicht das Einfachste zu tun und sich um sichtbare Resultate und offensichtlichen Erfolg zu bemühen. Danach zu streben bedeutet, sich selbst und seine Beziehungen zu anderen so sehr wertzuschätzen, dass man diese Wertschätzung in Taten umsetzt. Es spiegelt die Form der Selbstdisziplin wider, die die Grundlage für ein gesundes Leben ist.

Bei Patienten mit PTBS und Sucht ist oft das Gegenteil der Fall. Substanzmissbrauch ist per definitionem eine Reihe gebrochener Versprechen, bei der eine aktuelle Versuchung alle anderen Absichten verdrängt. Jemand konsumiert und konsumiert, obwohl er um die verheerende Wirkung auf Körper, emotionale Gesundheit, Beziehungen und Alltag weiß. Nach einer Weile baut sich der Eindruck auf, ein „Verlierer" oder „Versager" zu sein, und die Möglichkeit, sich richtig zu verhalten, scheint in immer weitere Ferne zu rücken. Bei PTBS kann per se ein Mangel an Selbstdisziplin vorliegen, doch gibt es auch eine Tendenz, Gefühle als die wichtigste Realität zu erachten. Die intensiven negativen Gefühle bei PTBS, einschließlich Flashbacks, Impulsen zur Selbstverletzung und Wellen emotionalen Schmerzes werden zum Lebensmittelpunkt, so dass die Funktionsfähigkeit sehr stark eingeschränkt sein kann. So führen PTBS und Sucht leicht in eine tragische Abwärtsspirale, denn mit zunehmender Unfähigkeit des Patienten, im eigenen Interesse zu handeln, häufen sich immer mehr reale Schwierigkeiten wie Wohnungsprobleme, Armut, Isolation, berufliche Probleme, erhöhtes HIV-Risiko und häusliche Gewalt. Wenn sich die Probleme aufzutürmen beginnen, wird es für den Patienten immer schwerer, Kraft und Willen für deren Bewältigung aufzubringen. Einige sind unter Bedingungen groß geworden, unter denen sie nie zu Selbstdisziplin angeleitet oder ermutigt worden sind. Bei anderen hat die Erkrankung auf anderen Wegen im Verlauf zu Funktionseinbußen geführt.

In der heutigen Sitzung soll es darum sehr ausführlich um Verbindlichkeit gehen. Die Patienten sollen in die Lage versetzt werden, realistische Versprechen zu machen und diese einzuhalten. Es soll eher das positive Potenzial dieser Versuche betont werden, als sich mit Kritik an der eigenen Vergangenheit aufzuhalten. Um einen möglichst kreativen Lernprozess in Gang zu setzen, werden die Patienten aufgefordert, Vereinbarungen als „zu lösende Probleme" zu betrachten und zunächst einmal eine Vielzahl möglicher Lösungen in den Raum zu werfen. Um die Erfolgswahrscheinlichkeit zu erhöhen, sollten die Patienten auch mit kleineren Rückschlägen rechnen und darauf vorbereitet sein.

Gegenübertragungsphänomene

Einige Therapeuten schätzen in erster Linie die interpersonellen und intrapsychischen Prozesse in der Therapie, während sie an zielorientierten Ergebnissen weniger interessiert sind. Sich vor Augen zu führen, dass Patienten mit PTBS und Sucht oft schwere Alltagsprobleme mit sich herumtragen – sie sind nicht gut in der Erfüllung ihrer Grundbedürfnisse (siehe auch Maslows Hierarchie der

Grundbedürfnisse, 1970) – hilft vielleicht dabei, die Wichtigkeit konkreter, sichtbarer Erfolge bei Verhaltenszielen zu bekräftigen. Der arbeitslose Patient, in unzulänglichen Wohnverhältnissen und mit wenig staatlicher Unterstützung, muss sich auf diese Ziele konzentrieren. Empathie und ein gutes Verhältnis zum Therapeuten sind notwendig, aber nicht ausreichend. Die therapeutische Beziehung kann dabei helfen, den Patienten zu motivieren, doch sie ist kein Ersatz für vorzeigbare Fortschritte draußen in der Welt.

Ablauf der Sitzung

1. *Begrüßungsrunde (bis zu 5 Minuten pro Patient),* siehe auch Kapitel 3.5.1.

2. *Zitat (kurz).* Verbinden Sie das Zitat mit dem Thema der Sitzung – zum Beispiel: „In der heutigen Sitzung geht es um Verbindlichkeit. Wie das Zitat besagt, ist ein langer Atem der Schlüssel zum Erfolg."

3. *Verbinden Sie das Thema der Sitzung mit dem Leben der Patienten (ausführlich, Hauptteil der Sitzung).*
   a) *Bitten Sie die Patienten, die Arbeitsblätter zu überfliegen,* die einzeln oder zusammen benutzt werden können. Sie können auch in Betracht ziehen, sie in mehreren Sitzungen zu behandeln, wenn dazu genug Zeit ist siehe auch „Inhalt der Sitzung" (unten) und Kapitel 3.5.3.
   Arbeitsblatt 1: Verantwortung und Versprechen
   Arbeitsblatt 2: Kreative Lösungen
   Arbeitsblatt 3: Emotionale Hindernisse überwinden
   Arbeitsblatt 4: Aktionsplan
   b) *Helfen Sie den Patienten, die erworbenen Kenntnisse auf spezifische Probleme in ihrem Leben anzuwenden;* siehe auch „Inhalt der Sitzung" (unten) und Kapitel 3.5.3.

4. *Abschlussrunde (kurz),* siehe auch Kapitel 3.5.4.

Inhalt der Sitzung

Ziele

- Diskutieren Sie über die Erfahrungen der Patienten mit Vereinbarungen (Arbeitsblatt 1).
- Machen Sie ein Brainstorming zu kreativen Strategien, wie Vereinbarungen eingehalten werden können (Arbeitsblatt 2).
- Identifizieren Sie emotionale Hindernisse, die der Erfüllung eines Versprechens im Wege stehen, und wie sie überwunden werden können (Arbeitsblatt 3).
- Helfen Sie den Patienten beim Verfassen eines Aktionsplans (Arbeitsblatt 4), auf dem ein konkretes Versprechen abgegeben und Strategien zur Einhaltung festgehalten werden.

Möglichkeiten, die Materialien auf das Leben der Patienten zu übertragen

Erstellen eines Aktionsplans. Erarbeiten Sie mit den Patienten eine konkrete Verpflichtung, die sie gerne erfüllen würden, und verwenden Sie dazu den Aktionsplan (Arbeitsblatt 4). Suchen Sie Strategien, wie das Versprechen erfüllt werden könnte (Arbeitsblatt 2) und sprechen Sie über emotionale und praktische Hindernisse (Arbeitsblatt 3).

Diskussion
- „Wie kann Ihnen das Einhalten von Versprechen bei Ihrer Heilung von PTBS und Sucht von Nutzen sein?"
- „Was macht es so schwer für Sie, Versprechen zu halten?"
- „Welche sind Ihre bevorzugten Strategien, um Dinge zu erledigen?"
- „Wie fühlen Sie sich, wenn Sie es geschafft haben, Ihre Versprechen einzuhalten?"
- „Haben Sie Kinder? Wenn ja, was bringen Sie durch Ihr Verhalten Ihren Kindern über Verbindlichkeit bei?"

Vorschläge

Betonen Sie lieber das positive Potenzial, als die Vergangenheit zu verurteilen. Andernfalls kann das Thema die Patienten demoralisieren. Betonen Sie daher, dass jeder lernen kann, Versprechen einzuhalten. Erkennen Sie die Möglichkeiten der einzelnen Patienten und sprechen Sie im Tenor von „Selbstrespekt aufbauen".

„Lassen Sie das Gefühl zu, aber tun Sie es trotzdem." Das am weitesten verbreitete Hindernis ist der Glaube der Patienten, ihre Gefühle sollten ihnen den Weg zu ihren Handlungen weisen. In Hinblick auf Vereinbarungen führt das zu „Ich werde mich bemühen" oder „Mal sehen, wie ich mich

später fühle". Es ist maßgeblich, die Patienten mit dem Gedanken vertraut zu machen, dass Gefühle einer Vereinbarung nicht im Wege stehen können. Dabei sollten Sie sichergehen, dass die Patienten dies nicht als Entwertung ihrer Gefühle missverstehen (das wurde ihnen im Laufe ihres Lebens oft genug gesagt!). Vielmehr können Gefühle erspürt und ausgedrückt werden, aber im Endeffekt können sie niemals das Verhalten bestimmen. Die folgenden Sätze können bei der Vermittlung dieser Regel helfen: „Fühlen Sie das Gefühl, aber entscheiden Sie sich für das Verhalten" (Potter-Efron & Potter-Efron, 1995) oder „Gute Gefühle können sich einstellen, nachdem man ein Versprechen eingelöst hat, aber nicht unbedingt vorher" oder „Wenn du wartest, bis das Gefühl wieder abgeflaut ist … bist du vielleicht alt und grau geworden!" In dem Kapitel „Einführung in die Behandlung/ Case Management" finden Sie Hinweise, wie Sie den Patienten die Möglichkeit geben können, Sie anzurufen oder eine Nachricht auf Ihr Band zu sprechen, wenn sie aus schwerwiegenden Gründen eine Vereinbarung nicht einhalten können.

Schwierige Fälle

- „Ich versuche mein Bestes, aber ich kann nicht versprechen, dass ich es tun werde."
- „Wenn ich unter Druck gesetzt werde, bin ich wie gelähmt und kann gar nichts mehr machen."
- „Es gibt nichts, das ich versprechen muss."
- „Ich hasse mich für all meine gebrochenen Versprechen."
- „Ich werde sehen, wie es mir geht."
- „Ich möchte mich ab sofort zu einem positiven Selbstwertgefühl verpflichten."

Verbindlichkeit – Arbeitsblatt 1/1

Verantwortung und Versprechen

„Gib nie, nie, nie, nie, nie
nie, nie, nie, nie, nie
niemals auf.“

Aus einer Rede von Sir Winston Churchill (Britischer Premierminister, 20. Jh.)

Unterstreichen Sie Ihre Antwort auf jede Frage:

1. Brechen Sie Versprechen, die Sie anderen geben?	☐ Selten	☐ Manchmal	☐ Häufig
2. Brechen Sie Versprechen, die Sie sich selbst geben?	☐ Selten	☐ Manchmal	☐ Häufig
3. Haben Sie Schwierigkeiten, Ihre Angelegenheiten zu erledigen?	☐ Selten	☐ Manchmal	☐ Häufig
4. Gehen Sie im Rahmen dieser Behandlung Selbstverpflichtungen ein, die Sie dann nicht einhalten?	☐ Selten	☐ Manchmal	☐ Häufig

Lösen die Worte: Vereinbarung … Versprechen … Verantwortung bei Ihnen etwas aus? Einige Menschen bemerken beim Gedanken an diese Wörter negative Empfindungen (Spannung, Niedergeschlagenheit). Andere Menschen bemerken positive Gefühle (Stärke, Freude).

Was haben Sie in Hinblick auf Vereinbarungen von den Menschen in Ihrer Umgebung gelernt, als Sie aufwuchsen? Einige Menschen mit PTBS und Sucht sind vielleicht in Elternhäusern aufgewachsen, in denen sie gelernt haben …

- Versprechen nicht zu trauen,
- zu fliehen und zu vermeiden,
- erst etwas zu tun, wenn man angeschrien wird,
- dass es normal ist, Leute zu enttäuschen,
- dass Kinder mehr Verantwortung tragen als die Eltern,
- dass nie etwas zu Ende gebracht wird,
- dass an ihnen etwas anders ist – dass sie niemals ein normales, verantwortungsvolles Leben führen werden.

Was haben Sie über Vereinbarungen gelernt, als Sie aufwuchsen? ____________________

____

Vereinbarungen sind eine persönliche und eine zwischenmenschliche Angelegenheit zugleich. Wenn eine Vereinbarung nicht eingehalten wird, kann das dazu führen, dass Sie sich schlecht fühlen: frustriert, schwach, hoffnungslos, wertlos, ängstlich. Es betrifft auch Ihre Mitmenschen, besonders Ihre Familie. Wie geht es Ihren Angehörigen, wenn Sie unzuverlässig sind? Was lernen sie über Verantwortung? Wie sehen sie Sie?

Verbindlichkeit – Arbeitsblatt 1/2

Wie beeinflusst Ihre Fähigkeit, Vereinbarungen einzuhalten, …
Sie? ____

____

Ihre Mitmenschen? ____

____

Wie würden Sie in Zukunft gerne mit Vereinbarungen umgehen? Kreuzen Sie alle Ziele an, die Sie haben:

- ☐ Ich möchte gerne, dass Menschen mich als zuverlässig einschätzen, wenn ich ihnen ein Versprechen gebe.
- ☐ Ich würde mich gerne zur Abstinenz von Suchtmitteln verpflichten und daran halten.
- ☐ Ich möchte gerne meine Termine einhalten und pünktlich sein.
- ☐ Andere: ____
- ☐ Andere: ____

Wenn Sie Schwierigkeiten mit Vereinbarungen haben, denken Sie immer daran: Es ist nicht Ihre Schuld. Sie tun nur, was Sie gelernt haben. Sie können eine verlässliche Person werden – Sie sind ein Mensch wie jeder andere, und es liegt an Ihnen, verantwortungsvoll zu werden.

Verbindlichkeit – Arbeitsblatt 2/1

Kreative Lösungen

PTBS und Sucht können zu starrem Denken führen – d. h. dazu, sich immer auf die gleichen alten Lösungen zu beschränken:

- *PTBS.* Sie mögen aus Angst davor zurückschrecken, Neues auszuprobieren. Während des Traumas fühlten Sie sich machtlos und haben darum begonnen zu glauben, dass Sie Ihr Leben nicht steuern können.
- *Sucht.* Mit dem Versuch, Probleme durch Substanzkonsum zu lösen, bedienen Sie sich kurzfristiger, impulsiver Lösungen, anstatt auf lang anhaltende, geplante Lösungen zu setzen.

Kreative Lösungen sind gesund, konkret, flexibel, realistisch und spezifisch

Haken Sie alle unten aufgeführten Strategien ab, von denen Sie glauben, dass sie Ihnen bei der Einhaltung Ihrer Vereinbarungen helfen könnten:

☐ Schreiben Sie Ihre Vereinbarung auf einen Zettel und kleben Sie Kopien davon überall hin (an die Kühlschranktür, ans Armaturenbrett des Autos, an den Badezimmerspiegel, mit einer Büroklammer an einen Geldschein in Ihrem Portemonnaie, an Ihren Computer). Sie können auch sich selbst auf den Anrufbeantworter sprechen oder einen Brief an sich abschicken, um sich daran zu erinnern.

☐ Handeln Sie nach der Regel: „Es gibt nichts Gutes, außer man tut es." Beginnen Sie irgendwo. Sie müssen nicht mit dem schwierigsten Teil beginnen.

☐ Erfinden Sie ein Bild, um bei der Stange zu bleiben: Stark wie Stahl ... Kämpfer ... auf der Zielgeraden sein ...

☐ Fragen Sie andere Menschen, wie sie ihre Angelegenheiten regeln.

☐ Bitten Sie jemanden, Ihnen zu helfen (oder Sie zu begleiten, wenn es sich um einen Termin handelt).

☐ Fragen Sie Ihren Therapeuten, ob Sie ein schwieriges Telefongespräch *während* der Therapiesitzung führen dürfen.

☐ Trinken Sie morgens keinen Kaffee, bevor Sie sich nicht um Ihre Vereinbarung gekümmert haben.

☐ Erstellen Sie eine Liste mit den Namen aller Menschen, denen Sie wehtun werden, wenn Sie Ihre Vereinbarung nicht einhalten (Ihrer Familie? Sich selbst?).

☐ Legen Sie eine Tageszeit fest, zu der Sie sich um die Vereinbarung kümmern.

☐ Bewerten Sie Ihre Stimmung vor und nach der Aufgabe. Fühlen Sie sich hinterher besser?

☐ Überlegen Sie sich eine Belohnung für sich.

☐ Erzählen Sie allen Mitmenschen, dass Sie die Vereinbarungen erfüllen werden.

☐ Schreiben Sie Ihre Aufgaben auf Papierschnipsel und legen Sie sie in einen Hut. Ziehen Sie einen Zettel per Zufall und erledigen Sie die ausgeloste Aufgabe (oder erfinden Sie andere „Spiele").

Verbindlichkeit – Arbeitsblatt 2/2

- ☐ Finden Sie einen geeigneten Ort. Es ist schwer, zu Hause zu arbeiten. Versuchen Sie es in einer Bibliothek oder einem Café.
- ☐ Geben Sie einem Freund einen 20 €-Schein, den er behalten darf, wenn Sie Ihre Vereinbarung nicht einhalten. Kaufen Sie sich von den 20 € etwas Schönes, wenn Sie das Ziel erreichen.
- ☐ Versuchen Sie, es sich angenehm zu machen. Legen Sie Musik ein, während Sie die Aufgabe erfüllen.
- ☐ Finden Sie den Sinn der Sache für sich heraus. Finden Sie heraus, was Sie am meisten motiviert, und wiederholen Sie dies (Es hinter sich bringen? Gute Arbeit leisten? Es für Ihre Kinder tun? Sich selbst ein besseres Leben ermöglichen?).
- ☐ Verwenden Sie einen Stift mit einer besonderen Farbe, um die Aufgabe aus Ihrer Liste zu streichen, wenn sie erledigt ist (solche Kleinigkeiten können wirklich helfen).
- ☐ Kaufen Sie Ordner und verwenden Sie für jede Aufgabe einen eigenen (Ordnung erhöht die Motivation).
- ☐ Sprechen Sie Ihrem Therapeuten kurze Mitteilungen über Ihre Fortschritte auf den Anrufbeantworter.
- ☐ Zerlegen Sie eine Aufgabe zur Vorbereitung in kleine Schritte, wenn Perfektionismus für Sie ein Problem ist.
- ☐ Nehmen Sie eine CD auf, die Sie zur Einhaltung Ihrer Vereinbarung motiviert.
- ☐ Legen Sie ein „Überlebensbuch" mit Bildern, Gedichten, Zitaten oder anderen Inspirationen an, um am Ball zu bleiben.
- ☐ Andere Strategien, die Ihnen helfen: ____________________

Verbindlichkeit – Arbeitsblatt 3

Emotionale Hindernisse überwinden

Identifizieren Sie Hindernisse, die der Erfüllung Ihrer Vereinbarungen im Wege stehen:

- ☐ *Überforderung:* „Ich bin unfähig ...Es ist so viel zu tun ... Ich habe keine Zeit."
- ☐ *Hoffnungslosigkeit:* „Warum sich stressen? ... Nichts, was ich tue, gelingt ... Ich kann genau so gut aufgeben."
- ☐ *Perfektionismus:* „Ich bin noch nicht bereit ... Ich muss mich noch mehr vorbereiten ... Ich werde nicht gut genug sein."
- ☐ *Andere Gefühle:* ______________________________

Haken Sie alle der unten aufgeführten Ideen ab, die Ihnen bei der Überwindung Ihrer emotionalen Hindernisse helfen könnten:

- ☐ Die allerwichtigste Herangehensweise: Verbindlichkeit bedeutet zu tun, was Sie sagen, *ganz gleich was Sie fühlen.* Stellen Sie sich eine rote Ampel vor. Sie halten nicht aufgrund Ihres Gefühls an, Sie *wissen*, dass Sie bremsen müssen, und darum tun Sie es. Vereinbarungen funktionieren genauso: Wenn Sie wissen, dass Sie etwas Bestimmtes tun müssen, müssen Sie es tun, auch wenn Ihnen nicht danach zumute ist. Sie können sich Ihrer Gefühle bewusst sein und Sie erkunden, aber dennoch müssen Sie die Vereinbarung wie geplant einhalten.
- ☐ Halten Sie sich an Ihre eigenen Ziele – nicht an die anderer Leute.
- ☐ Wenn Leute sagen: „Ich versuche mein Bestes.", bedeutet das oftmals „Ich fühle mich nicht verpflichtet, das zu tun.". Ein kleines Ziel, das Sie wirklich erreichen, ist viel mehr wert als ein großes, das Sie bloß zu erfüllen „versuchen".
- ☐ Vergessen Sie, was Sie gestern nicht erledigt haben. Selbst wenn Sie hundert Mal versagt haben, geht es nur um das Hier und Jetzt. Wenn Sie spät aufwachen, beginnen Sie spät. Beginnen Sie trotzdem, auch wenn Sie hinterherhinken.
- ☐ Setzen Sie auf *stures Durchhalten*, wenn Ihnen Gefühle in den Weg geraten. Wenn Sie einfach immer weitergehen, verschwinden diese Gefühle irgendwann.
- ☐ Setzen Sie sich konkrete und einfache Ziele.
- ☐ Seien Sie ehrlich zu sich in Hinblick darauf, was Sie schaffen können. Manchmal sind Menschen bereit, viele Aufgaben zu übernehmen, und fühlen sich schlecht, wenn sie diese doch nicht bewältigen können. Bleiben Sie realistisch.
- ☐ Tun Sie so, als seien Sie jemand, der seine Aufgaben bewältigt.
- ☐ Alles ist ein *zu lösendes Problem.* Es liegt nicht an Ihrer Person, Ihrem Selbstwert, daran, dass Sie nicht normal sind, oder an Dummheit. Aufgaben in so große Zusammenhänge zu stellen, hilft nicht.
- ☐ Schimpfen Sie nicht mit sich, wenn Ihnen etwas nicht gelingt. Dadurch wird es *unwahrscheinlicher*, dass es beim nächsten Mal besser klappt.
- ☐ Ein altes Sprichwort sagt „Ein guter Plan heute ist besser ist als ein perfekter Plan morgen."
- ☐ Überarbeiten Sie Ihre Vereinbarung, wenn sie Ihnen schmerzhafte Gefühle bereitet.
- ☐ Auch wenn es so scheint, als gingen Sie drei Schritte vor und zwei zurück, so kommen Sie dennoch dabei einen Schritt voran.
- ☐ Wenn Sie Ihr Ziel nicht ganz erreichen, können Sie sich trotzdem gut fühlen, wenn Sie ein Stück vorangekommen sind.
- ☐ Sie können auch versuchen herauszufinden, warum es Ihnen schwer fällt – alte Gefühle aus der Vergangenheit? Unterdrückte Wut? Aber denken Sie daran, dass das Herausfinden kein Ersatz für aktives Handeln ist.
- ☐ Andere Strategien, die bei Ihnen funktionieren: ______________________________

____

Verbindlichkeit – Arbeitsblatt 4

Aktionsplan

Name: ______________________________ Datum: ______________

Ein Aktionsplan ist ein Hilfsmittel, um ein Ziel zu erreichen und Wort zu halten. Füllen Sie den „Vorher"-Abschnitt jetzt aus und den „Später"-Abschnitt später.

Vorher	Ich verspreche …
	Bis wann?
	Ich werde folgende Strategien verfolgen, um das Versprechen einzulösen:
	Um meine emotionalen Hindernisse zu überwinden, werde ich …
	Es ist wichtig für mich, dieses Vereinbarung einzuhalten, weil …
	Wenn ich das Versprechen einhalte, werde ich mich belohnen mit …
	Unterschrift:
Nachher	*Ergebnis: Beschreiben Sie, wie es Ihnen ergangen ist:*
	Gibt es etwas, das Sie nächstes Mal anders machen werden?

Wenn Sie aus irgendeinem Grund nicht in der Lage sind, den Aktionsplan bis zur nächsten Sitzung zu erfüllen, hinterlassen Sie Ihrem Therapeuten auf dem Anrufbeantworter eine Nachricht oder teilen Sie es ihm anderweitig mit. Dies hilft Ihnen dabei, „am Ball zu bleiben."
So können Sie Ihren Therapeuten benachrichtigen: ______________________________

Verbindlichkeit – Selbstverpflichtung

Vorschläge für eine Selbstverpflichtung

Verpflichten Sie sich zu einer Handlung, die Sie voranbringt! Es kann alles sein, von dem Sie das Gefühl haben, dass es Ihnen hilft, oder eine der unten aufgeführten Ideen. Indem Sie Ihre Verpflichtung einhalten, respektieren Sie sich, nehmen sich ernst und sorgen für sich selbst.

- *Möglichkeit 1:* Die beste Selbstverpflichtung besteht darin, eine Selbstverpflichtung zu machen! Füllen Sie den Aktionsplan aus (Arbeitsblatt 4).

Beispiel für einen Aktionsplan

Vorher	Ich verspreche … mein Marihuana und meine Blättchen wegzuwerfen. Ich verspreche das mir, meinem Therapeuten und meinem AA-Sponsor.
	Bis wann? Bis heute Abend um 20 Uhr.
	Ich werde folgende Strategien verfolgen, um das Versprechen einzulösen: Ich rufe meinen Sponsor an, und schreibe mir selbst einen „Brief“, in dem steht, warum ich das tun muss.
	Um meine emotionalen Hindernisse zu überwinden, werde ich … mit meinem Therapeuten reden und mich auf die Vorteile konzentrieren, die mir die Einhaltung dieses Versprechens bringen kann.
	Es ist wichtig für mich, dieses Vereinbarung einzuhalten, weil … meine Zukunft davon abhängt, mein Gesundheitszustand sich verbessern wird, ich mein Wort halten werde.
	Wenn ich das Versprechen einhalte, werde ich mich belohnen mit … einer sicheren „Belohnung“ (einem neuen Video, Buch, CD oder einem schönen Abendessen in einem Restaurant).
	Unterschrift:
Nachher	*Ergebnis: Beschreiben Sie, wie es Ihnen ergangen ist:* Ich habe es getan, wenn auch sehr ungern. Mir fehlt das Marihuana, aber ich habe mich auch stärker gefühlt. Ich habe mir anschließend etwas Leckeres zum Abendbrot gekauft.
	Gibt es etwas, das Sie nächstes Mal anders machen werden? Nein – es ging ganz gut so.

Sich Bedeutungen erschließen

kognitiv

Zusammenfassung

Im heutigen Thema geht es darum, wie die Patienten verschiedene Dinge und Situationen bewerten. Ein besonderes Augenmerk soll dabei auf den für PTBS und Sucht typischen Annahmen liegen, wie z. B. „Taten zählen mehr als Worte“, „Zeitverzerrung“ und „Entschädigungs-Argumentation“ (siehe Arbeitsblatt „Sich Bedeutungen erschließen“). Die Patienten werden dazu angeleitet, heilende und destruktive Bewertungen miteinander zu vergleichen.

Übersicht

Die heutige Sitzung soll die Patienten für ihre Sicht auf die Welt sensibilisieren. Den Bewertungen der Patienten liegen zentrale Lebensthemen zugrunde, die ihr Verhalten motivieren. Diese Themen können auch als „grundlegende Annahmen“, „Schemata“ oder „Überzeugungen“ bezeichnet werden. Jedes Ereignis, bei dem Substanzen konsumiert werden, oder jedes andere problematische Verhalten hat seine Wurzeln in den grundlegenden Annahmen der Patienten.

In Handbüchern über Kognitive Therapie findet im Zusammenhang mit dem Thema dieser Sitzung regelmäßig der Begriff „Kognitive Verzerrungen“ Verwendung (z. B. Burns, 1980). Während der Erprobung dieser Behandlung hat sich indes gezeigt, dass eine weniger negative Bezeichnung sich positiv auf die Moral der Patienten auswirkte. Patienten mit PTBS neigen dazu, extrem sensibel auf Kritik zu reagieren, und ein Begriff wie „verzerrte Wahrnehmung“ kann eine Abwehrhaltung provozieren. Diese Sitzung wird mit dem Titel „Sich Bedeutungen erschließen“ überschrieben, weil damit sowohl positive als auch negative Gedanken erfasst werden, während „Verzerrung“ ausschließlich etwas Pathologisches bezeichnet. Der Begriff betont den aktiven Charakter der Interpretationen, welche Menschen machen, und es ist ein Alltagsbegriff. Insbesondere für PTBS haben einige interessante Untersuchungen ergeben, dass Patienten, die in ihren Erfahrungen auch eine konstruktive Bedeutung finden können, eher in der Lage sind, sich weiterzuentwickeln, als Patienten, die dies nicht können (Janoff-Bulman, 1997).

In dieser Sitzung geht es im Wesentlichen um für PTBS und Sucht typische Bewertungen der Wirklichkeit. Sowohl *schädliche* als auch *heilsame* Bewertungen werden beschrieben. So wird beispielsweise die schädliche Bewertung „Ich bin verrückt“ („Du denkst, dass du dich nicht so fühlen solltest, wie du dich fühlst“) der heilsamen Bewertung „Schätze Deine Gefühle“ („Deine Gefühle haben im Licht dessen, was du erlebt hast, einen Sinn“) gegenübergestellt.

Die oben erwähnte „Entschädigungs-Argumentation“ („Du hast das Recht, Substanzen zu konsumieren, weil du gelitten hast.“) wird dem Gedanken „Lebe gut“ („Ein fröhliches, geregeltes Leben wird dich für das Erlittene weit mehr entschädigen als selbstschädigendes Verhalten“) gegenübergestellt. Zusätzlich werden typische „Denkverzerrungen“ aus der allgemeinen Kognitiven Therapie vorgestellt wie „Alles-oder-nichts-Denken“ und „Sollte-Sätze“ (Burns, 1980). Die Patienten sind meistens sehr schnell in der Lage, solche Annahmen bei sich wieder zu erkennen, wenn man sie ihnen vorstellt. Schwieriger ist es, dabei zu helfen, solche Gedanken in angemessenere Überzeugungen zu transformieren.

Es wäre schön, wenn das heutige Thema Ihnen und den Patienten zu einer gemeinsamen Sprache für künftige Sitzungen verhelfen könnte. Wenn später ein bestimmtes Denkschema auftaucht, können Sie die Patienten darauf aufmerksam machen (z. B. „Frau Müller, es klingt so, als ob Sie in Alles-oder-Nichts-Kategorien denken. Können Sie versuchen, einen Mittelweg zu finden?“).

Sie werden wahrscheinlich mehrere Sitzungen benötigen, um das Thema zu behandeln, weil das Arbeitsblatt relativ lang ist. Lassen Sie sich nicht dazu hinreißen, zu viel Material auf einmal durchzuarbeiten und Quantität vor Qualität zu setzen. Passen Sie sich dem Tempo und den Bedürfnissen der Patienten an. Bitten Sie sie gegebenenfalls, den Rest des Arbeitsblattes nach Ende der Sitzung zu Hause allein zu Ende zu lesen.

Im Rahmen der Entwicklung dieser Behandlung wurde eine kleine Studie durchgeführt (Najavits, Blackburn, Shaw & Weiss, 1996a) um herauszufinden, in welchem Maß Patientinnen mit der Doppeldiagnose PTBS und Sucht (n = 30) im Vergleich zu Frauen, die nur eine PTBS hatten (keine Suchtvergangenheit; n = 28), den im Arbeitsblatt 1 aufgeführten Bewertungen beipflichteten. Die Ergebnisse zeigen, dass Frauen mit der Doppeldiagnose den dysfunktionalen Bewertungen signifikant häufiger zustimmten als die Frauen mit der einfachen Diagnose. Zusätzlich stimmte die Doppeldiagnose-Gruppe in höherem Maße den für PTBS/Sucht typischen Bewertungen zu als den allgemeineren von Burns (1980). Dies lässt vermuten, dass bei Patienten mit dieser Doppeldiagnose in der Tat besondere Bewertungsmuster vorherrschen, und dass die Behandlung auf diese abzielen kann.

Gegenübertragungsphänomene

Die Schwierigkeiten, die im Zusammenhang mit diesem Thema für den Therapeuten erwachsen können, sind in der allgemeinen Vorstellung kognitiver Umstrukturierung unter dem Thema „Heilsames Denken“ und „Durchführung der Behandlung“ aufgeführt.

Anmerkungen

Einige der dysfunktionalen Bewertungen, die im Arbeitsblatt 1 aufgeführt werden („Gefühle sind die Realität“, „Gedankenlesen“, „Sollte-Sätze“, „Fokussierung auf das Negative“ und „Alles-oder-nichts-Denken“) stammen von Burns (1980). „Leben-oder-Tod-Denken“ sowie „sofortige Befriedigung“ gehen auf Beck und Kollegen (1993), „Die gute alte Zeit“ auf Earley (1991) zurück.

Ablauf der Sitzung

1. *Begrüßungsrunde (bis zu 5 Minuten pro Patient),* siehe auch Kapitel 3.5.1.

2. *Zitat (kurz).* Verbinden Sie das Zitat mit dem Thema der Sitzung – zum Beispiel „Ihre Art zu denken zu verändern kann Ihr Leben verändern. Heute werden wir herausarbeiten, welche Bewertungen Sie vornehmen.“

3. *Verbinden Sie das Thema der Sitzung mit dem Leben der Patienten (ausführlich, Hauptteil der Sitzung).*
   a) *Bitten Sie die Patienten, das Arbeitsblatt* „Sich Bedeutungen erschließen“ *anzuschauen.*
   b) *Helfen Sie den Patienten, die erworbenen Kenntnisse auf spezifische Probleme in ihrem Leben anzuwenden.* Siehe auch „Inhalt der Sitzung“ (unten) und Kapitel 3.5.3.

4. *Abschlussrunde (kurz),* siehe auch Kapitel 3.5.4.

Inhalt der Sitzung

Ziele

- Helfen Sie den Patienten dabei, die mit PTBS und Sucht zusammenhängenden Bewertungen zu identifizieren – sowohl die schädlichen als auch die heilsamen.
- Helfen Sie den Patienten, destruktive in heilsame Bewertungen zu verwandeln.

Möglichkeiten, die Materialien auf das Leben der Patienten zu übertragen

Selbsterkundung. Bitten Sie die Patienten, sich das Arbeitsblatt durchzulesen und alle für sie relevanten Deutungen einzukreisen. Das Arbeitsblatt ist sehr lang, darum ist es angebracht, es in zwei oder mehr Sitzungen zu behandeln. *Hinweis:* In der Gruppentherapie können Sie die Patienten abwechselnd jeweils eine Bewertung vorlesen lassen.

Nachspielen der Situation. Wenn ein Patient auf eine der dysfunktionalen Bewertungen besonders stark reagiert, fragen Sie nach Beispielen aus der jüngeren Vergangenheit. Lassen Sie ihn die Szene nachspielen und dabei versuchen, die für diese Situation heilsame Bewertung laut zu üben. Sie können dafür den Bogen der Sicheren Bewältigungsstrategien verwenden oder es einfach so laut durchgehen.

Identifizieren Sie Schlüsselpunkte. Zum Beispiel:
- Es liegt in der menschlichen Natur, Dinge auf der Grundlage eigener Erfahrungen zu bewerten. Wenn Sie ein schweres Leben hatten, haben Sie möglicherweise äußerst schmerzhafte Bewertungen der Welt daraus abgeleitet (z. B. „Ich habe keine Zukunft“, „Ich bin ein Versager“, etc.). Im Laufe Ihres Genesungsprozesses werden Sie feststellen, dass Ihre Annahmen sich verändern. Zu Beginn der Genesung sagen Sie vielleicht „Man kann niemandem vertrauen.“ So etwas wird im Arbeitsblatt als „Alles-oder-nichts-Denken“ bezeichnet. Wenn die Heilung voranschreitet, beginnen Sie festzustellen, dass

man einigen Menschen vertrauen kann, anderen nicht. Dieser Perspektivenwechsel kann Ihnen ganz neue Wege erschließen: neue Freundschaften, weniger Substanzkonsum, erhöhte Sicherheit.

- Das Arbeitsblatt spricht von „Bewertungen", weil wir unaufhörlich aktiv unsere Welt bewerten – wir machen Annahmen, wägen ab, entscheiden. Indem Sie Bewertungen so wählen, dass sie Ihnen dabei helfen, sicherer zu werden, fördern Sie Ihren Heilungsprozess.
- Bewertungen können sehr tief liegen. Sie können lange Zeit unbewusst bleiben.
- Das Ziel besteht darin, offen für Neues zu bleiben. Ihre Bewertungen mögen für Ihre Vergangenheit passend sein. Unser Ziel ist es, heilsamere Bewertungen für die Zukunft zu finden.
- Deutungen sind weder richtig noch falsch, doch sie sind entweder hilfreich oder schädlich.
- *Jeder* kämpft von Zeit zu Zeit mit schädlichen Bewertungen, nicht nur Menschen mit PTBS und Sucht.

Diskussion

- „Welche Bewertungen sind für Sie am wichtigsten?"
- „Welche Bewertungen stehen mit Ihrer Sucht am engsten in Zusammenhang? Welche mit Ihrer PTBS?"
- „Wie würden Sie sich Ihrer Meinung nach fühlen, wenn Sie daran glaubten, dass die heilsamen Bewertungen wahr sind?"
- „Gibt es irgendwelche aktuellen Beispiele aus Ihrem Leben, in denen Sie diese Bewertungen bemerken?"
- „Gibt es Bewertungen, die nicht auf dem Blatt aufgeführt sind?"
- „Wenn Sie in schädlichen Bewertungsmustern feststecken, wie könnten Sie sich dann an eine heilsame Bewertungen erinnern?"

Schwierige Fälle

- „Meine Gedanken sind schlecht, genau wie ich."
- „Wie wird dadurch mein Konto gefüllt?"
- „Wie soll ich von den schädlichen zu den heilsamen Bewertungen kommen?"
- „Aber meine schädlichen Bewertungen sind nun mal wahr!"
- „Positives Denken hilft bei mir nie."
- „Das klingt toll auf dem Papier, aber im wirklichen Leben kann ich das nicht."

Sich Bedeutungen erschließen – Arbeitsblatt 1/1

Sich Bedeutungen erschließen

„Achte auf deine Gedanken,
sie werden deine Worte.
Achte auf deine Worte,
sie werden deine Taten.
Achte auf deine Taten,
sie werden deine Gewohnheiten.
Achte auf deine Gewohnheiten,
sie werden dein Charakter.
Achte auf deinen Charakter,
er wird dein Schicksal."

Frank Outlaw (Amerikanischer Schriftsteller, 20. Jh.)

Im Folgenden sind einige Bewertungen aufgeführt, die typisch für Menschen mit PTBS und Sucht sind. Lesen Sie jede Bewertung und notieren Sie, wenn Sie möchten, wie sehr Sie an die jeweilige Bewertung glauben (von 0 % = niemals bis 100 % = immer). Wenn Ihnen Beispiele aus Ihrem Leben einfallen, schreiben Sie sie an den Rand.

Bewertungen, die *schaden*	**Definition**	**0 % bis 100 %**	**Beispiele**	**Bewertungen, die *heilen***
Entschädigungsdenken	Weil Sie viel gelitten haben, brauchen Sie Substanzen (oder anderes selbstschädigendes Verhalten).		„Ich hatte eine harte Zeit, darum habe ich ein Recht, mich zu betrinken." „Wenn du das durchgemacht hättest, was ich hinter mir habe, würdest du dir auch Schmerzen zufügen."	**Gut leben.** Ein glückliches, geregeltes Leben wird Sie für das Erlittene weit mehr entschädigen als sich selbst Schaden zuzufügen. Konzentrieren Sie sich auf positive Schritte, um Ihr Leben zu verbessern.
Ich bin verrückt	Sie glauben, dass Sie sich nicht so fühlen sollten, wie Sie sich fühlen.		„Ich muss verrückt sein, mich so aufzuregen." „Ich sollte dieses Verlangen nicht haben."	**Achten Sie Ihre Gefühle.** Sie sind nicht verrückt. In Anbetracht dessen, was Sie erlebt haben, sind Ihre Gefühle berechtigt. Sie können sie überwinden, wenn Sie darüber sprechen und lernen, mit ihnen umzugehen.
Zeitverzerrung	Ihr Zeitgefühl ist durcheinander geraten. Sie glauben, dass ein negatives Gefühl für immer anhält.		„Dieses Verlangen hört nicht auf." „Wenn ich zu weinen beginnen würde, könnte ich nicht mehr aufhören."	**Stoppen Sie die Echtzeit.** Nehmen Sie eine Uhr und messen Sie, wie lange es wirklich dauert. Negative Gefühle lassen nach einiger Zeit wieder nach. Oft vergehen sie schneller, wenn Sie sich mit einer Handlung ablenken.

Sich Bedeutungen erschließen – Arbeitsblatt 1/2

Sich selbst bestrafen	In Gedanken schimpfen Sie mit sich und ziehen sich herunter.		„Ich bin ein schlechter Mensch.“ „Meine Familie hatte Recht: ich bin nichts wert.“	**Liebe – nicht Hass – bewirkt Veränderung.** Sich selbst auszuschimpfen ist vielleicht ein Echo dessen, was man früher zu Ihnen gesagt hat. Aber das ändert Ihr Verhalten nicht. In Wirklichkeit wird Veränderung dadurch *unwahrscheinlicher*. Fürsorge und Verständnis bewirken echte Veränderungen.
Vergangenheit ist Gegenwart	Weil Sie in der Vergangenheit Opfer waren, sind Sie auch in der Gegenwart ein Opfer.		„Ich kann niemandem vertrauen.“ „Ich sitze in der Falle.“	**Erkennen Sie Ihre Macht.** Sagen Sie in der Gegenwart: „Ich bin ein Erwachsener (kein Kind). Ich habe eine Wahl (sitze nicht in der Falle). Ich bekomme Hilfe (bin nicht allein).“
Flucht	Eine Flucht ist notwendig (z.B. in Form von Essen, Substanzen, Spielen), weil die Gefühle einfach zu schmerzhaft sind.		„Ich bin traurig. Ich muss mich mit Essen ablenken.“ „Ich ertrage das Verlangen nicht. Ich muss einen Joint rauchen.“	**Wachsen Sie weiter.** Emotionales Wachstum und Dazulernen sind der einzig echte Ausweg aus dem Schmerz. Sie können lernen, Gefühle auszuhalten und Probleme zu lösen.
Die gute alte Zeit	Sie erinnern sich nur an die wunderbaren Höhen von etwas (einer Droge oder einer von Missbrauch geprägten Beziehung) und vergessen die Tragödie dahinter.		„Kokain hat mich glücklich gemacht.“ „Ich liebe meinen Partner immer noch, auch wenn er mich missbraucht hat.“	**Sehen Sie beide Seiten.** Die Droge mag sich gut angefühlt haben, aber sie hat Sie Ihren Job gekostet. Die Beziehung hatte vielleicht positive Seiten, aber auch einige ernsthafte negative.
Gefühle sind die Realität	Weil sich etwas wahr *anfühlt*, glauben Sie, es sei eine Tatsache.		„Ich habe das Gefühl, ich werde nie gesund werden. Also kann ich ebenso gut trinken.“ „Ich fühle mich deprimiert, also könnte ich mich ebenso gut umbringen.“	**Vertrauen Sie Ihrem Wissen.** Nehmen Sie lieber Ihren Verstand als Ihre Gefühle als Führer. Sie wissen, was das Beste für Sie ist. Gefühle haben ihre Berechtigung und sind wichtig, aber sie sind nicht die *Realität.*
Hinweise ignorieren	Wenn Sie ein Problem nicht beachten, wird es von allein weggehen.		„Wenn ich diese Zahnschmerzen ignoriere, werden sie von allein verschwinden.“ "Ich habe kein Drogenproblem.“	**Achten Sie auf Ihre Bedürfnisse.** Achten Sie auf das, was Sie hören. Achten Sie darauf, was Sie sehen. Vertrauen Sie auf Ihr Bauchgefühl.

Sich Bedeutungen erschließen – Arbeitsblatt 1/3

Gefährliche Erlaubnis	Sie erlauben sich selbstzerstörerisches Verhalten		„Nur einmal wird nicht wehtun." „Ich werde eine Flasche Wein für das Kochrezept kaufen, das ich ausprobieren möchte."	**Suchen Sie Sicherheit.** Erkennen Sie Ihre Gefühle, Sorgen und Nöte an und finden Sie dann einen Weg, sicher mit ihnen umzugehen.
Aufmerksamkeit auf sich lenken	Wenn es Ihnen besser geht, werden Sie von anderen weniger beachtet werden.		„Wenn es mir gut geht, wird sich mein Therapeut um kränkere Patienten kümmern." „Niemand wird mir zuhören, es sei denn, es geht mir schlecht."	**Erlangen Sie Aufmerksamkeit durch Erfolg.** Menschen wenden ihre Aufmerksamkeit gerne Erfolg zu. Wenn Sie das nicht glauben, versuchen Sie, Ihre Sache gut zu machen und beobachten Sie, wie man auf Sie reagiert.
Gedankenlesen	Sie glauben, auch ohne direktes Gespräch in die Köpfe anderer Leute gucken zu können.		„Er hat mich nicht gegrüßt, weil er mich hasst." „Es würde meine Therapeutin belasten, wenn ich sie mitten in der Nacht anriefe."	**Finden Sie es heraus.** Fragen Sie die Person! Sie werden sich wundern, was dabei herauskommt.
Es ist alles meine Schuld	Alles was falsch läuft, geht auf Ihre Rechnung.		„Das Trauma war meine Schuld." „Wenn ich mit jemandem eine Auseinandersetzung habe, heißt das, ich mache etwas falsch."	**Gönnen Sie sich eine Pause.** Sie müssen nicht die ganze Welt auf Ihren Schultern tragen. Wenn Sie Konflikte mit anderen haben, versuchen Sie es einmal mit einer 50:50-Lösung (für 50 % sind Sie verantwortlich, für den Rest der oder die andere).
Erst das eine, dann das andere	Sie schieben etwas so lange vor sich her, bis etwas anderes eingetroffen ist.		„Wenn ich einen Job finde, werde ich aufhören, Haschisch zu rauchen." „Wenn ich abgenommen habe, werde ich zu AA gehen."	**Bleiben Sie in der Gegenwart.** Was auch immer Sie sich vorgenommen haben: beginnen Sie jetzt. Jeder Schritt nach vorn zählt. Ein wichtiges Ziel hinauszuschieben hilft nicht.
Taten zählen mehr als Worte	Sie demonstrieren Ihre Not durch Handlungen. Andernfalls würden andere Ihre Schmerzen nicht bemerken.		„Die Schnittwunden auf meinem Arm zeigen, wie ich mich fühle." „Ich möchte, dass mein Partner mich findet, wenn ich mich umgebracht habe."	**Brechen Sie das Schweigen.** Fassen Sie Ihre Gefühle in Worte. Sprache ist das machtvollste Mittel, um sich anderen Menschen zu zeigen.

Sich Bedeutungen erschließen – Arbeitsblatt 1/4

Ich bin mein Trauma	Ihr Trauma ist Ihre Identität. Es ist wichtiger als alles andere an Ihnen.		„Mein Schmerz ist mein Leben." „Ich bin das, was ich erlitten habe."	**Schaffen Sie eine breite Identität.** Sie sind mehr als das, was Sie erlitten haben. Denken Sie an die verschiedenen Rollen, die Sie in Ihrem Leben spielen, an Ihre verschiedenen Interessen, an Ihre Ziele und Hoffnungen.
Der Irrtum der Einzigartigkeit	Nur Sie haben ein bestimmtes Problem. Niemand anderes ist in der Lage, Sie zu verstehen.		„Wenn Sie nicht durchgemacht haben, was ich erleiden musste, können Sie mir nicht helfen." „Was soll ich darüber reden? Es versteht sowieso niemand."	**Öffnen Sie sich.** Geben Sie den Menschen eine Chance, Ihnen zu helfen. Finden Sie eine sichere Person, mit der Sie sprechen können (Therapeut, AA-Sponsor) und versuchen Sie, sich zu öffnen.
Keine Zukunft	Die Zukunft ist trostlos. Es gibt keine Hoffnung.		„Mein Leben ist bereits verpfuscht." „Ich könnte ebenso gut aufgeben."	**Sie haben eine Wahl.** Ganz gleich, was bisher geschehen ist – Sie kontrollieren die Gegenwart und die Zukunft. Erkennen Sie Ihre Möglichkeiten und entscheiden Sie sich weise.
Leben-oder-Tod-Denken	In Ihren Gedanken bekommt alles die Tragweite von Leben oder Tod.		„Ich werde nie darüber hinwegkommen, dass sie (oder er) mich verlassen hat." „Ich werde sterben, wenn ich diesen Job nicht bekomme."	**Bewahren Sie sich Perspektiven.** Was ist das Schlimmste, das passieren kann? Wenn Sie einen Verlust erleiden, können Sie lernen zu trauern und weiterzugehen. Die Möglichkeiten, die das Leben birgt, sind unendlich.
Verwechslung von Wünschen und Notwendigem	Sie möchten etwas unbedingt haben, d.h. dass Sie es benötigen.		„Ich *muss* mich jetzt mit Heroin entspannen." „Ich *muss* einen Partner finden."	**Heilung ist das Notwendige.** Sie *wollen* wahrscheinlich viel, aber notwendig ist nur wenig. Sie wollen vielleicht Heroin, aber Sie *brauchen* kein Heroin. Notwendig sind die essenziellen Dinge: Essen, ein Dach über dem Kopf, Kleidung – und Ihre Heilung!
Kurzfristig denken	Für Sie zählen nur die Gefühle, die Sie im Moment haben, was morgen sein wird, spielt keine Rolle.		„Ich bin umgänglicher, wenn ich trinke." „Ich kaufe mir das neue Kleid, auch wenn ich es mir eigentlich nicht leisten kann."	**Denken Sie an die Konsequenzen.** Bedenken Sie, wie gut Sie sich morgen fühlen werden, wenn Sie das tun, wovon Sie wissen, dass es richtig ist. Stellen Sie sich vor, wie schlecht Sie sich fühlen werden, wenn Sie einem flüchtigen Bedürfnis nachgeben.

Sich Bedeutungen erschließen – Arbeitsblatt 1/5

Sollte-Sätze	Sie haben Regeln, nach denen die Welt Ihrer Ansicht nach funktionieren sollte. Wenn diese Regeln übertreten werden, geraten Sie in Wut.		„Mein Freund sollte mich jetzt auch einmal einladen.“ „Ich sollte mich nicht dauernd mit meiner PTBS befassen.“	**Mäßigen Sie Ihre Sprache.** Versuchen Sie, den Druck herauszunehmen (z.B. „Ich wünsche mir, dass mich mein Freund einlädt.“). Sie wünschen sich vielleicht trotzdem nach wie vor das Gleiche, aber fühlen sich toleranter.
Sofortige Befriedigung	Sie suchen sofortige Befriedigung. Das Leben sollte einfach sein.		„Ich brauche es jetzt.“ „Ich sollte mich immer gut fühlen.“	**Arbeiten Sie hart.** Die dauerhaftesten Befriedigungen erwachsen aus harter Arbeit und Geduld, im Job, in Ihren Beziehungen, in der Heilung.
Um das Negative kreisen	Sie bemerken in einer Situation das Negative und übersehen das Positive.		„Diese Person ist ein Vollidiot.“ „Nichts mache ich richtig.“	**Registrieren Sie das Gute.** Was lief richtig? Was ist das Gute an Ihnen? Was war ein positiver Aspekt dieser Situation?
Alles-oder-nichts-Denken	Entweder alles ist gut oder alles ist schlecht. Es gibt keine goldene Mitte.		„Das Leben ist ein einziges Elend.“ „Ich habe gar keine Kraft.“	**Bemühen Sie sich um eine ausgewogene Sichtweise.** Das Leben ist komplexer und interessanter als „alles oder nichts.“ Betrachten Sie die Dinge auf gemäßigte Art und Weise, finden Sie einen Mittelweg. Schauen Sie, was gut, was schlecht, und was neutral lief.

Sich Bedeutungen erschließen – Selbstverpflichtung

Vorschläge für eine Selbstverpflichtung

Verpflichten Sie sich zu einer Handlung, die Sie voranbringt! Es kann alles sein, von dem Sie das Gefühl haben, dass es Ihnen hilft, oder eine der unten aufgeführten Ideen. Indem Sie Ihre Verpflichtung einhalten, respektieren Sie sich, nehmen sich ernst und sorgen für sich selbst.

- *Möglichkeit 1:* Nehmen Sie eine schädliche Bewertung aus dem Arbeitsblatt und schreiben Sie ausführlich auf, wie Sie darauf antworten können.
- *Möglichkeit 2:* Beschreiben oder nennen Sie eine Bewertung, die Sie bei sich oder anderen beobachtet haben und die nicht auf dem Arbeitsblatt vorkommt.
- *Möglichkeit 3:* Identifizieren Sie eine wesentliche Sache, die Ihrem Leben einen Sinn gibt (z.B. Ihre Kinder? Ihre Arbeit? Ihre Religiosität? Ihre Heilung?). Schreiben Sie auf, wie dieser Aspekt Ihnen dabei helfen kann, sich weiter auf Ihre Heilung zu konzentrieren.
- *Möglichkeit 4:* Schreiben Sie auf, wie Sie mit sich selbst reden könnten, wenn Ihnen das nächste Mal danach zumute ist, sich unsicher zu verhalten.
- *Möglichkeit 5:* Füllen Sie die Tabelle der Sicheren Bewältigungsstrategien nach dem unten angegebenen Beispiel aus:

Beispiel für die Anwendung des Themas im Bogen zu Sicheren Bewältigungsstrategien

	Alter Weg	**Neuer Weg**
Situation	Mein Therapeut geht in Urlaub.	Mein Therapeut geht in Urlaub.
Ihre Art der Bewältigung	Ich dachte mir: „Ich werde im Stich gelassen, niemand kümmert sich wirklich um mich." Trank eine halbe Flasche Wein.	Ich verwende gerne die „Entschädigungs-Argumentation" – dass ich das Recht habe zu trinken, weil ich leide. Außerdem neige ich zum „Alles-oder-Nichts-Denken". In Wirklichkeit gibt es aber Leute, die sich um mich kümmern, und dass mein Therapeut in Urlaub geht, heißt auch nicht, dass ich ihm egal bin.
Konsequenz	Zu trinken brachte meinen Therapeuten auch nicht zurück aus dem Urlaub – für einige Stunden fühlte ich mich besser, danach für einige Tage schlechter.	Indem ich meine Bewertungen wahrnehme, fühle ich mich in engerem Kontakt mit mir selbst. Ich werde mit meinem Therapeuten darüber sprechen, wie es mir geht.

Schätzen Sie auf einer Skala von 0 Punkten (= gar nicht sicher) bis 10 Punkten (= vollständig sicher) ein:

Wie sicher ist Ihre **alte** Art der Bewältigung? ___

Wie sicher ist Ihre **neue** Art der Bewältigung? ___

Unterstützungsangebote

interpersonell

Zusammenfassung

In dieser Sitzung sollen die Patienten auf zusätzliche Unterstützungs- und Behandlungsangebote aufmerksam gemacht werden, die ihrer Heilung zugute kommen können. Dazu wird ihnen eine Liste mit bundesweiten Angeboten ausgehändigt (darunter Informationsbroschüren, Rechtsberatungen, Selbsthilfegruppen und weitere nicht kommerzielle Organisationen). Darüber hinaus können die Patienten in dieser Sitzung lernen, eine „Kundenhaltung" einzunehmen, wenn sie verschiedene Therapien für sich auswählen und bewerten.

Übersicht

> *„Ich bin kurz davor, eine Überdosis einzunehmen oder mich zu verletzen, aber meine Kinder brauchen mich. Ich kann mit dem Schmerz nicht leben, doch ich muss damit leben. Ich kann auch nicht schon wieder zum Krisenzentrum gehen, ich war gestern erst dort – wenn ich zweimal hintereinander hingehe, werden sie mich stationär einweisen."*
>
> *„Ich habe nicht gewusst, dass es eine kostenlose Elternschule gibt, die ich hätte besuchen können."*

Manche Patienten haben das Gefühl, es gäbe nicht genügend Behandlungsmöglichkeiten oder sie sind sich der vorhandenen Angebote nicht bewusst. Ein Ziel dieses Themas ist es, den Patienten Mut zu machen, gegenüber ihrer Gesundheitsfürsorge eine Kundenhaltung einzunehmen. Sie sollen nach Möglichkeit wie ein Kunde bei einem „Einkaufsbummel" aus den verschiedenen Angeboten jene auswählen, die ihren Bedürfnissen am ehesten entsprechen. Im Gegensatz zur Sitzung „Um Hilfe bitten", in der es um die inneren, psychologischen Implikationen der Bitte um Hilfe geht, zielt das heutige Thema auf äußere, praktische Ressourcen. Dieses Thema unterscheidet sich auch von der Sitzung „Einführung in die Behandlung/Case Management", weil es eine Liste bundesweit verfügbarer Ressourcen sowie Hilfestellungen für die Bewertung der jeweils eigenen Behandlung beinhaltet.

Der Therapeut kann während der Diskussion über Unterstützungs- und Behandlungsangebote auf Widerstand stoßen, etwa „Ich war bei AA und es hat nicht geholfen." In einem solchen Fall ist es wichtig, dass der Therapeut den Patienten gewähren und bestimmen lässt und herauszufinden versucht, ob es andere Angebote gibt, die der Patient noch nicht ausprobiert hat – zum Beispiel: „Okay, AA hat Ihnen nicht gefallen, aber wie sieht es aus mit den Guttemplern?" oder „Zu welchem AA-Treffen sind Sie gegangen? Vielleicht finden wir ein anderes, das Ihnen besser gefällt." Im Allgemeinen hilft es mehr, den Patienten neue Möglichkeiten ausprobieren zu lassen, als auf bestimmten Hilfsangeboten zu bestehen, die er zurückweist. Er mag gute Gründe für seine Ablehnung haben. Eine Literaturrecherche über Psychotherapie bei Suchterkrankungen ergab in Hinblick auf die Fähigkeit von Therapeuten, mit ihren Patienten gute Resultate zu erzielen, eine große Variabilität (Najavits & Weiss, 1994b). Für den Bereich der PTBS ist bekannt, dass komplizierte Gegenübertragungsmechanismen auf Seiten der Therapeuten weit verbreitet sind (Pearlman & Saakvitne, 1995). Zudem könnten sich Patienten, die in von Missbrauch geprägten Verhältnissen aufgewachsen sind, durch die Aufforderung, eine ihnen unangenehme Behandlung fortzusetzen, an ihre Vergangenheit erinnert fühlen, in der sie schlechte oder wenig Fürsorge bekommen haben. Natürlich werden die Patienten irgendwann an ihrem Misstrauen gegenüber den Therapeuten arbeiten müssen. Aber es scheinen viel mehr Patienten in Behandlungen zu bleiben, die ihnen gar nicht helfen, als dass Patienten aus wirksamen Behandlungen aussteigen. Wenn Sie den Patienten zu einer gewissen Kontrolle über ihre Entscheidungen verhelfen, stellt das einen großen Zugewinn an Freiheit dar, der an sich bereits einen therapeutischen Effekt hat. Es braucht nicht extra darauf hingewiesen zu werden, dass Spaltung vermieden werden sollte, bevor Sie in Hinblick auf die Behandlung eines Patienten irgendwelche Empfehlungen aussprechen. Es ist unabdingbar, sich mit vorhandenen Therapeuten in Verbindung zu setzen und eventuell vorhandene Bedenken mit ihnen zu besprechen, wie auch die Patienten dazu anzuhalten. Schließlich sollte noch erwähnt werden, dass Patienten mit PTBS und Suchterkrankung eine starke Bindung zur

Therapie aufbauen *können.* Daten aus der Pilotstudie dieser Therapie belegen, dass Patienten von einer engen Anbindung und Zufriedenheit mit der Behandlung berichtet haben und die Anwesenheit hoch war (Najavits et al., 1998e).

Gegenübertragungsphänomene

Wenn sich Patienten über ihre Behandlung beschweren, kann es passieren, dass sich der Therapeut mehr mit seinen Kollegen als mit den Patienten identifiziert und es, unbewusst oder bewusst, an Empathie gegenüber den Patienten mangeln lässt (z. B. „Setzen Sie die Therapie bei Dr. Meier fort. Versuchen Sie, die vorhandenen Probleme zu lösen." oder „Frau Dr. Müller hat einen ausgezeichneten Ruf. Wie wäre es, wenn Sie sich auf das konzentrierten, was Sie aus den Sitzungen für sich mitnehmen *können*?"). Auch wenn diese Antworten in einigen Situationen passend sein mögen, ist es in der Regel hilfreich, erst einmal herauszufinden, was dem Patienten an der aktuellen Behandlung nicht gefällt. Sie sollten davon ausgehen, dass zumindest ein Aspekt davon einen legitimen Einwand darstellt, der nicht allein dem Patienten zur Last gelegt werden kann (z. B. eine persönliche Schwäche des Therapeuten oder die Methoden der behandelnden Klinik). Indem Sie zumindest einen Einwand des Patienten anerkennen, schaffen Sie einen gleichberechtigten Ausgangspunkt, von dem aus Sie mit ihm auf emotionaler und praktischer Ebene weiterarbeiten können. Diese Vorschläge gelten selbstverständlich auch für den Fall, dass sich die Beschwerden des Patienten auf die Behandlung bei Ihnen beziehen.

Vorbereitung der Sitzung

Stellen Sie eine Liste von Unterstützungsangeboten in Ihrer näheren Umgebung zusammen und legen Sie sie dem Arbeitsblatt 1 bei.

Ablauf der Sitzung

1. *Begrüßungsrunde (bis zu 5 Minuten pro Patient)* siehe auch Kapitel 3.5.1.

2. *Zitat (kurz).* Verbinden Sie das Zitat mit der Sitzung. Sie könnten beispielsweise sagen „Heute werden wir über Unterstützungsangebote sprechen. Das Ziel besteht darin, aus den verfügbaren Angeboten das Beste für sich herauszuholen."

3. *Verbinden Sie das Thema der Sitzung mit dem Leben der Patienten (ausführlich, Hauptteil der Sitzung).*
   a) *Bitten Sie die Patienten, die Arbeitsblätter durchzugehen,* die einzeln oder zusammen benutzt werden können. Erwägen Sie, sie in verschiedenen Sitzungen abzuhandeln, wenn dazu genügend Zeit ist. Siehe auch „Inhalt der Sitzung" (unten) und Kapitel 3.
   Arbeitsblatt 1: Bundesweite Angebote
   Arbeitsblatt 2: Ihre Therapie aus der Kundenperspektive
   b) *Helfen Sie den Patienten, die erworbenen Kenntnisse auf konkrete Probleme in ihrem Leben anzuwenden.* Siehe auch „Inhalt der Sitzung" (unten) und Kapitel 3.5.3.

4. *Abschlussrunde (kurz),* siehe auch Kapitel 3.5.4.

Inhalt der Sitzung

Ziele

- Gehen Sie die Liste der Unterstützungsangebote durch und ermutigen Sie die Patienten, sich die Hilfe auszuwählen, die sie gerne in Anspruch nehmen möchten (Arbeitsblatt 1).
- Diskutieren Sie darüber, warum eine „Kundeneinstellung" gegenüber Behandlungen wichtig ist, und geben Sie Tipps für die Bewertung einer Psychotherapie (Arbeitsblatt 2).

Möglichkeiten, die Materialien auf das Leben der Patienten zu übertragen

Selbsterkundung. Bitten Sie die Patienten, bei der Arbeit mit dem Arbeitsblatt 1 jene Angebote auszuwählen, die sie ansprechend finden. Geben Sie ihnen, basierend auf Ihrem Wissen über die Patienten, auch eine Rückmeldung darüber, was Ihrer Meinung nach hilfreich für sie wäre. Sie werden wahrscheinlich in Hinblick auf das Bitten um Hilfe auch weiterhin an der Überwindung emotionaler Hindernisse arbeiten müssen (siehe die Sitzung „Einführung in die Behandlung/Case Management" und auch „Um Hilfe bitten" mit Vorschlägen dazu). Bei Patienten, die eine zusätzliche Vorbereitung benötigen, können Sie z. B. ein anstehendes Telefongespräch zunächst im Rollenspiel üben.

Rufen Sie während der Sitzung bei einer der öffentlichen Einrichtungen an. Lassen Sie einen Patienten eine der Telefonnummern vor Ort anrufen, und besprechen Sie anschließend, wie es gelaufen ist.

Suchen Sie Nachsorge-Möglichkeiten. Nutzen Sie dieses Thema als eine Gelegenheit, die Arbeit an den Case Management-Bedürfnissen der Patienten fortzusetzen – insbesondere mit Blick auf die Nachsorge, die mit Abschluss dieser Behandlung nötig wird.

Helfen Sie den Patienten, ihre gegenwärtigen Behandlungen zu bewerten. Finden Sie gemeinsam mit den Patienten heraus, wie hilfreich sie die jeweils aktuelle Behandlung finden. Helfen Sie, für alle unproduktiven Behandlungen eine Strategie für die weitere Umgehensweise damit zu finden. Dies ist ein heikles Gebiet, auf dem es unter den Therapeuten zu Problemen kommen kann.

Diskussion
- „Finden Sie auf dem Arbeitsblatt 1 irgendwelche Organisationen, die Ihnen vielleicht helfen könnten?"
- „Haben Sie bei irgendeiner dieser Organisationen früher schon einmal angerufen? Wie fühlt es sich an, so etwas zu tun?"
- „Was würden Sie sagen, wenn Sie anrufen?"
- „Haben Sie im Moment genug Behandlung und Unterstützung? Was brauchen Sie sonst vielleicht noch?"
- „Was für Handlungsmöglichkeiten haben Sie, wenn Sie eine bestimmte Behandlung nicht hilfreich finden?"

Vorschläge

Abhängig vom Bedarf der Patienten könnten Sie dieses Thema auch in zwei Sitzungen abhandeln. Sie können dann jeweils ein Arbeitsblatt in einer Sitzung bearbeiten.

Erlauben Sie den Patienten, über schlechte Erfahrungen, die sie in der Therapie gemacht haben, zu sprechen, aber räumen Sie dafür im Verlauf der Sitzung nicht mehr als ein paar Minuten ein. Am besten, Sie nehmen auf einfache Weise die schlechte Erfahrung eines Patienten wertschätzend zur Kenntnis (z. B. „Es klingt, als hätten Sie eine schlimme Erfahrung gemacht, und es tut mir leid, das zu hören"), und versuchen dann, den Blick auf die Zukunft zu richten, indem Sie etwas finden, das dem Patienten jetzt hilft.

Gestehen Sie den Patienten zu, ihren „Einkaufsbummel" zwischen den verschiedenen Angeboten so lange fortzusetzen, bis sie etwas gefunden haben, das gut für sie ist. Versuchen Sie, es den Patienten leicht zu machen, indem Sie Ihnen nahe legen, sich angesichts der Auswahl und Bewertung ihrer Behandlung wie Kunden zu benehmen. Helfen Sie Ihnen, emotionale Hindernisse zu überwinden, die einer solche Einstellung im Wege stehen könnten (z. B. „Ich dachte, der Arzt weiß immer am besten, was das Richtige ist." oder „Ich hätte Schuldgefühle, wenn ich meinen Therapeuten verlasse").

Einige Patienten haben vielleicht schon genug Hilfe. Wenn Patienten bereits genug Unterstützungs- und Behandlungsangebote in Anspruch nehmen, können Sie die Arbeitsblätter auch einfach für spätere Auskünfte austeilen und stattdessen zu einem anderen Thema übergehen.

Schwierige Fälle

- „Es ist mir nie gelungen, jemanden zu finden, der mir wirklich geholfen hat."
- „Mein letzter Therapeut hatte ein sexuelles Verhältnis mit mir, aber darüber möchte ich gar nicht reden."
- „Ich kann einfach nicht telefonieren."
- „Ich war jetzt fünf Jahre in der Psychotherapie und habe nicht das Gefühl, dass es mir hilft. Aber ich hätte zu große Schuldgefühle, wenn ich jetzt aufhören würde."
- „Mein Freund sagt, die Behandlung sei ein großer Humbug und zu gar nichts gut."
- „Meine Ärztin verschreibt mir viele Beruhigungsmittel. Ich weiß, dass ich abhängig bin, aber ich möchte ihr das nicht sagen."

Unterstützungsangebote – Arbeitsblatt 1/1

Bundesweite Angebote

„Tu, was du kannst,
mit dem, was du hast,
dort, wo du bist.“
Theodore Roosevelt (Amerikanischer Präsident, 20. Jh.)

Im Folgenden finden Sie lauter kostenlose, bundesweite Einrichtungen, die dazu da sind, Menschen zu helfen. Darunter befinden sich auch Rechtsberatungen, Selbsthilfegruppen und Adressen, unter denen Sie Informationsbroschüren bestellen können.

Substanzmissbrauch/Abhängigkeit

Selbsthilfegruppen	
Anonyme Alkoholiker	http://www.anonyme-alkoholiker.de Tel.: 08731/32573-0
Al-Anon (für Angehörige und Freunde von Alkoholabhängige) Alateen (für jugendliche Angehörige)	http://www.al-anon.de Tel.: 0201/773007
Blaues Kreuz in Deutschland e.V.	http://www.blaues-kreuz.de Tel.: 0202/62003-0
Blaues Kreuz in der Evangelischen Kirche, Bundesverband e.V	http://www.blaues-kreuz.org Tel.: 0231/5864132
Guttempler in Deutschland e.V.	http://www.guttempler.de Tel.: 040/24 58 80
Kreuzbund Bundesverband	http://www.kreuzbund.de Tel.: 02381/67272-0
Narcotics Anonymous	http://www.narcotics-anonymous.de
Selbsthilfe Sucht (Online-Chat oder E-Mail-Beratung)	
Bundesverband für akzeptierte Drogenarbeit und Drogenpolitik e.V.	www.akzept.org
A-Connect e.V.	http://www.a-connect.de
AIDA Selbsthilfe e.V.	http://www.aida-selbsthilfe.de
Chill-out e.V.	http://www.chill-out.de
Deutsche Hauptstelle für Suchtfragen e.V	www.dhs.de Tel.: 02381/9015-0
Bundesministerium für Gesundheit (Themenschwerpunkt Drogen und Sucht)	http://www.bmg.bund.de
Deutsche Gesellschaft für Suchtmedizin (Umfassende Sammlung von weiteren Links)	http://www.dgsuchtmedizin.de
Fachverband Drogen und Rauschmittel	http://www.sucht.de Tel.: 0228/261555
Gesamtverband für Suchtkrankenhilfe im Diakonischen Werk der Evangelischen Kirche	http://sucht.org Tel.: 030/843123-55

Unterstützungsangebote – Arbeitsblatt 1/2

Bundesverband für stationäre Suchtkrankenhilfe e.V.	http://www.suchthilfe.de Tel.: 0561/779351
Übergeordnete Stellen – nicht nur Sucht	
Bundeszentrale für gesundheitliche Aufklärung (nicht nur für Sucht)	http://www.bzga.de Tel.: 0221/8992-0
Caritas	http://www.caritas.de
Diakonie	http://www.diakonie.de
Fachverband Glücksspielsucht	http://www.gluecksspielsucht.de Tel.: 05221/5998-50
Anonyme Spieler	http://www.anonyme-spieler.org Tel.: 06173/61575
Trauma/PTBS/Angststörungen	
Deutschsprachige Gesellschaft für Psychotraumatologie	http://www.degpt.de
Trauma und Sucht	http://www.trauma-und-sucht.de
Diagnostik und Behandlung von dissoziativen Störungen	http://www.infonetz-dissoziation.de
Psychiatrienetz	http://www.psychiatrie.de
Selbsthilfe Portal für Betroffene	http://www.angstportal.de/
Häusliche Gewalt	
Zentrale Geschäftsstelle der polizeilichen Kriminalprävention der Länder und des Bundes	http://www.polizei-beratung.de/rat_hilfe/opferinfo/haeusliche_gewalt/
Sexuelle Gewalt	http://www.wildwasser.de http://www.dunkelziffer.de http://www.tauwetter.de (für Männer)
Frauennotruf Kiel e.V.	http://www.helpline-sh.de/uberGewalt.html
Psychische Gesundheit	
Bundeszentrale für gesundheitliche Aufklärung (nicht nur für Sucht)	http://www.bzga.de Tel.: 0221/8992-0
Kompetenznetz Depression	http://www.kompetenznetz-depression.de/
Deutsche Gesellschaft für Suizidprävention	http://www.suizidprophylaxe.de/
Psychiatrienetz	http://www.psychiatrie.de/
Beratungs- und Informationsserver zu Essstörungen (Förderer AOK; Med. Leipzig, Bund der KK)	http://www.ab-server.de/
HIV/AIDS/Geschlechtskrankheiten	
Seite zur Kampagne „Gib Aids keine Chance“	http://www.gib-aids-keine-chance.de/
Deutsche Aidshilfe e.V.	http://www.aidshilfe.de/
Aids-Aufklärung e.V.	http://www.aidsaufklaerung.de/index.html

Unterstützungsangebote – Arbeitsblatt 1/3

Familien- und Paarberatung	
Familien- und Partnerschaftsberatung	http://www.profamilia.de
Erziehungsberatung (ausgewählte Beispiele)	http://www.caritas.de http://www.diakonie.de
Ernährung	
Deutsche Gesellschaft für Ernährung e.V.	http://www.dge.de/
Gesellschaft für Ernährungsheilkunde GmbH	http://www.zentrum-der-gesundheit.de/ernaehrung.html
Bundesministerium für Ernährung, Landwirtschaft und Verbraucherschutz	http://www.bmelv.de
Gesundheitsprobleme	
Bundesgesundheitsministerium	http://www.bmg.bund.de
Niedergelassene Ärzte und Krankenhäuser vor Ort	z.B. Internetseiten der Landesärztekammern unter http://www.bundesaerztekammer.de/
Frauenheilkunde	
Frauengesundheit	http://www.profamilia.de http://www.frauengesundheitsportal.de
Diverses	
Schuldnerberatung	http://www.forum-schuldnerberatung.de
Weitere Ressourcen	

Unterstützungsangebote – Arbeitsblatt 2/1

Ihre Therapie aus der Kundenperspektive

Denken Sie, wenn Sie nach therapeutischen Leistungen suchen, immer daran, dass Sie *Kunde* sind. Das bedeutet, dass Sie eine Auswahl und Rechte haben, und dass Sie, wenn Sie mit Ihrer aktuellen Behandlung nicht zufrieden sind, so lange suchen können, bis Sie Behandlungen gefunden haben, die besser zu Ihnen passen.[21] Im Folgenden finden Sie einige Hinweise dazu:

- ***Die Qualität von Behandlungen ist sehr verschieden.*** Es gibt viele Fachleute im Gesundheitswesen, die Ihnen sehr helfen können. Leider gibt es auch viele Fachleute, die nicht hilfreich sind, und einige von ihnen sind sogar gefährlich. Die Psychotherapieforschung zeigt zum Beispiel, dass sich Therapeuten in ihrer Effektivität sehr unterscheiden, und dass solche Unterschiede nicht mit unterschiedlich langer Berufserfahrung, der Art der Ausbildung (z.B. Sozialarbeiter vs. Psychiater vs. Psychologe), dem Genesungsstand (zum Beispiel ob der Patient seine Sucht bereits überwunden hat) oder der Bezahlung zusammenhängen. Das bedeutet für Sie, dass Sie bei der Auswahl eines Therapeuten die Person nach anderen Kriterien werden bewerten müssen.
- ***Finden Sie Spezialisten.*** Weil sie mit zwei ganz besonderen Problemen kämpfen – mit PTBS und Sucht – sollten Sie sich auch die beste verfügbare Hilfe von Leuten suchen, die sich auf diese Probleme spezialisiert haben (genauso auch bei allen anderen Problemen).
- ***Sehen Sie sich gründlich um.*** Bevor Sie sich für eine Behandlung entscheiden, insbesondere wenn es um Ihre psychische Gesundheit geht, sollten Sie versuchen, möglichst viele verschiedene Angebote (= Therapeuten) kennen zu lernen. Sie könnten zum Beispiel mindestens eine Sitzung bei drei verschiedenen Therapeuten in Anspruch nehmen, um herauszufinden, welcher Ihnen am hilfreichsten erscheint. Probieren Sie so lange, bis Sie jemanden gefunden haben, den Sie wirklich mögen. Therapeuten haben unterschiedliche Stile, und genau wie in allen anderen Beziehungen gibt es Konstellationen von Menschen, die besser oder schlechter als andere funktionieren. Versuchen Sie herauszufinden, von wem Sie sich am besten verstanden fühlen und wessen Art Ihnen gefällt (z.B. sehr unterstützend? Sehr direkt? Konfrontierend? Warmherzig? Intelligent? Informativ?). Fragen Sie sich auch, ob Sie sich dem *potenziellen Therapeuten* gegenüber wirklich öffnen könnten.
- ***Fragen Sie nach.*** Wenn Sie mit einem potenziellen Therapeuten sprechen, haben Sie das Recht, Fragen zu stellen wie „Welches ist Ihr Behandlungsmodell (und gibt es noch andere Behandlungsansätze für meine Probleme)?“, „Wie würden Sie mir helfen?“, „Wie lang würde die Behandlung dauern?“, „Haben Sie schon vorher mit Patienten wie mir gearbeitet?“, „Wo haben Sie Ihre Ausbildung gemacht?“, „Wird meine Krankenkasse die Behandlung übernehmen?“.
- ***Setzen Sie nur die Behandlungen fort, die Ihnen auch helfen.*** Wenn Sie eine Behandlung ausprobieren und feststellen, dass sie Ihnen nicht gefällt, dann denken Sie immer daran, dass Sie sie auch abbrechen können. Bleiben Sie nie in einer Therapie, weil Sie sich ansonsten schuldig fühlen würden, die Gefühle des Therapeuten zu verletzen, oder

21 Wenn Sie durch ein Gerichtsurteil zu einer bestimmten Behandlung verpflichtet worden sind, gelten diese Richtlinien für Sie erst dann, wenn Sie die vorgesehene Therapie beendet haben. Aber auch wenn Sie aufgrund einer Gerichtsentscheidung eine Behandlung machen müssen, haben Sie vielleicht Wahlmöglichkeiten.

Unterstützungsangebote – Arbeitsblatt 2/2

weil Sie sich unter Druck gesetzt fühlen. Siehe auch unter „Wie Sie Ihre Psychotherapie bewerten können".

- ***Melden Sie Regelverstöße des Therapeuten.*** Wenn sich ein Therapeut Ihnen gegenüber unsittlich verhält (z.B. Ihnen sexuelle Angebote macht), können Sie ihn beim Klinikchef anzeigen, ihn bei der staatlichen Behörde, die für seine Tätigkeit zuständig ist (z.B. die Landesgesundheitsbehörde) melden, eine Verbraucherzentrale anrufen oder die Ethikkommission des für den Therapeuten zuständigen Berufsverbandes kontaktieren[22] (z.B. die zuständige Landesärzte- oder Landespsychotherapeutenkammer)
- ***Suchen Sie nach Verbraucherinformationen.*** In einigen Gegenden gibt es bereits telefonische Gesundheitsberatung[23]. Auch im Internet lassen sich eine Vielzahl an Informationen finden. Wenn Sie keinen eigenen Anschluss ans Internet haben, können Sie von öffentlichen Bibliotheken aus ins Netz gehen.

Finden Sie Sonderleistungen Ihrer Krankenkasse heraus

a. *Finden Sie heraus, welche Leistungen Ihre Kasse zahlt.* Versicherungen unterscheiden sich stark. Nehmen Sie Kontakt zu Ihrer Versicherung auf, bevor Sie einen Therapeuten auswählen. Geben Sie der Versicherung Ihre Versichertennummer, und finden Sie soviel wie möglich darüber heraus, in welcher Höhe Kosten gedeckt werden, wie lange eine Therapie maximal bezahlt wird, ob die Kasse eine Liste von Therapeuten hat, ob die Übernahme der Therapiekosten durch die Kasse von bestimmten medizinischen Gutachten abhängt. Notieren Sie sich alle Informationen mit Datum und Namen der Person, mit der Sie gesprochen haben, auf einer Liste.

b. *Machen Sie sich Gedanken über die Vertraulichkeit Ihrer Angaben.* Sie werden ein Formular unterschreiben müssen, auf dem Sie in die Weitergabe vertraulicher Informationen über sich und Ihre Behandlung an die Versicherung einwilligen. Wenn es Dinge gibt, von denen Sie auf keinen Fall möchten, dass jemand sie erfährt (z.B. dass Sie Antidepressiva einnehmen), wäre es unter Umständen besser, diese selbst zu bezahlen, anstatt die Kosten von der Kasse übernehmen zu lassen.

c. *Denken Sie daran, dass es Ihre Aufgabe ist – nicht die des Therapeuten – Ihre finanziellen Interessen zu wahren.* Manche Therapeuten werden Sie evtl. nicht einmal nach Ihrer Versicherung fragen. Aber wie bei jedem anderen Produkt, das Sie im Laden kaufen, muss die Finanzierung geklärt sein. Insofern ist es ratsam, sich bei der Kontaktaufnahme zu Therapeuten noch *vor* der Vereinbarung eines Termins nach der Kostenübernahme zu erkundigen.

Wie Sie Ihre Psychotherapie bewerten können

Psychotherapie kann für viele Menschen ausgesprochen hilfreich sein. Allerdings ist eine Psychotherapie eine Behandlung, die mit am schwersten zu beurteilen (d.h. auf ihre Qualität und Wirksamkeit zu überprüfen und zu bewerten) ist. Sie umfasst ein breites Spektrum von Behandlungsmethoden, die von Therapeut zu Therapeut variieren können, und ihr Erfolg

22 Internetseite des Bundesgesundheitsministeriums zum Thema Patientenrechte http://www.bmg.bund.de/cln_040/DE/Serviceangebote/Links/Patientenrechte/patientenrechte-node,templateId=addToCookie,param=Links.html__nnn=true. Unter http://www.ptk-hamburg.de/patienten/514927.html kann die Broschüre Patientenrechte heruntergeladen werden.

23 Verbraucherzentrale http://www.verbraucherzentrale.de.

Unterstützungsangebote – Arbeitsblatt 2/3

hängt gleichermaßen vom Behandelnden wie vom Patienten ab sowie von der Beziehung, die beide zueinander entwickeln. Obwohl Psychotherapie eine wissenschaftliche Basis hat, ist sie auch eine Kunst. Anders als andere Bereiche der medizinischen Versorgung ist Psychotherapie keine standardisierte „Maßnahme", die gleichförmig auf jeden Patienten angewendet wird.

- ***Denken Sie immer daran, dass Sie eine gute Psychotherapie finden können,*** und dass Sie, wie bei anderen Dingen im Leben auch, spüren und erkennen können, welche Therapie gut ist. Viele Menschen mit PTBS und Suchterkrankung waren in der Lage, nach einigem Suchen eine Therapie zu finden, von der sie profitierten. Geben Sie nicht auf und machen Sie sich keine Vorwürfe, wenn Sie schon schlechte Erfahrungen mit Therapien gemacht haben. Respektieren Sie Ihre Gefühle und nehmen Sie sie ernst. Suchen Sie so lange, bis Sie jemanden gefunden haben, bei dem Sie ein besseres Gefühl haben.
- ***Beurteilen Sie Ihre Behandlung nach der dritten Sitzung.*** Forschungsergebnisse weisen darauf hin, dass das Gefühl nach der dritten Sitzung, wie hilfreich eine Therapie ist, häufig über den gesamten Therapieverlauf konstant bleibt. Wenn Sie also drei Sitzungen bei einem Therapeuten hatten und sich das Gefühl bei Ihnen einstellt, dass die Therapie nicht hilfreich ist, sind Sie vermutlich besser damit bedient, nach einem anderen Therapeuten zu suchen, als an dieser Behandlung festzuhalten.
- ***Nehmen Sie Höhen und Tiefen in Kauf, solange Ihnen die Behandlung insgesamt hilfreich erscheint.*** Seien Sie darauf gefasst, dass es Zeiten geben wird, in denen Sie wütend auf den Therapeuten oder enttäuscht von ihm sind. Dies ist normaler Bestandteil einer Psychotherapie. Aber wenn es sich als ein fortdauerndes Problem herausstellt oder diese Gefühle häufig sehr stark sind, kann es erforderlich werden, die Therapie einer genaueren Überprüfung zu unterziehen. Wenn Sie im Großen und Ganzen das Gefühl haben, dass Ihnen der Therapeut hilft, ist es in der Regel ratsam, die Behandlung fortzusetzen und das Problem durchzustehen (dies kann eine echte Chance zu wichtigen Entwicklungsschritten sein). Wenn Sie aber generell *nicht* das Gefühl haben, dass der Therapeut Ihnen weiterhilft, kann es ratsam sein, die Behandlung zu beenden.
- ***Vergessen Sie nicht, dass Ihre Lebensentscheidungen in Ihrer Hand liegen, so lange Sie sichere Entscheidungen treffen.*** Wenn Ihnen ein Therapeut dazu rät, einen bestimmten Job anzunehmen oder abzulehnen, eine Beziehung einzugehen oder zu beenden, sich mit der Person zu konfrontieren, die Sie missbraucht hat oder zu AA zu gehen, dann betrachten Sie das, ebenso wie jeden anderen wichtigen Ratschlag, als Anregung, die Sie aufgreifen oder ablehnen können (so lange Sie dabei sichere Entscheidungen treffen).
- ***Einer der am häufigsten an Psychotherapien geäußerten Kritikpunkte lautet, dass der Therapeut nett und zugewandt ist, aber nicht die Weiterentwicklung fördert*** (Ihnen z.B. keine direkten Rückmeldungen gibt, nicht bei der Bearbeitung wichtiger Themenfelder oder der Entwicklung neuer Fähigkeiten hilft). Eine gute Psychotherapie soll sowohl stützen als auch die Weiterentwicklung fördern. Wenn Sie das Gefühl haben, lediglich viel zu reden, aber keine sichtbaren Forschritte in Ihrem Leben machen, oder dass der Therapeut „nett" ist, Ihnen aber nicht wirklich hilft, sollten Sie vielleicht nach jemandem suchen, der Ihnen mehr zu bieten hat.
- ***Bleiben Sie so lange in Behandlung, wie es Ihnen hilft. Wie lange dauert eine Psychotherapie?*** Die meisten Psychotherapien enden eher, weil der Patient sich dafür entscheidet, als dass es der Therapeut vorschlägt. So lange Sie sicher sind und Ihren Alltag gut bewältigen können (z.B. nicht suizidgefährdet sind, nicht aktiv Drogen konsumieren, Ihren Verpflichtungen gerecht werden), kann als Anhaltspunkt für die Fortsetzung der Behandlung gelten, dass Sie davon profitieren und gerne weitermachen möchten. Mit dem

Unterstützungsangebote – Arbeitsblatt 2/4

Therapeuten über den Wunsch nach Beendigung der Behandlung zu sprechen, Rückmeldungen von ihm zu bekommen und die Therapie zu einem stimmigen Abschluss zu bringen, sind alles hilfreiche Maßnahmen. Doch so lange Sie sicher sind, liegt es in Ihrer Hand, die Behandlung fortzusetzen oder abzuschließen. Fühlen Sie sich nicht schuldig oder schlecht, und schämen Sie sich nicht dafür, wenn Sie sich für die Beendigung einer Behandlung entscheiden. Aber wenn Sie im Moment nicht sicher sind, also wie oben beschrieben beispielsweise suizidgefährdet sind oder Substanzen konsumieren, kann es nötig sein, die Behandlung fortzusetzen, bis Sie sich stabiler fühlen oder zumindest eine neue Behandlungsmöglichkeit gefunden haben.

- ***Wenn Sie von einer Behandlung das Gefühl haben, dass sie nicht hilft …***
  - Versuchen Sie, es dem Therapeuten mitzuteilen, indem Sie das Problem direkt, aber respektvoll ansprechen.
  - Wenn Sie ein Anliegen haben, sollten Sie es zur Sprache bringen. Beispielsweise könnten Sie sagen „Ich möchte Sie bitten, mich nicht weiter zur Einnahme von Medikamenten aufzufordern. Ich möchte das im Moment nicht."
  - Sie könnten eine auf dem Gebiet erfahrene Person einbeziehen. Viele Menschen wissen nicht von der Möglichkeit, sich durch einen weiteren Spezialisten eine zweite Meinung einzuholen. Das kann z.B. in Langzeittherapien hilfreich sein, wenn Sie einen Punkt erreicht haben, an dem weder Sie noch der Therapeut weiter kommen, oder wenn der Therapeut auf Behandlungsempfehlungen besteht, mit denen Sie nicht einverstanden sind.
  - Es ist zulässig und in Ordnung, Ihre Psychotherapie-Sitzungen aufzuzeichnen (unter Verwendung Ihres eigenen Aufnahmegerätes), so lange der Therapeut davon unterrichtet ist. Einige Leute machen dies, um mehr aus den Sitzungen mitzunehmen und sie später noch einmal durchzugehen. Das Mitschneiden der Sitzung kann auch hilfreich sein, wenn Sie jemand anderen die Sitzung anhören lassen möchten (z.B. wenn Sie möchten, dass ein weiterer Berater die Sitzung beurteilt).
  - Viele Kliniken erlauben Ihnen, den Therapeuten zu wechseln, wenn Sie darum bitten. Wenn Sie das Gefühl haben, mit einer bestimmten Person, der Sie zugeteilt worden sind, nicht arbeiten zu können, nachdem Sie der Behandlung eine reelle Chance gegeben haben, können Sie sich erkundigen, ob ein Wechsel möglich ist (z.B. indem Sie den Therapeuten oder den Chef der Klinik fragen).
- ***Seien Sie auf Therapeuten gefasst, die …***
  - Ihnen die alleinige Schuld an Sackgassen in der Behandlung geben (z.B. dass es allein an Ihrem „Widerstand" liegt, an Ihrem „Mangel an Motivation" oder Ihrer „Haltung"). Auch wenn es tatsächlich Punkte gibt, die man Ihnen zur Last legen kann, muss man im Falle eines längeren Behandlungsstillstands (d.h. für mehr als einen Monat) davon ausgehen, dass es sowohl am Patienten als auch am Therapeuten liegt. Ein guter Therapeut ist in der Lage, Sie aus einer Sackgasse herauszuführen, und wird Ihnen keine Vorhaltungen machen.
  - Ihnen das Gefühl geben, dass eher deren Bedürfnisse als Ihre erfüllt werden, wie zum Beispiel die wiederholte Thematisierung von Dingen, die Sie nicht für wichtig halten.
  - Ihnen sehr negativ und streng gegenübertreten. Dies bezieht sich auf Therapeuten, die regelmäßig wütend auf Sie sind, sich auf intensive Machtkämpfe einlassen oder Sie als Person „klein machen." Damit sind jedoch nicht konstruktive Rückmeldungen gemeint, die schmerzhaft sind, aber letztlich weiterhelfen.
  - darauf bestehen, dass Sie in einer Behandlung bleiben, von der Sie nicht das Gefühl haben, dass Sie Ihnen hilft – insbesondere dann, wenn Sie bereits versucht haben, mit Ihrem Therapeuten darüber zu sprechen.

Unterstützungsangebote – Arbeitsblatt 2/5

- ***Wenn ein Therapeut Grenzen überschreitet, können Sie sofort aus der Behandlung aussteigen.*** Wenn ein Therapeut versucht, einen sexuellen Kontakt zu Ihnen herzustellen, wenn er Sie zu sozialen Aktivitäten oder an Orte außerhalb eines Behandlungszimmers einlädt, unangemessene Bemerkungen über Ihre Attraktivität macht oder sich anderweitig schwerwiegendes unseriöses Verhalten zuschulden kommen lässt, ist der beste Ratschlag, niemals wiederzukommen. Sie brauchen Ihre Entscheidung weder zu begründen noch mit diesem Therapeuten jemals wieder zu sprechen.

Informationen darüber, wie man medizinische Behandlungen beurteilen kann

- ***Bücher.*** Es gibt zahlreiche Bücher mit Informationen darüber, wie Sie Ihre Behandlung beurteilen können. Erkundigen Sie sich in einem Buchladen oder in einer Bibliothek danach.
- ***Das Internet.*** Sie können mit Suchbegriffen wie „PTBS“, „Abhängigkeit“, „Psychotherapie“, „Ergebnisse“ und „Behandlung“ arbeiten. Es gibt zunehmend Informationen über das aktuellste Wissen und Behandlungen.
- ***Anmerkung:*** Es gibt einen Trend dahin, mit Daten über „Patientenzufriedenheit“ zu werben. Viele Untersuchungen über Patientenzufriedenheit genügen allerdings nicht strengen wissenschaftlichen Kriterien und dienen eher Werbungszwecken als der Information.

Unterstützungsangebote – Selbstverpflichtung

Vorschläge für eine Selbstverpflichtung

Verpflichten Sie sich zu einer Handlung, die Sie voranbringt! Es kann alles sein, von dem Sie das Gefühl haben, dass es Ihnen hilft, oder eine der unten aufgeführten Ideen. Indem Sie Ihre Verpflichtung einhalten, respektieren Sie sich, nehmen sich ernst und sorgen für sich selbst.

- *Möglichkeit 1:* Suchen Sie sich ein Unterstützungs- oder Beratungsangebot aus, das Ihnen von Nutzen sein könnte, und nehmen Sie bis zur nächsten Sitzung Kontakt zu der betreffenden Adresse auf.
- *Möglichkeit 2:* Füllen Sie den Bogen der Sicheren Bewältigungsstrategien aus (siehe das unten angegebene Beispiel, das sich auf das heutige Thema bezieht).

Beispiel für die Anwendung des Themas im Bogen zu Sicheren Bewältigungsstrategien

	Alter Weg	Neuer Weg
Situation	Hatte nachts schreckliche Flashbacks und konnte nicht einschlafen.	Hatte nachts schreckliche Flashbacks und konnte nicht einschlafen.
Ihre Art der Bewältigung	Habe Valium genommen (mehr als in der Packungsbeilage angegeben).	Ich konnte besser damit umgehen, nachdem ich bei einer Telefonseelsorge angerufen hatte (was ich vorher nie probiert hatte). Außerdem sind viele der im Arbeitsblatt erwähnten Unterstützungsangebote neu für mich. Ich könnte einige davon anrufen und versuchen, mehr Hilfe zu bekommen.
Konsequenz	Es ist mir gelungen einzuschlafen, aber ich habe das Gefühl, meinen Substanzmissbrauch niemals überwinden zu können. Ich fühle mich schwach.	Ich fühle mich stärker, wenn ich einen aktiven Versuch unternehme, diese Dinge in die Hand zu nehmen, anstatt mir einfach Pillen einzuwerfen.

Schätzen Sie auf einer Skala von 0 Punkten (= gar nicht sicher) bis 10 Punkten (= vollständig sicher) ein:

Wie sicher ist Ihre **alte** Art der Bewältigung? ___

Wie sicher ist Ihre **neue** Art der Bewältigung? ___

Grenzen setzen in Beziehungen

interpersonell

Zusammenfassung

Es werden zwei Formen von Abgrenzungsproblemen beschrieben: zu viel Nähe (das Problem, in Beziehungen „Nein" zu sagen) und zu viel Distanz (das Problem, in Beziehungen „Ja" zu sagen). Im Folgenden werden Wege beschrieben, gesunde Grenzen zu setzen.

Übersicht

„Ich vertraue den Menschen nicht und ich kann nicht auf sie zugehen. Was mir bei meinem Überfall passiert ist, ist zu schrecklich, als dass ich darüber sprechen könnte. Ich habe das Vertrauen in die Menschheit verloren."

„Jedes Mal, wenn ich die Fassung verliere, ist es wegen einem Mann. Ich habe wegen einem Mann zum ersten Mal Koks genommen. Ich habe nach der Kur wieder mit dem Trinken angefangen, weil ich einem Mann gefallen wollte. In einigen Situationen habe ich mich auf Missbrauch eingelassen – körperlich und sexuell – was meiner PTBS sicherlich auch nicht unbedingt geholfen hat. Meine jetzige Beziehung zu Stefan ist nicht gesund. Er ist verheiratet, nimmt Kokain, kontrolliert mich, tut meiner psychischen Gesundheit nicht gut und gibt mir keine positiven Rückmeldungen. Er möchte nicht, dass ich zu AA oder irgendwelchen anderen Therapieangeboten gehe. Mir ist bewusst, dass es sehr riskant für mich ist, mich noch einmal auf diese Beziehung einzulassen. An diesem Punkt fällt es mir sehr schwer, Nein zu sagen. Aber ich tue es jetzt."

In dieser Sitzung soll dem Konzept von „Grenzen" auf den Grund gegangen werden, und zwar unter besonderer Berücksichtigung der Frage, wie PTBS und Sucht zu Abgrenzungsproblemen führen können. Außerdem werden konkrete Vorschläge dazu gemacht, wie die Patienten in ihrem Alltag Grenzen ziehen können. Schwierigkeiten mit Grenzen zeigen sich meistens in Form von entweder zu viel oder zu wenig Abstand zu einer anderen Person. Daher werden in der heutigen Sitzung zwei einfache Strategien eingeführt: „Nein" sagen (auf Abstand zu ungesunden Beziehungen gehen), und „Ja" sagen (Nähe in gesunden Beziehungen aufbauen).

Wenn Patienten Schwierigkeiten haben, in Beziehungen „Nein" zu sagen, liegt dem oft der hilflose Versuch zugrunde, Liebe zu bekommen oder zu geben. Unweigerlich mündet der Mangel an gesunder Distanz in Isolation oder Ausbeutung. Die Patienten versuchen zu sehr, anderen zu gefallen, und verlieren dabei sich selbst. Oft haben sie Angst, der andere werde mit Wut, Zurückweisung, emotionalem Missbrauch oder sogar physischer Gewalt auf Abgrenzung reagieren. Dies kann sowohl eine realistische, nämlich auf der jeweiligen Lebenserfahrung beruhende Angst sein, als auch gleichzeitig ein generalisiertes Misstrauen widerspiegeln, in dem die traumatische Vergangenheit die Gegenwart überschattet. Die Voraussetzung dafür, dass die Patienten in Zukunft „Nein" sagen können, ist daher, dass sie unterscheiden können, was sicher und was unsicher ist. Zudem erfordert es ein Gefühl dafür, wann und wie man „Nein" sagt.

Für einige Patienten wird es darum gehen, „Nein" zu einer von Missbrauch geprägten Beziehung zu sagen. Darauf wird in einem eigenen Arbeitsblatt eingegangen. (Darüber hinaus wird vorgeschlagen, dass sich der Therapeut bei Patienten, die häusliche Gewalt erleiden, zum Zweck der Beratung und Supervision an eine telefonische Beratung wendet, die auf dieses schwierige Thema spezialisiert ist.) Für Patienten, die dazu neigen, die Grenzen anderer zu verletzen, sollten Sie das Thema *Heilung von Wut* hinzuziehen, das darauf ausführlich eingeht. Einschränkend soll jedoch erwähnt sein, dass Patienten aus zu wenig Distanz manchmal Kraft ziehen, weil ihnen (nur) so überhaupt der Aufbau von Beziehungen möglich wird. In der Psychotherapie kann eine enge Anbindung an den Therapeuten einen Entwicklungsschritt auf dem Weg zu späteren gesunden Beziehungen darstellen.

Für Patienten, die sich zu sehr von anderen isoliert haben, ist es wichtig, dass sie lernen, „Ja" zu sagen. Auf andere zuzugehen, bedeutsame Beziehungen aufzubauen und die verletzlichen Seiten zu zeigen, sind alles wichtige Schritte, um in Beziehungen wieder Vertrauen aufzubauen. Für Männer beispielsweise, die das Gefühl haben, sie müssten „stark“ sein, und für Überlebende interpersoneller Traumata, bei denen Demütigung oder Scham im Vordergrund stehen, kann dies besonders schwierig sein.

Gesunde Grenzen sind primär ein interpersonelles Thema, doch ebenso wichtig sind sie intrapersonell (sich selbst gegenüber): Wie können Patienten mit sich selbst reden, um sich davon abzuhalten, rauszugehen und Drogen kaufen? Wie setzen sie unzähligen Überstunden eine Grenze entgegen, um das Büro pünktlich zu verlassen? Innere Rollenspiele können für einige Patienten ebenso wichtig sein wie interpersonelle. Sie bewirken, dass der Patient daran arbeitet, sich selbst zu ändern statt Andere. Nicht zuletzt hilft es den Patienten zu erkennen, dass sich der inter- und der intrapersonelle Bereich oft entsprechen – wie sie sich selbst behandeln entspricht ihrem Umgang mit anderen. Wenn es schwer ist, zu sich selbst „Nein“ zu sagen, mag es auch schwer fallen, zu anderen „Nein“ zu sagen.

Gegenübertragungsphänomene

Das Wichtigste, was Sie in Hinblick auf Gegenübertragungsphänomene beachten sollten, ist sicher zu sein, dass Sie vollkommen verstanden haben, was es für den Patienten schwierig macht, in bestimmten Situationen „Ja“ oder „Nein“ zu sagen. Es ist mitunter sehr einfach, vorbildliche Rollenspiele durchzuführen. Oft gehen diese jedoch nicht tief genug – sie berühren nicht die realen emotionalen Hindernisse, die das Setzen gesunder Grenzen verhindern. Beispielweise kann ein Patient ein Rollenspiel durchführen, indem er einem Freund auf mustergültige Art und Weise den gemeinsamen Rausch abschlägt, letztlich aber trotzdem zu dem Schluss kommen „Im wirklichen Leben könnte ich das nicht sagen.“ Genau an diesem Punkt, an dem der Patient nicht weiterkommt, muss die Therapie ansetzen. Eine weitere Gefahr: Wenn über die destruktiven Beziehungen eines Patienten gesprochen wird, kann sich der Therapeut zur Kritik an den Mitmenschen dieses Patienten hinreißen lassen oder sie verurteilen (z. B. „Ihre Tante ist nie für Sie da, wenn Sie sie brauchen“). Es ist wichtig, dass der Therapeut die Zuneigung des Patienten zu anderen Personen respektiert. Selbst in zerstörerischen Beziehungen gibt es in der Regel einige positive Aspekte, die dem Patienten die Ablösung schwer machen. Demgegenüber kann es hilfreich sein, wenn der Therapeut die eigene Kritik des Patienten an anderen unterstützt, wenn dies eine ehrliche Rückmeldung *aus Perspektive des Patienteninteresses* darstellt (z. B. „Ich mache mir Sorgen darüber, dass Sie von Ihrer Tante nicht das bekommen, was Ihren Bedürfnissen entspricht“).

Anmerkung

Das Arbeitsblatt 5 „Abgrenzungsprobleme im Zusammenhang mit PTBS und Sucht“ stammt im Wesentlichen von Herman (1992).

Ablauf der Sitzung

1. *Begrüßungsrunde (bis zu 5 Minuten pro Patient),* siehe auch Kapitel 3.51.

2. *Zitat (kurz).* Leiten Sie die Sitzung mit dem Zitat ein – zum Beispiel „Heute sprechen wir darüber, wie man in Beziehungen Grenzen setzen kann. Hilfreich dabei ist, wenn Sie wirklich auf Ihre inneren Bedürfnisse horchen.“

3. *Verbinden Sie das Thema der Sitzung mit dem Leben der Patienten (ausführlich, Hauptteil der Sitzung).*
   a) *Bitten Sie die Patienten, die Arbeitsblätter durchzugehen,* die einzeln oder zusammen benutzt werden können. Behandeln Sie sie in mehreren Sitzungen, wenn genug Zeit dazu ist. Siehe auch „Inhalt der Sitzung“ (unten) und Kapitel 3.5.3.
   Arbeitsblatt 1: Gesunde Grenzen
   Arbeitsblatt 2: Zu viel Nähe: Lernen, „Nein“ zu sagen
   Arbeitsblatt 3: Zu viel Distanz: Lernen, „Ja“ zu sagen
   Arbeitsblatt 4: Sich aus Missbrauchsbeziehungen lösen
   Arbeitsblatt 5: Abgrenzungsprobleme im Zusammenhang mit PTBS und Sucht
   b) *Helfen Sie den Patienten, die erworbenen Kenntnisse auf spezifische Probleme in ihrem Leben anzuwenden.* Vorschläge dazu finden Sie unter „Inhalt der Sitzung“ (unten) und Kapitel 3.5.3.

4. *Abschlussrunde (kurz),* siehe auch Kapitel 3.5.4.

Inhalt der Sitzung

Arbeitsblätter 1, 2 und 3: Grenzen setzen in Beziehungen

Ziele

- Diskutieren Sie gesunde im Gegensatz zu ungesunden Grenzen (Arbeitsblatt 1).
- Entwickeln Sie Möglichkeiten, wie Patienten, die zu sehr in ihren Beziehungen verstrickt sind, „Nein“ sagen können (Arbeitsblatt 2).
- Entwickeln Sie Möglichkeiten, wie Patienten, die sich in ihren Beziehungen zu stark abgrenzen, „Ja“ sagen können (Arbeitsblatt 3).

Möglichkeiten, die Materialien auf das Leben der Patienten zu übertragen

Rollenspiele. Üben Sie laut, wie Patienten sich selbst und anderen gegenüber Grenzen setzen können. Die Arbeitsblätter 2 und 3 beinhalten Listen von Szenarien für Rollenspiele, falls Patienten Schwierigkeiten haben, sich eine aktuelle Lebenssituation vorzustellen, in der es wichtig ist, Grenzen zu setzen. Es bietet sich an, dass bei Patienten, die sich selbst eine Grenze setzen möchten, der Therapeut die „innere Stimme“ des Patienten spielt. Wie würde der Patient antworten, wenn beispielsweise die „innere Stimme“ zu lange arbeiten will?

Übung im Ablehnen von Drogen. Dieses Rollenspiel zielt speziell darauf, „Nein“ zu Substanzen zu sagen. Dies gehört zu den wichtigsten Fähigkeiten, welche die Patienten in Hinblick auf Sicherheit lernen können. Die Patienten sollten laut üben und mindestens eine oder zwei Arten *verinnerlichen*, wie sie zu sich oder anderen „Nein“ sagen können, wenn Sie in Versuchung geraten, Drogen zu konsumieren.

Diskussion
- „Haben Sie eher sich selbst oder eher anderen gegenüber Schwierigkeiten damit, Grenzen zu ziehen?“
- „Sind Ihre Grenzen eher zu eng oder eher zu weit?“
- „Wie kann das Setzen von Grenzen zu Ihrer Sicherheit beitragen?“
- „Warum ist es wichtig, in Beziehungen Grenzen setzen zu können?“
- „Wieso erschweren es wohl PTBS und Abhängigkeit, gesunde Grenzen zu setzen?“
- „Haben Sie Schwierigkeiten, in Beziehungen Grenzen zu setzen? Welches sind aktuelle Beispiele aus Ihrem Leben?“
- „Können Sie sich an ein Beispiel aus jüngerer Zeit erinnern, als es Ihnen gelungen ist, sich jemand anderem oder sich selbst gegenüber abzugrenzen? Wodurch wurde das möglich?“
- „Wenn jemand ____________ zu Ihnen sagt, was würden Sie erwidern, um sich abzugrenzen?“
- „Wenn Sie zu sich selbst ____________ sagen, wie würden Sie sich antworten, um sich selbst eine Grenze zu setzen?“

Vorschlag

Auch wenn die meisten Patienten mit diesem Thema gut zurecht kommen, passiert es sehr selten einmal, dass jemand sehr bewegt ist, wenn er etwas über Abgrenzungsprobleme liest. Wenn das passiert, hilft es, dem Patienten entgegenzukommen und auf seine Abwehr einzugehen. Zum Beispiel: „Sie brauchen nicht weiterzulesen, wenn Sie das nicht möchten – Sie können gleich hier in der Sitzung eine Grenze setzen und „Nein“ zu diesem Arbeitsblatt sagen!“, „Es ist nachvollziehbar, wenn Sie aufgewühlt sind, nachdem Sie dies gelesen haben“ oder „Sehr viele Menschen haben Probleme in Beziehungen.“

Arbeitsblatt 4: Sich aus Missbrauchsbeziehungen lösen

Ziel

- Helfen Sie den Patienten dabei herauszufinden, ob Sie sich in destruktiven Beziehungen befinden, und finden Sie gemeinsam Wege, sich abzugrenzen.

Möglichkeiten, die Materialien auf das Leben der Patienten zu übertragen

Selbsterkundung. Bitten Sie die Patienten, den kurzen Selbsttest am Anfang des Arbeitsblattes durchzuführen, um herauszufinden, ob sie sich gegenwärtig in einer destruktiven Beziehung befinden. Wenn ein Patient keine destruktiven Beziehungen hat, können Sie dieses Arbeitsblatt überspringen. Sie können bei Bedarf auf die anderen Arbeitsblätter zurückkommen.

Spüren Sie Hindernisse auf. Im weiteren Teil des Arbeitsblattes geht es um Ideen, wie sich Patienten vor destruktiven Beziehungen schützen können. Helfen Sie dabei, emotionale Hindernisse zu identifizieren, wie etwa die Angst, sich aus einer Beziehung zu lösen. Finden Sie Wege, wie der Selbstschutz der Patienten vergrößert und Schuld- und Angstgefühle gelindert werden können.

Ermutigen Sie die Patienten, während der Sitzungen eine Telefonberatung anzurufen. Viele Patienten können sich aufgrund der großen Macht, die missbrauchende Personen über sie haben, nicht einfach aus einer Situation häuslicher Gewalt lösen. Helfen Sie ihnen, Informationen und Unterstützung zu bekommen, die ihre Fähigkeit zu einem sicheren Umgang mit der Situation stärkt.

Diskussion
- „Wie können Sie sich aus zerstörerischen Beziehungen befreien?"
- „Was hält Sie in destruktiven Beziehungen fest?"
- „Welche Art von Hilfe brauchen Sie, um sich aus Ihrer destruktiven Beziehung zu lösen?"
- „Warum ist es besser, allein zu sein als in einer zerstörerischen Beziehung'?"

Vorschläge

Es kann unklar sein, ob eine Beziehung destruktiv ist. Viele Beziehungen haben positive und negative Eigenschaften. Alarmzeichen sind wiederholte Muster schwerer emotionaler Verletzungen und jedes Ereignis physischer Gewalt.

Ein Patient muss eine destruktive Beziehung als solche nicht unbedingt erkennen. Wenn Sie deutlich eine Gefahr spüren, sollten Sie dem Patienten dies direkt, ehrlich und einfühlsam mitteilen. Dies kann die Leugnung oder Verwirrung des Patienten überwinden.

Holen Sie in Fällen häuslicher Gewalt den Rat von Experten ein und lassen Sie sich supervidieren. Es kann extrem gefährlich für Patienten sein, sich aus einer Situation häuslicher Gewalt zu befreien. Dies kann soweit gehen, dass Menschen von den sie missbrauchenden Personen umgebracht werden, wenn sie versuchen, sich zu trennen. *Bevor* Sie hier eingreifen, sollten Sie sich von jemandem supervidieren lassen, der im Umgang mit häuslicher Gewalt geschult ist. Rufen Sie bei den im Arbeitsblatt aufgeführten Adressen an, um selbst Informationen über den adäquaten Umgang mit solchen Situationen zu bekommen. Zu diesem Zweck können Sie sich auch an die Polizeibehörde vor Ort wenden. Wenn Sie in einer Klinik arbeiten, in der ein Rechtsanwalt angestellt ist, kann es hilfreich sein, sich mit ihm zu unterhalten. Arbeiten Sie mit dem Patienten zusammen, um Informationen zu bekommen und eine realistische Einschätzung des Risikos vornehmen zu können.

Arbeitsblatt 5: Abgrenzungsprobleme im Zusammenhang mit PTBS und Sucht

Ziel

- Helfen Sie den Patienten dabei, verschiedene Formen von Abgrenzungsproblemen im Zusammenhang mit PTBS und Sucht zu erkennen.

Warnhinweis für die Praxis

In der Pilotphase dieser Behandlung hat sich herausgestellt, dass, während die überwiegende Zahl von Patienten von diesem Arbeitsblatt profitierte, sich einige wenige sehr darüber aufgeregt haben. Teilen Sie daher dieses Arbeitsblatt nur aus, wenn Sie die Patienten gut kennen und das Gefühl haben, dass sie bereit dafür sind. Selbst dann empfiehlt es sich, die Verwendung des Arbeitsblattes vorher zur Diskussion zu stellen, beziehungsweise die Arbeit daran abzubrechen und die Situation (durch Validierung, Einfühlung, Erdung etc.) zu deeskalieren, wenn Sie das Gefühl haben, dass das Arbeitsblatt jemanden stark aufwühlt.

Möglichkeiten, die Materialien auf das Leben der Patienten zu übertragen

Selbsterkundung. Bitten Sie die Patienten, alle Abgrenzungsprobleme abzuhaken, die sie bei sich selber wahrnehmen.

Diskussion
- „In welchem Verhältnis steht Ihr Trauma zu der Form von Abgrenzungsproblemen, die Sie haben?"
- „In welchem Verhältnis steht Ihr Substanzkonsum zu der Form von Abgrenzungsproblemen, die Sie haben?"

- „Können Sie Ihre Abgrenzungsprobleme mit Mitgefühl betrachten und trotzdem daran arbeiten?“

Schwierige Fälle

- „In einem Rollenspiel kann ich Grenzen setzen, aber nicht im wirklichen Leben.“
- „Ich kann nicht ‚Nein‘ sagen. Es gibt mir das Gefühl, dass ich bösartig bin, wie der Mann, der mich missbraucht hat.“
- „Ich bin völlig allein. Ich kann einfach keinem Menschen vertrauen.“
- „Was meinen Sie mit ‚mir selbst eine Grenze setzen‘?“
- „Wenn ich ‚Nein‘ zu meinem Partner sage, werde ich geschlagen.“
- „Jetzt will ich Ihnen mal eine Grenze setzen – hören Sie auf mir zu sagen, dass ich mit den Substanzen aufhören soll! Ich bin noch nicht so weit.“
- „Ich weiß, dass ich eine zerstörerische Beziehung habe, aber ich komme nicht davon los.“
- „Sie können mir zwar erzählen, dass ich auf andere zugehen soll, aber ich fühle mich sicherer, wenn ich alleine bleibe.“
- „Mein Cousin bietet mir nach wie vor Kokain an, egal wie oft ich ihm sage, dass er das nicht tun soll.“

Grenzen setzen in Beziehungen – Arbeitsblatt 1/1

Gesunde Grenzen

„Lass Dich von Deinem Herzen führen.
Es flüstert, darum höre gut zu.“

Molly Goode (Amerikanische Schriftstellerin, 20. Jh.)

Gesunde Grenzen sind:

- *Flexibel.* Sie sind in der Lage, sowohl nah als auch distanziert zu sein, je nach Situation. Sie sind in der Lage, sich aus Beziehungen zu lösen, die zerstörerisch sind. Sie sind in der Lage, bereichernde Beziehungen aufzubauen.
- *Sicher.* Sie sind in der Lage, sich vor der Ausbeutung durch andere zu schützen. Sie können Zeichen erkennen, die darauf hinweisen, dass jemand andere missbraucht oder egoistisch ist.
- *Stabil.* Sie schaffen es, ausgewogene Beziehungen mit anderen einzugehen und aufrecht zu erhalten. Wenn Konflikte aufkommen, sind Sie in der Lage, diese auszutragen.

Sowohl PTBS als auch Substanzabhängigkeit können zu ungesunden Grenzen führen. Im Fall der PTBS sind Ihre emotionalen und körperlichen Grenzen durch ein Trauma verletzt worden. Es kann für Sie schwer sein, jetzt in Beziehungen gesunde Grenzen zu ziehen. Was die Abhängigkeit betrifft, so haben Sie die Grenze gegenüber Substanzen verloren (Sie konsumieren zu viel, verhalten sich anders, als es normalerweise Ihre Art wäre – etwa wenn Sie betrunken/high sind und dann Dinge sagen, die Sie so eigentlich gar nicht meinen). Es stellt einen wesentlichen Teil Ihrer Heilung von beiden Erkrankungen dar, wenn Sie lernen, gesunde Grenzen zu ziehen.

Grenzen werden zum Problem, wenn sie zu eng oder zu weit gesteckt sind. Zwischenmenschliche Grenzen können zu eng gezogen sein (den Mitmenschen wird zu viel Macht eingeräumt, man ist verstrickt in seinen Beziehungen). Treffen die folgenden Punkte auf Sie zu?

- ☐ Haben Sie Schwierigkeiten, in Beziehungen „Nein“ zu sagen?
- ☐ Geben Sie zu viel?
- ☐ Lassen Sie sich zu schnell auf Menschen und Situationen ein?
- ☐ Vertrauen Sie anderen leichtfertig?
- ☐ Treten Sie anderen zu nahe (z.B. indem Sie die Grenzen anderer verletzen?)
- ☐ Halten Sie zu lange an Ihren Beziehungen fest?

Grenzen können zu weit gezogen sein (die Mitmenschen werden nicht genug einbezogen, man löst sich zu sehr von ihnen ab). Treffen die folgenden Punkte auf Sie zu?

- ☐ Haben Sie Schwierigkeiten, in Beziehungen „Ja“ zu sagen?
- ☐ Isolieren Sie sich?
- ☐ Misstrauen Sie zu schnell?
- ☐ Fühlen Sie sich einsam?
- ☐ Dauern Ihre Beziehungen nur kurz?

Beachten Sie, dass viele Menschen Schwierigkeiten in beiden Bereichen haben.

Grenzen setzen in Beziehungen – Arbeitsblatt 1/2

Abgrenzungsprobleme sind ein missglückter Versuch, Liebe zu bekommen. Indem Sie den Menschen „alles geben", versuchen Sie, sie für sich zu gewinnen. In Wirklichkeit geben Sie ihnen aber das Signal, Sie auszunutzen. Wenn Sie sich von anderen isolieren, versuchen Sie vielleicht, sich zu schützen, bekommen aber leider auch nicht die Unterstützung, die Sie eigentlich brauchen.

Gesunde Grenzen können Ihnen helfen, sicher zu bleiben. *„Nein" sagen zu lernen kann …* Sie davor behüten, AIDS zu bekommen (indem Sie „Nein" zu ungeschütztem Geschlechtsverkehr sagen), Sie vor dem Konsum von Substanzen abhalten (indem Sie „Nein" zu Substanzen sagen), Ausnutzung verhindern (indem Sie „Nein" zu ungerechtfertigten Forderungen sagen), Sie vor Missbrauch und Gewalt in Ihren Beziehungen schützen.

„Ja" sagen zu lernen kann … Ihnen ermöglichen, sich auf andere zu verlassen, von anderen gekannt zu werden, Ihnen dabei helfen, sich unterstützt zu fühlen, Sie harte Zeiten gut überstehen lassen.

Gute Grenzen zu setzen verhindert in Beziehungen Extreme. Indem Sie Grenzen setzen, vermeiden Sie schmerzhafte Extreme: entweder zu nah oder zu distanziert zu sein, zu viel oder zu wenig zu geben, andere entweder zu idealisieren oder abzuwerten. Keins der Extreme ist gesund, Ausgewogenheit ist entscheidend.

Es ist wichtig, dass Sie sowohl sich selbst als auch anderen Grenzen setzen. *Es fällt Ihnen möglicherweise schwer, „Nein" zu sich selbst zu sagen.* Beispielsweise können Sie sich selbst versprechen, keinen Joint zu rauchen, tun es dann aber trotzdem. Sie mögen zu viel essen, zu sehr auf Sex oder Substanzen angewiesen sein. Sie sagen sich vielleicht, dass Sie zu einem Partner, der Sie missbraucht, nicht zurückkehren wollen, und trotzdem tun Sie es.

Vielleicht haben Sie Schwierigkeiten damit, „Ja" zu sich selbst zu sagen. Beispielweise vernachlässigen Sie sich, indem Sie nicht genug essen, indem Sie zu viel arbeiten, sich keine Zeit für sich selbst nehmen oder sich keine Vergnügungen zugestehen.

Menschen, denen es schwer fällt, Grenzen zu setzen, verletzen möglicherweise auch die Grenzen anderer Menschen. Das kann sich darin äußern, dass Mitmenschen „auf die Probe gestellt" werden. Oder es kann geschehen in Form von Einmischung in anderer Leute Angelegenheiten, in dem Versuch, andere zu kontrollieren, oder durch verbalen oder körperlichen Missbrauch.

Wenn Sie sich oder andere körperlich verletzen, brauchen Sie umgehend Hilfe in Hinblick auf Ihre Grenzen. Sich selbst oder anderen weh zu tun ist eine extreme Form der Grenzverletzung. Es bedeutet, dass Sie Ihren seelischen Schmerz durch körperlichen Missbrauch ausleben. Erarbeiten Sie mit Ihrem Therapeuten einen Sicherheitsvertrag. (Mehr Informationen dazu finden Sie unter dem Thema „Heilung von Wut".)

Grenzen setzen in Beziehungen – Arbeitsblatt 2/1

Zu viel Nähe: Lernen, „Nein" zu sagen

Warum ist es wichtig, „Nein" zu sagen? Es bedeutet, eine Grenze zu ziehen, um sich in einer Beziehung selbst zu schützen. Zum Beispiel: „Wenn du hier mit Kokain auftauchst, verlasse ich dich." Oder „Wenn du nicht aufhörst, mich anzuschreien, gehe ich raus." „Nein" sagen zu können ist eine wichtige Eigenschaft, wenn man Grenzen ziehen möchte. Hinter Grenzziehungen verbirgt sich auf einer tieferen Ebene die Überzeugung, dass in einer Beziehung beide Partner Fürsorge und Aufmerksamkeit verdienen. Es ist eine gesunde Art, sich selbst und die eigene Identität zu respektieren.

Situationen, in denen Sie lernen können, „Nein" zu sagen

- Drogen und Alkohol ablehnen.
- Nicht mehr von sich preiszugeben, als Ihnen eigentlich lieb ist.
- Wenn Sie Dinge tun, die Sie eigentlich gar nicht wollen.
- Wenn Sie sich um jeden anderen kümmern außer *um sich selbst.*
- Wenn ausschließlich Sie den *gebenden* Part in der Beziehung spielen.
- Wenn Sie sich selbst Versprechungen geben, die Sie nicht halten können.
- Wenn Sie Dinge tun, die Sie von Ihrer Heilung ablenken.

Fallen Ihnen noch weitere Situationen ein? Beschreiben Sie sie auf der Rückseite.

Beispiele: „Nein" zu Substanzkonsum und PTBS sagen

	Zu anderen	**Zu sich selbst**
Substanz-missbrauch	„Nein danke, ich möchte jetzt nichts."	„Selbstrespekt heißt: Keine Drogen heute."
	„Alkohol ist im Rahmen meiner Diät verboten."	„Wenn mir auf der Party jemand Drogen anbietet, muss ich nach Hause gehen."
PTBS	„Bitte sprich nicht mehr in diesem Ton mit mir."	„Als Prostituierte zu arbeiten verschlimmert meine PTBS. Ich muss damit aufhören."
	„Bitte ruf mich nicht mehr an."	„Horrorfilme zu sehen fördert meine PTBS. Ich muss das sein lassen."

Grenzen setzen in Beziehungen – Arbeitsblatt 2/2

Wie man „Nein" sagt

- ***Probieren Sie verschiedene Methoden aus, um „Nein" zu sagen:***
  - *Höflich ablehnen:* „Nein danke, ich möchte lieber nicht."
  - *Standhaft bleiben:* „Nein, ich meine das wirklich ernst und ich möchte jetzt gerne das Thema wechseln.
  - *Die halbe Wahrheit:* „Ich kann nicht trinken, weil ich fahren muss."
  - *Die ganze Wahrheit:* „Ich kann nicht trinken, weil ich Alkoholiker bin."
  - *Konsequenzen in Aussicht stellen:* „Wenn du weiterhin Drogen mit nach Hause bringst, werde ich ausziehen müssen."
- ***Denken Sie immer daran, dass es ein Zeichen von Selbstrespekt ist, wenn Sie „Nein" sagen.*** Zum Aufbauen von Selbstrespekt gehört auch, sich selbst zu schützen. Sie verschrecken damit niemanden, sondern werden feststellen, dass Sie sogar Wertschätzung durch andere erfahren. Sie können durchaus verletzbar sein, ohne ausgenutzt zu werden. Sie können Ihre Beziehungen angstfrei genießen. In gesunden Beziehungen kann sogar mehr Nähe entstehen, wenn die Partner in der Lage sind, in bestimmten Situationen „Nein" zu sagen.
- ***Sie entscheiden, wie viel oder wie wenig Sie Ihrem Gesprächspartner sagen möchten.*** In jedem Fall können Sie Spannungen vermeiden und es Ihrem Gegenüber leichter machen, wenn Sie ihm eine zufrieden stellende Erklärung bieten können.
- ***Wenn Sie wirklich „Nein" sagen wollen, werden Sie auch die richtigen Worte dafür finden.*** Wenn Sie sich erst dafür entschieden haben, Ihre Bedürfnisse zu schützen, wird sich die Frage nach dem *Wie* von alleine klären.
- ***Sorgen Sie für sich selbst.*** Lassen Sie andere Sorge für deren Angelegenheiten tragen. Sie können nur Ihr Leben leben, nicht das der anderen.
- ***Wenn Sie Angst davor haben, eine andere Person zu verletzen,*** denken Sie immer daran, dass sowohl Sie als auch Ihr Gegenüber das Neinsagen immer wieder miteinander üben müssen. Nach einiger Zeit werden Sie merken, dass gesunde Menschen es tolerieren können, was Sie denken und fühlen.
- ***Sie können vor, während und nach der Begegnung mit jemand anderem eine Grenze setzen.*** Versuchen Sie, ein schwieriges Thema vor einer Begegnung zu besprechen (z.B. über geschützten Geschlechtsverkehr, bevor es dazu kommt), während einer Begegnung (z.B. „Nein" zu Alkohol zu sagen, wenn er Ihnen angeboten wird), oder danach (z.B. zurückzugehen und jemandem zu sagen, dass Sie schlimm fanden, wie er mit Ihnen geredet hat).
- ***Seien Sie vorsichtig, wenn Sie etwas von sich preisgeben.*** PTBS und Sucht sind sensible Themen! Ihretwegen diskriminiert zu werden, kommt nicht selten vor und kann sehr verletzend sein. Sie können eine Aussage nicht zurücknehmen, wenn Sie sie einmal gemacht machen. Sie brauchen nicht offen gegenüber Menschen zu sein, die Sie nicht gut kennen, mit denen Sie zusammen arbeiten oder die Sie missbrauchen.
- ***Seien Sie sehr, sehr vorsichtig, wenn Sie körperliche Gewalt befürchten müssen.*** Suchen Sie sich professionellen Rat.

Grenzen setzen in Beziehungen – Arbeitsblatt 2/3

Rollenspiele zum „Nein"-Sagen

Versuchen Sie die folgenden Situationen laut zu üben. Was würden Sie sagen?

Zu anderen

- Sie sind auf einer Betriebsfeier und Ihr Chef sagt zu Ihnen: „Lassen Sie uns feiern! Trinken wir ein Glas zusammen!"
- Ihr Partner sagt Ihnen, Sie sollten „Ihr Trauma einfach hinter sich lassen".
- Ein Freund warnt Sie davor, Psychopharmaka einzunehmen, „weil das auch Drogen sind".
- Ihre Schwester möchte alles über Ihr Trauma erfahren, aber Sie fühlen sich noch nicht so weit, darüber zu sprechen.
- Ihr Partner trinkt nach wie vor in Ihrer Anwesenheit und sagt Ihnen „Du musst lernen, damit umzugehen".
- Sie lernen jemanden kennen, der Ihnen vorschlägt: „Lass uns zu mir nach Hause gehen", aber Sie möchten das gar nicht.
- Ihr Chef bürdet Ihnen immer mehr Arbeit auf, und es wird zu viel.
- Sie haben den Verdacht, dass Ihr Onkel Ihre Tochter missbraucht.

Zu sich selbst

- Sie möchten „nur ein Glas" trinken.
- Sie kümmern sich immer nur um andere, aber nicht um sich selbst.
- Sie haben sich versprochen, nicht mehr aus Frust zu essen, tun es aber trotzdem weiterhin.
- Sie arbeiten zu lange und haben keine Zeit mehr für Erholung übrig.

Grenzen setzen in Beziehungen – Arbeitsblatt 3/1

Zu viel Distanz: Lernen, „Ja“ zu sagen

Warum ist es wichtig, „Ja“ zu sagen? Es bedeutet, Kontakt mit anderen aufzunehmen. Auf diese Art erkennen Sie an, dass wir alle Menschen sind und soziale Kontakte brauchen. Es ist ein gesunder Weg, Ihre Rolle als Mitglied einer größeren Gemeinschaft anzuerkennen. Es bedeutet, dass andere erfahren, wer Sie sind.

Situationen, in denen Sie lernen können, „Ja“ zu sagen

- Jemanden fragen, ob er mit Ihnen einen Kaffee trinken gehen möchte.
- Ihrem Therapeuten sagen, wie Sie sich wirklich fühlen.
- Jemanden um einen Gefallen bitten.
- In einen Verein oder Club eintreten.
- Eine Telefonseelsorge anrufen.
- Sicheren Menschen ihre verletzlichen Seiten zeigen.
- Menschen die Chance geben, Sie kennen zu lernen.
- Die „kindlichen“ Anteile Ihrer Persönlichkeit trösten.

Fallen Ihnen noch weitere Situationen ein? Beschreiben Sie sie auf der Rückseite.

Beispiele: Ja sagen in Hinblick auf PTBS und Sucht

	Zu anderen	**Zu sich selbst**
Substanz-missbrauch	„Ich habe das dringende Verlangen nach Drogen. Bitte sprich mit mir darüber, bis ich die akute Phase überwunden habe.“	„Ich kann mit mir auch auf eine gesunde anstatt auf eine zerstörerische Art umgehen.“
	„Bitte begleite mich zu einem AA Treffen.“	„Ich werde versuchen, bei einem AA-Treffen etwas über mich zu erzählen.“
PTBS	„Ich brauche Deine Hilfe – ich habe Angst.“	„Ich muss auf Menschen zugehen, wenn es mir schlecht geht.“
	„Ich möchte Dich bitten, mich anzurufen und nach mir zu sehen, ob alles in Ordnung ist bei mir.“	„Ich kann schrittweise gesunde Beziehungen aufbauen.“

Grenzen setzen in Beziehungen – Arbeitsblatt 3/2

Wie man „Ja" sagt

- ***Probieren Sie verschiedene Methoden aus, um „Ja" zu sagen:***
  - Unternehmen Sie etwas mit jemand anderem zusammen: „Hättest du Lust, mit mir ins Kino zu gehen?"
  - Sagen Sie, wie Sie sich fühlen: „Ich fühle mich so alleine. Es ist schwer für mich, darüber zu sprechen."
  - Gehen Sie auf Ihren Gesprächspartner ein: „Erzähl mir von deinem Kampf mit dem Kokain."
  - Beobachten Sie, wie andere sich verhalten: Gehen Sie zu einer Versammlung und hören Sie zu, wie andere aufeinander zugehen.
- ***Vorbereitung auf Zurückweisung.*** Jeder wird irgendwann mal zurückgewiesen. Das ist ein normaler Teil des Lebens. Lösen Sie sich von der betreffenden Person und gehen Sie auf jemanden zu, der Ihnen gegenüber aufgeschlossen ist.
- ***Üben Sie nach Möglichkeit im Voraus.*** Die Therapie ist zum Beispiel ein Ort, an dem Sie sicher üben können.
- ***Suchen Sie sich sichere Menschen.*** Wählen Sie Menschen aus, die freundlich sind und Sie unterstützen.
- ***Machen Sie sich klar, dass es ganz normal ist, im Kontakt mit Menschen auch mal Fehler zu machen.*** Am Anfang wird es anstrengend sein, auf andere zuzugehen. Räumen Sie sich Zeit zum Wachsen ein – mit der Zeit wird es einfacher.
- ***Setzen Sie sich Ziele.*** Stellen Sie einen klaren Plan für soziale Kontakte auf, wie Sie das auch in anderen Lebensbereichen tun würden, um immer wieder zu üben, auf andere zuzugehen. Planen Sie, pro Woche mindestens ein privates Telefongespräch zu führen oder eine Verabredung zu treffen.
- ***Rechnen Sie damit, dass Sie sich sehr „jung" fühlen können.*** Teile von Ihnen können sehr verletzlich sein, wie ein Kind, das gerade gelernt hat, wie man mit anderen umgeht. Seien Sie darauf vorbereitet, denn einige Anteile Ihrer Persönlichkeit können aufgrund der PTBS oder der Sucht keine Chance gehabt haben, sich zu entwickeln.
- ***Beginnen Sie in kleinen Schritten.*** Beginnen Sie mit etwas Einfachem (z.B. Hallo zu sagen oder zu lächeln) und nehmen Sie sich für den Anfang nicht zu viel vor (z.B. jemanden fragen, ob er mit Ihnen ausgehen möchte).
- ***Achten Sie eher auf Gemeinsamkeiten als auf Unterschiede.*** Versuchen Sie, Ihre Ähnlichkeiten mit anderen zu bemerken. Das macht es leichter, auf sie zuzugehen.

Grenzen setzen in Beziehungen – Arbeitsblatt 3/3

Rollenspiele zum „Ja"-Sagen

Versuchen Sie die folgenden Situationen laut zu üben.

Zu anderen

- Sie sprechen über Ihren Impuls, sich selbst zu verletzen, bevor Sie es tun.
- Sie fragen jemanden bei der Arbeit, ob er mit Ihnen zum Essen geht.
- Sie erzählen Ihrem Therapeuten, dass Sie ihn vermisst haben, als er im Urlaub war.
- Sie rufen Ihren Sponsor an, wenn Ihnen nach Trinken zumute ist.
- Sie sagen jemandem „Ich liebe dich."
- Sie teilen jemandem mit, wie allein Sie sich fühlen.
- Sie gestehen jemandem eine Schwäche ein.
- Sie berichten einem Freund ehrlich, wie wütend Sie auf ihn sind.
- Es ist vier Uhr morgens und Sie sind so deprimiert, dass Sie nicht schlafen können. Wen können Sie anrufen?
- Das Wochenende rückt näher und Sie haben mit niemandem eine Verabredung. Was können Sie tun?

Zu sich selbst

- Sie haben Angst. Wie können Sie sich trösten?
- Sie haben schwer gearbeitet. Wie können Sie sich auf sichere Weise belohnen?
- Ein Teil von Ihnen („das Kind in Ihnen") ist verletzt. Wie können Sie mit diesem Anteil Ihrer Persönlichkeit sprechen?
- Sie sind wütend auf sich, weil Sie eine Prüfung nicht bestanden haben. Wie können Sie sich selbst vergeben?

Grenzen setzen in Beziehungen – Arbeitsblatt 4/1

Sich aus Missbrauchsbeziehungen lösen

Haben Sie im Moment eine Beziehung, in der jemand:

1.	Ihnen Substanzen anbietet oder in Ihrer Gegenwart Substanzen konsumiert, obwohl Sie ihn gebeten haben, das nicht zu tun?	☐ Ja	☐ Nein
2.	Sie immer wieder kritisiert, Ihre Gefühle verletzt oder Sie demütigt?	☐ Ja	☐ Nein
3.	Sie manipuliert (z.B. droht, Ihren Kindern wehzutun)?	☐ Ja	☐ Nein
4.	Sie körperlich bedroht oder verletzt?	☐ Ja	☐ Nein
5.	Sie davon abzuhalten versucht, sich Hilfe zu suchen (z.B. Medikamente, Therapie, AA)?	☐ Ja	☐ Nein
6.	Sie immer wieder anlügt?	☐ Ja	☐ Nein
7.	Ihr Vertrauen missbraucht (z.B. anderen Ihre Geheimnisse erzählt)?	☐ Ja	☐ Nein
8.	unhaltbare Forderungen an Sie stellt (z.B. dass Sie alle Rechnungen zu zahlen haben)?	☐ Ja	☐ Nein
9.	Sie ausnutzt (z.B. pornographische Fotos von Ihnen verkauft)?	☐ Ja	☐ Nein
10.	Ihre körperlichen Bedürfnisse ignoriert (z.B. ablehnt, sicheren Geschlechtsverkehr mit Ihnen zu haben)?	☐ Ja	☐ Nein
11.	Sie kontrolliert und bevormundet (z.B. Ihnen sagt, was Sie zu tun haben)?	☐ Ja	☐ Nein

Lesen Sie sich dieses Arbeitsblatt zu Ende durch, wenn Sie eine dieser Fragen mit „Ja“ beantwortet haben. Sie verdienen etwas Besseres als zerstörerische Mitmenschen!

Grenzen setzen in Beziehungen – Arbeitsblatt 4/2

Wie Sie sich aus zerstörerischen Beziehungen lösen können

Wenn Sie Schwierigkeiten mit Grenzen haben, kann es sein, dass Sie die gefährlichen Eigenschaften anderer übersehen. Wenn Ihre Vergangenheit von Schweigen dominiert war, Sie Ihre Gefühle nicht ausdrücken durften oder anderen nicht von Ihrem Trauma erzählen konnten, sind Abgrenzungsprobleme eine kaum vermeidbare Begleiterscheinung. Sie werden dann einige Arbeit leisten müssen, um Ihre Reaktionen auf andere Menschen zu beobachten und zu lernen, wann Sie Beziehungen besser beenden sollten, die schmerzhaft sind.

- ***Lassen Sie es im Moment dabei bewenden, wenn jemand anderes nicht „die Kurve kriegt".*** Verwenden Sie in der Anfangsphase der Heilung nicht Ihre Energie darauf, andere Leute zu ändern. Konzentrieren Sie sich nur darauf, sich selbst zu helfen. Wenn jemand Sie nicht versteht, nachdem Sie direkt, freundlich und wiederholt mit ihm zu sprechen versucht haben, sollten Sie sich nach anderen Menschen umschauen. Selbst wenn es Ihnen nicht möglich ist, eine zerstörerische Beziehung zu beenden, können Sie sich zumindest von der jeweiligen Person loslösen. Wenn es sich um jemanden handelt, dem Sie nicht ausweichen können (etwa ein Familienmitglied), können Sie sich schützen, indem Sie mit der betreffenden Person nicht über sensible Themen wie Ihr Trauma oder Ihre Heilung sprechen.
- ***Hören Sie darauf, wenn Ihnen mehrere vernünftige Menschen sagen, eine Beziehung sei schlecht.*** Sie können sich so durcheinander oder kontrolliert fühlen, dass Sie den Kontakt zu Ihren eigenen Gefühlen verloren haben. Hören Sie auf andere.
- ***Es ist besser, allein zu sein als in einer zerstörerischen Beziehung.*** Es kann sein, dass im Moment Ihre einzig sicheren Beziehungen die zu Ihren Therapeuten sind. Das ist in Ordnung.
- ***Zerstörerische Beziehungen können ebenso süchtig machen wie Drogen.*** Wenn Sie sich nicht von jemandem lösen können, von dem Sie wissen, dass er Ihnen nicht gut tut, kann es sein, dass Sie abhängig von dieser Person sind. Zerstörerische Beziehungen fühlen sich unter Umständen vertraut an. Wenn die wichtigsten Beziehungen in Ihrem Leben von Ausnutzung und Missbrauch gekennzeichnet waren, fühlen Sie sich wahrscheinlich von eben solchen Beziehungen angezogen. Die beste Strategie besteht, wie bei allen Abhängigkeiten, darin, sich selbst aktiv zu zwingen, *sich davon fernzuhalten*, auch wenn es Ihnen schwer fällt.
- ***Denken Sie daran, dass Sie kein Kind mehr sind, das gezwungen ist, schlechte Beziehungen auszuhalten.*** Sie haben eine Wahl.
- ***Erkennen Sie die dringende Notwendigkeit, sich aus schlechten Beziehungen zu lösen.*** Sie verhindern Ihre Heilung von PTBS und Sucht. Sie halten Sie davon ab, für sich selbst und andere (z.B. Ihre Kinder) zu sorgen.
- ***Wenn Sie erst einmal beschlossen haben, sich aus einer schädlichen Beziehung zu lösen, wird sich die Frage nach dem Wie von selbst klären.*** Wenn Sie nicht wissen, wie Sie den anderen verlassen sollen, bedeutet das normalerweise, dass Sie die Entscheidung zur Trennung noch gar nicht wirklich gefällt haben.
- ***Denken Sie daran, dass Sie Ihr Leben leben, wenn Sie Schuldgefühle bekommen.*** Sie können entscheiden, wie Sie Ihr Leben leben.
- ***Rechnen Sie mit „Gegenwind".*** Wenn Sie eine schlechte Beziehung beenden, kann es passieren, dass andere wütend oder gefährlich werden. Finden Sie Möglichkeiten, um

Grenzen setzen in Beziehungen – Arbeitsblatt 4/3

sich zu schützen, einschließlich der Unterstützung von Leuten, die „auf Ihrer Seite" sind, z.B. von Ihrem Behandlungsteam und wenn nötig von einer Beratungsstelle.

- ***Sie müssen sich der anderen Person gegenüber nicht erklären.*** Sie können sich einfach so trennen.
- ***Erfinden Sie eine schützende Vorstellung.*** Stellen Sie sich zum Beispiel vor, Sie seien ein Ritter und der andere kann gegen Ihre Rüstung nichts ausrichten. Oder Sie schauen fern und können einfach das Programm wechseln.
- ***Wenden Sie sich an die Anonymen Co-Abhängigen[24].*** Das ist eine 12-Schritte-Gruppe für Menschen, die von zerstörerischen Beziehungen abhängig sind.
- ***Sie sollten niemals hinnehmen, von irgendjemandem körperlich verletzt zu werden.*** Wenn bei Ihnen zu Hause Gewalt vorkommt, ist das eine sehr ernste Situation und erfordert die Hilfe von Experten. Sie können folgende Telefonnummern anrufen: Frauennotruf in Ihrer Region[25], Tel.: ____________; Polizei, Tel.: 110[26].
- ***Lassen Sie sich nicht darauf ein, wenn jemand Sie körperlich verletzt und Ihnen verspricht: „Beim nächsten Mal verhalte ich mich anders."*** Lösen Sie sich aus der Beziehung, wenn Sie mehrfach misshandelt worden sind, obwohl Sie dem anderen die Chance gegeben haben, Sie anständig zu behandeln. Achten Sie auf die Taten des anderen, nicht auf die Worte.

Sorgen Sie gut für sich selbst!

24 http://www.coda-deutschland.de/; Co-Dependents Anonymous Anonyme Co-Abhängige in Deutschland mit Meeting Verzeichnis.

25 http://www.bv-fgg.de; Bundesverband der Frauenberatungsstellen und Frauennotrufe, Liste der bundesweiten Frauen-Notrufzentralen.

26 http://www.polizei-beratung.de/rat_hilfe/opferinfo/haeusliche_gewalt/ Information der Polizei zu häuslicher Gewalt.

Grenzen setzen in Beziehungen – Arbeitsblatt 5

Abgrenzungsprobleme im Zusammenhang mit PTBS und Sucht

Vorbemerkung: Einige Menschen regen sich sehr auf, wenn sie die unten stehende Liste lesen. Lesen Sie daher dieses Arbeitsblatt nur dann, wenn Sie sich sicher fühlen, und hören Sie sofort auf, wenn es Sie zu sehr aufwühlt.

Menschen mit PTBS und Sucht können Schwierigkeiten mit Grenzen haben, wie etwa die Folgenden:

- Extreme: Zu viel oder zu wenig Vertrauen, Isolation oder Verstrickung.
- Zerbrechliche Beziehungen haben (leicht zerstörbar, instabil).
- Die Fehler anderer zu sehr zu tolerieren; alles tun, um die Beziehung aufrecht zu erhalten.
- Substanzen konsumieren, um mit anderen in Kontakt zu kommen.
- Vermeiden von Beziehungen, weil sie zu schmerzhaft wären.
- Immer derjenige zu sein, der gibt.
- Zeit mit unsicheren Leuten verbringen.
- Die Feindschaft in den Worten oder Handlungen anderer übersehen.
- Neigung zum Überreagieren, bei der geringsten Gelegenheit „in die Luft gehen“.
- Schwierigkeiten damit, Gefühle auszudrücken, sie eher in Form von Taten als in Worten ausdrücken.
- Die Neigung, Männer aufgrund ihrer „Stärke“ zu respektieren und Frauen aufgrund ihrer „Schwäche“ nicht zu respektieren.
- Das Gefühl, niemals über einen Verlust hinwegkommen zu können; nicht zu wissen, wie man trauern soll; Angst haben, verlassen zu werden.
- Schwierigkeiten damit, sich aus schlechten Beziehungen zu lösen.
- Eine Mischung aus Angst und Anziehung verspüren (d.h. aufgeregt sein, wenn Sie in Wirklichkeit Angst haben).
- Beziehungen mit Menschen haben, die Substanzen konsumieren.
- Eher für jemand anderen als für sich selbst zu leben.
- Manipulation: Schuldgefühle, Drohungen, Lügen.
- Wiederholungszwang: Immer wieder in zerstörerische Beziehungsmuster zurückfallen (z.B. die Rolle übernehmen, die in Ihrem Trauma der Täter, der Zeuge, das Opfer, der Retter oder ein Komplize hatte).
- „Stockholm Syndrom“: Zuneigung und Liebe für den Täter verspüren.
- Gerettet werden wollen; wünschen, dass andere die Verantwortung für die Beziehung übernehmen.
- Verwirrung darüber, was in Beziehungen angebracht ist: Was darf man legitimerweise von anderen erwarten? Wann sollte eine Beziehung enden? Wie viel soll man in einer Beziehung geben? Ist es okay, „Nein“ zu anderen zu sagen?
- „Identifikation mit dem Täter“: Glauben, der Täter sei im Recht.

Anmerkung: Bitten Sie Ihren Therapeuten um Rat, wenn Sie zu diesem Arbeitsblatt ausführlichere Informationen haben möchten.

Grenzen setzen in Beziehungen – Selbstverpflichtung

Vorschläge für eine Selbstverpflichtung

Verpflichten Sie sich zu einer Handlung, die Sie voranbringt! Es kann alles sein, von dem Sie das Gefühl haben, dass es Ihnen hilft, oder eine der unten aufgeführten Ideen. Indem Sie Ihre Verpflichtung einhalten, respektieren Sie sich, nehmen sich ernst und sorgen für sich selbst.

- *Möglichkeit 1:* Versuchen Sie im Laufe der Woche in einer Alltagssituation entweder sich selbst oder jemand anderem eine Grenze zu setzen.
- *Möglichkeit 2:* Verinnerlichen Sie die drei Möglichkeiten, „Nein" zu sagen, mit denen Sie am besten zurechtkommen.
- *Möglichkeit 3:* Suchen Sie sich ein Rollenspiel aus einem der Arbeitsblätter 2 oder 3 heraus und schreiben Sie auf, wie Sie sich verhalten würden.
- *Möglichkeit 4:* Füllen Sie die Tabelle der Sicheren Bewältigungsstrategien aus und orientieren Sie sich dabei an folgendem Muster:

Beispiel für die Anwendung des Themas im Bogen zu Sicheren Bewältigungsstrategien

	Alter Weg	Neuer Weg
Situation	Meine Mutter kritisiert meine Entscheidungen.	Meine Mutter kritisiert meine Entscheidungen.
Ihre Art der Bewältigung	Ich bin überrumpelt und verärgert. Ich lasse sie dann reden, bis sie mit mir fertig ist. Manchmal gehe ich hinterher raus und rauche Crack, um „Urlaub" von ihr zu nehmen.	Ich setze eine Grenze, indem ich Sie darum bitte, mich nicht weiter zu kritisieren – es stört meine Heilung, ich kann mir das jetzt nicht anhören und werde wenn nötig das Zimmer verlassen.
Konsequenz	Ich fühle mich schikaniert. Ich weiß, dass das Crack meinen Körper und mein Konto zerstört.	Ich fühle mich besser, so als hätte ich nun die Kontrolle übernommen. Sie schien überrascht zu sein und hat das nicht gerne gehört, aber letztlich war es in Ordnung so.

Schätzen Sie auf einer Skala von 0 Punkten (= gar nicht sicher) bis 10 Punkten (= vollständig sicher) ein:

Wie sicher ist Ihre **alte** Art der Bewältigung? ___

Wie sicher ist Ihre **neue** Art der Bewältigung? ___

Entdeckungsreise

kognitiv

Zusammenfassung

In dieser Sitzung sollen die Patienten mit Hilfe von „geleitetem Entdecken“ herausfinden, ob ihre Überzeugungen zutreffen, anstatt sich mit ihren herkömmlichen Urteilen im Kreis zu drehen. Ihnen werden „Entdeckungspfade“ aufgezeigt („andere fragen“, „ausprobieren“, „Vorhersage“ und „so tun als ob“) und sie werden darauf vorbereitet, wie sie mit negativen Reaktionen umgehen können.

Übersicht

„Eine mögliche Welt erfinden“

„Anders als ich früher geglaubt hatte ... bestand der Fortschritt nicht in Beobachtung, im Sammeln von ... Tatsachen. ... Er begann mit der Erfindung einer möglichen Welt ... die experimentell mit der wirklichen Welt verglichen wurde. Es war dieser ununterbrochene Dialog zwischen Vorstellung und experimenteller Überprüfung ... der eine immer genauere Vorstellung dessen ermöglichte, was man die Realität nennt.“

François Jacob (1988)

Mit dem heutigen Thema soll den Patienten gezeigt werden, dass sie – mit Hilfe eines Entdeckungsprozesses, der dem oben im Zitat beschriebenen ähnelt – ihre Vorstellung von der Wirklichkeit verbessern können. Eine der besten Definitionen seelischer Gesundheit ist „die Fähigkeit, die Welt wahrzunehmen, wie sie ist“. Leider gehen PTBS und Substanzmissbrauch typischerweise mit einer kognitiven Rigidität einher. Unter den Patienten ist es weit verbreitet, an Überzeugungen wie „die Welt ist schlecht“, „Ich kann niemandem vertrauen“, „Mein einziger Trost ist der Alkohol“ usw. festzuhalten. Es handelt sich oft um tiefe Überzeugungen, die die Patienten im Laufe der Jahre erworben haben und die für sie selbst wie auch für den Therapeuten sehr frustrierend sein können.

Kognitive Therapie ist so gut wie kaum eine andere Methode dazu geeignet, den Patienten einen Ausweg aus alten Überzeugungen aufzuzeigen. Dies geschieht allerdings nicht – und das ist der springende Punkt – durch *Überzeugung*, sondern durch *Entdeckung*. Manchmal auch als „Überprüfung empirischer Hypothesen“ bezeichnet (Beck et al., 1985), bedeutet „Entdeckung“, dass die Patienten herausfinden, ob ihre Überzeugungen richtig sind. Ohne diesen Prozess klammern sich die meisten jahrelang an zerstörerische Überzeugungen, die ihnen Gründe liefern, nichts Neues auszuprobieren, Drogen zu konsumieren und sich nicht weiterzuentwickeln.

Es wäre nun allerdings eine unzulängliche Anwendung Kognitiver Therapie, wenn der Therapeut versuchte, den Patienten ein neues System von Überzeugungen einfach nahe zu legen oder einzutrichtern: „Aber Sie sind ein guter Mensch!“ oder „Sie können Ihre Probleme ohne Alkohol bewältigen!“ Im Gegensatz dazu helfen die Methoden des „geleiteten Entdeckens“ den Patienten, Wege des Entdeckens zu finden und dann ihre eigenen Schlüsse aus den Ergebnissen zu ziehen. Indem sie ihre eigenen Erfahrungen erforschen, entsteht eine Feedback-Schleife. Die Idee besteht darin, dass die Patienten ihr herkömmliches Bild von der Welt umformen. Sie sollen weder das übernehmen, was andere ihnen sagen, noch daran festhalten, was die Vergangenheit an Überzeugungen in ihnen hinterlassen hat. Es geht um die Suche nach neuem Wissen.

Eine Schwierigkeit des Entdeckungsprozesses besteht darin, dass die schlimmsten Ängste der Patienten sich bewahrheiten könnten – indem sie einen HIV-Test machen und erfahren, dass sie HIV-positiv sind, indem sie einen Job suchen und keinen finden, etc. Voraussetzung dafür, dass sich die Patienten offen und ehrlich solchen Wahrheiten stellen und produktiv mit ihnen umgehen, ist die Vorbereitung auf den Schmerz, der sich bei der Entdeckung schlimmer Wahrheiten einstellt. Eine Aufgabe des Therapeuten besteht darin, den Patienten zu helfen, diese Verzweiflung auszuhalten. Das Leitprinzip ist, dass jegliches Wissen hilfreich ist, selbst schmerzhaftes. Sich vor der Realität zu verstecken ist eine kurzfristige Lösung mit langfristigen Kosten.

In den Arbeitsblättern werden den Patienten verschiedene Entdeckungsstrategien sowie ein Entdeckungsbogen zur Arbeit an einer einzelnen Überzeugung an die Hand gegeben. Sie werden aufgefordert, anhand konkreter Beispiele aus ihrem Leben die Frage „Wie kann ich es herausfinden?“ im Brainstorming zu beantworten. Zusätzlich werden Metaphern wie die des Forschers, Wissenschaftlers, Künstlers, Kindes und Detektivs verwendet, um die Patienten zur Erprobung des Entdeckungsprozesses zu motivieren. Eine Metapher auszuprobieren ist an sich bereits eine Entdeckungsmethode, nämlich die Strategie „so zu tun als ob“, die in einem der Arbeitsblätter beschrieben wird. Und schließlich findet sich am Ende eines der Arbeitsblätter der authentische Bericht eines Patienten, der sowohl die positiven Ergebnisse anspricht, die erreicht werden können, als auch auf einige Schwierigkeiten eingeht, die auftreten können.

Der Zugewinn, wenn die Methode der Entdeckung richtig durchgeführt wird, besteht in einer neuen Perspektive und einer engeren Verbindung der Patienten mit ihrem Innenleben und den Annahmen, die sie haben. Sie können die Welt eher vom Standpunkt eines Erwachsenen betrachten, der kein machtloses Opfer ist, sondern der Auswahlmöglichkeiten hat. Das kann sehr befreiend sein.

Gegenübertragungsphänomene

Therapeuten laufen oft unbewusst Gefahr, die Schwierigkeiten der Patienten, Eigenverantwortung zu übernehmen, zu verstärken. Beispielsweise ging ein männlicher Patient zu einer Tanzveranstaltung und lernte niemanden kennen. Der Therapeut versuchte, sich auf die Idee zu konzentrieren, dass „Sie einfach nicht zu würdigen wussten, wer Sie sind“ und „Nächstes Mal klappt es bestimmt besser“. Dieser Therapeut versuchte nicht, den Patienten entdecken zu lassen, warum er unattraktiv auf Frauen wirken könnte. Ein produktiverer Ansatz könnte darin bestehen, mit dem Patienten zu besprechen, was er beim nächsten Mal besser machen könnte: „Vielleicht könnten Sie sich vorteilhafter kleiden?“, „Vielleicht würde es helfen, vor dem Ausgehen einige Entspannungsübungen durchzuführen?“ Kurz gesagt weisen negative Rückmeldungen bei der „Entdeckungsreise“ manchmal darauf hin, dass der Patient mehr Verantwortung übernehmen muss, damit er Erfolg hat. Manchmal ist es auch die Schuld von jemand anderem, wenn etwas nicht gelingt. Oder es tritt ein negatives Ereignis ein, an dem niemand Schuld trägt (z. B. dass der Patient in eine Diskothek ging, in der niemand in seinem Alter war). Die Aufgabe des Therapeuten besteht darin, dem Patienten bei der realistischen Auseinandersetzung mit diesen verschiedenen Möglichkeiten behilflich zu sein.

Anmerkungen

Der Begriff „geleitetes Entdecken“ kommt aus der Kognitiven Therapie (z. B. Beck et al., 1985; Young, 1999). Das Zitat am Anfang dieser Einführung stammt von François Jacob (1988), dem Träger des Nobelpreises für Physiologie oder Medizin im Jahre 1965. Die Idee, „ein Experiment durchzuführen“ (unter „Ausprobieren“ im Arbeitsblatt 2) ist Burns (1990) entnommen.

Ablauf der Sitzung

1. *Begrüßungsrunde (bis zu fünf Minuten pro Patient),* siehe auch Kapitel 3.5.1.

2. *Zitat (kurz).* Verbinden Sie das Zitat mit dem Thema der Sitzung – zum Beispiel „Heute werden wir über Entdeckungsreisen sprechen. In Anlehnung an das Zitat hoffe ich, dass Sie in dieser Sitzung Abenteuer erleben und Entdeckungen in Ihrem Leben machen werden.“

3. *Verbinden Sie die Themen mit dem Leben der Patienten (ausführlich, Hauptteil der Sitzung).*
   a) *Bitten Sie die Patienten, sich die Arbeitsblätter durchzulesen:*
   Arbeitsblatt 1: Entdeckungen versus Stagnation
   Arbeitsblatt 2: Wie Sie herausfinden können, ob Ihre Überzeugung wahr ist
   Arbeitsblatt 3: Entdeckungsbogen
   b) *Helfen Sie den Patienten, die Übung auf gegenwärtige und spezifische Probleme anzuwenden.* Siehe auch „Inhalt der Sitzung“ (unten) und Kapitel 3.5.3.

4. *Abschlussrunde (kurz),* siehe auch Kapitel 3.5.4.

Inhalt der Sitzung

Ziele

- Stellen sie „Entdeckungen“ und „sich in einer Überzeugung im Kreis drehen“ gegenüber (Arbeitsblatt 1).
- Bringen Sie den Patienten Entdeckungsstrategien nahe – Möglichkeiten, Überzeugungen zu überprüfen (z. B. „Ausprobieren“, „andere fragen“) wie auch Möglichkeiten, mit negativen Rückmeldungen umzugehen (Arbeitsblatt 2).

- Leiten Sie die Patienten an, eine konkrete Überzeugung zu identifizieren, die sie mithilfe des Entdeckungsbogens überprüfen können (Arbeitsblatt 3).

Möglichkeiten, das Material mit dem Leben der Patienten zu verbinden

Arbeit mit dem Entdeckungsbogen. Helfen Sie den Patienten, eine Alltagssituation zu finden, in der sie von der Entdeckungsmethode profitieren könnten, und spielen Sie diese Situation gemeinsam anhand des Bogens durch. Bitten Sie sie, die ersten beiden Kästen auf dem leeren Entdeckungsbogen (Arbeitsblatt 3) sofort auszufüllen und die beiden letzten Kästen in der nächsten Sitzung.

Diskussion
- „Haben Sie kürzlich irgendwelche Entdeckungen gemacht, die Sie gerne mitteilen würden?"
- „Haben Sie manchmal das Gefühl, sich im Kreis zu drehen? Wenn ja, glauben Sie, dass eine Entdeckungsreise Ihnen dagegen helfen könnte?"
- „Was wäre für Sie voraussichtlich das Schwierigste bei einer „Entdeckungsreise"?
- „Warum ist es wichtig, konkrete Überzeugungen zu überprüfen, wenn Sie auf Entdeckungsreise gehen?"

Vorschläge

Vergewissern Sie sich, dass die Patienten sich eine Überzeugung aussuchen, an der Sie im Moment arbeiten können. Das heißt, die Überzeugung muss überprüfbar und konkret sein und die Patienten müssen dazu bereit sein, den Entdeckungsprozess anhand dieser Überzeugung auszuprobieren. Beispiele überprüfbarer Überzeugungen sind im Arbeitsblatt 2 angeführt. Beispiele von Überzeugungen, die entweder schwer oder unmöglich zu überprüfen sind, wären „Die Welt ist ein gefährlicher Ort" oder „Die Zukunft ist hoffnungslos". Sie sind zu vage und allgemein. Wenn ein Patient mit diesen Überzeugungen beginnt, können Sie ihm Fragen stellen wie „Gibt es auch irgend etwas ganz Bestimmtes, das sich im Moment gefährlich anfühlt?" und „Gibt es in näherer Zukunft etwas, das Sie hoffnungslos macht?" Fragen Sie so lange nach, bis sich eine konkrete Frage herauskristallisiert hat.

Versuchen Sie den Patienten nahe zu bringen, dass sie die Wahl haben, ob sie Entdeckungsreisen machen oder an alten Überzeugungen festhalten wollen. Oft ist den Patienten nicht klar, dass es ihnen frei steht, jederzeit das System ihrer Überzeugungen zu überprüfen. Im Zusammenhang damit sollten Sie auch immer im Hinterkopf haben, dass es Sache der Patienten ist, welche ihrer Überzeugungen sie einer Revision unterziehen möchten.

Wenn ein Patient nicht mit Bildern arbeiten möchte, lassen Sie davon ab. Verwenden Sie nicht zu viel Zeit in der Sitzung darauf, eine stimmige Metapher zu finden – für den Genesungsprozess ist das nicht zwingend erforderlich, sondern es stellt eher ein spielerisches Element dar, das einigen Patienten Spaß macht.

Entdeckungsreisen lassen sich am besten auf Gegenwart und Zukunft anwenden. Wenn ein Patient beispielsweise sagt „Ich glaube, mein Vater hat mich gehasst, als ich ein Kind war" gibt es keine Möglichkeit, diese Aussage zu überprüfen.

Helfen Sie mit, dass die Patienten bei der Übung ein Erfolgserlebnis haben. Wenn Sie mit etwas beginnen, das zu schwierig ist, besteht die Gefahr, dass die Patienten nicht hinreichend darauf vorbereitet sind, die Konsequenzen zu tragen. Wenn zum Beispiel eine Patientin, die von ihrem Partner körperlich misshandelt wird, sich dafür entscheidet, die Überzeugung zu überprüfen „Wenn ich ihm sage, wie ich mich fühle, wird er sich ändern", wird sie damit wahrscheinlich keinen Erfolg haben und im Gegenteil wiederum körperliche Übergriffe zu befürchten haben. Gehen Sie sicher, dass in der alten Überzeugung eine Herausforderung liegt, die groß genug ist, um Wachstum zu fördern, die aber nicht unmöglich zu bewältigen ist. Auch wenn bis zu einem gewissen Grad Ungewissheit im Spiel sein muss, muss doch auch die Möglichkeit gegeben sein, dass die Revision der alten Überzeugung positiv ausfällt.

Sprechen Sie darüber, wie sich die Patienten fühlen könnten, wenn ihre schlimmsten Befürchtungen sich bewahrheiten. Wie werden sie damit umgehen? Sie werden nicht wollen, dass die Patienten aus der Sitzung gehen und Substanzen konsumieren, weil sie auf negative Reaktionen nicht vorbereitet gewesen sind.

Wenn es den Patienten schwer fällt, Überzeugungen zu identifizieren, die sie überprüfen könnten, gibt es die Möglichkeit, dass Sie ihnen unter Be-

rücksichtigung Ihres Wissens über diesen Patienten helfen. Wenn Sie beispielsweise mit einem Patienten arbeiten, der nicht bereit war, wenigstens einmal zu einem Treffen von AA zu gehen, können Sie in dieser Sitzung herauszufinden versuchen, ob er nicht doch einem einmaligen Besuch bei AA zustimmen könnte.

Bitte beachten Sie, dass in dieser Sitzung anstelle des Bogens der Sicheren Bewältigungsstrategien der Entdeckungsbogen verwendet wird.

Schwierige Fälle

- „Ich kann es nicht ertragen, die Wahrheit herauszufinden. Ich würde mich umbringen."
- „Meine Überzeugung ist: ‚Das Leben lohnt sich nicht.'"
- „Ich möchte gerne die Überzeugung überprüfen, dass ich Ihr Lieblingspatient bin. Bin ich das?"
- „Ich habe die Entdeckungsmethode angewendet und herausgefunden, dass mein Freund eine Affäre mit meiner besten Freundin hat."
- „Ich kenne die Wahrheit über meine Situation. Ich brauche keine ‚Entdeckungsreise' zu machen."
- „Ich habe überhaupt keine Überzeugung, die ich überprüfen könnte."
- „Meine Überzeugung ist ‚Ich kann nicht ohne Drogen leben.'"

Entdeckungsreise – Arbeitsblatt 1/1

Entdeckungen versus Stagnation

„Das Leben ist nie so, wie man es sich erträumt. Es entspricht selten dem, was man sich wünscht, doch für den wachen Geist und die offene Seele hält die Zukunft immer vergrabene Schätze und die Möglichkeit großer Abenteuer bereit."

Ellen Glasgow (Amerikanische Erzählerin, 20. Jh.)

Entdeckungen sind eines der wirksamsten Instrumente bei der Heilung

„Entdeckungsreise" bedeutet, Dinge herauszufinden ... aus Erfahrungen zu lernen ... sich anzupassen ... Neugierde ... Offenheit ... Fortschritte zu machen ... Wachstum.

Entdeckungsreisen sind das, was Kinder normalerweise machen – sie versuchen zu forschen, etwas herauszufinden und Neues auszuprobieren. Andere Menschen, die entdecken, sind Forscher, Künstler, Wissenschaftler, Detektive – und hoffentlich auch Sie!

Stagnation ist das Gegenteil von Entdeckungen

„Stagnation" bedeutet, vorgefasste Meinungen zu haben ... Vermeidung ... Starrköpfigkeit ... sich zu verstecken ...in der Vergangenheit zu leben ... sich vor der Welt zu verschließen.

Eine der Schwierigkeiten im Zusammenhang mit PTBS und Abhängigkeit besteht darin, sich im Kreis zu drehen. Wenn Sie zum Beispiel schon seit vielen Jahren eine PTBS haben, kommt es Ihnen vielleicht gar nicht mehr in den Sinn, dagegen etwas zu unternehmen. Oder, um ein anderes Beispiel zu nennen, wenn Sie stets Heroin gebraucht haben, um sich zu entspannen, suchen Sie womöglich gar nicht mehr nach alternativen Möglichkeiten, um abzuspannen.

Eine Geschichte

Die Ausgangssituation: Anna belügt seit langem ihre Therapeutin, Frau Dr. Müller, in Bezug auf ihren Kokainkonsum, weil sie sich dafür schämt. Sie glaubt, die Therapeutin werde die Arbeit mit ihr beenden, wenn sie ihr die Wahrheit erzählt.

Zwei verschiedene Ausgangsmöglichkeiten der Geschichte in der Gegenüberstellung:

- *Anna probiert eine Entdeckungsreise aus.* Sie teilt Frau Dr. Müller die Wahrheit mit, weil sie sich denkt: „Es ist besser, mit den Konsequenzen umzugehen, als mich noch länger für meine Lügen schämen zu müssen." Frau Dr. Müller bittet sie daraufhin, sich wöchentlichen Urinkontrollen zu unterziehen, weil die Behandlung nicht helfen kann, wenn Anna ihren Kokainkonsum verheimlicht. Anna ärgert sich über diese Auflage, aber sie sieht ein, dass ihre Therapeutin ihr wirklich helfen möchte und weiterhin mit ihr arbeiten wird.
- *Anna dreht sich im Kreis.* Sie verbirgt die Wahrheit weiterhin vor Frau Dr. Müller. Unter Umständen fühlt sie sich so schlecht, dass sie die Therapie abbricht, weil sie ihre eigene Selbstverachtung nicht mehr ertragen kann. Sie konsumiert immer mehr Kokain.

Entdeckungsreise – Arbeitsblatt 1/2

Der Vorgang des Entdeckens

- *Nehmen Sie Ihre Überzeugungen wahr.* Zum Beispiel:

  „Ich glaube, dass mein Freund mich verlassen wird, wenn ich ihm sage, dass ich wütend auf ihn bin."

  „Ich glaube, wenn ich eine Telefonseelsorge anrufe, werde ich noch depressiver."

  „Ich bin sicher, dass ich niemals einen Job finden werde."

  „Ich glaube, AA ist langweilig."

- *Schlüpfen Sie in eine Rolle, die Ihnen gefällt (nur wenn Sie das möchten).* Wenn Sie wollen, können Sie sich ein Bild ausmalen, das Ihre Heilung fördert:

  Ein Entdeckungsreisender ... der sich auf den Weg macht.

  Ein Detektiv ... der versucht, etwas herauszufinden.

  Ein Kind ... interessiert und neugierig.

  Ein Künstler ... der mit Möglichkeiten spielt.

  Ein Wissenschaftler ... der die Wahrheit sucht.

  Oder Sie schreiben Ihr eigenes Bild auf: ______________________________

- *Probieren Sie die Methode der Entdeckungsreise aus.* Stellen Sie einen Plan auf, wie Sie genau jetzt herausfinden können, ob Ihre Überzeugung stimmt. Einzelne Schritte auf diesem Weg werden auch im Arbeitsblatt 2 beschrieben.

Entdeckungsreise – Arbeitsblatt 2/1

Wie Sie herausfinden können, ob Ihre Überzeugung wahr ist

Andere fragen

Mit „andere fragen" ist gemeint, dass Sie Ihre Überzeugung dadurch überprüfen können, dass Sie hören, was andere darüber denken. Je mehr Leute Sie fragen, desto besser können Sie erkennen, wie sehr andere mit Ihnen übereinstimmen.

Beispiel: Sarah dachte „Wenn ich meine Tränen erstmal zulasse, werde ich nie wieder aufhören können zu weinen." Sie beschloss, einen anderen Patienten (der schon etwas weiter in der Heilung war als sie) und ihren Therapeuten zu befragen sowie ein Buch über PTBS zu lesen. Das Ergebnis: Jedes Mal bekam sie die Antwort, dass es nicht ungewöhnlich sei, so zu fühlen, aber dass es letztlich nicht stimme – jeder hört irgendwann auf zu weinen.

Ausprobieren

„Ausprobieren" bedeutet „mach' es einfach" – versuchen Sie, etwas zu tun, und schauen Sie dann, was passiert. Sie können sich das wie einen experimentellen Aufbau vorstellen, denn genau wie ein Wissenschaftler planen auch Sie einen Versuch und beobachten die Folgen.

Beispiel: Daniel hatte einen Mitbewohner, der Marihuana in der Wohnung anbaute. Daniel glaubte „Mein Mitbewohner wird nicht bereit sein, seine Pflanzen wegzuwerfen." Er beschloss, die Methode des „Ausprobierens" anzuwenden und seinen Mitbewohner direkt zu fragen. Der lehnte es ab, seine Pflanzen zu entsorgen. Daniel fand, dass es ungesund wäre, mit jemandem zusammenzuleben, der sich seiner Heilung gegenüber so unkooperativ verhält, und zog aus.

Vorhersage

„Vorhersage" bedeutet, das, von dem Sie *glauben*, dass es passieren wird, mit dem zu vergleichen, was *wirklich* passiert.

Beispiel: Judith glaubte „Ganz gleich wie sehr ich mich auch bemühe, ich werde es nie lernen, mit meinem Computer umzugehen." Sie fühlte sich dumm. Um die Wahrheit herauszufinden, beschloss sie, einen Computerkurs in der Abendschule zu belegen. Mit Anleitungen und etwas Übung hat sie es geschafft, die Grundlagen zu lernen. Von da an hatte sie Lust, sich intensiver mit dem Rechner zu beschäftigen.

So tun als ob

„So tun als ob" heißt nichts anderes, als einfach eine etwas positivere Überzeugung auszuprobieren, um festzustellen, wie sich das anfühlt. Dies ist insbesondere in den Situationen hilfreich, in denen es Ihnen vorübergehend nicht gelingt, die Wahrheit herauszufinden.

Beispiel: Richard fuhr gerade die Straße entlang, als ihm ein Auto die Vorfahrt nahm. Er sagte sich „Dieser Idiot! Die Leute sind so rücksichtslos!" Er war aufgewühlt. Er beschloss, es mit „so tun als ob" zu versuchen und sich vorzustellen, dass „dieser Mann gerade seine schwangere Frau ins Krankenhaus zur Geburt des Babys fährt – kein Wunder, dass er sich so beeilt!" Richard fühlte sich besser und fuhr wieder langsamer, als er diesen Gedanken ausprobierte. Da er die wahren Hintergründe dieser Situation – warum ihm das Auto den

Entdeckungsreise – Arbeitsblatt 2/2

Weg abgeschnitten hatte – sowieso nicht herausfinden kann, kann er sich ebenso gut an die freundlichere Erklärung halten, mit der er sich weniger schlecht fühlt.

Am Ende des Blattes „Vorschläge für eine Selbstverpflichtung" können Sie die wahre Geschichte eines Patienten lesen, der ein Wochenende lang versuchte, so zu handeln, „als ob ich mich mögen würde".

- *Wie fühlt es sich an, eine Entdeckungsreise auszuprobieren?* Vielleicht fühlt es sich ganz gut an, oder riskant, oder schrecklich, oder es macht Ihnen Angst. Machen Sie sich keine Sorgen, wenn es sich nicht sofort gut anfühlt. Hauptsache, sie versuchen es einmal. *Langfristig* werden Sie sich wahrscheinlich gut damit fühlen.
- *Denken Sie an die Sicherheit.* Stellen Sie wie immer sicher, dass Ihr „Versuchsaufbau" *sicher* ist. Probieren Sie die Entdeckungsreise also mit niemandem aus, der Ihnen körperlich wehtun könnte, wie etwa ein Partner, der Sie schon einmal missbraucht hat.

Mit schlechten Nachrichten umgehen

Wenn Sie Entdeckungsreisen ausprobieren und alles gut läuft, werden Sie sich anschließend wahrscheinlich viel besser fühlen. Aber manchmal bekommen Sie während der Entdeckung auch negative Rückmeldungen. Das kann sich so anfühlen, als würde Ihr schlimmster Albtraum Wirklichkeit. Einige Beispiele:

- Sie finden vielleicht heraus, dass Sie keine Arbeit finden, ganz egal wie sehr sie sich auch darum bemühen.
- Sie machen einen HIV-Test und finden heraus, dass Sie HIV-positiv sind.
- Sie finden unter Umständen heraus, dass Ihr Freund sie zurückweist, wenn Sie ihm die Wahrheit sagen.

Einige Menschen reagieren auf negative Rückmeldungen mit Selbstverletzung, mit Resignation, mit Selbstmordgedanken oder indem sie künftig alle Situationen vermeiden, in denen Sie eine Rückmeldung bekommen könnten. Hier sind einige Vorschläge für einen gesünderen Umgang mit negativen Rückmeldungen:

1. *Halten Sie sich zugute*, überhaupt eine Entdeckungsreise probiert zu haben. Egal was geschieht, Sie waren tapfer und offen und sind den richtigen Weg gegangen, indem Sie es gewagt haben.
2. *Überlegen Sie sich, was das Schlimmste wäre, das Ihnen passieren kann.* Sie könnten zum Beispiel einen Freund verlieren, aber dafür Selbstachtung gewinnen. Sie haben vielleicht HIV, können aber medizinische Hilfe in Anspruch nehmen und verhindern, dass es schlimmer wird.
3. *Nehmen Sie negative Rückmeldungen nicht zu schwer,* nehmen Sie sie nicht so persönlich, dass Sie selbstzerstörerisch darauf reagieren müssen, indem Sie Substanzen konsumieren, sich Verletzungen zufügen oder in Selbsthass verfallen.
4. *Denken Sie daran, dass negative Reaktionen lediglich Informationen sind,* nicht mehr. Wenn Sie sich die negativen Rückmeldungen anhören können, dann können Sie daraus vielleicht sogar etwas lernen, auch wenn es schmerzhaft ist. Auf lange Sicht ist die schmerzhafteste Wahrheit besser als die positivste Lüge. Und wenn Sie dies nicht glauben – dann probieren Sie eine Entdeckungsreise aus, um Ihre Überzeugung zu überprüfen!

Entdeckungsreise – Arbeitsblatt 3

Entdeckungsbogen

Name: ______________________ Datum: ______________

1. Ihre Überzeugung	
2. Entdeckungsreise *Wie können Sie herausfinden, ob Ihre Überzeugung wahr ist? Einige Möglichkeiten, das herauszufinden:* • *Andere fragen* • *Ausprobieren* • *Vorhersage* • *So tun als ob*	
3. Ergebnisse *Was haben Sie in Ihrem Entdeckungsprozess herausgefunden?*	
4. Was kommt als nächstes? *Welchen Schritt möchten Sie jetzt als nächstes tun?*	

Entdeckungsreise – Selbstverpflichtung

Vorschläge für eine Selbstverpflichtung

Verpflichten Sie sich zu einer Handlung, die Sie voranbringt! Es kann alles sein, von dem Sie das Gefühl haben, dass es Ihnen hilft, oder eine der unten aufgeführten Ideen. Indem Sie Ihre Verpflichtung einhalten, respektieren Sie sich, nehmen sich ernst und sorgen für sich selbst.

- *Möglichkeit 1:* Füllen Sie nach dem unten angegebenen Beispiel den Entdeckungsbogen aus.

Beispiel für eine Anwendung des Entdeckungsbogens

1. Ihre Überzeugung	Ich werde nie einen Job finden, mit dem ich mich finanziell einigermaßen absichern kann.
2. Entdeckungsreise *Wie können Sie herausfinden, ob Ihre Überzeugung wahr ist? Einige Möglichkeiten, das herauszufinden:* • *Andere fragen* • *Ausprobieren* • *Vorhersage* • *So tun als ob*	Ich werde innerhalb der nächsten zwei Wochen versuchen, mich auf fünf Stellen zu bewerben (die einigermaßen bezahlt werden) und schauen, was passiert.
3. Ergebnisse *Was haben Sie in Ihrem Entdeckungsprozess herausgefunden?*	Ich habe keinerlei Einladungen zu Vorstellungsgesprächen bekommen. Ich habe mich bei einigen nach den Gründen erkundigt, und man sagte mir, es läge daran, dass ich nicht mit Computern umgehen könne. Auch wenn ich enttäuscht bin, so weiß ich jetzt wenigstens, was ich als nächstes tun muss. Anstatt zu denken „Ich werde nie einen Job finden", glaube ich jetzt, „dass ich einen Job finden kann, wenn ich zusätzliche Qualifikationen erwerbe."
4. Was kommt als nächstes? *Welchen Schritt möchten Sie jetzt als nächstes tun?*	Ich muss einen Computerkurs belegen oder mich auf andere Stellen bewerben, die besser auf mich zugeschnitten sind.

- *Möglichkeit 2:* Versuchen Sie, sich einen Tag lang „so zu verhalten, als ob Sie sich mögen würden." Schreiben Sie danach auf, wie es Ihnen dabei ergangen ist. Im Folgenden finden Sie das Beispiel eines Patienten, der diese Methode ausprobiert hat.

Beispiel einer „So-tun-als-ob-Entdeckung"

Jemand hat die Entdeckungs-Methode des „so tun als ob" ausprobiert, indem er sich einen Tag lang so verhalten hat, „als ob ich mich mögen würde." Das waren die Ergebnisse:

„Am Freitag habe ich mich immer wieder daran erinnert, mich selbst zu mögen. Das ist ein komisches Gefühl, aber es bewirkte ein Lächeln auf meinem Gesicht. Wenn ich versuche, mich selbst zu mögen, handle ich weniger selbstzerstörerisch. Ich bin spazieren gegangen. Ich habe mir ein Fußballspiel auf dem Bolzplatz der Schule angesehen und bin danach noch in eine Kneipe gegangen. Aber ich hatte nicht das Bedürfnis zu trinken.

Entdeckungsreise – Selbstverpflichtung

Am Samstag bin ich dann in gehobener Stimmung aufgewacht. Ich bin zu einem Treffen von AA gegangen, zum ersten Mal seit Jahren. Ich musste mir immer wieder vor Augen halten, dass ich mich mag. Das ist schwer, weil ich so sehr daran gewöhnt bin, negativ zu denken. Ich habe dann noch gemeinsam mit Chris aus der AA-Gruppe die Hunde ausgeführt und den Tag sehr genossen. Ich habe mich sogar mit einigen der Leute bei AA unterhalten.

Was Samstagabend passiert ist, weiß ich nicht so genau. Ich war alleine, habe mich zurückgezogen und vergessen, mich zu mögen. Ich musste wirklich ganz viel daran denken, um mich zu erinnern, dass ich mich mögen soll. Ich wurde jedenfalls sehr depressiv, einsam, und kehrte dann zu meinen alten Freunden zurück, dem Alkohol und dem Essen, um mich wohler zu fühlen. Vielleicht fällt mir dieser ‚alte Weg' mit den ‚alten Fluchten' leichter, weil ich ihn so gut kenne. Es macht mir Angst, draußen in der wirklichen Welt zu sein – mit Menschen, mit AA etc. Ich habe mich noch nie so allein gefühlt wie Samstagabend. Ich hatte das Gefühl, dass mich niemand jemals lieben wird, dass ich nie eine glückliche Beziehung mit jemandem oder Freunde haben werde. Alles was ich gefühlt habe, war Schmerz.

Sonntagmorgen dachte ich wieder daran, dass ich mich ja eigentlich mögen wollte. Ich war fast ein bisschen genervt von dieser Übung. Aber ich versuchte es trotzdem. Der Tag verlief dann so la-la. Zum ersten Mal seit Jahren habe ich am Sonntag wieder gebetet. Ich weiß, dass das vielleicht kitschig klingt, so, wie man das immer bei AA hört, aber ich habe wirklich gebetet. Ich habe darum gebetet, nicht zu trinken, dass es mir besser geht, dass ich es mit etwas Hilfe schaffe, von den Ängsten loszukommen, die meinem Leben, meiner Heilung, meiner Suche nach Hilfe im Weg stehen, etc. Ich bin mit den Hunden im Wald spazieren gegangen. Sonntagnachmittag habe ich mich dann wieder zurückgezogen und geschlafen. Sonntagabend habe ich zwar nicht getrunken, aber ich war sehr traurig. Ich habe offensichtlich aus den Augen verloren, mich zu mögen.

Als ich am Montag aufwachte, war ich entschlossener denn je, mir die Hilfe zu holen, die ich brauche, und nicht aufzugeben. Ich wollte mit mir selbst umgehen, als ob ich mich wirklich mögen würde – so, als ob ich ein anderer Mensch würde. So zu denken hat geholfen. Ich verwendete mehr Sorgfalt auf mein Äußeres. Ich habe meiner Therapeutin gegenüber mit mehr Nachdruck als sonst mitgeteilt, dass ich mehr Hilfe brauche. Ich würde lieber Hilfe in Anspruch nehmen, bevor ich wirklich in eine Krise gerate. Ich habe erste Schritte unternommen, um einige meiner Bedürfnisse zu befriedigen. Nach der Therapie habe ich tatsächlich in kleinen Schritten versucht, mehr Hilfe zu bekommen. Ich habe auch mit meinen Eltern ehrlich darüber gesprochen, dass ich mehr Hilfe benötige und mir nicht mehr so viele Gedanken darüber machen möchte, wie ich ihnen oder anderen gefalle. Ich habe ein gutes Gefühl dabei, aber auch ein bisschen Angst.

Ich habe aus dieser Übung gelernt, dass ich mich positiver verhalte, wenn ich versuche, mich zu mögen. Das die ganze Zeit durchzuhalten, ist schwer und fühlt sich meistens auch so an, als stünde ich auf wackligem Boden. Nichtsdestotrotz möchte ich weiterhin versuchen, so zu denken, denn wenn ich weiter an diesem Thema arbeite, werde ich besser auf mich und meine Bedürfnisse eingehen – und mir hoffentlich eine bessere Welt erschaffen, in der ich die Höhen und Tiefen des Lebens ehrlich und geradlinig bewältige. Ich möchte mich mögen, damit die Beziehungen, die ich entwickle, positiv und nicht destruktiv sind und mich in meine alten Muster zurückfallen lassen. Ich hoffe, dass es mit einiger Übung angenehmer werden wird, mich zu mögen, als mich wie gewohnt nicht zu mögen."

Andere dazu bringen, Ihre Genesung zu unterstützen

interpersonell

Zusammenfassung
Die heutige Sitzung soll die Patienten dazu ermutigen, von wichtigen Mitmenschen Unterstützung zu erbitten. Sie beinhaltet Anregungen für einen Brief, den die Patienten diesen Mitmenschen schreiben können und bietet die Gelegenheit, Familienmitglieder oder Freunde in die Sitzung einzuladen.

Übersicht

> „Wenn ich aufgebracht bin, sagt mein Partner mir ‚Sei nicht so sensibel. *Hör auf, in der Vergangenheit zu leben!*'"
> „Mein AA-Sponsor hat mir gesagt, ich solle auf Psychopharmaka gegen meine PTBS verzichten – sie seien genauso schädlich wie Heroin oder Kokain."
> „Mein Cousin hört einfach nicht auf, mir Cannabis anzubieten."
> „Der größte Auslöser für mein destruktives Verhalten ist meine Familie."
> „Mein Hausarzt hat mir gesagt, er glaube nicht an mein Trauma."

Die meisten Patienten sind von lauter Menschen umgeben, die ihre Heilung in positiver oder negativer Hinsicht beeinflussen können. Das können Familienmitglieder, Freunde, Therapeuten und Mitglieder von Selbsthilfegruppen sein. Die oben wiedergegebenen Zitate stammen tatsächlich alle von realen Patienten.

In der heutigen Sitzung sollen die Patienten dafür sensibilisiert werden, wie förderlich oder wie ablehnend ihre Mitmenschen ihrer Heilung gegenüberstehen. Ihnen soll gezeigt werden, wie sie andere während der anfälligen Anfangsphase der Heilung um Hilfe bitten können. Zu diesem Zweck gibt es auch einen Informationsbrief, den sie nahe stehenden Freunden oder Verwandten geben können.

Darüber hinaus können die Patienten die Chance wahrnehmen, wichtige Mitmenschen in die Sitzung einzuladen, um gemeinsam darüber zu sprechen, wie diese ihre Unterstützung anbieten könnten. Es soll keine Familientherapie sein, sondern eine Unterrichtsstunde, in der die Fähigkeit der Patienten, auf die Herausforderungen während der Heilung konstruktiv zu reagieren, gestärkt werden soll. In der Therapie von Suchterkrankungen sind derartige Sitzungen sehr empfehlenswert. In einer Gruppentherapie dürfen alle Patienten Gäste mitbringen. Die Sitzung wird eher den Charakter einer Schulstunde haben, in welcher der Therapeut Informationen zusammenfasst und die Diskussion moderiert.

Gegenübertragungsphänomene

Die größte Schwierigkeit, mit der Therapeuten in dieser Sitzung zu kämpfen haben, besteht meistens darin, dass Gäste in die Sitzung kommen und die Situation im Zuge von Beschwerden, Anschuldigungen und aufkochenden Gefühlen außer Kontrolle zu geraten droht. Unter dem Abschnitt „Vorschläge: Sitzung mit Gästen" finden Sie Hinweise, wie Sie das Risiko derartiger Eskalationen gering halten können. Ein zweiter Punkt ist, dass Sie sehr belastende Informationen darüber bekommen können, wie destruktiv einige Leute mit den Patienten umgehen. Sie könnten dazu tendieren, besonders schreckliche Äußerungen für Übertreibungen zu halten. Doch es ist unbedingt ratsam, den Patienten Glauben zu schenken und sich ggf. Unterstützung von anderen Kollegen zu suchen.

Anmerkungen

Die Idee, Familienangehörige zu einer Art Unterrichtsstunde einzuladen, geht auf verschiedene Quellen zurück, darunter die „NIDA Collaborative Cocaine Treatment Study" (Crits-Christoph et al., 1997), Galanters Netzwerktherapie (1993), Hunt und Azrins Gemeinschaftsstärkungsansatz (1973) und Verhaltenstherapie nach z. B. Higgins und Kollegen (1993).

Vorbereitung der Sitzung

Fragen Sie die Patienten schon im Voraus, ob sie jemanden zu der Sitzung mitbringen möchten, und erläutern Sie die Rahmenbedingungen: (1) Es ist nur für eine Sitzung, (2) es ist lehrreich und unterstützt die Heilung der Patienten (es ist keine Familientherapie) und (3) die eingeladenen Gäste müssen wirklich „sicher" sein, d. h. sie sollten nicht in Missbrauch verstrickt sein oder selbst Suchtprobleme haben. Die sicheren Gäste können Familienmitglieder, Freunde, Sponsoren oder Therapeuten sein, und es dürfen so viele eingeladen werden, wie der Patient möchte. Wenn für diese Sitzung wirklich Gäste angekündigt sind, können Sie in Erwägung ziehen, den zeitlichen Rahmen ausnahmsweise etwas auszudehnen, um genug Zeit für alle Beteiligten zu haben.

Ablauf der Sitzung

1. *Begrüßungsrunde (bis zu 5 Minuten pro Patient),* siehe auch Kapitel 3.5.1.

2. *Zitat (kurz).* Leiten Sie die Sitzung mit dem Zitat ein – zum Beispiel „Heute werden wir darüber sprechen, wie Sie Menschen dafür gewinnen können, Sie bei Ihrer Heilung zu unterstützen. Wie das Zitat besagt – brechen Sie das Schweigen und lassen Sie Ihre Mitmenschen wissen, wie sie Ihnen helfen können!"

3. *Verbinden Sie das Thema der Sitzung mit dem Leben der Patienten (ausführlich, Hauptteil der Sitzung).*
   a) *Bitten Sie die Patienten, die Arbeitsblätter durchzugehen,* die einzeln oder zusammen benutzt werden können. Behandeln Sie die Blätter in mehreren Sitzungen, wenn genug Zeit dazu ist. Siehe auch „Inhalt der Sitzung" (unten) und Kapitel 3.5.3
   Arbeitsblatt 1: Drei Typen von Menschen, die Ihre Genesung beeinflussen können
   Arbeitsblatt 2: Ein Brief an Ihre Mitmenschen
   b) *Helfen Sie den Patienten, die erworbenen Kenntnisse auf spezifische Probleme in ihrem Leben anzuwenden.* Siehe auch „Inhalt der Sitzung" (unten) und Kapitel 3.5.3.

4. *Abschlussrunde (kurz),* siehe auch Kapitel 3.5.4.

Inhalt der Sitzung

Arbeitsblatt 1: Drei Typen von Menschen, die Ihre Genesung beeinflussen können

Ziele

- Bitten Sie die Patienten, Ihre Mitmenschen in drei Kategorien einzuteilen: Unterstützend, neutral oder destruktiv (und sprechen Sie darüber, wie mit destruktiven Menschen umgegangen werden könnte).
- Helfen Sie den Patienten dabei zu artikulieren, welche Hilfe sie in der frühen Phase ihrer Heilung von anderen benötigen.

Möglichkeiten, die Materialien auf das Leben der Patienten zu übertragen

Laut üben. Lassen Sie die Patienten aktuelle Situationen identifizieren, in denen sie anderen sagen können, was sie in diesem Stadium ihrer Genesung benötigen. Fragen Sie sie, ob sie dies auch laut auszusprechen versuchen können. Geben Sie ihnen bei Bedarf Rückmeldungen über das Gesagte und sprechen Sie auch über eventuelle Hindernisse, die im Verlauf der Übung zutage treten können.

Diskussion
- „Wie können Sie anderen sagen, was Sie während Ihrer Genesung benötigen?"
- „Wenn es in Ihrem Leben niemanden gibt, der Sie unterstützt: Wie könnten Sie beginnen, gesunde Beziehungen anzufangen?"
- „Warum ist es wichtig, destruktiven Menschen Grenzen zu setzen?"
- „Welche Art von Hilfe können Ihre Mitmenschen Ihnen geben? Können Sie um diese Hilfe bitten?"

Arbeitsblatt 2: Ein Brief an Ihre Mitmenschen

Dieses Arbeitsblatt kann auf zwei verschiedene Arten bearbeitet werden: (1) mit den Patienten allein (ohne Gäste) oder (2) mit den Patienten und den von ihnen eingeladenen Gästen. Auf jede dieser beiden Möglichkeiten wird unten eingegangen.

Ziele

- Geben Sie den Patienten das Arbeitsblatt 2 (Ein Brief an Ihre Mitmenschen), um damit Unterstützung für ihren Genesungsprozess zu fördern.
- Wenn die Patienten Gäste mitgebracht haben, stellen Sie Informationen zur Verfügung und diskutieren Sie darüber, wie sie den Genesungsprozess unterstützen könnten.

Möglichkeiten, die Materialien auf das Leben der Patienten zu übertragen

Selbsterkundung. Bitten Sie die Patienten, die Abschnitte des Briefs zu unterstreichen, die für sie die größte Bedeutung haben. Sprechen Sie darüber, wem sie diesen Brief am liebsten geben würden.

Diskussion
- „Gibt es etwas, das Sie aus dem Brief herausstreichen oder das Sie gerne ergänzen würden?"
- „Wäre es hilfreich, den Brief einem Mitmenschen zu geben? Wenn ja, wem?"
- „Von welchem Punkt Ihres Genesungsprozesses wünschen Sie sich am dringendsten, dass Ihre Mitmenschen ihn verstehen?"
- „Was sollen Ihre Mitmenschen über PTBS erfahren? Und was über Substanzmissbrauch?"

Vorschläge: Eine Sitzung nur mit den Patienten

Der Brief ist dafür vorgesehen, dass ihn die Patienten wichtigen Mitmenschen geben können, die den Patienten bei ihrer Heilung helfen möchten (z. B. Freunden, Familienmitgliedern, Sponsoren, Therapeuten, etc.).

Die Entscheidung darüber, ob sie den Brief jemandem geben möchten und wenn ja, wem, liegt in der Hand der Patienten. Die einzige Ausnahme: Wenn ein Patient häuslicher Gewalt ausgesetzt ist, sollte der Brief nicht der gewalttätigen Person ausgehändigt werden. Es ist gefährlich, in die Situation mit der betreffenden Person einfach einzugreifen, und sei es auch nur mit einer so einfachen Sache wie diesem Brief.

Ermutigen Sie die Patienten, ihre Bitte um Hilfe bei der Heilung laut zu üben. Versuchen Sie es selbst dann, wenn es Gründe dafür gibt, dass die Patienten im wirklichen Leben dazu nicht in der Lage sind.

Wenn ein Patient nur Beziehungen zu destruktiven Menschen hat oder vollkommen isoliert ist, sollten Sie sich darauf konzentrieren, zunächst nur von anderen Therapeuten weitere Hilfe zu erbitten. Es ist ein wichtiges Ziel zu versuchen, dem Patienten dabei zu helfen, neue Beziehungen mit gesunden Leuten zu beginnen, aber es wird vermutlich einige Zeit brauchen, bis dies erreicht ist. In der Zwischenzeit wird der Patient nur in der Lage sein, mit Therapeuten, Suchthelfern etc. Beziehungen aufzubauen, was für den Moment auch vollkommen ausreicht. Verwenden Sie das Arbeitsblatt, um gemeinsam mit dem Patienten herauszufinden, was er den einzelnen Behandelnden gerne sagen möchte.

Um dem Patienten dabei zu helfen, sich aus destruktiven oder von Missbrauch gekennzeichneten Beziehungen zu befreien, können Sie noch einmal das Thema „Grenzen setzen in Beziehungen" zu Rate ziehen. Beachten Sie außerdem, dass sofortiger und ernster Handlungsbedarf besteht, wenn sich ein Patient in einer Situation häuslicher Gewalt befindet.

Einige Patienten bevorzugen es, ihren eigenen Brief zu schreiben. Dies kann sehr hilfreich sein. Sie können nichtsdestotrotz mit dem Patienten vereinbaren, sich diesen Brief durchzulesen, bevor der Patient ihn abschickt oder dem Adressaten übergibt.

Möglichkeiten, die Materialien auf das Leben der Patienten zu übertragen: Sitzung mit Gästen

Vorgehensweise
1. Stellen Sie sich vor, danken Sie den Gästen für ihr Kommen und stellen Sie ihnen das Thema der Sitzung vor (z. B. „gemeinsam daran zu arbeiten, die Genesung der Patienten zu unterstützen"). Vielleicht erscheint es Ihnen auch hilfreich, die oben beschriebenen Rahmenbedingungen (d. h. dass es eine einmalige Aktion ist, dass es sich nicht um eine Familientherapie handelt etc.) noch einmal zu wiederholen.
2. Lassen Sie die Patienten und die Gäste die Arbeitsblätter durchgehen und legen Sie dabei den Schwerpunkt auf den Brief.
3. Beantworten Sie Fragen, stellen Sie Informationen zur Verfügung und diskutieren Sie darüber, wie die Gäste die Genesung der Patienten unterstützen können (ausgehend von dem, was diese sich wünschen).
4. Ermutigen Sie die Gäste dazu, den Besuch bei Al-Anon, eine Familien- oder Einzeltherapie oder jedes andere der in dem Brief aufgelisteten Angebote in Erwägung zu ziehen.

Diskussion
An die Patienten:
- „Wie können die Gäste Ihnen am besten bei der Genesung helfen?"

- „Können Sie beschreiben, wie sich der Prozess Ihrer Genesung anfühlt?“
- „Was ist Ihre Auffassung über die Heilung von PTBS und Sucht?“

An die Gäste:
- „Was würden Sie gerne über PTBS und den Missbrauch von Substanzen erfahren? Was wüssten Sie gerne über diese Behandlung?“
- „Wäre, wenn Sie für sich selbst noch mehr Unterstützung benötigen, Al-Anon oder eine Therapie eine Option für Sie?“
- „Wenn Sie in Sorge um die Sicherheit des Patienten sind, könnten Sie mich dann anrufen und darüber informieren?“

Vorschläge: Sitzung mit Gästen

Denken Sie daran, dass die Sitzung der Aufklärung dient. Es ist keine Familientherapie. Konzentrieren Sie sich darauf, wie die Gäste der Heilung der Patienten dienlich sein können. Unvermeidlich wird auch jemand familientherapeutische Themen anschneiden (z. B. Beschwerden über den Patienten oder Informationen darüber, was in der Beziehung passiert ist etc.). Lenken Sie die Diskussion dann wieder zurück auf Aufklärung, Information und Unterstützung der Patienten, andernfalls kann die gesamte Sitzung misslingen. Denken Sie daran, dass Ihre Rolle die eines Anwalts der Patienten ist. Sie brauchen nicht zu versuchen, einen Ausgleich für die Bedürfnisse aller Beteiligten herzustellen, die Berechtigung von Beschwerden zu beurteilen oder die Beziehung zu analysieren.

Heben Sie den Nutzen externer Hilfsangebote hervor. Dazu zählen die Einzeltherapie für den Gast, Familientherapie, Al-Anon und/oder jedes der anderen Angebote, die in diesem Arbeitsblatt aufgelistet sind. Erzählen Sie ein wenig über diese Angebote und bieten Sie ggf. Ihre Vermittlung an, wenn die Gäste dafür zugänglich sind. Sie selbst könnten sich bei den Gästen erkundigen, ob von ihnen schon jemand in der Vergangenheit eines dieser Angebote in Anspruch genommen hat.

Versuchen Sie, in Anwesenheit der Gäste eine Gelegenheit zu finden, um die Bemühungen der Patienten um ihre Genesung zu loben. Zum Beispiel „Es ist wirklich toll von Christina, dass sie den Weg in diese Behandlung gefunden hat.“ oder „Es hat mich sehr beeindruckt, dass Rainer es geschafft hat, 30 Tage clean zu bleiben.“

Sie können den Gästen auch Kopien einiger Arbeitsblätter des Sicherheit-finden-Programms aushändigen. Die Arbeitsblätter der ersten Sitzung „Einführung in die Behandlung/Case Management“ beispielsweise könnten hilfreich dabei sein, das Ziel der Behandlung zu verdeutlichen. Arbeitsblatt 1 der Sitzung „Distanzierung von emotionalem Schmerz (Erdung)“ beschreibt eine Übung bei der die Gäste im Bedarfsfall den Patienten helfen können, und das Arbeitsblatt 2 der Sitzung „Rote und grüne Signale“ beinhaltet den Sicherheitsplan des Patienten.

Lenken Sie die Patienten vorsichtig auf produktive Themen zurück, wenn die Patienten unangemessene Forderungen stellen (z. B. „Mein Partner soll meinen Chef für mich anlügen“). Versuchen Sie Zurückweisung oder Bloßstellung der Patienten in Anwesenheit der Gäste zu vermeiden (z. B. „Um so etwas können Sie nicht bitten.“)

Schwierige Fälle

- „Immer wenn ich mich auf eine Beziehung einlasse, geht das schmerzhaft für mich aus.“
- „Ich habe keine Vorstellung, welche Art von Hilfe ich brauche.“
- „Ich vertraue meinen Therapeuten nicht. Ich habe nie wirklich Hilfe von ihnen bekommen.“
- „Ich möchte, dass mein Bruder mich erschießt, damit ich sterben kann, ohne Selbstmord begehen zu müssen.“
- „Niemand war für mich da, als mein Trauma passierte, darum möchte ich auch jetzt keine Hilfe annehmen.“
- „Ich schaffe es sehr gut alleine.“
- „Ich möchte, dass mein Partner mich vor meinem Chef mit einer Ausrede deckt, wenn ich zu spät zur Arbeit komme.“
- „Ich kann niemandem trauen.“

Andere dazu bringen, Ihre Genesung zu unterstützen – Arbeitsblatt 1/1

Drei Typen von Menschen, die Ihre Genesung beeinflussen können

„Man braucht zwei, um die Wahrheit zu sagen – einen, der spricht und einen, der zuhört."

Henry David Thoreau (Amerikanischer Schriftsteller, 19. Jh.)

***Unterstützende Menschen* fördern Ihre Heilung.** Sie kümmern sich wirklich um Sie … Sie hören zu, ohne zu verurteilen … Sie bieten Ihnen niemals Substanzen an, wenn Sie sie darum bitten … Sie möchten Ihnen helfen, damit es Ihnen besser geht … Sie glauben Ihnen bezüglich Ihres Traumas.

Wer unterstützt Ihre Genesung? ______________________________

***Neutrale Menschen* unterstützen Ihre Heilung nicht, stellen sie sich ihr jedoch auch nicht in den Weg.** Sie sind vielleicht zu sehr mit sich selbst beschäftigt, als dass sie Ihnen helfen könnten … Sie wissen vielleicht nicht, wie sie Sie unterstützen können, aber sie sind generell gute Menschen, die Ihnen nicht wehtun wollen.

Wer verhält sich neutral zu Ihrer Genesung? ______________________________

***Destruktive Menschen* stören Ihre Heilung.** Sie übergehen Sie … Sie bieten Ihnen Substanzen an, obwohl Sie sie gebeten haben, das nicht zu tun … Sie missbrauchen Sie körperlich oder emotional … Sie sagen Ihnen, Sie sollen endlich „darüber hinwegkommen" … Sie stellen Sie bloß und verurteilen Sie … Sie kritisieren Ihre Versuche, sich Hilfe zu holen und gesund zu werden … Sie reden Ihnen ein, es habe nie ein Trauma gegeben.

Wer stört Ihre Heilung? ______________________________

Ein einfaches Ziel

↑ Die Zahl der Sie unterstützenden Menschen zu vergrößern

und

↓ Die Zahl der destruktiven Mitmenschen zu verkleinern

Anderen dabei helfen, Ihnen zu helfen

Eventuell müssen Sie anderen beibringen, was Sie für Ihre Heilung benötigen:

- Geben Sie jemandem den „Brief an Ihre Mitmenschen" (Arbeitsblatt 2) oder schreiben Sie einen eigenen Brief.
- Teilen Sie direkt und genau mit, was Sie brauchen. Hier einige Beispiele dazu:
  - „Bitte biete mir niemals Alkohol oder Drogen an."
  - „Bitte behalte deine persönliche Meinung über meine Heilung für dich."

Andere dazu bringen, Ihre Genesung zu unterstützen – Arbeitsblatt 1/2

- „Bitte verlange mir im Moment keine weiteren Herausforderungen ab."
- „Bitte kritisiere mich im Moment nicht. Mir helfen zurzeit nur unterstützende Kommentare."
- „Bitte akzeptiere, dass ich manchmal weinen muss und aufgewühlt bin."
- „Bitte konsumiere keinen Alkohol oder andere Drogen, wenn ich dabei bin."
- „Es ist wichtig für mich, dass du respektierst, wo ich gerade stehe. Es ist mein Genesungsprozess."
- „Bitte stelle mir keine Fragen über mein Trauma."
- „Bitte bedränge mich nicht, zu AA zu gehen – ich werde hingehen, wenn ich das möchte." (Oder: „Bitte erinnere mich daran, zu AA zu gehen – ich finde das hilfreich.")
- „Dies ist eine schwere Zeit – du kannst mir helfen, indem du … [suchen Sie sich etwas aus: meine Kinder von der Schule abholst, mich zu meinen Terminen begleitest, mich regelmäßig anrufst]."
- „Die beste Art, mir zu helfen, bestünde darin, dich über PTBS und Substanzmissbrauch zu informieren. Ich werde dir Material zum Lesen geben."
- „Du könntest mir helfen, indem du zu Al-Anon gehst und dir selbst mehr Unterstützung suchst."

Andere dazu bringen, Ihre Genesung zu unterstützen – Arbeitsblatt 2/1

Ein Brief an Ihre Mitmenschen

Jemandem dabei helfen, von PTBS und Substanzmissbrauch zu genesen

- *Ihre aufrichtige Unterstützung kann alles verändern.*
- *Die Posttraumatische Belastungsstörung (PTBS) ist ein medizinisches Krankheitsbild.* Es ist eine zerstörerische Krankheit, die eintreten kann, nachdem jemand ein Trauma erlitten hat. Ein „Trauma" ist ein schreckliches Lebensereignis, durch das jemand einer Verletzung oder Bedrohung ausgesetzt gewesen ist, über die er keine Kontrolle mehr hatte (z.B. Kindesmissbrauch, ein Unfall, ein Brand, ein Überfall, Kampf, Krieg, Vergewaltigung, Naturkatastrophen). Zu den Symptomen einer PTBS gehören Schlafstörungen, Albträume, intensive negative Gefühle, Probleme bei der Alltagsbewältigung, körperliche Beschwerden und andere Probleme.
- *Substanzmissbrauch ist ebenfalls ein medizinisches Krankheitsbild.* Substanzmissbrauch bedeutet, dass jemand nicht damit aufhören kann, eine Substanz zu konsumieren, obwohl sie eindeutige Schäden verursacht (z.B. körperliche oder seelische Verletzungen, Probleme mit dem Gesetz, finanzielle Schwierigkeiten, Arbeitsunfähigkeit oder Vernachlässigung der Fürsorgepflicht für die eigenen Kinder). Substanzmissbrauch hat nichts zu tun mit „Faulheit", „einfach Spaß haben zu wollen" oder damit, „ein schlechter Mensch zu sein."
- *Die Kombination aus PTBS und Substanzkonsum ist weit verbreitet.* Von den Frauen, die abhängig von Suchtmitteln sind, haben bis zu 60 % eine PTBS; unter Männern beträgt diese Quote ca. 38 %. Es ist bisher noch nicht endgültig verstanden, welche Faktoren die Entstehung einer PTBS und einer Suchterkrankung fördern. Vermutlich sind es biologische Ursachen, Lebensumstände oder eine Kombination dieser Gründe, die die Entwicklung dieser Krankheitsbilder begünstigen.
- *Die Heilung von PTBS und Substanzmissbrauch ist schwierig.* Die Heilung ist auf jeden Fall möglich, aber sie ist nicht einfach. Die Person, um die Sie sich sorgen, erleidet große emotionale Schmerzen. Eventuell macht sie eine Achterbahnfahrt der Gefühle durch, legt selbstzerstörerisches Verhalten an den Tag und leidet unter intensiven negativen Gefühlen. Dies sind weit verbreitete Probleme, nachdem ein Trauma durchlitten worden ist. Wenn PTBS und Substanzmissbrauch miteinander einhergehen, ist das besonders tragisch, weil es der betroffenen Person viel Kraft abverlangt, beide gleichzeitig zu bekämpfen.
- *Das oberste Ziel dieser Behandlung ist Sicherheit.* Sicherheit bedeutet, mit Substanzkonsum und anderen Selbstschädigungen aufzuhören, einen besseren Umgang mit sich selbst zu lernen, Kontrolle über intensive Gefühle zu erlangen und vertrauensvolle Beziehungen aufzubauen. In der Behandlung verbringen wir viel Zeit damit, Bewältigungsstrategien für verschiedene riskante Situationen zu üben, um Sicherheit zu etablieren. Einige der behandelten Themen sind „Ehrlichkeit", „Mitgefühl", „Heilsames Denken" und „Würdigung der eigenen Zeit".
- *Das Schlimmste, was Sie sagen können, ist „Lass das alles hinter dir und schau nach vorn."* Wenn das so einfach wäre, hätten es die Patienten schon längst getan. Der Weg der Heilung kann sehr lang sein und über Berge und durch Täler führen. Der einzige Weg hindurch besteht in kontinuierlichem Fortschritt. Die PTBS oder den Substanzkonsum zu ignorieren oder so zu tun, als seien es keine ernsthaften Probleme, bewirkt nicht, dass die Erkrankungen verschwinden. Es macht sie auf lange Sicht eher noch zerstörerischer.

Andere dazu bringen, Ihre Genesung zu unterstützen – Arbeitsblatt 2/2

- *Sie können der Person, um die Sie sich sorgen, in ganz konkreter Form helfen,* wenn er oder sie Ihre Hilfe möchte. Denken Sie immer daran, dass es allein von der betroffenen Person abhängt, ob und auf welche Art Sie ihr helfen sollen:
  - *Ermutigen Sie die Person, zwischen den Sitzungen Selbstverpflichtungen einzulösen.* Selbstverpflichtungen sind Ziele, die zu erreichen sich die Person einverstanden erklärt hat, um die Heilung voranzutreiben. Wenn die betreffende Person es möchte, kann es helfen, wenn Sie mit ihr diese Selbstverpflichtung noch einmal durchgehen und besprechen.
  - *Informieren Sie sich über PTBS und Substanzmissbrauch*, damit Sie diese Erkrankungen besser verstehen können. Gehen Sie in eine Bibliothek, ins Internet oder rufen Sie eine der am Ende dieses Arbeitsblattes aufgeführten Adressen an, um mehr Informationen zu bekommen.
  - *Lesen Sie die Arbeitsblätter der Sicherheit-finden-Behandlung durch*, um zu verstehen, was die betreffende Person lernt. Wenn Sie und die Person es möchten, können Sie die Blätter auch gemeinsam lesen. Sie können der Person dabei helfen, außerhalb der Sitzungen die Übungen durchzuführen.
  - *Ermutigen Sie die Person, um die Sie sich kümmern möchten, zu den Sitzungen zu gehen.* Für ihn oder sie ist es normal, der Behandlung gemischte Gefühle entgegenzubringen, doch der einzige Weg, vorwärts zu kommen, besteht darin, herzukommen und über diese Gefühle zu sprechen.
- *Erkennen Sie die beiden Hauptthemen von Menschen mit PTBS und Substanzabhängigkeit:*
  - *Geheimhaltung* ist nötig, um wichtige Gefühle, Erinnerungen, Gedanken und Verhaltensweisen zu verbergen. Je mehr Sie das Vertrauen der betroffenen Person gewinnen, desto mehr kann er oder sie sich Ihnen diesbezüglich öffnen. Um Vertrauen zu gewinnen, müssen Sie zuhören, ohne das Gehörte zu verurteilen, ohne das Problem „lösen" zu wollen, und ohne sich von dem Gesagten angegriffen zu fühlen. Respektieren Sie, was die Person Ihnen erzählen möchte, und was nicht. Wenn die Person beispielsweise nicht über den Substanzmissbrauch sprechen möchte, würde es wahrscheinlich nur Lügen provozieren, wenn Sie auf der Wahrheit bestünden.
  - *Kontrolle* ist nötig, um nach einer langen Zeit der Machtlosigkeit (sowohl durch das Trauma als auch während des Substanzkonsums) wieder Macht zu spüren. Je mehr Sie der Person gestatten, auf gesunde Art und Weise Kontrolle auszuüben, desto besser. Vermeiden Sie Machtkämpfe (Streit und Zwang), weil sie selten helfen und meistens wehtun.
- *Fragen Sie an diesem Punkt der Behandlung, der „frühen Phase der Heilung", nicht nach Details des Traumas.* Dies ist wichtig, um die Grenzen der betroffenen Person zu respektieren. Es ist unter Umständen zu aufwühlend, jetzt schon zu besprechen, was passiert ist. Und letztlich ist das Geschehene im Moment weniger wichtig, als den Umgang mit gegenwärtigen Problemen zu lernen. Respektieren Sie, dass die Person selbst entscheidet, wann er oder sie bereit ist, über das Trauma zu reden.
- *In Hinblick auf den Substanzmissbrauch können Sie Folgendes tun:*
  - Niemals irgendwelche Substanzen anbieten.
  - Die Person zu Ehrlichkeit über den Konsum anhalten, aber damit rechnen, dass das vielleicht nicht immer möglich sein wird. Es ist bei Substanzabhängigkeit normal, gro-

Andere dazu bringen, Ihre Genesung zu unterstützen – Arbeitsblatt 2/3

ße Scham zu empfinden, daher sind Verleugnung und Verbergen des Konsums nicht ungewöhnlich.

- Verurteilen, bewerten und beschimpfen Sie niemals den Konsum von Suchtmitteln. Der Substanzmissbrauch war für den oder die Betroffene ein Weg, um mit dem unendlichen Schmerz des Traumas umzugehen. Es kann eine Weile in Anspruch nehmen, um andere Bewältigungsstrategien zu erlernen.
- „Ermöglichen" Sie niemals den Substanzmissbrauch. Das bedeutet, dass Sie hinsichtlich des Konsums niemals für die betroffene Person lügen sollten, um sie zu schützen, dass Sie keine Substanzen für ihn oder sie kaufen sollten, dass Sie nicht behaupten, der Konsum sei kein Problem, dass Sie in irgendeiner Art den Konsum unterstützen oder sich auf etwas einlassen, das Ihren Überzeugungen widerspricht.
- Denken Sie daran, dass Sie die betroffene Person nicht zur Heilung zwingen können. Die Person muss selbst die Motivation finden voranzukommen. Sie können mit Anschuldigungen oder Ausübung von Zwang keine Heilung erzwingen. Behalten Sie im Kopf, dass Heilung eine lange Zeit in Anspruch nehmen kann, und dass die meisten Menschen zwischendurch auch mal „vom Weg abkommen" (Substanzen konsumieren).

- *Wenden Sie sich bitte umgehend an den Therapeuten oder fahren Sie mit der betreffenden Person zur nächsten Notaufnahme,* wenn Sie irgendein gefährliches Verhalten bemerken. Gefährliches Verhalten umfasst suizidale Handlungen (oder einen plötzlichen und gezielten Plan, Selbstmord zu begehen), den Missbrauch anderer Menschen (z.B. Kinder) oder eine massive Zunahme des Suchtmittelkonsums.
  Name des Therapeuten: ____________ Notrufnummer des Therapeuten: ____________
- *Es ist normal, wenn Sie angesichts so schwerwiegender Probleme hin und wieder frustriert sind.* Nichtsdestotrotz werden Sie in dem Ausmaß, in dem Sie auf die Bedürfnisse der betroffenen Person eingehen, zuhören ohne zu bewerten und ihm oder ihr Zeit und Raum für die Heilung einräumen, einen wertvollen Beitrag zur Genesung leisten.
- *Wenn Sie bei sich regelmäßig starke negative Gefühle gegen die Person wahrnehmen, sollten Sie in Erwägung ziehen, Hilfe in Anspruch zu nehmen.* Eine Liste an Angeboten für Sie ist unten aufgeführt. Al-Anon bietet beispielsweise Selbsthilfe für Familien und Freunde von Menschen an, die Substanzen konsumieren. Oder Sie nehmen für eine begrenzte Zeit eine Einzeltherapie in Anspruch, um mit der Belastung dieser Beziehung besser umgehen zu können. Es kann eine große Herausforderung sein, mit Menschen umzugehen, die unter einer der beiden Erkrankungen – PTBS oder Sucht – leiden. Menschen, die von beiden Krankheiten betroffen sind, können eine doppelte Herausforderung darstellen.
- *Wenn Sie merken, dass Sie bei der Genesung keine Hilfe sein können, ist es besser, nichts zu tun anstatt destruktiv zu sein.* Respektieren Sie auch die Rückmeldung, die Ihnen der oder die Betroffene in Hinblick darauf gibt, wie hilfreich Ihr Angebot an sie ist. Es gibt hier kein Richtig oder Falsch. Es geht darum, was die Person fühlt, und das ist real, auch wenn Sie nicht mit ihm oder ihr übereinstimmen. Wenn Sie die Person bittet, sich zurückzuhalten, dann sollten Sie auch wirklich auf Abstand gehen.
- *Vor allen Dingen behandeln Sie die Person, um die Sie sich kümmern, mit viel Freundlichkeit und Respekt.*

Andere dazu bringen, Ihre Genesung zu unterstützen – Arbeitsblatt 2/4

Organisationen, die hilfreich sein können

Es gibt eine große Anzahl kostenloser, uneigennütziger Angebote, die dazu da sind, Menschen zu beraten und zu helfen (z. B. Beratungseinrichtungen, Selbsthilfeaktivitäten und Informationsangebote).

Eine umfassende Liste solcher Angebote findet sich im Arbeitsblatt 1 der Sitzung „Unterstützungsangebote".

Andere dazu bringen, Ihre Genesung zu unterstützen – Selbstverpflichtung

Vorschläge für eine Selbstverpflichtung

Verpflichten Sie sich zu einer Handlung, die Sie voranbringt! Es kann alles sein, von dem Sie das Gefühl haben, dass es Ihnen hilft, oder eine der unten aufgeführten Ideen. Indem Sie Ihre Verpflichtung einhalten, respektieren Sie sich, nehmen sich ernst und sorgen für sich selbst.

- *Möglichkeit 1:* Geben Sie jemandem den „Brief an Ihre Mitmenschen" aus Arbeitsblatt 2. Oder schreiben Sie einen eigenen Brief unter der Überschrift „Wie du mir bei meiner Heilung helfen kannst."
- *Möglichkeit 2:* Identifizieren Sie jemanden, der Ihrer Genesung im Wege steht, und machen Sie einen Plan, wie Sie sich vor dieser Person schützen können.
- *Möglichkeit 3:* Schreiben Sie auf, was Sie einem Mitmenschen sagen müssten, um seine Unterstützung für Ihre Heilung zu erbitten.
- *Möglichkeit 4:* Füllen Sie die Tabelle der Sicheren Bewältigungsstrategien aus und orientieren Sie sich dabei an folgendem Muster:

Beispiel für die Anwendung des Themas im Bogen zu Sicheren Bewältigungsstrategien

	Alter Weg	Neuer Weg
Situation	Mein Partner hört nicht auf, mich wegen des Trinkens zu drangsalieren. Jedes Mal, wenn ich ein Glas Wein trinke, gibt es Streit.	Mein Partner hört nicht auf, mich wegen des Trinkens zu drangsalieren. Jedes Mal, wenn ich ein Glas Wein trinke, gibt es Streit.
Ihre Art der Bewältigung	Ich sage ihm „Halt den Mund, das ist mein Leben." Ich versuche, nur dann zu trinken, wenn mein Partner es nicht sieht, weil ich diesem Druck nicht standhalten kann.	Es gibt einige Dinge, die ich ändern könnte, um besser damit umzugehen: Ich gebe meinem Partner die Al-Anon-Nummer, damit er sich Hilfe holt. Ich sage ihm deutlich, was ich mir wünsche (ohne laut zu werden): „Ich arbeite im Rahmen meiner Behandlung bereits an meinem Alkoholkonsum. Es ist wichtig für mich, dass Du mein Trinkverhalten nicht kommentierst. Ich muss an meiner eigenen Genesung arbeiten."
Konsequenz	Ich fühle mich allein. Es ist, als hätte ich alle Menschen in meiner Umgebung vertrieben.	Ein bisschen besser. Zumindest versuche ich, etwas Konstruktives zu tun.

Schätzen Sie auf einer Skala von 0 Punkten (= gar nicht sicher) bis 10 Punkten (= vollständig sicher) ein:

Wie sicher ist Ihre **alte** Art der Bewältigung? ___

Wie sicher ist Ihre **neue** Art der Bewältigung? ___

Umgang mit Auslösern

behavioral

Zusammenfassung

In dieser Sitzung werden den Patienten Wege aufgezeigt, wie sie aktiv gegen Auslöser von PTBS und Substanzkonsum angehen können. Dazu wird ihnen ein einfaches verhaltenstherapeutisches Drei-Schritte-Programm vorgestellt („Wer, Was und Wo“). Dabei geht es darum zu ändern, *mit wem* man zusammen ist, *was* man tut, und *wo* man ist.

Übersicht

„Bereits Kleinigkeiten bringen mich aus der Fassung und bevor es mir bewusst ist, denke ich schon an Selbstmord.“
„Wenn jemand ein Feuerzeug benutzt, verengt sich meine Welt und das Einzige, das ich noch fühle, ist der Wunsch, betrunken bzw. high zu werden.“

Sowohl bei PTBS als auch bei Abhängigkeit können äußere Ereignisse, auch „Auslöser“ oder „Trigger“ genannt, extreme Reaktionen hervorrufen. Ein Patient hört ein Kind weinen und wird von einer Flut trauriger Gefühle überwältigt, da er sich an seine Kindheit erinnert fühlt. Ein anderer Patient sieht eine Crackpfeife und bekommt Suchtdruck. Während also beide Erkrankungen chronisch verlaufen können (mit Symptomen, die den ganzen Tag präsent sind), sind sie auch empfänglich für starke Ausschläge in der Symptomatik als Reaktion auf bestimmte Trigger – so wie ein Radarschirm, auf dem starke und schwache Signale eintreffen. Es ist wichtig für die Heilung der Patienten, mit solchen Gefahrenpunkten umzugehen, sicher zu bleiben und sich selbst vor nachfolgendem destruktivem Verhalten zu bewahren. Mit der Zeit können die Patienten lernen, schneller zu bemerken, wenn sie in die Gefahrenzone eines Auslösers geraten, und sich dann rascher und wirksamer in Sicherheit zu bringen.

Den Patienten wird ein einfaches Verhaltensmodell vorgestellt, mit dem sie sich Trigger schneller bewusst machen und sie aktiv bekämpfen können. Das Modell lautet „Wer, Was und Wo“: Ändern, *mit wem* man zusammen ist, *was* man tut, und *wo* man ist. Dieses Modell ähnelt dem Satz von AA: „Ändere Deine Kontakte, Orte und Tätigkeiten.“ Das „Wer“ beinhaltet, sich sicheren Menschen zuzuwenden (z. B. Sponsoren, drogenfreien und ehrlichen Leuten, Therapeuten), das „Was“ beinhaltet die Teilnahme an Aktivitäten, die vor selbstzerstörerischem Verhalten bewahren (z. B. Sport treiben, eine Komödie anschauen, ein Hobby aufnehmen), das „Wo“ bedeutet, sich eine gesunde Umgebung zu schaffen (z. B. eher zu einem Treffen von AA als mit Freunden in eine Bar zu gehen).

Beachten Sie, dass jede dieser drei Methoden – *Wer, Was* und *Wo* – eine Möglichkeit darstellt, sicheren emotionalen Abstand zu einem Auslöser zu gewinnen. Sich aus gefährlichen Situationen zu entfernen ist insbesondere für Menschen mit PTBS wichtig, die typischerweise zwischen zu wenig Distanz (z. B. überwältigenden Affekten, Erinnerungsattacken, verstrickten Beziehungen) und zu viel Distanz (z. B. emotionaler Taubheit, Dissoziation, Isolation) hin- und herschwanken. Auch Patienten mit Suchtproblematik sind den Extremen von zu wenig Abstand (z. B. Gefühle intensiven Verlangens) und zu viel Abstand (z. B. die „rosarote Wolke“, in der sie glauben, nie wieder in Versuchung zu geraten) unterworfen. Das Konzept der idealen Distanz strebt die wünschenswerte Balance zwischen diesen beiden Extremen an – sich in Kontakt mit der Realität und im Bewusstsein der Realität zu befinden und gleichzeitig in der Lage zu sein, sie hinzunehmen und mit ihr umzugehen.

Die Methoden des „Wer, Was und Wo“ werden im Allgemeinen als Verhaltenstherapie betrachtet, da sie dem Patienten in irgendeiner Form eine Handlung abverlangen. Nichtsdestotrotz berühren sie auch kognitive und interpersonelle Bereiche. Ebenso wie die Auslöser auf das Verhalten bezogen (z. B. wenn jemand seinen Dealer sieht), kognitiv (z. B. der Gedanke „Ich muss jetzt trinken.“) oder interpersonell (z. B. eine tätliche Auseinandersetzung mit einem Freund) sein können, zielen die Methoden zur Bekämpfung der Auslöser ebenfalls auf diese drei Bereiche.

Die Methoden des „Wer, Was und Wo“ können auch anders bezeichnet werden: „HKU“ (Handlungen, Kontakte und Umwelt) oder als „Ändere Deine Kontakte, Orte und Tätigkeiten“ (das ist der Satz von AA, der oben erwähnt wurde). Der Therapeut kann diese Merksätze nach eigenem Gutdünken durch andere ersetzen oder abwandeln. „Wer, Was und Wo" wurde für diese Sitzung ausgesucht, weil man es sich leicht merken kann und weil es für Patienten, die bereits mit AA vertraut sind, eine weitere Alternative bietet.

Und schließlich stellt die heutige Sitzung für Therapeuten, die dieses Programm in Einzeltherapie mit einem Patienten durchführen, der schon recht sicher im Umgang mit den Sicheren Bewälitungsstrategien ist, auch eine Gelegenheit zu einer „Expositionsintervention" dar. Eine derartige Expositionsarbeit kann sehr effektiv sein, weil sie den Patienten erlaubt, im Rahmen der Sitzung ausgelöste, intensive Gefühle zu erleben und zugleich den Erfolg ermöglicht, diese zu überwinden. Beachten Sie aber, dass sich der Schwerpunkt hier lediglich auf gegenwärtige Auslöser richtet, ohne dass auf die Vergangenheit eingegangen wird, und dass es um die Einübung aktiver Bewältigungsstrategien geht, um Angst zu bewältigen. Sehr wichtig ist, dass der Exposition Übung, Supervision und sorgfältige Planung vorangehen müssen. Es werden daher auch noch Literaturangaben zur Verfügung gestellt, damit Sie zusätzliche Kenntnisse über Expositionstherapie erwerben können.

Gegenübertragungsphänomene

Auslösereize („Trigger") gehören zu den am weitest verbreiteten Alltagserfahrungen sowohl bei PTBS als auch bei Suchterkrankungen. Doch Therapeuten, die bislang mit keinem dieser beiden Störungsbilder zu tun hatten, können sie (anders als viele andere, eher universelle Themen, die in dieser Behandlung angesprochen werden, wie etwa *Mitgefühl, Ehrlichkeit, Verbindlichkeit)* durchaus sehr fremd sein. Es ist wichtig, eine ungefähre Vorstellung zu bekommen, wie heftig und verstörend Trigger sein können. Wenn Sie Patienten zuhören, die von ihren Erfahrungen mit Auslösern berichten, ist es vielleicht hilfreich, wenn Sie versuchen, einen Zusammenhang zu einer schwierigen Erfahrung in Ihrem eigenen Leben herzustellen – etwa eine Phase großen emotionalen Schmerzes, aus der Sie nur schwer wieder heraus gekommen sind.

Anmerkungen

Dieses Thema geht zu großen Teilen auf Marlatt und Gordon (1985) zurück. Wie bereits oben erwähnt, stammt der Satz „Ändere Deine Kontakte, Orte und Tätigkeiten" von AA.

Ablauf der Sitzung

1. *Begrüßungsrunde (bis zu 5 Minuten pro Patient)* siehe auch Kapitel 3.5.1.

2. *Zitat (kurz).* Leiten Sie die Sitzung mit dem Zitat ein – zum Beispiel „Heute werden wir über den Umgang mit Auslösern sprechen. Wie das Zitat besagt, kann sich viel verändern, wenn Sie all Ihre Kraft in den Umgang mit Auslösern legen."

3. *Verbinden Sie das Thema der Sitzung mit dem Leben der Patienten (ausführlich, Hauptteil der Sitzung).*
   a) *Bitten Sie die Patienten, das Arbeitsblatt* „Umgang mit Auslösern" *durchzulesen.*
   b) *Helfen Sie den Patienten, die erworbenen Kenntnisse auf spezifische Probleme in ihrem Leben anzuwenden.* Siehe auch „Inhalt der Sitzung" (unten) und Kapitel 3.5.3.

4. *Abschlussrunde (kurz),* siehe auch Kapitel 3.5.4.

Inhalt der Sitzung

Ziele

- Untersuchen Sie gemeinsam die Bedeutung von Auslösern bei PTBS und Suchterkrankungen sowie die Notwendigkeit, sie zu bekämpfen.
- Besprechen und üben Sie ein einfaches Programm für den Umgang mit Auslösern: „Wer, Was und Wo".

Möglichkeiten, die Materialien auf das Leben der Patienten zu übertragen

Üben. Bitten Sie die Patienten zu beschreiben, wie sie das Programm des „Wer, Was und Wo" tatsächlich anwenden würden. Wenn ein Patient zum Beispiel in der vergangenen Woche Substanzen konsumiert hat (oder sich anderweitig unsicher verhalten hat), könnten Sie ihn bitten, „die Szene noch einmal zu spielen" und dabei den Auslöser zu identifizieren, der den Ausschlag für den Konsum gegeben hat, sowie zu überlegen, wie er hätte bekämpft werden können.

Diskussion

- „Gibt es irgendwelche Auslöser, die Sie aus Ihrem Leben gänzlich entfernen könnten?"
- „Welches ist einer der gefährlichsten Auslöser, und wie könnten Sie den Ansatz des ‚Wer, Was und Wo' anwenden, um damit umzugehen?"
- „Was würden Sie tun, wenn Sie irgendwo eine Werbung für Wodka sehen – wie könnten Sie diesen Auslöser bekämpfen? (Oder wählen Sie ein anderes Beispiel, das zu dem Patienten passt).
- „Glauben Sie, dass Auslöser nicht vollkommen aus Ihrem Leben entfernt werden können?"

Vorschläge

Achten Sie darauf, ob die Diskussion selbst Trigger für die Patienten beinhaltet. Fragen Sie die Patienten nach der Eingangsrunde, ob sie sich von eventuell vorhandenen Auslösern belastet fühlen, und gehen Sie schneller zum nächsten Abschnitt über, wenn dem so ist. Insbesondere wenn Sie dieses Programm als Gruppentherapie durchführen, ist es ratsam, lediglich über ein oder zwei Beispiele zu sprechen, um den Patienten eine Vorstellung davon zu vermitteln, was ein Trigger ist. Außerdem sollte den Patienten explizit untersagt sein, Horrorgeschichten über PTBS oder spektakuläre Geschichten von Drogenkonsum zu erzählen, weil dies bei den anderen Patienten die Wirkung eines Auslösers haben kann. Trotzdem ist es wichtig, dass die Patienten nicht Angst oder das Gefühl bekommen, dass etwas schief gelaufen ist, wenn sie sich in der aktuellen Sitzung „getriggert" fühlen. Es könnte vielmehr eine ideale Gelegenheit für sie sein, mit der Unterstützung des Therapeuten aktiv damit umzugehen (siehe dazu auch den letzten Vorschlag unten).

Helfen Sie den Patienten zu verstehen, dass sie sich mit einiger Wahrscheinlichkeit schlecht fühlen werden, wenn sie den Umgang mit dem Auslöser üben. Sie können große Angst, Verwirrung, Wut oder Entzugssymptome spüren (z. B. wenn sie keine Substanz konsumieren, obwohl sie das starke Verlangen danach haben). Doch selbst wenn sie sich im Moment der Auseinandersetzung mit dem Auslöser nicht gut fühlen, wird es ihnen einige Stunden später umso besser gehen, weil sie ihn besiegt haben.

Seien Sie darauf vorbereitet, dass einige Patienten nicht wissen, was bei ihnen jeweils der Auslöser war. Sie stellen einfach plötzlich fest, dass sie dissoziieren oder eine Substanz konsumieren. Wenn dies geschieht, können Sie die Patienten bitten, die Szene noch einmal in Zeitlupe nachzuspielen, um besser erkennen zu können, was der Auslöser war (z. B. „Mit wem waren Sie zusammen?", „Was haben Sie gerade gemacht?" etc.).

Manchmal kann auch eine Analogie weiterhelfen, um die Auslöser zu beschreiben (Marlatt & Gordon, 1985): Stellen Sie sich vor, Sie sind auf einer Landstraße unterwegs. Unterwegs gibt es sowohl schwierige als auch angenehme Strecken – Straßenabschnitte, auf denen Sie das Tempo drosseln müssen (z. B. aufgrund von Eis auf der Fahrbahn oder einer kurvigen Strecke), und andere, auf denen Sie Gas geben können. Ein guter Fahrer achtet auf Warnschilder, die schwierige Straßenabschnitte ankündigen.

Beachten Sie, dass die Patienten ihr Leben nicht so gestalten können, dass sie niemals mehr irgendwelchen Auslösern begegnen müssen. Das Ziel besteht darin, sich den sicheren Umgang mit ihnen zuzutrauen, wann immer sie auftauchen. Wenn beispielsweise eine Patientin Angst davor hat, einen Aufzug zu betreten, weil sie einmal in einem Aufzug vergewaltigt worden ist, besteht die Aufgabe darin, wieder Lift fahren zu lernen, anstatt Aufzüge zu vermeiden. Dieses Thema ist allerdings in Hinblick auf den Substanzkonsum heikel. Einige Patienten suchen mitunter ganz unnötig die Begegnung mit einem gefährlichen Auslöser – beispielsweise „Ich bin gestern in eine Bar gegangen, um zu sehen, ob ich meinem Verlangen nach Alkohol standhalten kann." Eine sinnvolle Regel ist daher, Auslöser zu vermeiden, wann immer es möglich ist, aber den Umgang mit ihnen zu lernen, wenn man ihnen nicht aus dem Weg gehen kann.

Verwenden Sie die Sprache, die dem Patienten am meisten liegt. Wenn der Patient es bevorzugt, dann verwenden Sie ruhig den Satz von AA („Ändere deine Kontakte, Orte und Tätigkeiten"). Für Patienten, denen AA nicht liegt, kann die Formel „Wer, Was und Wo" besser geeignet sein.

Die Konfrontation mit aktuellen Auslösern kann unter bestimmten sorgfältig überwachten Bedingungen im Rahmen dieser Sitzung geübt werden. Exposition im Zusammenhang mit aktuellen Auslösern bedeutet, den Patienten zu Beginn der Sitzung wirklich mit einem Trigger zu konfrontieren und ihm dann unter Anwendung der Sicheren Bewälitungsstrategien dabei zu helfen, Kontrolle über die ausgelösten Gefühle zu erlangen (z. B. durch Erdung, Umdenken oder andere der Sicheren Bewältigungsstrategien). Nichtsdestotrotz ist diese Strategie nur ratsam (1) mit einem Therapeuten, der eine offizielle Ausbildung und Supervision in der Durchführung von Expositionsübungen hat, (2) in der Einzeltherapie, (3) mit einem Patienten, der bereits einige der Sicheren Bewälitungsstrategien beherrscht und der die Expositionsübung versteht und einwilligt, sie durchzuführen, (4) in einer Sitzung, die lange genug dauert, um dem Patienten so lange beistehen zu können, bis der Auslöser bewältigt worden ist (d. h. eine Sitzung ist wahrscheinlich nicht ausreichend) und (5) nur im Zusammenhang mit aktuellen Auslösern von PTBS oder Sucht (es geht nicht darum, vergangene Traumata zu besprechen. Dies würde eine viel tiefer gehende Intervention darstellen, wie auch in Kapitel 2 „Durchführung der Behandlung" unter „Leitlinien der Behandlung" beschrieben wird). Beachten Sie, dass in einer Gruppentherapie die Exposition nicht sicher ist, weil Patienten, die nicht darauf vorbereitet sind, den Auslösern anderer Patienten ausgeliefert wären. Als Therapeut hätten Sie zudem vermutlich nicht genug Zeit, auf jeden Patienten so einzugehen, dass die ausgelöste Angst im Verlauf der Sitzung ganz überwunden werden kann. Weitere Informationen über Exposition finden Sie auch in den unter „Literaturangaben" am Ende dieses Handbuchs angegebenen Arbeiten von Foa und Rothbaum (1998) im Zusammenhang mit PTBS, bei Back und Mitarbeitern (2001) zu PTBS und Suchterkrankungen, sowie bei Childress und Mitarbeitern (1988) in Hinblick auf Suchterkrankungen.

Überlegen Sie sich, ob Sie Beispiele für Auslöser nennen wollen. Die unten aufgeführte Liste sollte ursprünglich im Arbeitsblatt zu dieser Sitzung abgedruckt sein, doch bei der Erprobung dieses Programms fühlten sich einige Patienten getriggert. Darum dient die Liste hier nur zu Ihrer Information. Wenn Sie sich entscheiden, die oben beschriebene Expositionsübung durchzuführen, könnten Sie die Liste eventuell auch dem betreffenden Patienten zeigen.

Typische Auslösereize („Trigger")

Bei Substanzmissbrauch:
- Einem Drogendealer begegnen
- Werbung für Alkohol
- Utensilien für den Drogenkonsum sehen
- Parties und gesellige Zusammenkünfte
- Geld
- Ein Geräusch
- Geburtstagsfeiern
- Gedanken wie „Ein einziger Drink ist erlaubt."
- Gefühle wie Aufregung oder Wut
- PTBS-Symptome
- Eine bestimmte Tages- oder Jahreszeit (wie zum Beispiel nachts)

Bei PTBS:
- Ein Kind weinen hören
- Jahrestage des Traumas
- Ein plötzliches Geräusch
- Körperliche Schmerzen
- Traurige Musik
- Jemand, der dem Täter ähnlich sieht
- Kritisiert oder angeschrieen werden
- Ein Gedanke wie „Ich bin schlecht"
- Gefühle wie Nähe oder Traurigkeit
- Symptome des Substanzmissbrauchs
- Eine bestimmte Tages- oder Jahreszeit (wie zum Beispiel Sommer)

Schwierige Fälle

„Ich habe keine Willenskraft."
„Alles triggert mich."
„Ich weiß nicht, was mich triggert. Bevor ich es weiß, konsumiere ich schon."
„Ich dachte, es sei wichtig für mich, alle Gefühle zuzulassen, die in mir aufsteigen."
„Ich habe mich gerade für einen Job als Barkeeper beworben."
„Ich versuche schon seit Jahren mit Auslösern umzugehen, und nichts hilft."
„Meine Familie ist ein Auslöser, und sie kann ich nicht verlassen."

Umgang mit Auslösern – Arbeitsblatt 1/1

Umgang mit Auslösern

„Wenn du etwas tust, dann tue es mit aller Kraft.
Lege deine ganze Seele hinein.
Stemple Deine Persönlichkeit darauf.
Sei aktiv, enthusiastisch, vertrauensvoll und voller Energie,
und du wirst dein Ziel erreichen."

Ralph Waldo Emerson (Amerikanischer Schriftsteller, 19. Jh.)

Ein Auslöser ist all das, was PTBS-Symptome oder den Konsum von Substanzen auslöst: eine Alkoholflasche zu sehen, traurige Musik zu hören, Geld zu haben, ein erschreckendes Geräusch zu hören. Fast alles kann ein Auslöser sein. Je mehr Sie lernen, sie aktiv zu vermeiden und zu bekämpfen, desto stärker werden Sie.

Welches sind die am weitesten verbreiteten Auslöser? In Hinblick auf den Konsum von Substanzen hat eine Studie ergeben, dass die häufigsten Auslöser negative Gefühle sind (35 %), gefolgt von gesellschaftlichem Druck (20 %), Beziehungsproblemen (16 %), Versuchungssituationen (9 %), positiven Gefühlen in Gegenwart anderer Menschen (8 %), Erprobung der Selbstkontrolle (5 %), positiven Gefühlen alleine (4 %) und einem schlechten körperlichen Zustand (3 %).

Halten Sie sich von Auslösern fern. Der sicherste Plan ist, sich von Auslösern fernzuhalten, wann immer das möglich ist. Schauen Sie sich den aufwühlenden Fernsehfilm nicht an, gehen Sie nicht nach nebenan in die Kneipe. Vermeiden Sie „vermeidbares Leiden", indem Sie sich rechtzeitig von Auslösern fernhalten.

Stellen Sie niemals Ihre Standhaftigkeit gegenüber Auslösern auf die Probe. Dies ist ein Fehler, den einige Menschen in der frühen Phase der Heilung machen. Sie denken sich vielleicht „Ich werde heute Abend zu der Party gehen, um zu sehen, ob ich stark genug bin, der Versuchung standzuhalten." Tun Sie so etwas nicht! Ebenso wie Sie sich niemals einem neuen Trauma aussetzen würden, dürfen Sie sich auch nicht auf die Probe stellen, ob Sie mit Auslösern umgehen können. Es ist schon schwer genug, gesund zu werden, ohne sich selbst die Schuld zu geben.

Auslöser gehören zum Leben dazu – aber Sie können sich ihnen zur Wehr setzen! Selbst wenn Sie alles tun, um Auslöser zu vermeiden (und das tun Sie hoffentlich!), werden Ihnen dennoch einige begegnen, weil es nicht möglich ist, „unter einer Käseglocke" zu leben. Sie werden jeden Tag immer wieder auf Auslöser treffen. Der entscheidende Punkt ist, dass Sie sich Ihnen dann heldenhaft entgegenstellen. Bekämpfen Sie sie, widerstehen Sie ihnen, lassen Sie sich nicht auf sie ein.

Streben Sie ein Gleichgewicht an. Mit PTBS fühlen Sie vielleicht manchmal zu viel (z. B. intensive, überwältigende Gefühle) und zu anderer Gelegenheit zu wenig (z. B. emotionale Taubheit, Dissoziation). Auch bei Substanzabhängigkeit kann es sein, dass Sie zu viel spüren (z. B. intensives Verlangen nach dem Suchtmittel) oder zu wenig (z. B. die „rosarote Wolke", in der Sie das Gefühl haben, nie wieder in Versuchung zu geraten). Um Auslöser am besten zu bekämpfen, sollten Sie ein *Gleichgewicht* anstreben. Führen Sie sich die Realität vor Augen und bleiben Sie in Kontakt mit ihr, damit Auslöser keine Kontrolle über Sie bekommen.

Üben Sie den Umgang mit Auslösern bevor, während und nachdem sie auftauchen. Am besten gehen Sie mit Auslösern um, indem Sie sich schon im Vorfeld auf sie vorbereiten. Doch Sie können sie auch zu jeder anderen Zeit bewältigen. Geben Sie niemals auf!

Umgang mit Auslösern – Arbeitsblatt 1/2

Auslöser können sehr plötzlich da sein. Das macht sie so gefährlich. Sie tauchen auf, wenn Sie am wenigsten mit ihnen rechnen.

Ändern Sie das Wer, Was und Wo, um mit Auslösern umzugehen

Sie können Sicherheit erlangen, indem Sie das Wer, Was und Wo verändern:

- ***Wer ist bei Ihnen?***
  Lösen Sie sich von unsicheren Menschen (Dealern, Konsumenten, Menschen, die Sie missbrauchen). Gehen Sie auf sichere, positive Menschen zu. Rufen Sie Ihren Sponsor, ein sicheres Familienmitglied oder einen Freund an. Rufen Sie an, bevor, während oder nachdem der Auslöser auftritt (am besten vorher!). Sie können darüber sprechen, wie Sie sich fühlen, oder auch einfach über „leichte“ Themen wie einen Film oder Sport sprechen, um sich selbst abzulenken. Bleiben Sie auch mit wichtigen Mitmenschen in Kontakt, indem Sie Fotos von ihnen bei sich tragen. Wenn Sie merken, dass ein Auslöser Sie herausfordert, dann holen Sie diese Fotos hervor und fragen Sie sich selbst: „Was muss ich jetzt tun? Wie würde mein Substanzkonsum auf sie wirken?“
- ***Was tun Sie?***
  Wenden Sie sich sicheren Tätigkeiten zu. Versuchen Sie zu lesen, fernzusehen, beruhigende Musik zu hören, Sport oder einen Spaziergang zu machen, einem Hobby nachzugehen. Beschäftigen Sie sich allgemein, indem Sie sich einen Tagesplan erstellen, der Ihre Aufmerksamkeit von Auslösern ablenkt.
- ***Wo sind Sie?***
  Verändern Sie Ihre Umgebung. Verlassen Sie das Zimmer, den Ort oder die Gegend, wenn Sie durch einen Auslöser unter Druck kommen. Machen Sie einen Spaziergang, entfernen Sie alles aus Ihrer Wohnung, was Sie an Substanzkonsum erinnert, oder wechseln Sie das Fernsehprogramm.

→ Kurz gesagt: Legen Sie so viel Raum wie möglich zwischen sich und den Auslöser. Schaffen Sie eine Sicherheitszone, indem Sie das ***„Wer, Was und Wo“*** verändern.

Umgang mit Auslösern – Selbstverpflichtung

Vorschläge für eine Selbstverpflichtung

Verpflichten Sie sich zu einer Handlung, die Sie voranbringt! Es kann alles sein, von dem Sie das Gefühl haben, dass es Ihnen hilft, oder eine der unten aufgeführten Ideen. Indem Sie Ihre Verpflichtung einhalten, respektieren Sie sich, nehmen sich ernst und sorgen für sich selbst.

- *Möglichkeit 1: Entfernen* Sie im Laufe dieser Woche einen wichtigen Auslöser aus Ihrem Leben. Schütten Sie zum Beispiel allen Alkohol weg, den Sie zu Hause haben, oder sagen Sie Ihrem Dealer, dass er Sie nie wieder anrufen soll.
- *Möglichkeit 2:* Listen Sie Ihre drei wichtigsten Auslöser auf und schreiben Sie daneben, wie Sie mit ihnen umgehen könnten.
- *Möglichkeit 3:* Stellen Sie sich eine Szene in *Star Wars* vor, in der Sie einen wichtigen Auslöser heldenhaft bekämpfen. Welche Vorstellungen und Bilder helfen Ihnen?
- *Möglichkeit 4:* Füllen Sie die Tabelle der Sicheren Bewältigungsstrategien aus und orientieren Sie sich dabei an dem folgendem Muster:

Beispiel für die Anwendung des Themas im Bogen zu Sicheren Bewältigungsstrategien

	Alter Weg	**Neuer Weg**
Situation	Ich habe einen Film gesehen, der als Auslöser auf mich gewirkt hat.	Ich habe einen Film gesehen, der als Auslöser auf mich gewirkt hat.
Ihre Art der Bewältigung	Ich war aufgewühlt. Ich bin damit überhaupt nicht gut umgegangen – ich habe gekifft, um mit der Situation klarzukommen.	Wenn ich die Methode mit dem „Wer, Was und Wo" anwende, um Abstand zu bekommen, könnte ich: WER: Einen Freund anrufen. WAS: Das Kino verlassen. WO: Nach draußen gehen und einen Spaziergang machen.
Konsequenz	Eine Weile fühlte ich mich besser, aber dann zusehends hoffnungsloser.	Ich würde mich sicherer fühlen.

Schätzen Sie auf einer Skala von 0 Punkten (= gar nicht sicher) bis 10 Punkten (= vollständig sicher) ein:

Wie sicher ist Ihre **alte** Art der Bewältigung? ___

Wie sicher ist Ihre **neue** Art der Bewältigung? ___

Würdigung der eigenen Zeit

behavioral

Zusammenfassung

In dieser Sitzung sollen die Patienten überprüfen, wie sie ihre Zeit verbringen. Das kann ihnen helfen, ihren Zugang zur Heilung besser zu verstehen. Nutzen sie ihre Zeit gut? Hat Genesung die höchste Priorität? Der Umgang der Patienten mit Zeit ist ein ausgezeichneter Indikator dafür, welchen Wert sie ihrem Leben beimessen. Die Patienten sollen versuchen, aus ihrer Zeit das Beste zu machen. Dabei sollte allerdings respektiert werden, dass Patienten mit PTBS und Substanzabhängigkeit bei ihrer Genesung einen anderen Umgang mit der eigenen Zeit haben können als Menschen ohne diese Erkrankungen. Es geht darum, ein Gleichgewicht zwischen Struktur und Spontaneität, Arbeit und Freizeit, Zeit für sich und Zeit mit anderen herzustellen.

Übersicht

Die Würdigung der eigenen Zeit kann von Patient zu Patient sehr unterschiedlich sein. Einigen fehlt jegliche Struktur, sie unternehmen fast nichts und fühlen sich daher wertlos. Ihr Tag dreht sich vielleicht ausschließlich darum, Drogen zu beschaffen, zu konsumieren und sich von dem Konsum wieder zu erholen. Andere wiederum arbeiten rund um die Uhr und haben keine Zeit für sich. In dieser Sitzung sollen die Patienten eine Bestandsaufnahme machen, wie sie ihre Zeit nutzen.

Auf einer tieferen Ebene hilft ein Blick auf die Zeitpläne der Patienten zu erkennen, welche Bedeutung sie ihrem Leben zumessen. Leben sie ein chaotisches, unorganisiertes Leben, in dem viel Zeit verschwendet wird? Nutzen sie ihre Zeit produktiv, um mit ihrer Genesung voranzukommen? Sind Sie in der Lage, entgegengesetzte Bedürfnisse in Balance zu bringen? Indem sie den Bewertungen im Zusammenhang mit Zeit auf den Grund gehen, werden sie hoffentlich herausfinden, inwiefern ihr Alltag ihre Heilung behindert oder fördert. Im Folgenden sind die Beispiele zweier Patienten aufgeführt.

1. *„Zu viel zu tun."* Eine Patientin fand heraus, dass sie viel zu viele Stunden gearbeitet hatte und dadurch im vergangenen Monat nur zwei freie Tage gehabt hatte. Sie erkannte, dass ihr Konsum von einigen Gläsern Wein, wenn sie abends nach Hause kam, für sie ein Weg war, um sich zu erholen und ihr die einzigen freudvollen, entspannten Gefühle an diesem Tag gab. Mit Hilfe eines leeren Zeitplans erarbeitete sie sich eine Feierabendzeit, zu der sie jeden Tag aufhören wollte zu arbeiten (z. B. 19 Uhr) und nahm sich für die Zeit danach schöne Dinge vor, die nichts mit Alkohol zu tun hatten (z. B. ein Video anzuschauen). Sie war bereit, diesen Plan eine Woche lang auszuprobieren, um herauszufinden, ob sich dadurch ihr Alkoholkonsum verringerte. Ihr Therapeut ermutigte sie außerdem herauszufinden, inwiefern ihr voller Terminkalender ein Zeichen von Selbstvernachlässigung war, der sie daran hinderte, ihre Gefühle zu spüren, sich mit anderen zu treffen, zu Selbsthilfegruppen zu gehen und Sport zu treiben. Das Ziel bestand nun darin, diese Aktivitäten wieder in ihren Alltag zu integrieren und ihrem Leben einen Wert auch ohne Alkohol zu vermitteln.

2. *„Ich kriege nichts hin."* Ein anderer Patient fand heraus, dass sein Konsum von Marihuana seine „Karriere" geworden war. Er verbrachte die meiste Zeit des Tages rauchend, lebte von Sozialhilfe und schaffte es irgendwie nie, seine größeren Ziele, die Gründung einer eigenen Firma, zu verwirklichen. Im Laufe der Jahre war dieser Traum verblasst und schien in immer weitere Ferne zu rücken. Er erarbeitete mit seinem Therapeuten einen Plan, um wenigstens vier Stunden am Tag mit Dingen zu verbringen, die ihm beim Aufbau einer Firma nützen könnten (z. B. einen Computerkurs zu belegen). Sie sprachen darüber, inwiefern sein gegenwärtiges dysfunktionales Leben ein Zeichen seiner nach dem Trauma verlorenen Ideale war – er hatte das Leben und sich selbst aufgegeben. Darum war der neue Stundenplan mehr als eine Maßnahme zur besseren Organisation seiner Zeit. Es war auch ein Weg, um den Sinn von Zielen im Leben wieder zu finden.

Gegenübertragungsphänomene

Das Hauptthema dieser Sitzung ist die Verknüpfung von Emotionalem mit Verhalten. Im Rahmen dieser Therapie eine ganze Sitzung auf das Anfertigen von Zeitplänen zu verwenden, wäre wohl sehr trocken, wenn nicht dabei die „großen Themen" in den Blick genommen würden, die dahinter stehen. Dies wird die Sitzung interessanter für Sie und hoffentlich auch hilfreicher für die Patienten machen. Vielleicht möchten Sie im Zusammenhang mit dem Thema dieser Sitzung auch Ihre eigene Einstellung zur Zeit erkunden wollen. Wenn Sie beispielsweise zu viel arbeiten, welche emotionalen Bedürfnisse sind es, die Sie dazu bringen? Wenn Sie schlecht organisiert sind, was hindert Sie daran, dies zu ändern? Da „Zeit" eine universelle Erfahrung ist, betreffen diese Fragen auch jeden. Es kann hilfreich sein, wenn Sie sich Ihre eigenen Probleme mit Zeit ehrlich eingestehen, um den Patienten besser bei deren Problemen helfen zu können.

Vorbereitung der Sitzung

Erstellen Sie vom Arbeitsblatt 1 (Würdigung der eigenen Zeit) für jeden Patienten zwei Kopien.

Ablauf der Sitzung

1. *Begrüßungsrunde (bis zu 5 Minuten pro Patient),* siehe auch Kapitel 3.5.1.

2. *Zitat (kurz).* Leiten Sie die Sitzung mit dem Zitat ein – zum Beispiel „Heute werden wir uns darauf konzentrieren, sorgfältig mit unserer Zeit umzugehen. Zeit ist eine der wertvollsten Ressourcen bei der Genesung."

3. *Verbinden Sie das Thema der Sitzung mit dem Leben der Patienten (ausführlich, Hauptteil der Sitzung).*
   a) *Bitten Sie die Patienten, die Arbeitsblätter durchzusehen.*
   Arbeitsblatt 1: Würdigung der eigenen Zeit
   Arbeitsblatt 2: Gehen Sie respektvoll mit Ihrer Zeit um?
   Beachten Sie, dass das erste Arbeitsblatt (Würdigung der eigenen Zeit) auf zwei verschiedene Arten eingesetzt werden kann (mit Fokus auf die Gegenwart oder auf die Vergangenheit). Sie können entweder Gegenwart und Vergangenheit separat behandeln, oder Sie besprechen beides gleichzeitig. Sie können, wenn genügend Zeit ist, die Arbeitsblätter auch in mehreren Sitzungen abhandeln.
   b) *Helfen Sie den Patienten, die erworbenen Kenntnisse auf spezifische Probleme in ihrem Leben anzuwenden.* Siehe auch „Inhalt der Sitzung" (unten) und Kapitel 3.5.3.

4. *Abschlussrunde (kurz),* siehe auch Kapitel 3.5.4.

Inhalt der Sitzung

Arbeitsblätter 1 und 2: Fokus auf die Gegenwart

Ziele

- Helfen Sie den Patienten bei einer Inventur ihres Umgangs mit Zeit. Finden Sie heraus, ob ihre Zeit gut genutzt oder verschwendet wird, ob sie chaotisch oder organisiert, ausgewogen oder zwischen Extremen schwankend ist.
- Finden Sie heraus, wie Zeitprobleme möglicherweise mit PTBS und Substanzkonsum zusammenhängen.

Möglichkeiten, die Materialien auf das Leben der Patienten zu übertragen

Ausfüllen des Arbeitsblattes 1: Würdigung der eigenen Zeit in der vergangenen Woche. Bitten Sie die Patienten zunächst, so gut sie können den Zeitplan für heute und die sechs vergangenen Tage auszufüllen. Lassen Sie sie als nächstes das Arbeitsblatt 2 „Gehen Sie respektvoll mit Ihrer Zeit um?" ausfüllen. Fragen Sie die Patienten, was sie über sich selbst und ihren bisherigen Genesungsprozess lernen können, wenn sie diese Zeitpläne ansehen.

Diskussion
- „Fühlen Sie sich wohl damit, wie Sie in der vergangenen Woche Ihre Zeit verbracht haben?"
- „Erkennen Sie irgendwelche Muster in Ihrem Umgang mit Zeit: Verbringen Sie viel Zeit mit Erholung? Verschwenden Sie viel Zeit? Schieben Sie vieles auf? Fühlen Sie sich in zu viele verschiedene Richtungen gezerrt? Haben Sie das Gefühl, keine Zeit für sich zu haben?"
- „In welchem Zusammenhang stehen Ihre PTBS und Ihre Sucht mit Ihrem Umgang mit der Zeit?"
- „Wie hängen die Würdigung Ihrer eigenen Zeit und Ihre Selbstachtung miteinander zusammen?"
- „Was haben Sie über Zeit gelernt, als Sie aufwuchsen?"

- „Fördert Ihre Nutzung der Zeit Ihre Heilung?"
- „Können Sie erkennen, ob die Würdigung Ihrer Zeit Ihrem Umgang mit Geld ähnlich ist? Verschwenden Sie sie beispielsweise leichtfertig? Bei vielen Menschen gibt es solche Muster."
- „Welche Hindernisse in Ihrem Leben bewahren Sie davor, Ihre Zeit zu Ihrem besten Vorteil zu nutzen? Gibt es beispielsweise Menschen, die Sie davon abhalten, Ihre Zeit gut zu nutzen?"

Vorschläge

Patienten benötigen evtl. Unterstützung dabei, mit dem Gefühl umzugehen, viel Zeit verloren zu haben. Verlorener Zeit hinterher zu trauern ist weniger hilfreich, als nach vorne zu schauen. Jeder verliert in der einen oder anderen Weise Zeit. Ermutigen Sie die Patienten, von jetzt an ihre Ziele zu verfolgen.

Es ist nicht hilfreich, sich mit anderen zu vergleichen. Andere Menschen mögen nicht an einer PTBS oder Sucht erkrankt sein, hatten mehr Unterstützung beim Aufwachsen, eine bessere finanzielle Situation, eine bessere Ausbildung. Entscheidend ist, Respekt vor der eigenen Geschichte zu haben und sich mit Wertschätzung zu begegnen.

Machen Sie deutlich, dass Substanzmissbrauch zu Zeitverschwendung führt. Er verhindert, innerlich zu wachsen, sich zu entwickeln und zu lernen. Vergleichen Sie die verfügbare Zeit mit einem Bankkonto – durch die Sucht „wirft man Geld zum Fenster hinaus".

Wenn die Zeit knapp ist (!), können Sie die Patienten bitten, Arbeitsblatt 1 zu Hause auszufüllen. Das kann z. B. als Selbstverpflichtung geschehen, und Sie können sich in der Sitzung auf die Fragen in Arbeitsblatt 2 konzentrieren.

Arbeitsblatt 1: Fokus auf die Zukunft

Ziele

- Diskutieren Sie *Genesung* als wichtigste zeitliche Priorität der Patienten.
- Helfen Sie den Patienten, ihre eigene Zeit zu würdigen, indem Sie Zeitpläne erstellen, die sich auf gesunde, produktive Aktivitäten konzentrieren.

Möglichkeiten, die Materialien auf das Leben der Patienten zu übertragen

Ausfüllen des Arbeitsblattes 1: Würdigung der eigenen Zeit für die Zukunft. Bitten Sie die Patienten, den Zeitplan in Bezug auf die nähere Zukunft auszufüllen (z. B. die nächste Woche oder den nächsten Monat). Einige hilfreiche Strategien könnten sein:

- Genesung an erste Stelle der zeitlichen Prioritäten zu setzen. Falls gewünscht, können die Patienten eine Rangliste weiterer Prioritäten erstellen. Der Fokus sollte eher auf einigen Hauptzielen sein, als sich zuviel vorzunehmen.
- Ermutigen Sie Patienten ohne Beschäftigung, sich eine ehrenamtliche Tätigkeit zu suchen, und solche, die „arbeitssüchtig" sind, ihre Arbeitszeit zu reduzieren.
- Bitten Sie die Patienten, Zeit mit Personen mit gutem Funktionsniveau zu verbringen (z. B. in einem Verein, einer Kirche oder ehrenamtlichen Arbeit), um Rollenmodelle dafür zu bekommen, wie man Zeit effektiv nutzen kann.
- Raten Sie nachhaltig dazu, technische Hilfen bei der Zeitplanung einzusetzen, wie Wochenpläne, Aufgabenlisten, Selbsthilfeliteratur zum Thema, elektronische und andere Zeitplaner (z. B. Handy-Einstellungen).
- Besorgen Sie sich gute Literatur zum Thema „Zeit-Management", die Sie den Patienten weiterempfehlen können.
- Unterstützen Sie die Patienten darin, mehr Zeit mit sicheren Freizeit- und sozialen Aktivitäten zu verbringen.

Diskussion

- „Was bräuchten Sie, um Ihre Zeit besser zu nutzen?"
- „Welche emotionalen Blockaden könnten Sie daran hindern, Ihren neuen Zeitplan umzusetzen? Wie können Sie diese überwinden?"
- „Wie werden Sie sich fühlen, wenn Sie Ihren neuen Zeitplan einhalten können?"

Vorschläge

Es liegt in den Händen jedes einzelnen Patienten, ein Gleichgewicht zwischen Struktur und Spontaneität, Arbeit und Freizeit, allein und in Gesellschaft verbrachter Zeit zu finden. So lange die Sicherheit gewährleistet bleibt, gibt es keinen festen Wert, nach dem die Patienten sich richten sollen. Einige Menschen haben in bestimmten Bereichen andere Bedürfnisse als ihre Mitmenschen.

Den Umgang mit Zeit zu verändern kann Angst machen. Die entsprechenden Verhaltensmuster sind oft in der Kindheit erlernt worden und darum tief verwurzelt.

Menschen mit PTBS benötigen eher einen ruhigeren Terminkalender und weniger Stress als Menschen ohne PTBS, bis sie die drei Phasen der Heilung von PTBS durchlaufen haben (Sicherheit, Trauern und Reintegration). Das Ziel besteht darin, die eigenen Bedürfnisse auf realistische Art und Weise zu erfüllen.

Das Aufschieben von Dingen muss kein Problem sein, solange der Patient sich damit nicht selbst von der Erfüllung seiner Ziele abhält. Einige Menschen sind perfekt organisiert und erledigen ihre Aufgaben überpünktlich. Es würde ihnen zu viel Angst machen, in Hetze zu geraten und alles in letzter Minute zu erledigen. Andere Menschen machen alles „auf den letzten Drücker". Sie schaffen zwar alles, aber sie kommen zum Ende hin immer in Zeitdruck und Stress. Manchmal denken diejenigen, die ihre Angelegenheiten stets in letzter Minute erledigen, sie müssten sich ändern und sich in einen überpünktlichen Menschen verwandeln, doch letztlich kann man sagen, dass beide Verhaltensmuster gut funktionieren. Es kann Schaden anrichten, wenn man den Patienten nahe legt, ihre Persönlichkeit in Hinblick auf den Umgang mit Zeit zu verändern. Das Ziel besteht eher darin, die eigene Persönlichkeit zu akzeptieren, so lange sich mit den Ergebnissen gut leben lässt und die Patienten sich verantwortungsbewusst und zuverlässig verhalten.

Schwierige Fälle

- „Ich verliere meinen Terminkalender andauernd."
- „Ich versuche, vor 14 Uhr aufzustehen, aber ich kann es nicht."
- „Ich brauche mehr Geld, nicht mehr Zeit."
- „Mir das anzugucken macht mich depressiv."
- „Mein Bruder macht es richtig – er hat einen guten Job und ist verheiratet. Ich habe nichts."
- „Keiner in meiner Umgebung nutzt seine Zeit gut – darum kann ich es auch nicht."

Würdigung der eigenen Zeit – Arbeitsblatt 1

Würdigung der eigenen Zeit

„Die Zukunft hängt davon ab, was wir in der Gegenwart tun."
Mohandas K. Gandhi (Indischer Menschrechtler, 20. Jh.)

Finden Sie heraus, wie Sie mit Zeit umgehen, und was Sie daraus für sich und Ihre Heilung schließen können. Denken Sie daran, dass Zeit mehr ist als eine Uhr – sie ist ein Grundelement der menschlichen Natur. Wir alle haben begrenzte Zeit zur Verfügung. Nutzen Sie Ihre Zeit gut!

Es gibt zwei Möglichkeiten, den unten stehenden Zeitplan zu benutzen:

- *Konzentrieren Sie sich auf die Gegenwart.* Füllen Sie den Zeitplan für heute und die letzten sechs Tage so gut Sie können aus. Beantworten Sie dann die Fragen in Arbeitsblatt 2, um herauszufinden, was dieser Zeitplan über Sie aussagt.
- *Konzentrieren Sie sich auf die Zukunft.* Füllen Sie den Zeitplan so aus, wie Sie gerne Ihre Zukunft verbringen würden. Setzen Sie den Schwerpunkt auf Ihre Heilung, produktive Arbeit, Zeit in sicheren Beziehungen und andere gesunde Aktivitäten.

Zeitplan

	Montag	Dienstag	Mittwoch	Donnerstag	Freitag	Samstag	Sonntag
7.00 Uhr							
8.00 Uhr							
9.00 Uhr							
10.00 Uhr							
11.00 Uhr							
12.00 Uhr							
13.00 Uhr							
14.00 Uhr							
15.00 Uhr							
16.00 Uhr							
17.00 Uhr							
18.00 Uhr							
19.00 Uhr							
20.00 Uhr							
21.00 Uhr							
22.00 Uhr							
23.00 Uhr							
24.00 Uhr							

Würdigung der eigenen Zeit – Arbeitsblatt 2/1

Gehen Sie respektvoll mit Ihrer Zeit um?

Wenn Sie sich Ihren aktuellen Stundenplan ansehen, haben Sie dann das Gefühl, dass Sie ...

1.	Ihre Zeit gut nutzen?	☐ Ja	☐ Manchmal	☐ Nein
2.	Ihre Heilung vor alles andere gestellt haben (z.B. Zeit auf Behandlungen und sichere Aktivitäten verwenden)?	☐ Ja	☐ Manchmal	☐ Nein
3.	Auch auf Ihre Bedürfnisse und nicht nur die anderer Menschen achten?	☐ Ja	☐ Manchmal	☐ Nein
4.	Sich Listen von Dingen, die Sie tun müssen, schreiben, um das meiste aus Ihrer Zeit zu machen?	☐ Ja	☐ Manchmal	☐ Nein
5.	Genug Zeit für sich haben?	☐ Ja	☐ Manchmal	☐ Nein
6.	Das richtige Maß an strukturierter Zeit haben (z.B. Arbeit, Ausbildung) – weder zu viel, noch zu wenig?	☐ Ja	☐ Manchmal	☐ Nein
7.	Zeit darauf verwenden, gut für Ihren Körper zu sorgen (Essen, Schlafen, Sport)?	☐ Ja	☐ Manchmal	☐ Nein
8.	Wenig oder keine Zeit mit Substanzen verwenden (Kaufen, Verkaufen, Konsumieren und Erholung vom Rausch)?	☐ Ja	☐ Manchmal	☐ Nein
9.	Zeit allein und Zeit in Gesellschaft im Gleichgewicht halten?	☐ Ja	☐ Manchmal	☐ Nein
10.	Genug Zeit für sich haben, die ausschließlich schönen Dingen vorbehalten ist (mindestens eine Stunde pro Tag)?	☐ Ja	☐ Manchmal	☐ Nein
11.	Ihre Zeit davor schützen, dass sie von anderen verschwendet wird?	☐ Ja	☐ Manchmal	☐ Nein
12.	Eine stabile Tagesroutine haben?	☐ Ja	☐ Manchmal	☐ Nein

Wenn Sie sich Ihren Umgang mit Zeit ansehen, was sind Ihre Reaktionen? ____________

____

____

Was sagt Ihr Zeitplan über die Schwerpunkte aus, die Sie in Ihrem Leben setzen (was zählt für Sie, wie sorgen Sie für sich)? ____________________________

____

____

Würdigung der eigenen Zeit – Arbeitsblatt 2/2

Wie würden Sie Ihren Umgang mit Zeit gerne verändern (Ihre Schwerpunkte, alleine und in Gesellschaft verbrachte Zeit, Gleichgewicht von Arbeit und Freizeit, verschwendete und gut genutzte Zeit)? ______________________________

____

____

Was haben Sie über den Umgang mit Zeit gelernt, als Sie aufwuchsen (Positives und Negatives)?

(+) Positives: ______________________________

____

(-) Negatives: ______________________________

____

Ähnelt Ihr Umgang mit Zeit Ihrem Umgang mit Geld? Für viele Menschen ähneln sich beide Themen und geben Hinweise auf grundlegende Überzeugungen. Wägen Sie z.B. die Verwendung von Zeit und Geld gut ab? Verschwenden Sie Zeit und Geld allzu leichtfertig? Sind Sie so „knauserig“ mit Zeit und Geld, dass Sie Ihr Leben nicht genießen können?

____

____

____

____

____

____

____

____

____

____

____

____

____

____

____

Würdigung der eigenen Zeit – Selbstverpflichtung

Vorschläge für eine Selbstverpflichtung

Verpflichten Sie sich zu einer Handlung, die Sie voranbringt! Es kann alles sein, von dem Sie das Gefühl haben, dass es Ihnen hilft, oder eine der unten aufgeführten Ideen. Indem Sie Ihre Verpflichtung einhalten, respektieren Sie sich, nehmen sich ernst und sorgen für sich selbst.

- *Möglichkeit 1:* Befragen Sie im Laufe dieser Woche zwei Personen – eine, die gut mit ihrer Zeit umgeht, und eine andere, die es nicht tut. Fragen Sie z. B.: „Wie sieht dein Zeitplan aus?", „Wie geht es dir mit der Würdigung der eigenen Zeit?", „Wie versuchst du, Zeit gut zu nutzen?" (Wenn Ihnen niemand einfällt, der gut mit Zeit umgeht, denken Sie auch an Ihren Chef, AA-Sponsor oder Therapeuten).
- *Möglichkeit 2:* Erstellen Sie einen Zeitplan für die vor Ihnen liegende Woche (verwenden Sie dafür den leeren Stundenplan aus dieser Sitzung). Konzentrieren Sie sich darauf, wie Sie Ihre Zeit einsetzen könnten, um Ihrer Heilung die höchste Priorität einzuräumen.
- *Möglichkeit 3:* Besorgen Sie sich ein Buch über Zeitmanagement. Lesen Sie darin, bis Sie eine neue Methode gefunden haben, Ihre Zeit besser zu nutzen.
- *Möglichkeit 4:* Füllen Sie die Tabelle der Sicheren Bewältigungsstrategien aus und orientieren Sie sich dabei an dem folgendem Muster:

Beispiel für die Anwendung des Themas im Bogen zu Sicheren Bewältigungsstrategien

	Alter Weg	Neuer Weg
Situation	Letzte Woche habe ich meinen Bruder auf einer Familienfeier gesehen. Er wirkte so gesammelt: Er hat einen guten Job, zwei Kinder, und scheint glücklich zu sein.	Letzte Woche habe ich meinen Bruder auf einer Familienfeier gesehen. Er wirkte so gesammelt: Er hat einen guten Job, viel Geld, zwei Kinder, und er scheint glücklich zu sein.
Ihre Art der Bewältigung	Mein Leben ist nutzlos. Ich habe seit Jahren nicht gearbeitet, ich habe keine Familie, und ich verbringe meine Zeit mit Therapien. Was zum Teufel stimmt nicht mit mir? Als ich nach Hause kam, habe ich etwas Kokain genommen, um meine Stimmung aufzubessern.	Es gibt einige Dinge, die ich tun könnte, um besser mit solchen Situationen umzugehen. Ich könnte meinen Bruder fragen, wie er es schafft, seine Zeit so gut zu nutzen. Ich kann außerdem in der Therapie weiterarbeiten und einen Zeitplan erstellen, der mich im Leben weiterbringt.
Konsequenz	Das wird sich nie ändern: Ich stecke in diesem Muster fest. Ich fühle mich schlecht – greife zum Koks – fühle mich schlecht – greife zum Koks. Die Behandlung hilft mir nicht und ich kann mir auch nicht selber helfen.	Auch wenn mir meine Situation ziemlich hoffnungslos vorkommt, bietet es mir zumindest eine Chance, aus dieser Mühle herauszukommen. Auch wenn ich mich immer noch mies fühle, kann es vielleicht helfen, wenn ich versuche, irgendwas zu unternehmen.

Schätzen Sie auf einer Skala von 0 Punkten (= gar nicht sicher) bis 10 Punkten (= vollständig sicher) ein:

Wie sicher ist Ihre **alte** Art der Bewältigung? ___

Wie sicher ist Ihre **neue** Art der Bewältigung? ___

Gesunde Beziehungen

interpersonell

Zusammenfassung
In dieser Sitzung soll den gesunden und ungesunden Überzeugungen, die Patienten in Hinblick auf Beziehungen haben, auf den Grund gegangen werden.

Übersicht

Für Menschen mit PTBS und Suchterkrankung stellen Beziehungen oft eine sehnlich erwünschte Verbindung und eine erschreckende Erfahrung zugleich dar, welche die Gefahr von Verletzungen in sich birgt. In der heutigen Sitzung sollen die Patienten dazu ermutigt werden, ihre Überzeugungen über Beziehungen zu erkennen. Auch wenn einige der in den Arbeitsblättern aufgelisteten Überzeugungen etwas banal klingen mögen, können sie doch Anstoß zu grundlegenden Fortschritten geben. Eine Patientin konnte sich beispielsweise kaum vorstellen, eine Beziehung zu haben, in der „über *alles* gesprochen werden kann". Sie glaubte, dass es selbst in den besten Beziehungen immer Lügen und Geheimnisse gäbe. Beachten Sie auch, dass insbesondere Frauen zu den in den Arbeitsblättern beschriebenen Beziehungsdilemmata neigen können. Wie Lerner (1988) schrieb:

> *„Unabhängig von der diagnostischen Kategorie und der Schwere der Krankheit lernen Frauen oft, Beziehungen um den Preis ihres Selbst aufrechtzuerhalten, Verantwortung eher für die Gefühle und das Verhalten von anderen zu übernehmen, statt ihre Kraft in erster Linie darauf zu verwenden, ihre eigenen Ziele und Absichten zu identifizieren."*

Wie schon bei den bisherigen Sitzungsthemen mit kognitivem Schwerpunkt ist es auch hier wieder wichtig, dass die Patienten nicht das Gefühl bekommen, ihre Konzepte würden in Frage gestellt. Vielmehr muss betont werden, dass ihre Überzeugungen vor dem Hintergrund ihrer Erfahrungen durchaus nachvollziehbar sind. Versuchen Sie, das Gespräch auf konkrete anstatt auf allgemeine Überzeugungen zu lenken. Manchmal führt die Diskussion über Überzeugungen zu einer philosophischen Debatte statt eines konzentrierten Versuchs, an interpersonellen Situationen im Hier und Jetzt zu arbeiten.

Das Thema ähnelt der Sitzung „Sich Bedeutungen erschließen" insofern, als es darum geht, tief verwurzelte Überzeugungen der Patienten zu erkennen. Der besondere Fokus soll sich heute auf Beziehungen richten, weil Beziehungen zu den größten Konfliktquellen der Patienten gehören und die wichtigsten Auslöser für Substanzmissbrauch sind (Marlatt & Gordon, 1985).

Falls ein Patient in seiner Kindheit misshandelt worden ist, sollte betont werden, dass sich die in den Arbeitsblättern aufgeführten Überzeugungen ausschließlich auf Beziehungen zwischen Erwachsenen beziehen. Sie beziehen sich nicht auf die Zeit des Aufwachsens, sondern darauf, wie sie mit aktuellen Beziehungen zu anderen Erwachsenen umgehen.

Gegenübertragungsphänomene

Der Therapeut kann in Versuchung geraten, für den Patienten Partei zu ergreifen, wenn er von einem Beziehungskonflikt hört. Doch der Kerngedanke des heutigen Themas ist, dass nur die Patienten selbst und niemand anderes die Kontrolle über ihr Problem gewinnen können. Der Therapeut kann Verständnis für die Enttäuschung der Patienten über andere Menschen ausdrücken, aber er sollte in erster Linie die Aufmerksamkeit darauf lenken, was die Patienten versuchen könnten, um ihre Kontakte besser zu gestalten. Das bedeutet, dass sie oft darauf hören müssen, was die Patienten nicht sagen, oder darauf, was die Patienten gegenwärtig nicht „sehen" können. Dies ist für den Therapeuten keine geringe Herausforderung. Wenn sich die Therapiesitzung in Richtung einer „Beschwerdestunde" entwickelt, wird wenig Bewegung in die Lösung der Probleme kommen. Daher lautet die Frage für den Therapeuten: „Was muss dieser Patient lernen, um mit anderen besser zurecht zu kommen?"

Anmerkungen

Das Konzept der Grundüberzeugungen stammt von Beck und Kollegen (1979), ebenso wie die Skala dysfunktionaler Einstellungen (Weissman, 1980).

Ablauf der Sitzung

1. *Begrüßungsrunde (bis zu 5 Minuten pro Patient),* siehe auch Kapitel 3.5.1.

2. *Zitat (kurz).* Leiten Sie die Sitzung mit dem Zitat ein – zum Beispiel „Heute werden wir uns auf gesunde Beziehungen konzentrieren. Das Zitat besagt, dass die Fähigkeit zu lieben neue Möglichkeiten im Leben eröffnet."

3. *Verbinden Sie das Thema der Sitzung mit dem Leben der Patienten (ausführlich, Hauptteil der Sitzung).*
   a) *Bitten Sie die Patienten, die Arbeitsblätter durchzusehen,* die einzeln oder zusammen benutzt werden können. Siehe auch „Inhalt der Sitzung" (unten) und Kapitel 3.5.3.
   Arbeitsblatt 1: Gesunde Beziehungen
   Arbeitsblatt 2: Ungesunde Überzeugungen über Beziehungen verändern
   b) *Helfen Sie den Patienten, die erworbenen Kenntnisse auf spezifische Probleme in ihrem Leben anzuwenden.* Siehe auch „Inhalt der Sitzung" (unten) und Kapitel 3.5.3.

4. *Abschlussrunde (kurz),* siehe auch Kapitel 3.5.4.

Inhalt der Sitzung

Ziele

- Helfen Sie den Patienten dabei, ihre Überzeugungen über Beziehungen zu identifizieren (Arbeitsblatt 1).
- Helfen Sie den Patienten dabei, Überzeugungen zu ändern, die sich nicht mit gesunden Beziehungen vertragen (Arbeitsblatt 2).

Möglichkeiten, die Materialien auf das Leben der Patienten zu übertragen

Selbsterkundung. Bitten Sie die Patienten, die Überzeugungen in Arbeitsblatt 1 abzuhaken, die sie von sich selbst kennen, und zwar sowohl die gesunden als auch die ungesunden.

Diskussion
- „Mit welchen Überzeugungen stimmen Sie überein, mit welchen nicht?"
- „Gibt es aktuelle Situationen in einer Beziehung, mit denen Sie besser umgehen könnten, wenn Sie Ihre Überzeugungen verändern würden?"
- „Wie können Sie die gesunden Überzeugungen über Beziehungen auf Ihr Leben übertragen?"
- „Welche Fähigkeiten im Zusammenhang mit Beziehungen müssten Sie lernen, und wie können Sie es schaffen, diese Dinge zu lernen?"
- „In welchem Zusammenhang könnten Ihre Überzeugungen über Beziehungen mit Ihrer PTBS und Ihrer Suchterkrankung stehen?"
- „Warum ist es so wichtig, sich eher auf Veränderungen bei sich als bei anderen zu konzentrieren?"
- „Merken Sie, dass Sie mehr Substanzen konsumieren, wenn Sie Beziehungsprobleme haben?"

Vorschläge

Beachten Sie, dass jede der im Arbeitsblatt 1 genannten Überzeugungen im Arbeitsblatt 2 detailliert beschrieben wird. Jeweils ein Abschnitt geht darauf ein, wie die einzelnen ungesunden Überzeugungen in gesunde Überzeugungen umgewandelt werden könnten.

Helfen Sie den Patienten dabei, ihre Handlungsalternativen in Beziehungen zu erkennen. Sie könnten beispielsweise sagen: „Ich verstehe, dass Ihr Chef eine schwierige Person ist, aber da wir ihn nicht verändern können, müssen wir uns fragen, wie Sie tun können, um Ihre Situation zu verbessern." Entwerten Sie nicht die Ansichten der Patienten über eine Person, und behaupten Sie nicht, die Beziehungsprobleme seien die Schuld der Patienten. Bestärken Sie sie darin zu erkennen, was sie anders machen können (was auch bedeutet, dass einige nicht rettenswerte Beziehungen beendet werden müssen).

In der Gruppentherapie können Sie die Patienten bei der Besprechung der einzelnen Überzeugungen um ein Handzeichen bitten, wenn sie mit der Überzeugung übereinstimmen, damit sie erkennen können, welche Einstellung die anderen zu Beziehungen haben.

Schwierige Fälle

- „Ich trinke, um mit anderen in Kontakt zu kommen. Wenn ich das Trinken aufgäbe, würde ich mich isolieren."
- „Ich möchte ja gerne die gesunden Beziehungs-

überzeugungen glauben, aber ich kann es einfach nicht."

- „Ich kann niemanden finden, der gesund ist."
- „Diese Gegenüberstellung von gesund und ungesund ist doch Schwarz-Weiß-Malerei."
- „Soll ich meinem Partner etwa erzählen, dass ich letztes Jahr eine Affäre hatte?"
- „Wollen Sie mir erzählen, es sei meine Schuld gewesen, dass ich als Kind missbraucht wurde?"

Gesunde Beziehungen – Arbeitsblatt 1

Gesunde Beziehungen

„Wenn wir uns ändern, ändert sich unser Leben."

Jean Shinoda Bolen (Amerikanischer Schriftsteller, 20. Jh.)

Setzen Sie bei allen Überzeugungen, mit denen Sie übereinstimmen, einen Haken (✓).

Gesunde Überzeugungen über Beziehungen

☐ 1. Das Bemühen um Verständnis und Lösungen ist besser als Anschuldigungen.

☐ 2. In einer gesunden engen Beziehung kann man über alles sprechen.

☐ 3. Der beste Weg, eine Beziehung zu verändern besteht darin, dass ich mein Verhalten ändere.

☐ 4. Gute Beziehungen aufzubauen kann man ebenso lernen wie eine Sportart.

☐ 5. Auch wenn es schmerzhaft ist, eine Beziehung zu verlieren, kann ich trauern und wieder nach vorne schauen.

☐ 6. Es ist besser, allein zu sein als in einer schlechten Beziehung.

☐ 7. Eine gute Beziehung erfordert Arbeit, aber es lohnt sich.

☐ 8. Ich brauche Beziehungen, in denen die Bedürfnisse beider Seiten respektiert werden.

☐ 9. Ich möchte Beziehungen mit ein paar Menschen pflegen, die mir wirklich wichtig sind.

☐ 10. Durch meine Heilung kann ich mich mehr respektieren, und andere können es auch.

☐ 11. Akzeptanz ist die Basis für gesunde Beziehungen.

Ungesunde Überzeugungen über Beziehungen

☐ 1. Ich mache immer alles falsch, der andere macht immer alles richtig.

☐ 2. Was ich wirklich denke und fühle, sollte ich verbergen.

☐ 3. Die andere Person muss sich ändern.

☐ 4. Etwas anderes als schlechte Beziehungen ist für mich nicht drin.

☐ 5. Ich kann ohne ______________________ nicht leben.

☐ 6. Es ist immer noch besser, mit jemandem zusammen zu sein, der mir nicht gut tut, als alleine zu sein.

☐ 7. Gute Beziehungen laufen von alleine. / In guten Beziehungen ist alles einfach.

☐ 8. Ich muss mich zuerst um alle anderen kümmern, meine Bedürfnisse stehen an letzter Stelle.

☐ 9. Alle müssen mich mögen.

☐ 10. Für andere bin ich nichts wert.

☐ 11. Ich bin nicht ______________________ genug für eine Beziehung.

Gesunde Beziehungen – Arbeitsblatt 2/1

Ungesunde Überzeugungen über Beziehungen verändern

1. Überzeugung. „Ich mache immer alles falsch, der andere macht immer alles richtig."

Überprüfung. Ein unter den Überlebenden von Traumata weit verbreitetes Problem ist, dass sie glauben, alle Beziehungsprobleme seien ihre Schuld (oder umgekehrt – der Partner habe Schuld an sämtlichen Beziehungsproblemen). Es gibt zwei Möglichkeiten, diese destruktive Sichtweise zu verändern: Erstens, versuchen Sie Beziehungsprobleme zwischen Erwachsenen im 50/50-Gleichgewicht zu sehen: Jeder ist zur Hälfte verantwortlich. Wenn Sie mit jemandem einen Konflikt haben, fragen Sie sich: „Was tragen wir jeweils zu diesem Problem bei?" Eine zweite Möglichkeit besteht darin, nach Verständnis und Lösungen zu suchen, wie irrational auch immer sie dem anderen erscheinen mögen. In gesunden Beziehungen müssen beide Beteiligten gemeinsam eine Lösung finden.

Eine gesündere Sichtweise. „Bemühen Sie sich um Verständnis und Lösungen, anstatt den anderen anzuschuldigen."

2. Überzeugung. „Was ich wirklich denke und fühle, sollte ich verbergen."

Überprüfung. Ehrlichkeit und Kommunikation sind der Kern jeder gesunden Beziehung. Dies schließt sowohl Konflikte als auch die volle Bandbreite negativer und positiver Gefühle ein. Meinungsverschiedenheiten bedeuten nicht das Ende einer Beziehung. Vielmehr ist es ein ganz normaler Teil gesunder Beziehungen, dass man Konflikte miteinander löst. Wenn ein Konflikt offengelegt wird, gibt es die Chance, ihn zu lösen. Wenn Sie Ihre Reaktionen verstecken oder sich zurückziehen, kann es vor dem Hintergrund Ihrer Vergangenheit gute Gründe dafür geben. Aber das Ziel besteht darin, dass Sie lernen, ehrlich mit sicheren Menschen umzugehen. In einer starken, engen Beziehung kann man über *alles* reden, einschließlich verletzlicher Gefühle, Kritik, Liebe, Sex und Geld.

Eine gesündere Sichtweise. „In einer gesunden, engen Beziehung kann man über *alles* reden."

3. Überzeugung. „Die andere Person muss sich ändern."

Überprüfung. Wenn eine Beziehung nicht funktioniert, liegt es in der menschlichen Natur, dass man versucht, den anderen zu verändern. Doch das funktioniert selten. Was Sie kontrollieren können, ist *Ihr* Teil der Beziehung. Dies bedeutet, dass Sie die Wahl haben. Sie können beispielsweise das Verhalten der anderen Person akzeptieren, die Beziehung abbrechen, Ihr Verhalten ändern, oder sagen, was Sie sich wünschen (aber ohne automatisch zu erwarten, dass sie es von der anderen Person auch bekommen). Es ist sehr befreiend, wenn man aufhört, andere verändern zu wollen und sich darauf konzentriert, was man ändern kann – nämlich sich selbst.

Eine gesündere Sichtweise. „Der beste Weg, eine Beziehung zu verändern, besteht darin, dass ich *mein* Verhalten ändere."

4. Überzeugung. „Etwas anderes als schlechte Beziehungen ist für mich nicht drin."

Überprüfung. Wenn Sie eine PTBS und ein Suchtproblem haben, mag es schwierig für Sie sein, gesunde Beziehungen zu finden. Möglicherweise fühlen Sie sich immer wieder von

Gesunde Beziehungen – Arbeitsblatt 2/2

Menschen angezogen, die Substanzen konsumieren oder Ihnen wehtun. Doch gesunde Beziehungen zu haben kann man lernen, genau wie man eine Sportart lernen kann. Eine Möglichkeit, damit zu beginnen, ist, genauso zu verfahren wie bei jeder anderen Fähigkeit, die Sie sich aneignen wollen: Lesen Sie einige Bücher zu dem Thema, besuchen Sie vielleicht einen Kurs darüber, und beobachten Sie, wie andere es machen. Es kann auch helfen, im Rahmen der Therapie daran zu arbeiten. Ebenso wie Sie beim Tennistraining den Aufschlag, die Vor- und Rückhand und das Punktezählen lernen müssten, können Sie lernen, gesunde von ungesunden Beziehungen zu unterscheiden, sich zu unterhalten, Konflikte zu lösen, sich durchzusetzen, Komplimente zu machen und anzunehmen und Beziehungen zu beginnen und zu beenden.

Eine gesündere Sichtweise. „Gute Beziehungen aufzubauen kann man ebenso lernen wie eine Sportart."

5. Überzeugung. „Ich kann ohne ______________________ nicht leben."

Überprüfung. Auch wenn es natürlich ist, dass Sie erschüttert sind, wenn Sie jemanden verlieren, sind Verluste und Trauer doch Teil des Lebens. Wenn Sie an einer ungesunden Beziehung festhalten, weil Sie den Verlust fürchten, zahlen Sie für diese Beziehung einen sehr hohen Preis. Zu den Möglichkeiten, über den Verlust einer Beziehung zu trauern, gehört, mit anderen darüber zu sprechen, zu weinen, darüber zu schreiben, zu erkennen, dass die Zeit Wunden heilt, und sich mit anderen Dingen zu beschäftigen, um den Verlust nicht zum beherrschenden Teil Ihres Lebens werden zu lassen.

Eine gesündere Sichtweise. „Auch wenn es schmerzhaft sein kann, eine Beziehung zu verlieren, kann ich trauern und wieder nach vorne schauen."

6. Überzeugung. „Es ist immer noch besser, mit jemandem zusammen zu sein, der mir nicht gut tut, als alleine zu sein."

Überprüfung. Destruktive Beziehungen schaden Ihrer emotionalen Gesundheit und Ihrer Selbstachtung. Es mag schwer sein, gesunde Menschen zu finden, aber die Suche lohnt sich. Je mehr Zeit Sie in zerstörerischen Beziehungen verbringen, desto unwahrscheinlicher wird es, dass Sie nach besseren suchen. Für einige Menschen in der frühen Phase ihrer Heilung sind die einzigen vertrauensvollen Beziehungen die zu ihren Therapeuten und Beratern, und für den Augenblick ist das auch ausreichend. Mit der Zeit können Sie sich ein sicheres Netzwerk aufbauen.

Eine gesündere Sichtweise. „Es ist besser, alleine zu sein als in einer schlechten Beziehung."

7. Überzeugung. „Gute Beziehungen laufen von alleine. / In guten Beziehungen ist alles einfach."

Überprüfung. Um alle Beziehungen muss man sich bemühen: Sie anzufangen, zu pflegen, Konflikte zu lösen, sich verantwortlich gegenüber sich selbst und anderen zu verhalten, sich gegenseitig zu unterstützen und sie, wenn nötig, zu beenden. Es ist realistisch, davon auszugehen, dass jede Beziehung manchmal anstrengend ist.

Eine gesündere Sichtweise. „Eine gute Beziehung erfordert Arbeit, aber es lohnt sich."

Gesunde Beziehungen – Arbeitsblatt 2/3

8. Überzeugung. „Ich muss mich zuerst um alle anderen kümmern. Meine Bedürfnisse stehen an letzter Stelle."

Überprüfung. Auch wenn es bewundernswert ist, sich um andere zu kümmern – wenn es auf Ihre Kosten geschieht, stellt es ein ungesundes Verhaltensmuster dar. Einige Menschen unternehmen große Anstrengungen, um sich um andere zu kümmern, aber niemand kümmert sich um sie. Wenn sie sich im Gegenzug nicht unterstützt fühlen und keine Hilfe bekommen, ärgern sie sich mit der Zeit wahrscheinlich darüber und kompensieren dieses Missverhältnis, indem sie sich durch exzessiven Konsum von Alkohol, Drogen, Essen oder anderen Mitteln „füttern". In guten Beziehungen basiert Fürsorge auf Gegenseitigkeit.

Eine gesündere Sichtweise. „Ich brauche Beziehungen, in denen die Bedürfnisse beider Seiten respektiert werden."

9. Überzeugung. „Alle müssen mich mögen."

Überprüfung. Wenn Sie sich im Leben isoliert, zurückgewiesen oder vernachlässigt gefühlt haben, ist es verständlich, wenn Sie dies dadurch zu kompensieren versuchen, dass Sie sich um die Zustimmung von allen Mitmenschen bemühen. Doch indem Sie versuchen, anderen zu sehr zu gefallen, können Sie sich selbst verlieren. Eine gesündere Herangehensweise wäre, einige wichtige Beziehungen zu sicheren Menschen, die Sie wirklich mögen, zu pflegen. Wenn Sie ein bisschen wählerisch bei der Auswahl Ihrer Beziehungen sind, können Sie Ihre Kraft darauf verwenden, Ihre Persönlichkeit zu stärken und sich um eine kleine Zahl von Beziehungen zu kümmern, auf die es wirklich ankommt. Ohnehin kann niemand von allen gemocht werden!

Eine gesündere Sichtweise. „Ich möchte Beziehungen mit ein paar Menschen pflegen, die mir wirklich wichtig sind."

10. Überzeugung. „Für andere bin ich nichts wert."

Überprüfung. Wenn Sie unter einer PTBS und einer Suchterkrankung leiden, sehen Sie sich vielleicht als unwichtig und wertlos an. Es kann eine Weile dauern, bis Sie das Gefühl haben, begehrenswert und wertvoll zu sein. Darum ist die beste Strategie, Fortschritte in Ihrem Genesungsprozess zu machen. Sowohl PTBS als auch Sucht verringern Ihre Selbstachtung – Heilung vergrößert sie. Sie können es schaffen, sich zu respektieren, und fast auf magische Art werden Sie feststellen, dass andere Menschen es ebenfalls tun.

Eine gesündere Sichtweise. „Durch meine Heilung kann ich mich mehr respektieren, und andere können es auch."

11. Überzeugung. „Ich bin nicht ______________________ genug für eine Beziehung."

Überprüfung. Einige Menschen glauben, sie seien nicht gut genug für eine Beziehung, weil sie dafür attraktiver, dünner, eloquenter, lustiger, zufriedener, drogenfrei und trocken, von PTBS genesen … usw. sein müssten. Doch der Schlüssel zu guten Beziehungen ist *Akzeptanz* – Akzeptanz dessen, wer Sie genau jetzt sind, und Akzeptanz für die andere Person. Akzeptanz in einer Beziehung ist wie das Sonnenlicht für eine Pflanze. Es lässt sie wachsen.

Eine gesündere Sichtweise. „Akzeptanz ist die Basis für gesunde Beziehungen."

Gesunde Beziehungen – Selbstverpflichtung

Vorschläge für eine Selbstverpflichtung

Verpflichten Sie sich zu einer Handlung, die Sie voranbringt! Es kann alles sein, von dem Sie das Gefühl haben, dass es Ihnen hilft, oder eine der unten aufgeführten Ideen. Indem Sie Ihre Verpflichtung einhalten, respektieren Sie sich, nehmen sich ernst und sorgen für sich selbst.

- *Möglichkeit 1:* Denken Sie darüber nach, wie *Sie* sich in einer aktuellen Beziehung anders verhalten können. Versuchen Sie, das neue Verhalten noch diese Woche auszuprobieren und zu beobachten, wie es funktioniert.
- *Möglichkeit 2:* Ihre Beziehung zu sich selbst ist die Grundlage für die Beziehungen zu anderen. Gehen Sie das Arbeitsblatt 1 durch und unterstreichen Sie alle gesunden Überzeugungen, die Ihnen dabei helfen könnten, Ihre Beziehung zu sich selbst zu verbessern. Können Sie beispielsweise lernen, nach Verständnis und Lösungen zu suchen, statt sich selbst Vorwürfe zu machen? Wenn Sie möchten, können Sie zu diesem Thema auch einen Absatz schreiben.
- *Möglichkeit 3: Verändern Sie das Drehbuch.* Nehmen Sie ein Blatt Papier und teilen Sie es in zwei Spalten ein. Beschreiben Sie in der linken Spalte einen aktuellen Beziehungskonflikt mit einem Mitmenschen (was Sie sagen und was die andere Person sagt). Schreiben Sie in die rechte Spalte, wie Sie sich anders verhalten könnten.
- *Möglichkeit 4:* Füllen Sie die Tabelle der Sicheren Bewältigungsstrategien aus und orientieren Sie sich dabei an dem folgendem Muster:

Beispiel für die Anwendung des Themas im Bogen zu Sicheren Bewältigungsstrategien

	Alter Weg	Neuer Weg
Situation	Jedes Mal, wenn ich versuche, ehrlich zu meinem Vater zu sein, kritisiert er mich.	Jedes Mal, wenn ich versuche, ehrlich zu meinem Vater zu sein, kritisiert er mich.
Ihre Art der Bewältigung	Ich bekomme Angst und halte den Mund. Ich wäre gerne in der Lage, ehrlich zu ihm zu sein, ohne kritisiert zu werden. Das führt dazu, dass ich Drogen nehmen will.	Ich muss daran denken, dass er ist, der er ist. Ich habe ihm viele Male gesagt, was ich möchte, und er hat sich nicht geändert. Wahrscheinlich ist es im Moment gesünder für mich, nicht ehrlich zu ihm zu sein, weil er damit nicht umgehen kann. Ich muss mich auf andere Menschen konzentrieren.
Konsequenz	Ich stecke fest und bin deprimiert.	Ich wäre weniger deprimiert und hätte nicht das Bedürfnis, Drogen zu nehmen.

Schätzen Sie auf einer Skala von 0 Punkten (= gar nicht sicher) bis 10 Punkten (= vollständig sicher) ein:

Wie sicher ist Ihre **alte** Art der Bewältigung? ___

Wie sicher ist Ihre **neue** Art der Bewältigung? ___

Sich eine Freude machen

behavioral

Zusammenfassung

Die heutige Sitzung versucht, die Patienten dazu anzuregen, mehr angenehme Aktivitäten für sich zu finden. Sichere Möglichkeiten, sich Gutes zu tun, werden von unsicheren abgegrenzt (z. B. von Substanzkonsum und anderen exzessiven Verhaltensweisen).

Übersicht

Für die Patienten nimmt die Suche nach Vergnügen oft eine zentrale Stellung ein. Häufig handelt es sich dabei um exzessives und impulsives Verhalten, das letztlich destruktiv ist. Der Substanzmissbrauch ist dafür das offensichtlichste Beispiel, aber auch andere impulsive, schwer zu kontrollierende Verhaltensweisen wie Essattacken, Spielsucht, Kaufsucht und zwanghaftes Sexualverhalten zählen dazu. Gleichzeitig besteht oft ein Mangel an „gesunden Arten" sich Gutes zu tun, wie Hobbies, Sport oder Aktivitäten an der frischen Luft. In der heutigen Sitzung werden die Patienten deshalb gebeten, sich einen Überblick über ihre sicheren und unsicheren Arten, sich Gutes zu tun, zu verschaffen. Das Ziel besteht darin, erstere zu steigern und letztere zu reduzieren.

Im Rahmen dieser Arbeit können komplexe Zusammenhänge deutlich werden. Substanzmissbrauch erscheint im ersten Moment oft als Suche nach angenehmen Gefühlen (wenn auch als fehlgeleitete Suche). Wenn er erfolgt, um den Schmerz der PTBS zu betäuben, kann man zwischen beiden Erkrankungen einen kausalen Zusammenhang sehen. Dies ist das klassische Modell der Selbstmedikation, und für die meisten Patienten mit der Doppeldiagnose PTBS und Sucht scheint es auch zutreffend zu sein. Nach einiger Zeit, wenn die Störungen länger bestehen, kann sich die Bedeutung jedoch umkehren. Der Substanzkonsum kann dann von Schmerz begleitet sein (wobei der Rausch nicht länger als Genuss empfunden wird, sondern eher als hoffnungsloser Versuch, sich normal zu fühlen) und das Leiden unter der PTBS kann den Patienten so vertraut werden, dass es schwierig für sie wird, sich davon zu trennen. Es kann zu einer Identifikation mit dem Leiden, wiederholten Reinszenierungen leidvoller Erfahrungen und einem Gefühl tiefer Vertrautheit damit kommen. Das bedeutet nicht etwa, dass die Patienten leiden wollen, sondern dass das Leiden eine Eigendynamik entwickelt hat. Aber auch viele andere Zusammenhänge sind denkbar. Einige Patienten mit PTBS haben eine regelrechte Abneigung gegenüber Vergnügen, da sie es mit Erfahrungen in Zusammenhang bringen, bei denen jemand sein Vergnügen auf ihre Kosten suchte (z. B. bei sexuellem Missbrauch oder sadistischer körperlicher oder emotionaler Misshandlung). Scheinbar angenehme Erlebnisse, etwa ein warmes Bad, bestimmte Jahreszeiten oder ein Aufenthalt in der freien Natur können deshalb eher Auslösereize für sie darstellen. Sie können dann berichten, dass überhaupt nichts ihnen Freude bereiten kann, oder sie Schuldgefühle haben, weil sie gelernt haben, dass ihre Bedürfnisse nichts zählen. Erwachsene mit PTBS, die einen Krieg oder Unfälle überlebt haben, können Probleme mit angenehmen Erlebnissen haben, weil sie leben, während andere sterben mussten. Wenn Patienten mit PTBS und Sucht ohne Familienmitglieder aufwuchsen, die ihnen gesunde Fürsorge für sich selbst beibrachten, dann haben sie vielleicht auch einfach nie gelernt, gut für sich zu sorgen.

Wenn in der Therapie an positiven Aktivitäten gearbeitet werden soll, können deshalb verschiedene Ansätze hilfreich sein. Dazu gehört zunächst einmal eine Bestandsaufnahme, welchen positiven Aktivitäten aktuell nachgegangen wird und welchen nicht, um das Bewusstsein der Patienten für dieses Thema zu erhöhen. Weiter die Diskussion darüber, wie Defizite in diesem Bereich mit PTBS und Substanzmissbrauch zusammenhängen und welche Gefühle es hervorruft, wenn die Patienten versuchen, sich Gutes zu tun. Schließlich auch eine einfache Vereinbarung in Bezug auf wohltuende Verhaltensweisen (im Arbeitsblatt als „Ein Geschenk an dich selbst" bezeichnet) und die Suche nach Wegen, wie die Patienten sich erlauben können, Veränderungen in diesem Bereich herbei zu führen.

Relativ einfach erscheinende Verhaltensänderungen – sichere angenehme Aktivitäten im Alltag zu steigern und unsichere zu reduzieren – kann intensive therapeutische Arbeit bedeuten und die Aufarbeitung komplexer Grundannahmen notwendig machen, die mit PTBS und Sucht zusammenhängen. Der Lohn für diese Anstrengungen kann in bedeutenden Fortschritten im Heilungsprozess bestehen.

Gegenübertragungsphänomene

Es kann für das heutige Thema hilfreich sein, sich vor Augen zu führen, was das Thema „Sich eine Freude machen“ für Sie selbst bedeutet. Für viele Menschen ist es eine fortwährende Herausforderung, ein Gleichgewicht zwischen der Aufgabe, sich Gutes zu tun, und anderen Lebensbereichen herzustellen, und dabei vollständig auf „unsichere“ Verhaltensweisen zu verzichten. Die Frage, wie der Therapeut die Exzesse seiner Patienten empfindet, ob er sie verurteilt oder negative Empfindungen dabei hat, hängt wesentlich davon ab, an welchem Punkt er sich selbst in Hinblick auf das Thema der Sitzung befindet. Dabei kann Neid auf Patienten eine Rolle spielen, die mehr Zeit oder andere Ressourcen haben, sich Gutes zu tun, als man selbst. Aber auch schwierige Erfahrungen in der eigenen Kindheit, wie exzessives Verhalten in der Herkunftsfamilie und Ähnliches. Nicht zuletzt kann es, wie bei allen verhaltensbezogenen Themen der Behandlung, erhebliche Anstrengungen bedeuten, mit den Patienten einen konkreten Plan zu erarbeiten und sie systematisch dabei zu begleiten, diesen zu befolgen.

Anmerkungen

Das Thema dieser Sitzung geht auf ein Modul aus Lewinsohns Therapiemanual für Depression (1984) zurück, in dem eine Reihe von Verhaltensweisen aufgezählt sind, wie man sich Gutes tun kann. Linehans Trainingsmanual zur Dialektisch-Behavioralen Therapie der Borderline-Persönlichkeitsstörung (1993, dt. Version 1996, vgl. unter Literaturempfehlungen, Seite 370) enthält ebenfalls eine ausführliche Liste.

Ablauf der Sitzung

1. *Begrüßungsrunde (bis zu 5 Minuten pro Patient),* siehe auch Kapitel 3.5.1.

2. *Zitat (kurz).* Leiten Sie die Sitzung mit dem Zitat ein – zum Beispiel „Heute geht es darum, sich selbst Gutes zu tun. Manchmal können einfache Freuden einen wichtigen Perspektivenwechsel bewirken.“

3. *Verbinden Sie das Thema der Sitzung mit dem Leben der Patienten (ausführlich, Hauptteil der Sitzung).*
   a) *Bitten Sie die Patienten, die Arbeitsblätter durchzusehen,* die einzeln oder im Zusammenhang benutzt werden können. Siehe auch „Inhalt der Sitzung“ (unten) und Kapitel 3.5.3.
   Arbeitsblatt 1: Sichere und unsichere Arten, sich eine Freude zu machen
   Arbeitsblatt 2: Ein Geschenk an dich selbst
   b) *Helfen Sie den Patienten, die erworbenen Kenntnisse auf spezifische Probleme in ihrem Leben anzuwenden.* Siehe auch „Inhalt der Sitzung“ (unten) und Kapitel 3.5.3.

4. *Abschlussrunde (kurz),* siehe auch Kapitel 3.5.4.

Inhalt der Sitzung

Ziele

- Erarbeiten Sie das Konzept der sicheren und unsicheren Arten, sich eine Freude zu machen (Arbeitsblatt 1).
- Helfen Sie den Patienten dabei, sichere Arten, sich eine Freude zu machen, zu steigern und unsichere Arten zu reduzieren (Arbeitsblatt 2).

Möglichkeiten, die Materialien auf das Leben der Patienten zu übertragen

Erstellen Sie einen Verhaltensplan. Die empfohlene Vorgehensweise bei diesem Thema besteht darin, die Patienten Vereinbarungen treffen zu lassen, wie sie sichere Arten, sich Gutes zu tun, steigern und unsichere reduzieren werden (Arbeitsblatt 2). Fragen Sie die Patienten, welche Gefühle auftauchen, welche Hindernisse ihnen eventuell im Wege stehen (sowohl emotionaler als auch praktischer Art), und sprechen Sie über Möglichkeiten, aus den Erfahrungen zu lernen.

Diskussion
- „Was bedeutet es, „sich eine Freude zu machen“?
- „Welches sind Ihre sicheren und unsicheren Arten, sich eine Freude zu machen?“
- „Was geschieht, wenn Sie nicht genug sichere Arten haben, sich eine Freude zu machen?“
- „Wie führen PTBS und Sucht zu Schwierigkeiten, sich eine Freude zu machen?“

„Wenn Sie mehr sichere Arten zur Verfügung hätten, würde das dabei helfen, mit dem Konsum von Suchtmitteln aufzuhören?"

Vorschläge

Weisen Sie auf die „Sucht nach Schmerz" hin. Menschen, die viel Leid erfahren haben, neigen mitunter dazu, immer mit Schmerz zu rechnen oder ihn sogar unbewusst zu suchen. Auch wenn sie es vielleicht nicht wollen, ist er ihnen doch so vertraut, dass sie fortwährend schmerzhafte Erfahrungen reinszenieren. Gehen Sie bei der Diskussion dieser Frage in jedem Fall behutsam vor, damit die Patienten nicht das Gefühl bekommen, Sie wollten ihr Leiden bagatellisieren oder ihnen die Schuld an ihren Traumatisierungen geben.

Ermuntern Sie die Patienten, in die „Elternrolle" zu schlüpfen. Die Patienten können versuchen, sich selbst wie Kinder zu behandeln, die „gesunden" Spaß und Freude brauchen, um sich für die durch PTBS und Sucht entstandenen Entbehrungen zu entschädigen. Patienten, die als Kinder misshandelt worden sind, können sich selbst geben, was sie in ihrer Kindheit nicht bekommen haben.

Sichere Arten, sich Gutes zu tun, sollten täglich angewandt werden. Viele Patienten werden davon berichten, dass sie sich nur sehr unregelmäßig auf sichere Weise eine Freude machen (z. B. einmal im Monat). Ziehen Sie die Vereinbarung in Betracht, sich mindestens einmal pro Tag Gutes zu tun.

Beachten Sie, dass Aktivitäten, die für den einen Patienten sicher sind, für den anderen unsicher sein können. So mag für eine Person beispielsweise Spielen eine gute Möglichkeit sein, sich eine Freude zu machen, während es für eine andere extrem selbstzerstörerisch ist. Die Patienten sollten sich daher bewusst machen, dass die Art der Aktivität nicht per se ein Problem ist, sondern eher das Ausmaß, indem sie ihr nachgehen, und der Schaden, den sie anrichtet.

Spüren Sie emotionale Hindernisse auf, die der Herausforderung, sich eine Freude zu machen, im Wege stehen. Beispielsweise könnten Sie fragen „Wie würde es sich anfühlen, jeden Tag etwas Schönes und Gesundes zu unternehmen?" oder „Wie würde es sich anfühlen, eine Ihrer unsicheren Arten aufzugeben?" Die Patienten können sich dabei traurig, wütend, schuldig oder leer fühlen, wenn sie derartige Veränderungen herbeizuführen versuchen.

Spüren Sie praktische Hindernisse auf, die der Herausforderung, sich eine Freude zu machen, im Wege stehen. Sie könnten fragen „Welche praktischen Maßnahmen müssten Sie ergreifen, um sich selbst jeden Tag zwei Stunden Freude erlauben zu können?" Manche Patienten benötigen hier sehr konkrete Lösungen. Allerdings können praktische Probleme auch eine tiefer liegende Abwehrhaltung verschleiern. Helfen Sie den Patienten zu erkennen, dass alle Menschen – selbst der Chefmanager von Mercedes Benz – sich Zeit für sich selbst nehmen können. Zeit ist normalerweise nicht das wirkliche Problem. Oft steht eher Angst dahinter.

Arbeiten Sie heraus, wie sich die Patienten die Erlaubnis zu mehr Aktivitäten erteilen können, die ihnen gut tun. Was müssen sie sich selbst sagen? Welche Überzeugungen stehen ihnen im Wege? Besonders, wenn sie in ihrer Kindheit missbraucht worden sind, wird es ihnen ein gutes Stück Vertrauen abverlangen, sich um sichere genussvolle Aktivitäten zu bemühen.

Zunächst kann es für die Patienten eher eine Aufgabe sein, sich eine Freude zu machen, bevor es zu einem natürlichen Bestandteil ihres Lebens wird. Dies trifft besonders für die Patienten zu, die Schuldgefühle oder Angst empfinden, wenn sie sich Gutes tun. Eine effektive Methode, solche Gefühle zu überwinden, kann es sein, angenehme Aktivitäten als Aufgabe aufzufassen, die zunächst anstrengend ist, schließlich aber leichter fällt (Expositionsmodell der KVT).

Wenn Patienten berichten, dass ihnen nichts Freude bereitet, so normalisieren Sie dies. Erkennen Sie diese Erfahrung an (z. B. „Das ist sehr verbreitet bei Überlebenden von Traumatisierungen") und ermuntern Sie sie gleichzeitig dazu, kleine Wege zu finden, wie sie sich eine Freude machen können.

Finden Sie heraus, warum die Patienten Schwierigkeiten damit haben, Freude zu empfinden. Es kann sie an das Vergnügen anderer Personen dabei erinnern, sie zu missbrauchen, Ängste hervorrufen, weil es ihnen in der Kindheit nicht erlaubt war, Vergnügen zu empfinden, oder mit „Überlebensschuld" zusammen hängen (z. B. bei Überleben von Krieg oder Naturkatastrophen).

Sorgen Sie dafür, dass der Verhaltensplan sehr eindeutig darin ist, unsichere Bewältigungsstrategien zu reduzieren. Stellen Sie einen wasserdichten Plan auf, um in der folgenden Sitzung wirklich einschätzen zu können, ob die Patienten in der Lage waren, ihre unsicheren Aktivitäten zu reduzieren.

Schwierige Fälle

- „Ich kann keine Freude empfinden – für mich fühlt sich nichts gut an."
- „Alle Menschen, die ich kenne, trinken, um sich zu amüsieren."
- „Ich habe drei Kinder und eine Vollzeitstelle. Ich habe keine Zeit für mich."
- „Mein Partner möchte nicht, dass ich ausgehe."
- „Nichts kann mich für das Trauma entschädigen, das ich erleiden musste."
- „Was ist falsch daran, fünf Stunden am Tag zu trainieren?"
- „Immer wenn ich versuche, etwas Schönes zu machen, fühle ich mich schuldig."

Sich eine Freude machen – Arbeitsblatt 1/1

Sichere und unsichere Arten, sich eine Freude zu machen

„Vielleicht hängt die Wahrheit von einem Spaziergang um den See ab."

Wallace Stevens (Amerikanischer Dichter, 20. Jh.)

- Sich auf sichere Art eine Freude zu machen bedeutet, auf gesunde Art und Weise und ohne Exzesse nach Freude, Spaß und Vergnügen zu suchen.
- Sich auf unsichere Art eine Freude zu machen bedeutet, Vergnügen auf eine Art und Weise zu suchen, die Ihnen schadet (rechtlich, finanziell, gesellschaftlich, persönlich oder körperlich) und/oder bis zum Exzess betrieben wird.

Beispiele für sichere Arten, sich eine Freude zu machen

(a) Machen Sie bei allen Aktivitäten einen Haken (✓), denen Sie zurzeit nachgehen und (b) machen Sie zudem hinter allen Aktivitäten einen Haken (✓), denen Sie gerne zusätzlich nachgehen würden:

Spaziergänge machen	☐ mache ich bereits	☐ würde ich gerne machen
Mich mit sicheren Freunden treffen	☐ mache ich bereits	☐ würde ich gerne machen
Lesen	☐ mache ich bereits	☐ würde ich gerne machen
Musik hören	☐ mache ich bereits	☐ würde ich gerne machen
Verreisen	☐ mache ich bereits	☐ würde ich gerne machen
Handarbeiten oder Hobbies (z.B. Malen, Holzarbeiten, Puzzle)	☐ mache ich bereits	☐ würde ich gerne machen
Ins Kino gehen	☐ mache ich bereits	☐ würde ich gerne machen
Mich in einer Organisation oder einem Verein engagieren	☐ mache ich bereits	☐ würde ich gerne machen
Sport treiben	☐ mache ich bereits	☐ würde ich gerne machen
Mich mit Haustieren beschäftigen	☐ mache ich bereits	☐ würde ich gerne machen
Fitnessübungen machen	☐ mache ich bereits	☐ würde ich gerne machen
Tages- oder Wochenendausflüge	☐ mache ich bereits	☐ würde ich gerne machen
Essen gehen	☐ mache ich bereits	☐ würde ich gerne machen
Tanzen	☐ mache ich bereits	☐ würde ich gerne machen
Backen oder Kochen	☐ mache ich bereits	☐ würde ich gerne machen
Ins Museum gehen	☐ mache ich bereits	☐ würde ich gerne machen
Spiele spielen	☐ mache ich bereits	☐ würde ich gerne machen

Sich eine Freude machen – Arbeitsblatt 1/2

Eine interessante Fortbildung besuchen	☐ mache ich bereits	☐ würde ich gerne machen
Ehrenamtliche Arbeit	☐ mache ich bereits	☐ würde ich gerne machen
Eine neue Fertigkeit erlernen	☐ mache ich bereits	☐ würde ich gerne machen
Die Natur genießen	☐ mache ich bereits	☐ würde ich gerne machen
Schreiben	☐ mache ich bereits	☐ würde ich gerne machen
Meditieren	☐ mache ich bereits	☐ würde ich gerne machen
In den Gottesdienst gehen	☐ mache ich bereits	☐ würde ich gerne machen
Mit dem Computer arbeiten	☐ mache ich bereits	☐ würde ich gerne machen
Mit Kindern spielen	☐ mache ich bereits	☐ würde ich gerne machen
Ein warmes Bad nehmen	☐ mache ich bereits	☐ würde ich gerne machen
Veranstaltungen besuchen (z.B. Konzerte, Kabarett, Lesungen)	☐ mache ich bereits	☐ würde ich gerne machen
Andere: ____________________	☐ mache ich bereits	☐ würde ich gerne machen

Beispiele für Arten, sich eine Freude zu machen, die unsicher sein können (wenn zu exzessiv)

Machen Sie bei allen Aktivitäten einen Haken (✓), die für Sie unsicher sind:

☐ Einkaufen ☐ Essen ☐ Fernsehen ☐ Spielen ☐ Parties ☐ Arbeit

☐ Pornographie ☐ Sport ☐ Video- oder Computerspiele ☐ Internet

☐ Sex ☐ Andere: __________________________

Wie hängen Probleme dabei, sich eine Freude zu machen, mit PTBS und Sucht zusammen?

- *PTBS.* Schmerz ist Ihnen vielleicht vertrauter als Freude. Sie fühlen sich möglicherweise schuldig, wenn Sie sich Gutes tun (insbesondere dann, wenn Sie ohne viel Zuwendung aufgewachsen sind). Um Ihr Trauma zu bewältigen, haben Sie vielleicht eher ungesunde als gesunde Verhaltensweisen dazu eingesetzt, sich besser zu fühlen.
- *Substanzmissbrauch.* Der Konsum von Suchtmitteln und andere Abhängigkeiten sind „Vergnügen auf kurze Zeit." Sie funktionieren vielleicht kurzfristig, aber langfristig sind sie zerstörerisch. Sie sind missglückte Versuche, sich Freude zu verschaffen und halten Sie davon ab, gesunde Wege zu finden, sich Gutes zu tun.

Sich eine Freude machen – Arbeitsblatt 2

Ein Geschenk an dich selbst

- Beschenken Sie sich selbst, indem Sie **sichere Arten, sich eine Freude zu machen, steigern**.
- Beschenken Sie sich selbst, indem Sie **unsichere Arten, sich eine Freude zu machen, verringern.**

Einige Möglichkeiten, dies zu erreichen:

- Ersetzen Sie unsichere durch sichere Aktivitäten.
- Setzen Sie sich ein Ziel (z.B. sich mind. 2 Stunden am Tag etwas Gutes zu tun).
- Probieren Sie verschiedene neue Dinge aus, um herauszufinden, was Ihnen gefällt.
- Arbeiten Sie daran in der Therapie oder mit jemand anderem, der Ihnen helfen kann.
- Schreiben Sie sich selbst einen Brief, in dem Sie sich die „Erlaubnis" erteilen, sich eine Freude zu machen.
- Versuchen Sie die Gefühle zu verstehen, die auftreten, wenn Sie Ihre Arten, sich eine Freude zu machen, verändern.
- Hören Sie auf Ihre tiefsten Bedürfnisse.
- Kehren Sie zu den Aktivitäten zurück, die Sie vielleicht vor langer Zeit genossen, aber inzwischen aufgegeben haben.

Ihr Plan, um sich eine Freude zu machen

Erstellen Sie unten Ihren Plan für die kommende Woche. Seien Sie sehr konkret und genau, damit es auch wirklich funktioniert! Erwähnen Sie alle Einzelheiten, die wichtig für Sie sind – zum Beispiel, welche Aktivitäten, wie oft, wie lange, wie Sie sie umsetzen wollen, wer Ihnen dabei helfen könnte, wie Sie sich daran erinnern können, sie umzusetzen, und wie Sie sich dabei fühlen werden. Nutzen Sie die Rückseite dieses Blattes, wenn Sie mehr Platz benötigen.

Mein „Geschenk an mich selbst", um *sichere Arten*, mir eine Freude zu machen, zu *steigern* ______________________________

____

____

____

Mein „Geschenk an mich selbst", um *unsichere Arten*, mir eine Freude zu machen, zu *verringern* ______________________________

____

____

Sich eine Freude machen – Selbstverpflichtung

Vorschläge für eine Selbstverpflichtung

Verpflichten Sie sich zu einer Handlung, die Sie voranbringt! Es kann alles sein, von dem Sie das Gefühl haben, dass es Ihnen hilft, oder eine der unten aufgeführten Ideen. Indem Sie Ihre Verpflichtung einhalten, respektieren Sie sich, nehmen sich ernst und sorgen für sich selbst. Handeln Sie nach dem Plan zum „Geschenk an sich selbst“, den Sie in der heutigen Sitzung erstellt haben.

- *Möglichkeit 1:* Probieren Sie bis zur nächsten Sitzung eine neue Aktivität aus, die Ihnen gut tut.
- *Möglichkeit 2:* Erstellen Sie einen Plan: Welche wohltuenden Aktivitäten möchten Sie jeden Tag ausführen? Welche jede Woche? Welche jedes Jahr? Was müssten Sie tun, um sich diese Wünsche zu erfüllen?
- *Möglichkeit 3:* Schreiben Sie sich selbst einen Brief, in dem Sie sich die Erlaubnis zu wohltuenden Handlungen erteilen.
- *Möglichkeit 5:* Erinnern Sie sich an Ihre Kindheit: Welche Aktivitäten haben Sie genossen, denen Sie inzwischen nicht mehr nachgehen? Können Sie einige von diesen Aktivitäten vielleicht heute wieder ausüben?
- *Möglichkeit 6:* Füllen Sie die Tabelle der Sicheren Bewältigungsstrategien aus und orientieren Sie sich dabei an dem folgendem Muster:

Beispiel für die Anwendung des Themas im Bogen zu Sicheren Bewältigungsstrategien

	Alter Weg	**Neuer Weg**
Situation	Ich hatte heute bei der Arbeit einen Konflikt mit meinem Chef.	Ich hatte heute bei der Arbeit einen Konflikt mit meinem Chef.
Ihre Art der Bewältigung	Ich ging nach Hause und fühlte mich schlecht. Meine Gedanken waren „Warum kann ich nicht funktionieren wie jeder andere auch? Dies ist mein dritter Job innerhalb von drei Jahren. Ich kann einfach meinen Mund nicht halten und ich drehe beim kleinsten Problem durch.“ Ich rauchte Haschisch.	Ich habe mir ein Video ausgeliehen, um die Gedanken an meine Arbeit loszuwerden, habe mir etwas Schönes zum Abendessen gemacht und bin mit meinem Hund eine Runde Joggen gegangen (alles Aktivitäten, die mir gut tun).
Konsequenz	Ich ging früh zu Bett. Als ich morgens aufwachte, fühlte ich mich noch schlechter.	Ich fühle mich ruhiger und habe wieder den Überblick gewonnen.

Schätzen Sie auf einer Skala von 0 Punkten (= gar nicht sicher) bis 10 Punkten (= vollständig sicher) ein:

Wie sicher ist Ihre **alte** Art der Bewältigung? ___

Wie sicher ist Ihre **neue** Art der Bewältigung? ___

Heilung von Wut

interpersonell

Zusammenfassung

Wut wird als Gefühl anerkannt, das im Genesungsprozess von PTBS und Abhängigkeit unvermeidbar ist. Wut kann konstruktiv sein (eine Quelle der Erkenntnis und Heilung), aber auch destruktiv (eine Gefahr, wenn sie gegen sich selbst und andere ausagiert wird). In dieser Sitzung werden Möglichkeiten aufgezeigt, mit beiden Aspekten von Wut zu arbeiten.

Übersicht

> *„Es gibt eine Seite an mir, die sehr jung und verletzt ist – das ist die Seite, die vor meiner wütenden Seite beschützt werden muss."*
> *„Ich muss all meine Kräfte zusammennehmen, um nicht loszuprügeln."*
> *„Ich möchte mich so lange schneiden, bis ich den bösen Teil aus mir herausgeschnitten habe."*

Eine zentrale Annahme für die heutige Sitzung ist, dass Wut einen notwendigen Teil der Heilung von PTBS und Sucht darstellt. Die Genesung der Patienten und die Therapie können nicht vorankommen, wenn nicht auch Raum für Wut ist. Die wichtigste Frage dabei ist, wie Wut konstruktiv der Heilung dienen, statt destruktiv zu Verletzungen führen kann (Selbstverletzung, Verletzung anderer oder Gefährdung der Therapie). Es geht also nicht darum, ob Wut im Genesungsprozess überhaupt eine Rolle spielt, sondern vielmehr darum, ob es Therapeut und Patient gelingt, sie zu nutzen, zu steuern und sicher mit ihr umzugehen. Wut ist eng mit PTBS und Sucht verbunden, weil sie eine natürliche menschliche Reaktion auf Situationen ist, die nicht mehr der eigenen Kontrolle unterliegen. PTBS und Sucht sind per definitionem Erkrankungen mit Kontrollverlust. Im Falle der PTBS ruft die Willkür und Ungerechtigkeit traumatischer Erfahrungen Wut hervor, die ganz verschiedene Richtungen nehmen kann – gegen sich selbst, gegen andere, gegen das Leben, gegen Gott, gegen die eigene Existenz. Die Unfähigkeit, die Abwärtsspirale der Sucht zu kontrollieren, kann gleichermaßen in Frustration und Wut münden. Manchmal werden Substanzen gezielt eingesetzt, um mit Wut (und anderen Gefühlen) umgehen zu können, für die keine bessere Bewältigungsstrategie zur Verfügung steht. Von einigen Patientengruppen, z. B. Häftlingen, die unter PTBS und Sucht leiden, ist bekannt, dass Wut einen besonders großen Stellenwert einnimmt.

Aus verschiedenen Gründen ist Wut ein Gefühl, mit dem sich im Rahmen einer Behandlung schwer umgehen lässt. Zunächst einmal manifestiert sich Wut, wenn sie nicht erfolgreich bearbeitet wird, in Form von Handlungen, Handlungen gegen andere (z. B. Schlägereien und verbale Aggression, häusliche Gewalt, Kindesmisshandlung) und sich selbst (z. B. Selbstverletzung, suizidale Handlungen). Diese gefährlichen Verhaltensweisen belasten sowohl den Therapeuten als auch den Patienten. Weiter dient Wut typischerweise als Schutzschild gegen andere Gefühle, die für den Patienten noch schwerer auszuhalten sind, in erster Linie Trauer, Enttäuschung und Versagensgefühle. Dem Patienten dabei zu helfen, hinter der Wut diese Gefühle zu sehen und sich ihnen zu stellen, ist eine große therapeutische Herausforderung. Und schließlich kann Wut zu einer ernsthaften Bedrohung für die therapeutische Beziehung werden. Wut wird an einem bestimmten Punkt und auf die eine oder andere Art und Weise in der Therapie zutage treten, als direkte Wut auf den Therapeuten, als Wut, die nicht als solche erkannt wird und in verschiedenen Handlungen zum Ausdruck kommt, oder als Wut, die (in der Gruppentherapie) gegen andere Patienten ausagiert wird. Wenn der Therapeut nicht in der Lage ist, angemessen mit der Wut umzugehen, kann dies zu einer Gefahr für den Patienten werden, nicht ausreichend von der Therapie zu profitieren oder sie abzubrechen.

Zunehmend stellt sich heraus, dass manche älteren Strategien, mit Wut umzugehen, für viele Patienten nicht hilfreich sind. Strategien, die darauf abzielen, die Wut „auszuleben", etwa indem der Patient auf Kopfkissen einprügelt, Steine in einen Teich wirft oder über seine Wut schreibt, können eher in eine Eskalation münden, als die Wut eindämmen zu helfen. Darum ist es wichtig, dass, welche Strategie auch eingesetzt wird, sie dabei hilft, wütende Gefühle in einen „sicheren Bereich" zu bringen (d. h. in einen Bereich von 5 oder weniger auf einer Skala von 0 bis 10, auf der 10 die stärkste Wut darstellt). Das Ziel für die Patienten muss es sein, sich ihrer Wut bewusst zu werden, sie dabei jedoch stets so kontrollieren zu können, dass eine konstruktive Kommunikation mit anderen gewährleistet bleibt und gefährliche Handlungen vermieden werden.

Für den Titel dieses Themas „Heilung von Wut" ist deshalb beides von Bedeutung: „Konstruktive Wut" und „destruktive Wut". Konstruktive Wut bedeutet, dass in der Wut eine Chance zur Heilung liegt, wenn man sich ihr therapeutisch nähert (d. h. Wut als eine Quelle der Erkenntnis, die dem Wachstum dienen kann). So kann eine Patientin beispielsweise zu der Erkenntnis gelangen, dass ihre Wut darauf hinweist, dass in ihrer Beziehung ihre Gefühle nicht angemessen berücksichtigt werden und dass sie darüber sprechen muss. Oder ein Patient findet heraus, dass seine Wut für das kleine Kind in ihm steht, das Wutanfälle bekommt, wenn seine Wünsche nicht erfüllt werden, und dass dieser Teil von ihm getröstet werden muss. Die zweite Bedeutung, destruktive Wut, macht deutlich, dass es Zeiten gibt, in denen es heilsam ist, auf Abstand von der Wut zu gehen. Wenn Wut sehr stark oder chronisch vorhanden ist, wird sie zumeist destruktiv, – sie schafft Bitterkeit, führt zu Verhaltensproblemen und zu permanenten Vorwürfen gegen andere oder sich selbst, statt auf reife Art Verantwortung für sich zu übernehmen. Darum ist ein wichtiges zweites Ziel dieser Sitzung, den Patienten dabei zu helfen, auf Abstand von ihrer Wut zu gehen, wenn sie zu mächtig wird. Die Arbeitsblätter versuchen beide Bedeutungen von Wut zu berücksichtigen.

Bitte beachten Sie, dass auch andere Sitzungen Vorschläge zum Umgang mit Wut beinhalten, insbesondere die Sitzungen *Ehrlichkeit, Grenzen setzen in Beziehungen, Distanzierung von emotionalem Schmerz (Erdung)* und *Heilsames Denken.* Besteht das Risiko, dass ein Patient seine Wut ausagiert und damit sich selbst oder andere in Gefahr bringt, müssen Notfallmaßnahmen ergriffen werden (siehe auch Kapitel 3.7).

Gegenübertragungsphänomene

Ebenso wie Wut für den Patienten ein Teil der Heilung von PTBS und Substanzmissbrauch ist, wird sie wahrscheinlich auch im Erleben des Therapeuten eine Rolle spielen. Wut (oder verwandte Gefühle wie Frustration und Ärger) ist eine natürliche Reaktion darauf, wenn der Patient keine Fortschritte zu machen scheint, weiterhin Substanzen konsumiert oder sich Verletzungen zufügt, sich aggressiv gegen andere verhält, die Behandlung unterbricht oder die Selbstverpflichtungen nicht einhält. Wenn der Therapeut Wut verspürt, wäre der ungünstigste Umgang damit der, zu dem viele Therapeuten neigen, sie zu ignorieren und zu versuchen, freundlich und unterstützend zu bleiben. Oder auf der Ebene der verhaltenstherapeutischen Interventionen zu bleiben, ohne die zugrunde liegenden Gefühle zu beachten. Wer mit anderen Menschen arbeitet, verhält sich im Allgemeinen gerne empathisch und hilfsbereit. Die Verärgerung über einen Patienten zuzulassen und produktiv zu nutzen kann schwierig sein. Wenn der Therapeut es aber versteht, mit Wut umzugehen, kann auch der Patient davon profitieren. Der Therapeut ist vielleicht die einzige Person, die dem Patienten ehrliche Rückmeldungen gibt. Es hilft dem Patienten und der Therapie nicht, wenn über diese Probleme einfach hinweg gegangen wird. Darüber hinaus kann ein Therapeut, der konstruktiv mit seiner eigenen Wut umgeht, für einen Patienten, der vielleicht nie gelernt hat, wie man in einer Beziehung mit Wut sinnvoll umgehen kann, ein wichtiges Rollenmodell sein. Wenn es dem Therapeuten schwer fällt, den Patienten direkt und konstruktiv zu kritisieren, ihm Grenzen zu setzen und den therapeutischen Rahmen aufrecht zu erhalten (z. B. indem er zu „nachsichtig" ist), können das Hinweise auf unterschwellige Wut sein.

Auch wenn die Dynamik von Wut in Therapien ein zu umfassendes Thema ist, um es hier erschöpfend zu behandeln, erscheinen einige Vorschläge zum Umgang damit sinnvoll. Zunächst einmal ist es wichtig, dem Patienten nicht mit Vorwürfen oder in Verteidigungshaltung zu begegnen, wenn er wütend auf Sie wird (mehr dazu siehe auch im Abschnitt „Ablauf" im Kapitel „Durchführung der Behandlung"). Weiter sollten Sie dringend Supervision in Anspruch nehmen, wenn Wut in der Therapie zu lange anhält. Länger anhaltende Wut in Übertragung und Gegenübertragung kann für beide Seiten gefährlich sein. Seien Sie drittens auf das häufige Phänomen vorbereitet, dass, wenn Patienten sich ihrer eigenen Wut nicht stellen können, Sie diese evtl. stellvertretend für die Patienten empfinden werden. Viertens kann es hin und wieder helfen, dem Patienten auch konstruktive negative Rückmeldungen zu geben, wenn Sie selbst wütend sind. Solange dies mit dem Ziel geschieht, dem Patienten zu helfen und nicht sich selbst abzureagieren, kann es durchaus therapeutisch wirken. Ein Beispiel wäre: „Herr Meier, ich verliere langsam das Vertrauen in Ihre Selbstverpflichtungen, wenn Sie jede Woche versprechen, sie einzuhalten, sie aber immer wieder vergessen. Kann ich Ihnen irgendwie dabei helfen, sich daran zu erinnern? Ich möchte gerne das Vertrauen in Ihre Worte zurückgewinnen." Wie bei jeder heiklen Intervention sollten Sie sich auch hier von den Patienten genau Rückmeldung dazu holen, wie sie das Gesagte interpretieren. Und schließlich empfiehlt es sich, einen der besten Artikel zum Thema „Wütende Gegenübertragung“ zu lesen. Er stammt von Maltsberger und Buie (1973). Ein anderer ausgezeichneter Artikel ist der von Gunderson (1996).

Anmerkungen

Für die Entwicklung dieser Sitzung war Literatur von Chemtob, Novaco, Hamada und Gross (1997), Maltsberger und Buie (1973), Gunderson (1996), Potter-Efron und Potter-Efron (1995) und McKay, Rogers und McKay (1989) wichtig. Der Vorschlag „Ersetzen Sie ‚sollen‘ durch ‚wollen‘“ in Arbeitsblatt 3 stammt von Burns (1980).

Ablauf der Sitzung

1. *Begrüßungsrunde (bis zu 5 Minuten pro Patient),* siehe auch Kapitel 3.5.1.

2. *Zitat (kurz).* Leiten Sie die Sitzung mit dem Zitat ein – zum Beispiel „Heute sprechen wir über Wut. Eine liebevolle Einstellung zu sich selbst kann Ihnen dabei helfen, Ihre Wut zu positiven Zwecken zu nutzen, anstatt zuzulassen, dass sie Sie zerstört.“

3. *Verbinden Sie das Thema der Sitzung mit dem Leben der Patienten (ausführlich, Hauptteil der Sitzung).*
   a) *Bitten Sie die Patienten, die Arbeitsblätter durchzusehen,* die einzeln oder im Zusammenhang benutzt werden können. Siehe auch „Inhalt der Sitzung“ (unten) und Kapitel 3.5.3.
   Arbeitsblatt 1: Wut erkennen
   Arbeitsblatt 2: Wut verstehen
   Arbeitsblatt 3: Vorher, während und danach: Drei Möglichkeiten der Heilung von Wut
   Arbeitsblatt 4: Sicherheitsvertrag: Sich selbst und andere schützen
   b) *Helfen Sie den Patienten, die erworbenen Kenntnisse auf konkrete Situationen in ihrem Leben zu übertragen. Siehe auch* „Inhalt der Sitzung“ (unten) und Kapitel 3.5.3.

4. *Abschlussrunde (kurz),* siehe auch Kapitel 3.5.4.

Inhalt der Sitzung

Ziele

- Helfen Sie den Patienten dabei, herauszufinden, ob sie Probleme mit Wut haben und dass Wut in Bezug auf die Genesung sowohl schädlich als auch hilfreich sein kann (Arbeitsblatt 1).
- Diskutieren Sie typische destruktive und konstruktive Überzeugungen im Zusammenhang mit Wut (Arbeitsblatt 2).
- Lehren Sie das Drei-Schritte-Modell („Sich motivieren, Wut beherrschen und ihr zuhören“) einzusetzen, um mit Wut umzugehen, bevor, während und nachdem sie auftritt (Arbeitsblatt 3).
- Lassen Sie einen Sicherheitsvertrag aufsetzen (Arbeitsblatt 4).

Möglichkeiten, die Materialien auf das Leben der Patienten zu übertragen

Selbsterkundung. Helfen Sie den Patienten herauszufinden, ob sie ein Problem mit Wut haben, indem Sie den kurzen Selbsttest am Anfang von Arbeitsblatt 1 durchführen.

Rollenspiele. Identifizieren Sie konkrete Situationen, in denen die Patienten Schwierigkeiten mit Wut haben. Einige Beispiele für Rollenspiele finden Sie im Arbeitsblatt 3, aber am besten ist es, wenn Sie Beispiele aus dem Leben der Patienten verwenden. Versuchen Sie, die Patienten anzuleiten, (1) ihre Wut angemessen auszudrücken (ruhig und bestimmt) und (2) die Gefühle hinter ihrer Wut zu erkennen (z. B. Traurigkeit).

Erstellen Sie einen „Wutplan“. Versuchen Sie unter Anwendung des Drei-Schritte-Modells in Arbeitsblatt 3 jene Punkte herauszufinden, die für die Patienten jeweils hilfreich sein könnten.

Nutzen Sie den Sicherheitsvertrag. Ermutigen Sie die Patienten, Risiken realistisch einzuschätzen und sorgfältig zu überlegen, wie sie es schaffen können, sich davor zu schützen, ihre Wut auszuagieren.

Diskussion
- „Glauben Sie, dass Sie ein Problem mit Wut haben?“
- „Wie hängt die Wut mit Ihrer PTBS und/oder Ihrem Substanzkonsum zusammen?“

- „Wie hört es sich für Sie an, dass Wut in der Heilung von PTBS und Sucht unvermeidbar ist?“
- „Welche Bewältigungsstrategien helfen Ihnen am besten dabei, Ihre Wut unter Kontrolle zu halten?“

Vorschläge

Helfen Sie den Patienten dabei, sowohl ihre destruktive als auch die konstruktive Wut zu erkennen. Wenn Sie nur die positiven Aspekte der Wut betonen, werden die gefährlichen Verhaltensweisen der Patienten nicht ausreichend berücksichtigt. Wenn Sie nur die destruktiven Aspekte der Wut betonen, können sich die Patienten entmutigt fühlen.

Achten Sie darauf, dass Sie in Bezug auf die Ideen in den Arbeitsblättern nicht in Machtkämpfe mit den Patienten geraten. Diskussionen über Wut können leicht sehr starke Gefühle bei den Patienten hervorrufen. Wenn aus der Sitzung ein Streitgespräch über Wut wird, kann das die Wut eher verstärken als hilfreich zu sein. Konzentrieren Sie sich auf Bereiche, mit denen die Patienten übereinstimmen oder zu denen sie arbeiten möchten.

Setzen Sie Kriseninterventionsstrategien ein, wenn ein Patient während der Sitzung übermäßig wütend wird (z. B. droht, sich selbst oder andere zu verletzen). Dazu gehört beispielsweise Erdung, Arbeit mit dem Sicherheitsvertrag, oder den Patienten in Kontakt mit einem Notdienst zu bringen (siehe auch Kapitel 3).

Beginnen Sie mit den eigenen Ideen der Patienten, wenn Sie den Sicherheitsvertrag ausfüllen. Ermutigen Sie die Patienten, eigene Vorschläge für die Leerstellen im Vertrag zu machen und ergänzen Sie Ideen, wenn das von den Patienten gewünscht wird. Dadurch wird es wahrscheinlicher, dass die Patienten sich auch an den Vertrag halten.

Schwierige Fälle

- „Es ist mir egal, wem ich damit weh tue; ich habe das Gefühl, ich explodiere gleich.“
- „Okay – hinter meiner Wut verbirgt sich also Traurigkeit. Und was hab ich jetzt davon?“
- „Ich fühle mich nicht sicher, wenn ich zu Hause keine Waffen habe.“
- „Ich möchte sterben.“
- „Ich bin wütend auf Sie – diese Behandlung hilft mir nicht.“
- „Ich möchte meinen Partner umbringen.“

Heilung von Wut – Arbeitsblatt 1/1

Wut erkennen

„Ein liebendes Herz ist die tiefste Weisheit."
Charles Dickens (Britischer Schriftsteller, 19. Jh.)

Haben Sie ein Problem mit Wut?

Glauben Sie, dass Sie ein Problem mit Wut haben? ☐ Ja ☐ Nein ☐ Weiß nicht

Wenn Sie „Ja" angekreuzt haben, können Sie direkt zum nächsten Abschnitt übergehen. Wenn Sie sich unsicher sind, gehen Sie die folgende Liste durch, die typische Anzeichen für Schwierigkeiten mit Wut beinhaltet, und haken Sie ab (✓), was auf Sie zutrifft:

☐ Sie „schnauzen andere an".
☐ Sie kritisieren andere oft.
☐ Sie haben Impulse, andere zu verletzen
☐ Sie fühlen Wut, können sie aber nicht zum Ausdruck bringen.
☐ Andere haben Ihnen gesagt, Sie hätten Probleme mit Wut.
☐ Sie hassen sich.
☐ Sie ziehen sich oft zurück.
☐ Sie sind verbittert.
☐ Sie haben Impulse, sich selbst zu verletzen.
☐ Sie sind nie wütend.

Zwei Arten von Wut

Es ist wichtig zu wissen, dass Wut nicht schlecht oder falsch ist. Sie ist eher ein Zeichen, das Ihrer Heilung entweder helfen oder sie gefährden kann. Sie kann *konstruktiv* genutzt werden, indem Sie Ihnen dabei hilft zu genesen, ehrlich zu anderen zu sein und Ihrem Schmerz ins Auge zu sehen. Oder sie kann *destruktiv* gegen andere oder Sie selbst ausgelebt werden, Sie zum Aufgeben bringen oder Sie bitter machen. Wut an sich ist nicht das Problem – es hängt davon ab, was Sie daraus machen.

„Konstruktive Wut": Wut, die heilt

„Konstruktive Wut" ...

- ist mittelstark bis schwach (z.B. bei 5 auf einer Skala von 0 bis 10, wobei 0 gar keine Wut und 10 starke Wut bedeutet).
- ist von Ihnen genutzt worden, um sich selbst und andere besser zu verstehen.
- ist Ihnen bewusst.
- ist unter Ihrer Kontrolle (d.h. sie entlädt sich nicht in gefährlichen Handlungen).
- respektiert Ihre Bedürfnisse und die anderer Menschen.

Ein Beispiel: Wenn sich bei einer Verabredung die andere Person rücksichtslos verhält, geraten Sie berechtigterweise in Wut. Wenn Sie auf Ihre Wut hören, können Sie sie als Zeichen dafür werten, dass Sie sich schützen müssen. Vielleicht können Sie der anderen Person sa-

Heilung von Wut – Arbeitsblatt 1/2

gen, was Sie stört, oder in aller Ruhe das Treffen vorzeitig beenden. Es kann Ihnen ein sehr gutes Gefühl geben, wenn Sie es schaffen, Ihre Wut konstruktiv zu nutzen.

„Konstruktive Wut" kann Ihnen große Dienste erweisen. Sie kann Sie vor Gefahren schützen… Ihnen Erkenntnisse über sich oder andere liefern… Ihnen wirkliche Macht geben.

→Fallen Ihnen weitere positive Aspekte Ihrer Wut ein?

„Destruktive Wut": Wut, die verletzt

„Destruktive Wut" …

- ist zu stark oder zu häufig da (z. B. oft über 5 auf einer Skala von 0 bis 10).
- ist solche, die sich in gefährlichem Verhalten zeigt (z. B. sich selbst oder andere zu verletzen).
- ist solche, die „unterschwellig" ist (an Ihnen nagt oder Sie bitter macht).
- ist Ihnen nicht bewusst.

„Destruktive Wut" hat hohe Kosten. Sie kann Beziehungen zerstören... Sie schwächen… körperliche Verletzungen zur Folge haben… zur Sucht werden.

→Fällt Ihnen noch mehr ein?

„Destruktive Wut" kann sich gegen Sie selbst oder gegen andere richten. Beides bedeutet ein fehlendes Gleichgewicht zwischen Ihren Bedürfnissen und denen anderer. Bei einigen Menschen kommt beides vor:

- *„Destruktive Wut" gegen sich selbst* (z. B. Selbstverletzung, Selbstmordgedanken): Wenn Sie die Bedürfnisse anderer Menschen zu stark über Ihre eigenen stellen.
- *„Destruktive Wut" gegen andere* (z. B. verbale Aggression, Angriffe): Wenn Sie Ihre Bedürfnisse zu sehr über die anderer Menschen stellen.

Wenn sich „destruktive Wut" gegen Sie selbst richtet, sind Sie sich dessen nicht unbedingt immer bewusst. Wenn Sie sich beispielsweise körperlich verletzen, kann es sein, dass Sie dabei keine Wut spüren. Dennoch spiegelt solches Verhalten oft Wut wider. Typischerweise ist es Wut auf andere, die man sich nur schwer eingestehen kann.

Zu welcher Art des Umgangs mit Wut neigen Sie? (Bitte kreuzen Sie es jeweils an.)

☐ Konstruktive Wut ☐ Destruktive Wut ☐ Beides
☐ Wut auf sich selbst ☐ Wut auf andere ☐ Beides

Wussten Sie, …?

Haken Sie alle der unten aufgelisteten Punkte ab (✓), die Sie verstehen. Umkreisen Sie alle Punkte, die Sie nicht verstehen:

☐ ***Während der Heilung von PTBS und Sucht ist Wut normal.*** Wenn Sie schreckliche Erfahrungen durch ein Trauma und im Rahmen von Sucht gemacht haben, ist Wut unvermeidbar. Vielleicht sind Sie wütend auf Menschen, die Sie verletzt haben, auf die Welt, auf Gott, auf sich selbst, das Leben, die Therapeuten, Ihre Familie und auf Fremde. Ihre Wut ist real und ernst zu nehmen. Im Heilungsprozess besteht das Ziel darin, Ihre Wut

Heilung von Wut – Arbeitsblatt 1/3

als etwas zu verstehen, durch das Sie wachsen und lernen können. Die Herausforderung besteht darin, sich Ihrer Wut zu stellen, ohne zuzulassen, dass sie Sie selbst oder andere zerstört.

☐ ***Hinter jeder Wut stehen unbefriedigte Bedürfnisse.*** Wut ist ein Hinweis darauf, dass etwas nicht stimmt. Es kann heißen, dass Sie nicht gut genug für sich sorgen, dass Sie eine große Traurigkeit in sich tragen oder dass Sie sich in einer verletzenden Beziehung befinden. Wenn Sie auf Ihre Wut hören und sich um die ihr zugrunde liegenden Bedürfnisse kümmern, kann das Ihre Wut auflösen.

☐ ***Konstruktive Wut kann man lernen.*** Es ist nie zu spät, ganz egal wie lange Sie schon ein Problem mit Wut haben. Vor allem ist es wichtig, wirklich auf die Rückmeldungen anderer zu Ihrer Wut zu hören, Ihre Gefühle eher zu kontrollieren als Sie auszuleben, Ihre Wut auf gesunde Art und Weise auszudrücken und die schmerzhaften Gefühle hinter der Wut aushalten zu lernen.

☐ ***Destruktive Wut kann zur Sucht werden.*** Erkennen Sie Ähnlichkeiten zwischen destruktiver Wut und dem Konsum von Substanzen? Einige Beispiele: Je mehr Sie sich darauf einlassen, desto größer wird das Bedürfnis danach. Im Moment allergrößter Wut kann man sich wie berauscht fühlen. Sind Sie aufgrund destruktiver Wut schon einmal richtig am Boden gewesen, hat sie Ihnen schon einmal ernsthafte Probleme einbracht?

☐ ***Die Wut auszuleben hilft nicht.*** Eine alte Idee dazu, was bei Wut helfen könnte, war, sie einfach „auszuleben“ (z.B. in ein Kopfkissen zu boxen, einen bösen Brief zu schreiben oder Steine gegen einen Baum zu werfen). Solche Methoden führen jedoch eher dazu, die Wut zu steigern. Inzwischen geht man davon aus, dass man mit Wut konstruktiv umgehen muss, statt sie einfach auszuleben.

☐ ***Destruktive Wut funktioniert nie langfristig.*** Auf kurze Sicht scheint destruktive Wut vielleicht sogar zu helfen. Ihre Mitmenschen machen, was Sie wollen, Sie fühlen sich kurzfristig mächtig. Oft erkennt man erst später, dass man sich dabei etwas vorgemacht hat. Destruktive Wut nimmt Ihnen die Kontrolle und schwächt Ihre Beziehungen zu anderen.

Heilung von Wut – Arbeitsblatt 2/1

Wut verstehen

Die folgende Auflistung stellt konstruktive und destruktive Wut einander gegenüber. Bitte beachten Sie, dass jede konstruktive Betrachtungsweise auf der rechten Seite der Auflistung *Wut lindert.* Destruktive Wut ist starr und hart. Sie können sich destruktive Wut wie Eis vorstellen, das schmelzen muss. Das Ziel besteht darin, Ihre eigenen Bedürfnisse und die anderer im Blick zu behalten, ein Gleichgewicht zwischen ihnen zu finden und sich selbst besser zu verstehen. Vielleicht stimmen Sie nicht mit jeder der unten aufgeführten Sichtweisen überein. Verwenden Sie einfach die, mit denen Sie etwas anfangen können.

Haken Sie alle Punkte ab (✓), die Ihnen helfen könnten.

Wut auf andere

Destruktive Sichtweise	Konstruktive Sichtweise
☐ „Die anderen müssen meine Bedürfnisse erfüllen."	☐ „Unter Erwachsenen ist es ein wichtiges Ziel, selbst für das eigene Wachstum zu sorgen."
☐ „Wenn ich andere Leute anschreie, werden sie mich besser behandeln."	☐ „Andere Menschen anzuschreien lässt sie auf Distanz gehen und bewirkt, dass sie mich nicht mögen. Ich muss auf ruhige Art um das bitten, was ich haben möchte."
☐ „Ich weiß, was richtig ist."	☐ „Die Wahrheit hat viele Gesichter. Ich muss genau hinsehen, bevor ich eine Situation beurteile."
☐ „Die Menschen hören mich nur, wenn ich laut werde."	☐ „Die Menschen werden mir eher helfen wollen, wenn ich ihnen respektvoll begegne."
☐ „Die anderen machen alles falsch."	☐ „Wenn andere Fehler machen, muss ich sie sanft berichtigen. Ich selbst mache auch Fehler."
☐ „Wut beweist, wie stark ich bin."	☐ „Starke Wut macht mich schwach. Ich verliere dann die Kontrolle."
☐ „Andere müssen dafür sorgen, dass mein Leben besser wird."	☐ „Es liegt an mir, mehr als an jedem anderen, mein Leben besser zu machen."
☐ „Mit Wut kann ich nur umgehen, indem ich sie rauslasse."	☐ „Jeder kann lernen, sicher mit Wut umzugehen."
☐ „Ich habe das Recht, wütend zu sein."	☐ „Ich habe das Recht, wütend zu sein, aber es geht darum, wie ich meine Wut ausdrücke."

Heilung von Wut – Arbeitsblatt 2/2

☐ „Ich bin besser als andere Menschen."	☐ „Jeder Mensch erfüllt eine Aufgabe, auch wenn ich das nicht immer erkennen kann. Respekt ist die Grundlage aller Beziehungen."
☐ „Ich weiß, dass ich aufhören muss, mich so aufzuregen, aber ich schaffe es einfach nicht."	☐ „Ich muss auf meinen emotionalen Schmerz hören – das ist es, was sich hinter meiner Wut verbirgt."
☐ „Wenn mich andere bedrohen, muss ich sie verletzen."	☐ „Wenn ich ernsthaft körperlich bedroht werde, darf ich mich verteidigen. Davon abgesehen ist Gewalt nicht akzeptabel."
Wut auf sich selbst	
Destruktive Sichtweise	**Konstruktive Sichtweise**
☐ „Ich sollte die Bedürfnisse der anderen über meine eigenen stellen."	☐ „Meine Bedürfnisse sind ebenso wichtig wie die anderer Menschen. Es wird Zeit für mich, mich gut zu behandeln."
☐ „Ich sollte nie wütend werden."	☐ „Es ist ganz normal, von Zeit zu Zeit wütend zu sein. Ich muss auf meine Wut hören und sicher darauf reagieren."
☐ „Wenn ich mir selbst wehtue, fühle ich mich besser."	☐ „Ich muss langfristige Lösungen gegen meinen Schmerz finden."
☐ „Ich bin ein Versager."	☐ „Tief in meinem Inneren weiß ich, dass es im Leben um persönlichen Fortschritt geht – nicht um ‚Gewinnen' und ‚Verlieren'."
☐ „Ich kann nicht aussprechen, was ich in Wirklichkeit denke."	☐ „Es kommt darauf an, *wie* man es sagt."
☐ „Ich muss bestraft werden."	☐ „Dieser Gedanke ist eine Folge der Traumatisierung. Er spiegelt meinen inneren Schmerz wider, aber er ist nicht wahr."
☐ „Ich möchte sterben."	☐ „Ich habe eine Menge Probleme. Aber ich verdiene zu leben."
☐ „Damit werde ich den Menschen zeigen, wie es mir geht."	☐ „Ich muss es in Worten sagen, nicht in Taten."

Heilung von Wut – Arbeitsblatt 3/1

Vorher, während und danach – Drei Möglichkeiten der Heilung von Wut

Damit Wut nicht zerstörerisch, sondern heilsam wird, kann man drei hilfreiche Strategien anwenden: „Sich motivieren", „Die Wut beherrschen" und „Der Wut zuhören". Diese Strategien entsprechen den Zeitpunkten „vor", „während" und „nach" Episoden destruktiver Wut.

Bitte beachten Sie: Wenn Sie dazu neigen, sich selbst zu verletzen, sind Sie sich Ihrer Wut vielleicht gar nicht bewusst. In diesem Fall können Sie „Wut" durch „Selbstverletzung" ersetzen.

Vor Momenten der Wut ... – sich motivieren

Mit „Sich motivieren" ist gemeint, dass Sie tief in Ihrem Inneren nach Gründen suchen, Ihre destruktive Wut zu stoppen. Das kann Ihnen die Freiheit geben, mit Ihrer Wut konstruktiver umzugehen. Bereiten Sie sich jetzt auf die nächste Wut-Episode vor.

Warum? Wenn Sie tief in Ihrer destruktiven Wut stecken, kann es sich „richtig" anfühlen, Dinge zu tun, die Sie später bereuen. Ob es Sie selbst oder jemand anderen verletzt – die Gefühle sind so stark, dass Sie glauben, keine andere Möglichkeit zu haben, als ihnen nachzugeben. Sie sind wie Flutwellen. Denken Sie an all die Male, als Sie dachten „nächstes Mal wird es anders werden", aber dann wird es eben doch nicht anders. Die einzige Möglichkeit, etwas zu verändern, besteht darin, eine starke Motivation aufzubauen und dann daran zu arbeiten. Es wird *nicht* von alleine funktionieren. Eine Schlüsselfrage: Warum ist es in Ihrem eigenen, vordringlichen Interesse, Ihr Wutproblem zu lösen?

Wie? Markieren Sie alle unten aufgeführten Ideen, die Ihnen helfen könnten.

- ***Führen Sie sich die Kosten Ihrer Wut vor Augen.*** Hat sie Sie isoliert? Davon abgehalten, sich sicher zu fühlen? Hat sie Ihre berufliche Laufbahn gestört? Hat sie Narben auf Ihrem Körper hinterlassen (von Selbstverletzungen)?
- ***Holen Sie sich Rückmeldung zu Ihrer Wut.*** Andere Menschen können Ihnen wichtige Informationen über Ihre Wut geben. Sich dagegen zu verteidigen oder solchen Rückmeldungen aus dem Weg zu gehen, bewirkt, dass Sie auf der Stelle stehen bleiben. Sie müssen mit anderen nicht einer Meinung sein, aber hören Sie genau zu, bevor Sie darüber urteilen, was wirklich stimmt.
- ***Fühlen Sie den Einfluss der Wut auf Ihren Körper.*** Menschen, die oft wütend sind, haben eher gesundheitliche Probleme und sterben früher. Spüren Sie den starken Stress, den die Wut für den Körper bedeutet? Können Sie die Spannung spüren, die durch Wut hervorgerufen wird?
- ***Achten Sie darauf, wen Ihre Wut verletzt.*** Sie selbst? Ihren Partner? Ihre Kinder? Ihre Therapie? Wut macht Angst, auch wenn andere das oft nicht mitteilen können. Achten Sie auf deren Schmerz – den verletzten Gesichtsausdruck eines Kindes oder Ihres Partners, der ganz still wird. Wenn Sie mit jemandem mitfühlen, ist es unmöglich, dieser Person zugleich weh zu tun (Das gilt auch für Sie selbst!). Bedenken Sie, wie schwer Sie es rückgängig machen können, wenn Sie jemanden verletzt haben.

Heilung von Wut – Arbeitsblatt 3/2

- ***Entwickeln Sie eine Strategie im Umgang mit Wut.*** Treffen Sie mit sich selbst eine Vereinbarung (und mit Ihrem Therapeuten oder Sponsor), dass ganz gleich, was geschieht, Sie Ihre Wut nicht ausleben werden. Arbeitsblatt 4 beinhaltet einen Sicherheitsvertrag, den Sie ausfüllen können.
- ***Stellen Sie sich vor, wie es sich anfühlen würde, wenn Sie Ihre Wut unter Kontrolle hätten.*** Malen Sie sich aus, wie Sie empfinden würden – befreit, zutiefst aufrecht, sorgend, unter Kontrolle. Langfristig wird es sich wie ein neues Leben anfühlen. Es ist „entgiftend" im wahrsten Sinne des Wortes.
- ***Lernen Sie mehr über Wut.*** Das ist eine der besten Methoden, um sich selbst zu motivieren. Besuchen Sie einen Kurs über den Umgang mit Wut oder ein Selbstsicherheitstraining, manche Einrichtungen für Erwachsenenbildung oder psychiatrische Kliniken bieten solche Kurse an. Oder lesen Sie ein Buch darüber. Lernen Sie, wann und wie Sie Wut ausdrücken können, und was Sie tun können, wenn Ihr Gegenüber nicht gut reagiert. Sie können auch andere Menschen fragen, wie sie sich in Momenten der Wut verhalten. Finden Sie heraus, was Sie realistischerweise von sich selbst und von anderen erwarten können (oft rührt Wut von unrealistischen Erwartungen her).
- ***Stellen Sie sich etwas bildlich vor, das Ihnen hilft.*** Ein Pferd, das an den Zügeln gehalten wird? Ein Kind, das großgezogen wird? Ein Athlet beim Training? Malen Sie sich wirklich den Vorgang aus, der für die Kontrolle Ihrer Wut erforderlich ist, mit allen Höhen und Tiefen.
- ***Tragen Sie einen „Wut-Erinnerungszettel" bei sich.*** Tragen Sie irgend etwas bei sich, das Sie daran erinnert, wie zerstörerisch Ihre Wut sein kann, zum Beispiel das Foto von jemandem, dem Sie mit Ihrer Wut weh getan haben, oder eine Liste mit Krankenhausaufenthalten, die aufgrund Ihres suizidalen Verhaltens erforderlich gewesen waren.
- ***Entledigen Sie sich aller Waffen, bis Sie sicher genug sind, um mit ihnen umzugehen.*** Waffen bei sich zu haben, die Ihnen selbst oder anderen Schaden zufügen können, ist gefährlich (z. B. Messer). Bevor Sie Ihre Wut nicht auf konstruktive Wut ausdrücken können, ist es essenziell, Ihre Umwelt so frei wie möglich von Waffen zu halten. Sie sind wie Zeitbomben, die nur auf einen Moment warten, wo sie Schaden anrichten können.

→Schreiben Sie Ihre **Motivation** für die Arbeit an Ihrer Wut auf die Rückseite dieses Blattes. Formulieren Sie es klar, überzeugend und realistisch. Haben Sie Ihre Wut im Griff!

Während Episoden der Wut … – die Wut beherrschen

Wenn destruktive Wut erst einmal begonnen hat, besteht das *einzige* Ziel darin, sie in einen „sicheren Bereich" zurückzudirigieren – sich ihrer bewusst zu sein, aber sie in einem beherrschbaren Bereich zu halten (nicht höher als 5 auf einer Skala von 0 bis 10).

Warum? Destruktive Wut kann Sie blind machen. Sie setzt Sie außerstande, die Situation zu überblicken oder zu verbessern. Nur wenn Sie es geschafft haben, Ihre Wut zu kontrollieren, können Sie sie positiv einsetzen. Wenn Sie also den Impuls verspüren, Ihre Wut auszuleben, indem Sie etwas sagen, das Sie später bereuen werden, oder indem Sie jemandem wehtun, ist das einzig Wichtige, dass Sie Sicherheit zurückgewinnen. Versuchen Sie nicht, Ihre Wut zu ergründen, zu verstehen oder in Worte zu fassen (das kommt alles später). Denken Sie an einen „Notfallplan" oder „Schadenskontrolle". Wenn beispielsweise ein Industrieunfall

Heilung von Wut – Arbeitsblatt 3/3

mit giftigen Chemikalien geschieht, besteht das Ziel darin, den Unfall unter Kontrolle halten, die Menschen in Sicherheit zu bringen, den Bereich sauber zu halten und sich dann erst zu überlegen, warum dies passiert ist. Denken Sie daran, dass Ihre Wut nicht falsch ist, auch wenn Sie sie kontrollieren müssen. Ihre Wut hat Ihre volle Berechtigung, sie ist ein wichtiges Gefühl, das aus einem wichtigen Grund da ist. Aber *wie* Sie sich diesem Gefühl stellen, nicht indem Sie sich oder andere verletzen, ist ebenso wichtig. Jedes Mal, wenn es Ihnen gelingt, Ihre Wut unter Kontrolle zu halten, werden Sie stärker. Es wird mit der Zeit immer einfacher werden!

Wie? Markieren Sie sich alle unten aufgeführten Ideen, die Ihnen helfen könnten.

- ***Schieben Sie die Wut hinaus oder nehmen Sie sich eine „Auszeit".*** Dies ist eine der effektivsten Strategien. Was auch immer geschieht, zwingen Sie sich, das Ausleben Ihrer Wut hinauszuschieben, bis Sie wieder in einem sicheren Bereich sind. Verzögern Sie das Ganze um mindestens eine halbe Stunde. Man hat herausgefunden, dass der Körper mindestens 20 bis 30 Minuten braucht, um wieder auf ein normales Niveau zu kommen, nachdem er einmal durch Wut aktiviert worden ist.
- ***Unternehmen Sie etwas Tröstliches.*** Sie können Musik hören, meditieren, sich entspannen, Sport machen, lesen, fernsehen, beten, eine Erdungsübung machen, Sex haben oder Hobbies nachgehen.
- ***Unternehmen Sie etwas, das Ihnen Ihr Kontrollgefühl zurückgibt.*** Damit begegnen Sie dem Gefühl des Kontrollverlusts, das mit destruktiver Wut einhergeht. Sie können Ihr Zimmer aufräumen, eine Liste von Dingen erstellen, die Sie gerne unternehmen möchten, einkaufen gehen, im Internet surfen oder alles andere machen, was Sie nicht zu sehr anstrengt.
- ***Achten Sie darauf, wofür Sie dankbar sind.*** Führen Sie sich vor Augen, was Sie in Ihrem Leben alles haben, und was andere für Sie getan haben. Denken Sie zum Beispiel „Ich habe einen Job, ich habe ein Auto, ich bin gesund." Oder „Ich bin gut dran, weil ich jeden Tag genug zu essen habe." Oder „Ich bemerke Verbesserungen in meinem Leben, beispielsweise werden meine abstinenten Phasen immer länger."
- ***Wenden Sie die zwölf Schritte von AA auf Ihre destruktive Wut an.*** Bitten Sie Ihre Höhere Macht um Hilfe. Betrachten Sie destruktive Wut als eine Sucht.
- ***Erinnern Sie sich an „konstruktive Sichtweisen".*** Konstruktive Sichtweise bedeutet, dass Sie sich selbst Dinge sagen, die Sie daran erinnern, den Überblick zu bewahren. Siehe auch unter „Wut verstehen"(Arbeitsblatt 2).
- ***Sehen Sie das Gute in den Menschen.*** Für Wut gegen andere: Versuchen Sie – hier und jetzt – alles zu identifizieren, was an der Person gut ist, auf die Sie wütend sind. Wenn Ihnen das gelingt, fragen Sie sich, ob Ihre Wut ein bisschen weniger geworden ist. Für Wut auf sich selbst gilt: Versuchen Sie alles wahrzunehmen, das gut an Ihnen ist.
- ***Bitten Sie um Hilfe.*** Versuchen Sie jemanden zu finden, den Sie anrufen können, wenn Sie sich selbst oder anderen wehtun möchten. Manchmal, wenn sich das Gefühl schon verselbstständigt hat, kann die Hilfe einer anderen Person nötig sein, bevor Sie sich selbst stoppen können (genau wie bei dem Verlangen nach Suchtmitteln). Wenn Sie niemanden haben, den Sie anrufen können, versuchen Sie bei einer Telefonseelsorge anzurufen.

Heilung von Wut – Arbeitsblatt 3/4

- ***Wenn Sie sich Ihrer Wut nicht bewusst sind, versuchen Sie, sie wahrzunehmen.*** Manchmal verletzen sich Menschen körperlich, bemerken aber überhaupt keine Wut. Die Wut ist „untergetaucht“. In solchen Momenten besteht das Ziel darin, Ihre Wut wahrzunehmen. Das ist auch eine Art, Kontrolle zu gewinnen, bewusste Wut ist viel sicherer als unbewusste. Um sich Ihrer Wut bewusst zu werden, können Sie sich fragen „Auf wen bin ich wütend?“ und „Was befürchte ich, wenn ich meine Wut ausdrücke?“
- ***Denken Sie immer an die Grundregel: Es ist nicht in Ordnung, Wut auszuleben.*** Es ist *niemals* in Ordnung, jemanden zu verletzen (es sei denn, Sie oder andere befinden sich in Lebensgefahr). Greifen sie niemals jemanden an, der schwächer ist als Sie selbst (z.B. ein Kind, ein Tier, einen älteren Menschen). Ganz gleich, was jemand tut oder zu Ihnen sagt, es liegt in Ihrer Verantwortung, Ihre Wut zu zügeln. Rechtfertigen Sie keine Wutausbrüche, sie tun anderen weh und degradieren Sie selbst. Hinterlassen Sie auch niemals eine Spur der Wut, wie einen wütenden Spruch auf einem Anrufbeantworter, oder einen wütenden Brief. Warten Sie, bis Sie ruhiger geworden sind, um Ihre Wut auszudrücken (siehe auch den nächsten Abschnitt „Zuhören“).
- ***Vergessen Sie Ihre Rechte nicht.*** Sie haben das Recht, wütend zu sein, aber Sie haben kein Recht, andere oder sich selbst zu verletzen. Sie haben das Recht, eine Beziehung zu beenden, aber Sie haben nicht das Recht, zu bleiben und dem anderen weh zu tun. Wenn Sie die andere Person nicht akzeptieren können, dann ziehen Sie in Betracht, sich aus der Beziehung zu lösen.
- ***Bleiben Sie bescheiden.*** Was Wut ganz besonders anheizen kann, ist das Gefühl, Recht zu haben. Denken Sie daran, dass jeder Mensch, Sie eingeschlossen, Fehler macht. Erstellen Sie eine Liste mit den Fehlern, die Sie sich anderen gegenüber haben zuschulden kommen lassen, und lesen Sie sie das nächste Mal, wenn Sie das Bedürfnis haben, jemand anderen herunterzuputzen.

→Schreiben Sie auf der Rückseite dieses Blattes Ihren **Plan zur Kontrolle Ihrer Wut** auf. Stellen Sie sicher, dass der Plan zu Ihnen passt und das beinhaltet, was Ihnen am meisten hilft.

Nach wütenden Episoden ... – zuhören

Der nächste wichtige Schritt bei der Heilung von Wut besteht darin, auf die Wut zu hören. Das bedeutet zu respektieren, dass Ihre Wut eine wichtige Ursache hat. Sie steht für eine Botschaft, auf die Sie hören sollten.

Warum? Hinter jeder Wut verbergen sich unerfüllte Bedürfnisse. Hören Sie auf das „Flüstern“ hinter der Wut. Wenn Sie versuchen, es wegzuschieben, ohne darauf zu hören, wird es immer wiederkommen. Beachten Sie, dass hier von Zuhören in einem umfassenden Sinne die Rede ist. Es bedeutet sowohl, dass Sie auf sich selbst hören, als auch dass Sie andere dazu bringen, Ihnen zuzuhören. Der entscheidende Schritt für Sie besteht darin, es ganz deutlich zu hören – wenn Sie es hören können, dann können Sie lernen, es anderen gegenüber klar auszudrücken. Und wenn Sie es deutlich hören können, können Sie daran arbeiten, dass Ihre Bedürfnisse auf angemessene Art und Weise befriedigt werden.

Heilung von Wut – Arbeitsblatt 3/5

Wie? Markieren Sie sich alle unten aufgeführten Ideen, die Ihnen helfen könnten.

- ***Hören Sie auf die verletzlichsten Anteile Ihrer Persönlichkeit.*** Destruktive Wut ist wie ein kleines Kind, das einen Wutanfall hat, ein verletzliches Kind, das beispielsweise Angst hat, sich traurig, alleine, schuldig oder machtlos fühlt. In der Tat wird oft gesagt, Wut sei eine Verteidigung gegen Gefühle, die noch schmerzhafter sind. Eine wichtige Aufgabe bei der Heilung besteht darin, diese Gefühle zu respektieren und sich selbst durch diese Gefühle hindurch zu trösten.
- ***Hören Sie auf die Botschaften Ihrer Wut.*** Einige typische Botschaften, die die Wut vermittelt, lauten „Keiner hört mir zu", „Ich habe zu sehr gelitten", „Ich will, dass die Welt ein besserer Ort ist", „Ich werde nicht genug unterstützt", „Ich fühle mich hoffnungslos", „Andere haben es leichter."
- ***Achten Sie auf Muster.*** Werden Sie wütend, wenn Sie sich verletzt fühlen? Wenn Sie müde oder hungrig sind? Wenn andere inkompetent sind? Wenn Sie zu viel gearbeitet haben? Wenn Sie sich zurückgewiesen fühlen? Wenn andere Forderungen an Sie stellen? Einige Menschen führen ein Wuttagebuch, um solche Muster identifizieren zu können. Auch in Hinblick auf Selbstverletzungen ist es wichtig herauszufinden, wodurch sie ausgelöst werden.
- ***Drücken Sie Ihre Wut ruhig und besonnen aus.*** Seien Sie freundlich, behutsam und zielbewusst. Bringen Sie andere dazu, Ihnen zuzuhören, indem Sie Ihre Wut auf angemessene Art und Weise zum Ausdruck bringen. Versuchen Sie stets, Wut von Angesicht zu Angesicht auszudrücken und die andere Person wirklich zu „sehen". Holen Sie sich außerdem Hilfe von anderen, bevor Sie Ihre Wut ausdrücken. Fragen Sie Ihren Therapeuten, Freunde oder Ihren Sponsor, wie Sie Ihre Wut ausdrücken können. Wenn Sie außer Kontrolle geraten (herumbrüllen oder auf einer Skala von 0 bis 10 bei mehr als 5 liegen), dann gehen Sie weg und kommen wieder, wenn Sie ruhiger geworden sind.
- ***Streben Sie danach, Ihre Bedürfnisse durch eigene Bemühungen zu befriedigen.*** Wenn Sie Ihre Bedürfnisse erst einmal erkannt haben, können Sie sich auch um sie kümmern. Wenn Sie müde oder hungrig sind, gehen Sie schlafen oder essen Sie etwas. Wenn Sie von Ihrem Partner enttäuscht sind, weil er nicht mehr Zeit mit Ihnen verbringen möchte, dann überlegen Sie, ob Sie eine Paartherapie machen oder mit anderen Menschen mehr Zeit verbringen können. Denken Sie immer daran, dass in letzter Instanz nur Sie für Ihr Glück verantwortlich sind. Es gibt immer Wege, die Situation zu verbessern.
- ***Finden Sie heraus, wie sich Wut zu Ihrer PTBS und Sucht verhält.*** Wie haben diese beiden Erkrankungen jeweils zu Ihrer Wut beigetragen?
- ***Wenn Sie andere verändern wollen, verwenden Sie Methoden, die helfen.*** Wut und Kritik verändern Menschen niemals langfristig. Man bekommt dann eher Angst vor Ihnen und geht Ihnen aus dem Weg. Methoden, die funktionieren, sind zum Beispiel Verhandlung, Lob, Empathie und Vermittlung von Wissen.
- ***Sorgen Sie gut für sich.*** Menschen, die anderen wehtun, sind typischerweise nicht imstande, ihre eigenen Bedürfnisse auf gesunde Art und Weise zu befriedigen. Menschen, die sich selbst verletzen, stellen die Bedürfnisse anderer Leute häufig über ihre eigenen. Wenn Sie auf die Bedürfnisse hinter Ihrer Wut hören, werden Sie zum Beispiel Dinge bemerken wie „Ich brauche jemanden, der mir zuhört", „Ich muss ‚nein' sagen", „Ich muss mir mehr Zeit für mich selbst nehmen."

Heilung von Wut – Arbeitsblatt 3/6

- ***Ersetzen Sie „sollen“ durch „wollen.“*** In jeder Wut steckt ein Satz mit „soll“ – zum Beispiel „Mein Partner soll tun, was ich will.“ Eine sehr hilfreiche Strategie ist, das „soll“ durch einen Satz mit „Ich möchte“ zu ersetzen: „Ich möchte, dass mein Partner tut, worum ich ihn bitte.“ Merken Sie, dass sich Ihre Gefühle verändern, wenn Sie dies tun? Meistens macht Sie diese Methode auf Grenzen aufmerksam, die man akzeptieren muss. Sehr viel Wut entspringt dem Versuch, Situationen in den Griff zu bekommen, über die Sie keine Kontrolle haben.
- ***Schaffen Sie Situationen, in denen Sie nur gewinnen können.*** Berücksichtigen Sie sowohl Ihre eigenen als auch die Bedürfnisse anderer Personen. Lassen Sie mal den einen, mal den anderen entscheiden. Hören Sie sich abwechselnd zu und sprechen Sie abwechselnd.
- ***Achten Sie darauf, warum Sie getan haben, was Sie getan haben.*** Viel Wut (insbesondere Selbstverletzungen) entsteht aus Selbstkritik. Wenn Sie wütend auf sich selbst sind wegen irgend etwas, das Sie getan oder nicht getan haben, dann versuchen Sie zu erkennen, warum Sie sich so verhalten haben. Verständnisvoll zu sein erlaubt Ihnen, Verantwortung für Ihre Handlungen zu übernehmen und sich weiterzuentwickeln.
- ***Erkennen Sie aufkeimende Wut so früh wie möglich.*** Menschen, die ihre Wut ausleben, haben oft Schwierigkeiten damit, sie auszudrücken, wenn sie aufkommt. Sie unterdrücken die Wut solange wie möglich, um dann, ausgelöst durch eine Lappalie, zu explodieren. Beachten Sie Ihre Wut, wenn sie sich noch im Anfangsstadium befindet (z.B. in Form von Ärger, Verwirrung), und versuchen Sie, Ihre Bedürfnisse zu befriedigen, damit Ihrer Wut der Nährboden entzogen wird.
- ***Schützen Sie sich vor wütenden Einflüssen.*** Beobachten Sie, inwiefern Sie sich von Gewaltfilmen, von den Nachrichten oder der Anwesenheit wütender Menschen beeinflussen lassen. Oft gibt es einen Zusammenhang zwischen äußeren Einflüssen und Ihrer Wut. Aber denken Sie immer daran, dass Wut eine Gewohnheit ist, die Sie ändern können.
- ***Achten Sie darauf, wie Ihre Wut in falsche Bahnen gerät.*** Wut richtet sich oft gegen Menschen, die gar nichts oder nicht in einem solchen Ausmaß etwas dafür können. Beispielsweise geraten Sie wegen einer „Kleinigkeit“ in Wut – über einen Verkäufer in einem Laden, der Ihnen eine falsche Auskunft erteilt. Sie könnten sich selbst sagen „Ich bin außer mir, aber es hat keinen Sinn, darüber so wütend zu sein. Ich glaube, eigentlich bin ich, tief in mir drin, wegen des Gefühls wütend, dass mir nie jemand hilft. Ich muss mir mehr Unterstützung holen, anstatt diesen Verkäufer hier anzubrüllen.“
- ***Achten Sie darauf, wessen Standpunkt zu kurz kommt.*** Wenn Sie wütend auf andere sind, versuchen Sie auf deren Standpunkt zu hören. Wenn Sie auf sich selbst wütend sind, dann versuchen Sie, Ihren eigenen Standpunkt besser zu verstehen (oder die verschiedenen Anteile Ihrer Persönlichkeit). Das Ziel besteht darin, sowohl Ihre eigene als auch die Sichtweise anderer Menschen gleichzeitig wahrzunehmen.
- ***Erkennen Sie an, dass Sie Dinge betrauern müssen, die Sie nicht ändern können.*** Trotz all Ihrer Bemühungen kann es letztlich Bedürfnisse geben, die nicht erfüllt werden können. Vielleicht haben Sie eine Krankheit, die nicht geheilt werden kann. Vielleicht sind Sie zu alt, um Kinder zu bekommen oder die Karriere zu machen, von der Sie geträumt hatten. Vielleicht ist Ihr Partner nicht der Mensch, den Sie sich an Ihrer Seite wünschen. Situationen, an denen Sie nichts ändern können, werden Sie akzeptieren und betrauern müssen. Dies ist eine emotionale Arbeit, die Sie erledigen können und sollten, aber sie erfordert vielleicht die Unterstützung durch einen Therapeuten.

Heilung von Wut – Arbeitsblatt 3/7

→ Auf der Rückseite dieses Blattes können Sie einen Plan erstellen, wie Sie auf Ihre Wut **hören** möchten. Verwenden Sie dies als wichtiges Wissen, das Ihr Wachstum fördern kann.

Ein Beispiel für die drei Schritte

Situation: Ihr Chef befördert jemanden, der es viel weniger verdient hat als Sie.

1. *Motivieren:* Sie sagen sich, dass es überhaupt nichts helfen würde, Ihren Chef anzuschreien. Sie wollen ja Ihren Job behalten. Leute anzuschreien hat Sie in der Vergangenheit bereits Jobs gekostet.
2. *Sich beherrschen:* Sie beschließen, mindestens 24 Stunden zu warten, bevor Sie Ihrem Chef gegenübertreten. Während dieser 24 Stunden versuchen Sie ruhig zu bleiben und sich mit irgendwelchen Aktivitäten abzulenken. Sagen Sie sich „Was auch immer passiert, ich werde damit auf konstruktive Art und Weise umgehen."
3. *Zuhören:* Sie stellen fest, dass es sich so anfühlt, als hätten Sie ihr Leben lang weniger bekommen als andere. Es ist sehr schmerzhaft, von Ihrem Chef so enttäuscht zu werden. Aber Sie merken, dass ein Teil Ihrer intensiven Gefühle daher rührt, dass Sie in der Kindheit vernachlässigt worden sind. Sie führen sich vor Augen, dass in der Arbeitswelt oft strategische Entscheidungen gefällt werden, und Sie nicht die erste Person sind, die darunter leiden muss. Sie beschließen, mit Ihrem Therapeuten im Rollengespräch zu üben, wie Sie das Thema Ihrem Chef gegenüber ansprechen könnten. Anschließend gehen Sie in das Büro Ihres Chefs. Sie sagen ihm „Ich würde gerne besser verstehen, warum jemand anderes und nicht ich befördert worden ist. Bitte erklären Sie es mir." Ihr Chef gibt Ihnen eine ausweichende Antwort und scheint sich unbehaglich zu fühlen. Sie erkennen, dass er Ihnen nicht die Wahrheit sagen möchte. Sie verlassen ruhig das Büro. Sie sagen sich „Ich habe zwei Möglichkeiten: Entweder behalte ich diesen Job und stelle fest, dass es einige größere Abstriche zu machen gilt. Oder ich bewerbe mich für eine neue Stelle. In jedem Fall aber bin ich nicht in die Luft gegangen, und das ist der größte Sieg.

Rollenspiele

Üben Sie, wie Sie konstruktiv an Ihrer Wut arbeiten können. Wenn Sie möchten, können Sie eines der unten aufgeführten Rollenspiele ausprobieren:

- Sie haben eine PTBS und sind wütend darüber, dass Sie sich die meiste Zeit schlecht fühlen.
- Sie helfen einem Freund, der Ihnen im Gegenzug nicht hilft.
- Ihr Partner zahlt nach wie vor nicht für das Kind.
- Ihre Versicherungsagentur kündigt versehentlich Ihre Versicherung und Sie haben die Scherereien am Hals.
- Jemand nimmt Ihnen die Vorfahrt.
- Jemanden plaudert eine Vertraulichkeit aus.
- Jemand macht einen gehässigen Kommentar.

Heilung von Wut – Arbeitsblatt 3/8

- Sie denken darüber nach, wie viel Sie in Ihrem Leben schon wegen Ihres Suchtverhaltens und Ihrer PTBS verloren haben.
- Sie sind wütend auf sich, weil Sie Substanzen konsumieren.
- Sie möchten sich am liebsten umbringen.
- In der Post ist eine lange Schlange, und Sie haben wenig Zeit.
- Sie finden heraus, dass Ihr Partner Sie betrügt.

Heilung von Wut – Arbeitsblatt 4/1

Sicherheitsvertrag: Sich selbst und andere schützen

1. Ich bin mir bewusst, dass ich in Gefahr bin, ☐ mich selbst / ☐ andere / ☐ andere und mich selbst zu verletzen. (Zutreffendes bitte ankreuzen)

2. Ich bin mir bewusst, dass der Wunsch, mich und/oder andere zu verletzen, bei der Heilung von PTBS und Substanzmissbrauch ein weit verbreitetes Gefühl ist. Ich verstehe, dass dies weder „schlecht" noch „falsch" ist, aber dass man damit auf gesündere Art und Weise umgehen muss.

3. „Sich selbst zu verletzen" umfasst alle Methoden, die Ihnen schaden. Kreuzen Sie jene an, die auf Sie zutreffen: ☐ schneiden, ☐ verbrennen, ☐ suizidale Handlungen, ☐ Essattacken, ☐ Spielen, ☐ Substanzkonsum, ☐ zu schnelles Autofahren. Weitere schädliche Handlungen sind für mich: ______________________________

   ____

   ____

4. „Andere zu verletzen" bedeutet, körperliche oder emotionale Gewalt gegen andere auszuüben. Kreuzen Sie alles an, was auf Sie zutrifft: ☐ körperliche Angriffe (schlagen, boxen, eine Waffe gegen jemanden richten) und ☐ emotionale Angriffe (jemanden anschreien oder grausame Worte sagen). Weitere schädliche Handlungen sind für mich:

   ____

   ____

   ____

5. Ich bin mir bewusst, dass Verletzungen, die ich mir oder anderen zufüge, ihre Ursache in emotionalem Schmerz haben. Es gibt reale Gründe dafür, und ich muss genau hinhören, um sie zu erkennen. Ich bin mir der folgenden Gründe bewusst, die dazu beitragen, dass ich mich selbst und/oder andere verletze (kreuzen Sie Zutreffendes an): ☐ wünschen, dass andere sehen, wie traurig ich bin; ☐ umsorgt werden wollen; ☐ sich hoffnungslos fühlen; ☐ sich wie ein Versager fühlen. Weitere Inhalte sind für mich: _______________

   ____

   ____

   ____

6. Welche Gründe auch immer meinen Impulsen zugrunde liegen, ich muss lernen, sicher zu bleiben. Ich verspreche mir selbst, meiner Genesung und meinem Therapeuten, dass ich mich an Folgendes halten werde:

   a) Bevor ich mich selbst oder andere verletze, werde ich versuchen, Hilfe zu bekommen, und zwar von: ____

   b) Bevor ich mich selbst oder andere verletze, werde ich folgende Sichere Bewälitungsstrategien anwenden: ____________________________________

   c) Wenn ich mich selbst oder andere in irgendeiner Weise verletze, werde ich dies meinem Therapeuten in voller Ehrlichkeit bei der nächsten Gelegenheit mitteilen (z.B. in der nächsten Sitzung oder indem ich telefonisch eine Nachricht hinterlasse).

Heilung von Wut – Arbeitsblatt 4/2

d) Wenn ernsthafte Gefahr für mein Leben oder meine Gesundheit besteht, werde ich alles tun, um mich zu schützen (z.B. in eine Notfallambulanz gehen). Mein konkreter Plan wird so aussehen: ____

____

7. Dieser Vertrag bleibt gültig, bis mein Therapeut und ich darin übereinstimmen, dass wir ihn überprüfen wollen.

8. *Optional:* Wenn ich diesen Vertrag verletze, wird Folgendes geschehen (kreuzen Sie das Zutreffende an):

   ☐ a) Ich werde mich einverstanden erklären, mir mehr Hilfe zu suchen (z.B. ins Krankenhaus fahren, eine Entgiftung machen, zu AA gehen).

   ☐ b) Ich werde mich einverstanden erklären, all meine Waffen (z.B. Messer) abzugeben.

   ☐ c) Ich werde zustimmen aufzuschreiben, warum ich meinen Vertrag verletzt habe und wem ich wehgetan habe.

   ☐ d) Ich werde mich einverstanden erklären, Folgendes zu tun:

   ____

   ____

9. *Optional:* Ich werde eine Kopie dieses Vertrages weitergeben an (kreuzen Sie alle Zutreffenden an): ☐ meinen Partner, ☐ meinen Arzt, ☐ meinen AA-Sponsor, ☐ meine(n)

   ____

____________	____________	____________
Datum	Unterschrift des Patienten	Unterschrift des Therapeuten

Heilung von Wut – Selbstverpflichtung

Vorschläge für eine Selbstverpflichtung

Verpflichten Sie sich zu einer Handlung, die Sie voranbringt! Es kann alles sein, von dem Sie das Gefühl haben, dass es Ihnen hilft, oder eine der unten aufgeführten Ideen. Indem Sie Ihre Verpflichtung einhalten, respektieren Sie sich, nehmen sich ernst und sorgen für sich selbst.

- *Möglichkeit 1:* Schreiben Sie ein Drehbuch (oder nehmen Sie eine Kassette auf) über das, was Sie sich selbst das nächste Mal sagen können, wenn Sie den Impuls haben, sich selbst oder andere zu verletzen. Wenn Sie möchten, bitten Sie auch Ihren Therapeuten, etwas hinzuzufügen.
- *Möglichkeit 2:* Stellen Sie sich vor, Sie sollten einem Kind beibringen, wie man Wut ausdrückt. Was würden Sie sagen?
- *Möglichkeit 3:* Nehmen Sie eine der folgenden Situationen und schreiben Sie sie noch einmal als „gesündere Version" auf.
  a) Johannes bemüht sich sehr, seine Wut zu kontrollieren, aber alle paar Wochen schreit er seine Frau an, wenn sie etwas falsch macht. Heute vergisst sie, sein Rezept aus der Apotheke abzuholen. Er gerät in Wut und schreit sie an.
  b) Martha hasst sich selbst. Jede andere scheint hübscher und attraktiver zu sein als sie. Heute teilt ihr Freund ihr mit, dass er sich von ihr trennen will. Sie geht nach Hause und schneidet sich mit einer Rasierklinge.
- *Möglichkeit 4:* Lesen Sie ein Buch über Wut (z.B. das Buch „Im Gefühlsdschungel. Emotionale Krisen verstehen und bewältigen" von Harlich H. Stavemann, 2001, BeltzPVU).

Das „Spiel der Lebensentscheidungen" (Rückblick)

kombiniert

Zusammenfassung

Die heutige Sitzung soll die Patienten dazu ermutigen, von wichtigen Mitmenschen Unterstützung zu erbitten. Sie beinhaltet Anregungen für einen Brief, den die Patienten diesen Mitmenschen schreiben können und bietet die Gelegenheit, Familienmitglieder oder Freunde in die Sitzung einzuladen.

Übersicht

Viele verschiedene Fertigkeiten und Konzepte sind in der Behandlung abgedeckt worden. Als Teil des Abschlusses der Therapie können die Patienten in dieser Sitzung ein Spiel spielen, um essenzielle Inhalte der Sitzungen noch einmal aufzugreifen und zu vertiefen. Das Spiel ist so gestaltet, dass die Patienten sich herausfordernden Lebenssituationen stellen sollen (z. B. „Sie verlieren Ihren Job") und beantworten müssen, wie sie die Situation jeweils bewältigen würden, wobei es selbstverständlich um Sichere Bewälitungsstrategien geht. Es gibt zusätzlich einige Anleitungen, um den therapeutischen Prozess dieses Spiels zu vertiefen, damit die Sitzung den Patienten bezüglich ihrer echten Sorgen nicht oberflächlich oder unwichtig vorkommt.

Gegenübertragungsphänomene

Auch wenn das heutige Spiel darauf angelegt ist, Spaß zu machen, ist das Ende einer Therapie normalerweise immer schwierig für Patienten. Es ist wichtig, aufmerksam für die unterschwelligen Gefühle im Zusammenhang mit dem Ende der Behandlung zu sein, sie anzusprechen und nachzuempfinden.

Vorbereitung der Sitzung

Vom Spiel der Lebensentscheidungen werden Sie nur eine Kopie benötigen, aber Sie sollten die Spielanleitung lesen, um zu entscheiden, wie Sie das Spiel durchführen wollen (siehe unten unter „Inhalt der Sitzung"). Sie werden, je nach der von Ihnen gewählten Methode, auch eine Schere und ein kleines Behältnis benötigen (z. B. Schachtel, Hut).

Ablauf der Sitzung

1. *Begrüßungsrunde (bis zu 5 Minuten pro Patient),* siehe auch Kapitel 3.5.1.

   Zusätzlich zur Eingangsrunde sollten Sie, da das Ende der Therapie näher rückt, die Patienten nach ihren Gefühlen dazu fragen und ihnen kurz Gelegenheit geben, darüber zu diskutieren. Wenn Sie im Verlauf des Spiels auf die Unterstützungsangebote zurückkommen, unterstützen Sie die Patienten noch einmal bei der Erstellung eines klaren Nachsorgeplans.

2. *Zitat (kurz).* Leiten Sie die Sitzung mit dem Zitat ein – zum Beispiel „Heute wollen wir das Material, mit dem wir während der Therapie gearbeitet haben, noch einmal wiederholen. Das Zitat besagt, dass Sie in jeder Situation neu entscheiden können, wie Sie reagieren wollen."

3. *Verbinden Sie das Thema der Sitzung mit dem Leben der Patienten (ausführlich, Hauptteil der Sitzung).* Lesen Sie hierzu auch die Materialien für den Therapeuten zum Spiel der Lebensentscheidungen. Beachten Sie, dass die Sitzung aufgrund der besonderen Spielregeln einen anderen Ablauf hat als die vorherigen. Siehe auch „Inhalt der Sitzung" (unten) und Kapitel 3.

4. *Abschlussrunde (kurz),* siehe auch Kapitel 3.5.4.

Inhalt der Sitzung

Ziele

- Erinnern Sie die Patienten daran, dass die Therapie bald vorbei sein wird, und setzen Sie die Arbeit an dem Nachsorgeplan fort.
- Spielen Sie das Spiel der Lebensentscheidungen, um die im Laufe der Sitzungen behandelten Themen noch einmal zu wiederholen.

Möglichkeiten, die Materialien auf das Leben der Patienten zu übertragen

Das Lebensentscheidungsspiel spielen. Lesen Sie, unter Verwendung des Therapeutenblattes, die

Spielregeln laut vor. Führen Sie das Spiel nach einer der folgenden Regeln durch. Die erste wird für die Gruppentherapie und die zweite für die Einzeltherapie empfohlen, aber letztlich eignen sich beide Methoden für beide Therapieformen.

- *Zettel aus einem Kästchen ziehen.* Schneiden Sie die Fragen einzeln aus. Legen Sie die Streifen in einen Behälter (Schachtel, Hut, etc.) und stellen Sie ihn in die Mitte eines Tisches. Bitten Sie den ersten Patienten, sich einen Zettel daraus zu nehmen.
- *Ziehen Sie eine Nummer.* Bitten Sie den Patienten, eine Zahl zwischen 1 und 37 zu nennen. Der Therapeut kann dann dem Patienten die entsprechende Aufgabe laut vorlesen.

Fragen Sie bei jeder der Aufgaben „Wie könnten Sie diese Situation am besten bewältigen?" Die Patienten werden die Aufgabe schnell verstehen, bei der Suche nach positiven Bewältigungsstrategien jedoch Hilfe benötigen. Halten Sie sie dazu an, bei Bedarf auf die Liste der Sicheren Bewältigungsstrategien (Arbeitsblatt 2 der Sitzung „Sicherheit") zurückzugreifen.

Diskussion

- „Wie könnten Sie diese Situation bewältigen, wenn niemand in der Nähe wäre, um Ihnen zu helfen?"
- „Wie könnten Sie am besten auf die Situation reagieren („Erdung", „Um Hilfe bitten", „Ehrlichkeit")?

Vorschläge

Fordern Sie die Patienten. Nicht alle Antworten sind „super". Einige sind vielleicht nicht ausführlich genug, andere benötigen noch konstruktive Ergänzungen, und einige sind vielleicht nicht realistisch. Geben Sie den Patienten nach jeder Antwort eine angemessene Rückmeldung und ermutigen Sie in der Gruppentherapie auch die anderen Patienten dazu. Wenn nicht ein hoher Standard angestrebt wird, kann das Spiel schnell trivial werden. Führen Sie die Patienten an die Grenzen ihres Wissens, damit sie auch noch etwas Neues lernen.

Steigen Sie mit dem jeweiligen Patienten in einen Dialog ein, um ihn zu noch tiefer gehenden Antworten zu ermutigen. Wenn der Patient beispielsweise sagt „Ich würde in dieser Situation auf Erdung zurückgreifen", könnten Sie sagen: „Gut, können Sie auch sagen, wie Sie die Erdung durchführen würden?" oder „Okay, aber was würden Sie tun, wenn Sie es mit Erdung probiert haben, es aber nicht gewirkt hat?"

Der Therapeut kann sich auch Situationen ausdenken, die nicht auf dem Blatt vorkommen, um das Spiel noch genauer auf die Patienten abzustimmen.

Beachten Sie, dass in dem Spiel keine Punkte vergeben werden, Sie aber eine Bewertung einführen können, wenn Sie das möchten (z. B. 1 Punkt für jede gute Bewältigungsstrategie, 1/2 Punkt für jeden Versuch, der noch nicht weit genug geht). In der Gruppentherapie können Sie auch zwei Mannschaften bilden, die innerhalb von drei Minuten so viele Bewältigungsstrategien aufschreiben müssen, wie ihnen einfallen, wobei jede gute Methode (die dann noch ausgeführt und erläutert werden muss, damit das Spiel nicht zu einfach wird) mit einem Punkt bewertet wird. Wenn Sie in Betracht ziehen, Punkte zu vergeben, sollten Sie zuvor die Patienten nach ihrem Einverständnis fragen, und wirklich nur dann mit Punkten arbeiten, wenn alle die Bewertung gut finden. Einige Patienten mögen es nicht, bewertet zu werden.

Schwierige Fälle

- „Ich kann mich an keine Bewältigungsstrategien mehr erinnern."
- „Wenn ich in diese Situation geriete, würde ich zu Substanzen greifen."
- „Wenn ich mir die Situation durchlese, die auf diesem Papierschnipsel beschrieben wird, fühle ich, wie Symptome bei mir ausgelöst werden."
- „Ich hasse Spiele. Sie erinnern mich daran, was für ein unglückliches Kind ich gewesen bin."

Das „Spiel der Lebensentscheidungen“ (Rückblick) – Materialien für den Therapeuten/1

Das „Spiel der Lebensentscheidungen“

Lesen Sie den Patienten vor Beginn des Spiels die Spielregeln vor.

Regeln für das „Spiel der Lebensentscheidungen“

1. Ebenso wie das Leben viele verschiedene Situationen mit sich bringt, werden in diesem Spiel verschiedene Ereignisse beschrieben, die Sie bewältigen sollen.
2. Wählen Sie für jede Situation die beste Bewältigungsstrategie, die Ihnen einfällt. Verwenden Sie eine der Strategien, die Sie im Verlauf der Behandlung gelernt haben, oder eigene Strategien.
3. Gute Bewältigung bedeutet, auf Substanzkonsum zu verzichten, und alle anderen Strategien, die realistisch und sicher sind.
4. (Nur für die Gruppentherapie): Es zieht immer nur ein Spieler einen Schnipsel aus dem Behälter, so dass alle sich auf diese Person konzentrieren und ihr hilfreiche Rückmeldungen geben können.

Fangen wir an!

1. Sie fühlen sich innerlich leer. Sie sagen sich „Ist doch egal, ob ich tot oder lebendig bin.“
2. In der Zeitung lesen Sie einen Artikel, der Sie an Ihr Trauma erinnert. Sie sind wütend, dass es so viel Leid in der Welt gibt.
3. Sie sind bei Ihrer Familie, und Ihr Vater demütigt Sie vor allen Anwesenden.
4. Das Wochenende rückt näher, und Sie haben nichts vor. Sie denken „Ich bin ein Versager.“
5. Sie möchten Valium einnehmen, das Ihnen nicht verschrieben worden ist. Sie sagen sich: „Das ist ja kein echter Missbrauch.“
6. Sie wachen auf und denken „Ich will nicht zur Arbeit gehen. Ich möchte einfach nur im Bett liegen.“
7. Sie schauen in den Spiegel. Sie fühlen sich alt und dick.
8. Sie haben gerade ein gutes Zeugnis bekommen. Sie denken „Das muss ich feiern! Ich werde ein bisschen Kokain nehmen.“
9. Sie ernähren sich nicht gut und treiben keinen Sport. Wie können Sie sich dazu motivieren, daran etwas zu ändern?
10. Sie sind in einer Beziehung von der Sie wissen, dass sie schlecht für Sie ist, aus der Sie sich aber auch nicht lösen können. Wie können Sie Abstand nehmen?
11. Sie kochen nach einem Rezept, in dem auch Rotwein benötigt wird. Sie denken „Ich muss Wein kaufen, um dieses Gericht kochen zu können.“
12. Sie verlieren Ihren Job.
13. Es ist spät in der Nacht. Sie fühlen sich einsam. Sie denken „keiner liebt mich.“
14. Sie würden gern einen Kurs an der Volkshochschule besuchen, aber Sie denken „Den Kurs werde ich nie bestehen. Alle anderen werden klüger sein als ich.“

Das „Spiel der Lebensentscheidungen" (Rückblick) – Materialien für den Therapeuten/2

15. In Ihrer Einzeltherapie erinnern Sie sich an ein schmerzhaftes Trauma. Sie sind sehr aufgewühlt, aber Sie möchten nicht weinen, um nicht „schwach" auszusehen.
16. Sie schreien Ihre Kinder zu viel an. Sie fühlen sich schuldig.
17. Sie haben die Angewohnheit, sich in der Toilette einzuschließen, wenn Sie aufgebracht sind. Sie möchten das Ihrem Therapeuten lieber nicht sagen, weil es verrückt klingen könnte.
18. Sie hatten einen harten Tag. Sie denken „Jetzt brauche ich ein Bier."
19. Gestern haben Sie Substanzen konsumiert, nachdem Sie sich selbst, Ihrer Familie und Ihrem Therapeuten versprochen hatten, es nicht zu tun. Sie schämen sich und ekeln sich vor sich selbst.
20. Sie finden heraus, dass Ihre Tochter von Ihrem Cousin sexuell missbraucht wird.
21. Sie treffen zufällig Ihren Exfreund auf der Straße, der dort glücklich mit einer anderen Frau spazieren geht. Sie denken sich „Ich werde nie eine erfolgreiche Beziehung haben."
22. Sie gehen zum ersten Mal zu einem Treffen von AA. Sie kommen an, sehen sich in dem Raum um und denken „Keiner hier versteht, was ich durchgemacht habe."
23. Ihre Mutter kritisiert Sie wieder. Sie denken „Alle gehen mir auf den Geist. Ich brauche jetzt einen Drink."
24. Ihr Partner sagt Ihnen „Wieso kommst du nicht über dein Trauma hinweg? Ich möchte endlich ein normales Leben führen."
25. Sie sind mit Kollegen auf einer Party, und jemand bietet Ihnen Alkohol an.
26. Ihr Sohn sagt Ihnen: „Wieso kannst du nicht ohne Substanzen leben? Das ist das einzige, was ich von dir will."
27. Sie gehen zu einem Arzt, der sehr unfreundlich zu Ihnen ist.
28. Ihr Ex-Partner hält sich nicht an die richterlichen Entscheidungen und erlaubt Ihnen nicht, Ihre Kinder zu sehen.
29. Sie finden heraus, dass Ihr Partner eine Affäre hat.
30. Sie nehmen sich vor, dass Sie beim Arzt einen Termin für einen jährlichen Gesundheitscheck vereinbaren möchten, aber Sie schieben es immer wieder auf.
31. Ihre Eltern sagen Ihnen „Wieso kannst du nicht arbeiten wie alle anderen Leute auch? Wenn du Vollzeit arbeiten würdest, würde sich alles von alleine regeln."
32. Sie nehmen jemand aus einer Bar mit nach Hause, der ohne Kondom mit Ihnen schlafen möchte.
33. Sie kommen bei Ihrem Dealer vorbei und denken: „Einmal ist keinmal."
34. Ein Film erinnert Sie an Ihr Trauma und löst Symptome aus.
35. Jemand nimmt Ihnen die Vorfahrt. Sie werden wütend.
36. Jemand macht in Ihrer Anwesenheit eine abwertende oder Sie angreifende Bemerkung (z.B. über ihre Nationalität, Herkunft oder über Ihre sexuelle Orientierung).
37. Alle, die Sie kennen, werden zu einer Party eingeladen, nur Sie nicht.

Das „Spiel der Lebensentscheidungen“ (Rückblick) – Selbstverpflichtung

Vorschläge für eine Selbstverpflichtung

*„Jeder von uns hat zwei Seiten in sich
und die große Herausforderung im Leben besteht darin,
dem höheren Selbst das Kommando zu geben.“*

Martin Luther King Jr. (Amerikanischer Bürgerrechtler, 20. Jh.)

Verpflichten Sie sich zu einer Handlung, die Sie voranbringt! Es kann alles sein, von dem Sie das Gefühl haben, dass es Ihnen hilft, oder eine der unten aufgeführten Ideen. Indem Sie Ihre Verpflichtung einhalten, respektieren Sie sich, nehmen sich ernst und sorgen für sich selbst.

- *Möglichkeit 1:* Nehmen Sie sich für die Zeit, in der sie sonst zur Therapie gekommen sind, etwas Schönes vor. Wenn Sie beispielsweise immer donnerstags von 16.00 bis 17.30 Uhr Therapie hatten, sollten Sie einen Plan erstellen, was Sie ab sofort donnerstags zwischen 16.00 und 17.30 Uhr tun könnten. Vorschläge: Tun Sie sich selbst etwas Gutes (keine Substanzen!), machen Sie einen Spaziergang in einem schönen Stadtteil oder lesen Sie ein schönes Buch.
- *Möglichkeit 2:* Beschreiben Sie in einem Brief, welche Gedanken und Gefühle Ihnen in Hinblick auf das Ende von „Sicherheit finden“ kommen.
- *Möglichkeit 3:* Finden Sie eine Möglichkeit, um zum Ausdruck zu bringen, wie Sie während der Behandlung gewachsen sind. Sie könnten etwas schreiben, malen, fotografieren, dichten, handarbeiten oder auch etwas anderes tun, das Ihnen gefällt.

Abschluss

kombiniert

Zusammenfassung

In dieser letzten Sitzung erhalten die Patienten Gelegenheit, ihren Gefühlen in Bezug auf das Ende der Therapie Ausdruck zu verleihen und darüber zu diskutieren, was ihnen gefallen und was ihnen nicht gefallen hat. Außerdem können sie ihre jeweiligen Nachsorgepläne noch vervollständigen.

Übersicht

In der letzten Sitzung weicht der edukative, strukturierende Rahmen der Therapie einer freien und ruhigen Rückschau. Die Sitzung gibt den Patienten Gelegenheit, sich zu verabschieden und auszudrücken, wie sie sich fühlen. Auch für den Therapeuten ist dies ein wichtiger Vorgang. Sie werden wahrscheinlich einige überraschende Ansichten über die Auswirkungen der Therapie hören sowie darüber, was den Patienten gefallen hat und was nicht.

Die Sitzung beinhaltet einen Abschiedsbrief, den Sie selbst Ihrem eigenen Stil gemäß verändern können. So ein „Übergangsobjekt" kann es den Patienten leichter machen, einen Schritt weiterzugehen, wie auch ihre Verbindung zu Ihnen und der Behandlung zu würdigen. Sie können auch das Ende der Sitzungen mit Kuchen und Limonade würdigen. Ziehen Sie auch in Betracht, den Patienten eine begrenzte Zahl an „Auffrischungssitzungen" anzubieten. Das ist eine von der kognitiv-behavioralen Therapie empfohlene Maßnahme, um die Arbeit an den Zielen der Patienten noch einmal zu verstärken und einen gesunden Übergang in die Zeit ohne „Sicherheit finden" zu ermöglichen. (Mehr Informationen darüber, wie solche Auffrischungssitzungen durchgeführt werden könnten, finden Sie unten unter „Vorschläge").

Für die Patienten und Therapeuten gibt es zudem einen „Sicherheit finden" Feedback-Fragebogen, auf dem noch einmal dezidiert angegeben werden kann, was Ihnen an der Behandlung gefallen hat und was nicht. Für den Therapeuten, der die Behandlung durchführt, kann dies nützlich sein. Wenn Sie diesen Fragebogen der Autorin/den Übersetzern zuschicken möchten, finden Sie dazu am Ende des Fragebogens entsprechende Informationen.

Gegenübertragungsphänomene

Manchmal haben Therapeuten eine Tendenz, von den Patienten nur positive Rückmeldungen hören zu wollen. Negative Kritik ist jedoch ebenso wichtig.

Vorbereitung der Sitzung

Optional: Bringen Sie einen Kuchen mit oder wählen Sie eine vergleichbare „Abschiedsgeste".

Ablauf der Sitzung

1. *Begrüßungsrunde (bis zu 5 Minuten pro Patient),* siehe auch Kapitel 3.5.1.

2. *Zitat (kurz).* Leiten Sie die Sitzung z. B. mit dem Zitat ein „Heute geht es um das Ende dieser Therapie. Ich hoffe, dass Sie immer nach dem Besten streben werden, das das Leben zu bieten hat."

3. *Verbinden Sie das Thema der Sitzung mit dem Leben der Patienten (ausführlich, Hauptteil der Sitzung).*
   a) *Bitten Sie die Patienten, die Arbeitsblätter durchzusehen,* die einzeln oder gemeinsam benutzt werden können.
   Arbeitsblatt 1: Abschluss (Sie können den Brief laut vorlesen oder ihn die Patienten im Stillen für sich lesen lassen)
   Arbeitsblatt 2: „Sicherheit finden"-Feedback-Fragebogen (für die Patienten und den Therapeuten optional)
   b) *Regen Sie eine Abschlussdiskussion (mit offenem Ende) an.* Für Vorschläge hierzu siehe auch „Inhalt der Sitzung" (unten) und Kapitel 3.

4. *Abschlussrunde (kurz),* siehe auch Kapitel 3.5.4.

Inhalt der Sitzung

Ziele

- Regen Sie eine Diskussion über die Gefühle zum Ende der Sitzung an.
- Fragen Sie die Patienten danach, was ihnen an der Behandlung gefallen hat und was nicht.

- Lesen Sie den Abschlussbrief (Arbeitsblatt 1).
- Fragen Sie die Patienten nach ihren Nachsorgeplänen.
- Lassen Sie, wenn Sie möchten, den „Sicherheit finden"-Feedback-Fragebogen ausfüllen (Arbeitsblatt 2).

Möglichkeiten, die Materialien auf das Leben der Patienten zu übertragen

Diskussion

- „Haben Sie irgendwelche Gefühle in Hinblick auf das Ende der Therapie?"
- „Was hat Ihnen an der Behandlung gefallen und was nicht?"
- „Woran werden Sie sich am häufigsten erinnern?"
- „Wie wird es sich anfühlen, nach dieser Woche nicht mehr zu den Sitzungen zu kommen?"
- „Haben Sie in der Therapie das bekommen, was Sie erwartet hatten?"
- „Welches waren Ihre Lieblingsthemen, und welche mochten Sie am wenigsten?"
- „In welcher Hinsicht wird sich Ihr Leben infolge dieser Behandlung ändern?"
- „Was würden Sie mir vorschlagen beim nächsten Mal anders zu machen?"
- „Hat Ihnen in der Therapie etwas geschadet?"
- „Glauben Sie, dass Ihre Nachsorgepläne ausreichend sind?"

Vorschläge

Patienten, die wegen des Endes der Therapie besonders beunruhigt sind, können eventuell gar nicht zu der Abschlusssitzung erscheinen oder Ihre Sorgen nur indirekt zeigen, etwa indem sie schweigen oder viel lachen. Erlauben Sie den Patienten, die letzte Sitzung in der für sie richtigen Weise zu beenden, solange es sich um Sichere Bewälitungsstrategien handelt.

Finden Sie für die anwesenden Patienten eine einleuchtende Erklärung, wenn zur letzten Sitzung nur wenige Patienten erscheinen. Beispielsweise könnten Sie sagen „Manchmal haben Menschen Schwierigkeiten damit, ‚Auf Wiedersehen' zu sagen, es ist zu schmerzhaft, oder sie sind wütend. Auch wenn wir heute nur wenige sind, können wir unsere letzte Sitzung wie geplant durchführen und genießen."

Um den Übergang zu erleichtern, können Sie den Patienten vorschlagen, Ihnen in Zukunft Nachrichten auf Band zu sprechen oder Briefe zu schreiben, in denen sie Ihnen mitteilen, wie es ihnen geht.

Für die Patienten kann es sehr motivierend sein, wenn Sie ihnen mitteilen, welche Fortschritte sie gemacht haben. Gehen Sie auf die einzelnen Patienten individuell ein und seien Sie positiv. Zum Beispiel „Herr Müller, ich bin wirklich beeindruckt davon, dass Sie es geschafft haben, im Laufe der Behandlung wieder einen Job zu finden, ich weiß, wie schwer das für Sie war."

Wenn ein Patient noch keine hinreichenden Nachsorgepläne hat, könnten Sie ihm eine abschließende Einzelsitzung anbieten, um seine Möglichkeiten mit ihm zu besprechen.

Wenn Sie Auffrischungssitzungen anbieten, können Sie dennoch diese Abschlusssitzung durchführen. In den Auffrischungssitzungen wird kein neues Material eingeführt, sondern die Patienten können erzählen, wie es ihnen geht, können bei Bedarf weitere Empfehlungen erhalten und die Materialien ihrer Wahl noch einmal durchgehen. Auffrischungssitzungen werden in der Regel in längeren Abständen durchgeführt, etwa vier Sitzungen in zwei Monaten oder zwei Sitzungen in zwei Monaten.

Schwierige Fälle

- „Können wir die Therapie nicht noch einen Monat weitermachen?"
- „Ich würde Sie gerne jede Woche einmal anrufen."
- „Diese Behandlung hat mir nicht geholfen."
- „Ich habe überhaupt keine Pläne für meine Nachsorge."
- „Vielleicht werde ich suizidal, wenn diese Therapie zu Ende geht."
- „Ich fülle nicht gern Fragebögen aus."

Abschluss – Arbeitsblatt 1

Abschluss

„In der Zeit Deines Lebens – lebe."

William Saroyan (Amerikanischer Bühnenautor, 20. Jh.)

Liebe/r .... ,

einige Worte, bevor wir zum Abschluss kommen.

Zunächst möchte ich meiner nachhaltigen Anerkennung für das, was wir gemeinsam erlebt haben, Ausdruck verleihen, dafür, dass Sie mir Ehrlichkeit entgegengebracht haben, mir Vertrauen geschenkt haben, indem Sie mir Ihre Gefühle gezeigt haben, und dafür, dass Sie die Behandlung bis zum Schluss durchgeführt haben. Sie verdienen große Anerkennung dafür, dass Sie trotz allem, was Ihnen in Ihrem Leben geschehen ist, überlebt haben und dafür, dass Sie an der Heilung festhalten.

Weiter hoffe ich, dass Sie sich auf Ihrem weiteren Lebensweg an diese Behandlung erinnern: dass Sie abstinent bleiben und von Ihrem Trauma genesen (beides ist möglich!), dass Sie Sicherheit erlangen, dass Sie guten Menschen vertrauen, dass Sie auf andere zugehen, dass Sie Dinge wagen, dass Sie zu Behandlungen gehen, die Ihnen helfen, dass Sie sich selbst wertschätzen, dass Sie sich Tag für Tag um gesunde Bewältigungsstrategien bemühen und dass Sie jene Bestandteile dieses Programms verwenden, die Ihnen am meisten geholfen haben.

Ich wünsche Ihnen das Beste, das das Leben zu bieten hat.

Ihre/Ihr

Abschluss – Arbeitsblatt 2/1

„Sicherheit finden"-Feedback-Fragebogen

Es ist sehr wichtig, dass Sie über das Therapieprogramm „Sicherheit finden" eine ehrliche Rückmeldung geben, um auf der Basis Ihrer Erfahrungen das Programm so hilfreich wie möglich zu gestalten. ***Den ersten Teil dieses Fragebogens können sowohl die Patienten als auch die Therapeuten ausfüllen, der letzte Teil ist nur für Therapeuten.*** Senden Sie den Fragebogen per Post, Fax oder E-Mail zurück (siehe dazu die unten stehenden Informationen), und beantworten Sie nur die Fragen, die Sie beantworten möchten. Danke!

An wie vielen Sitzungen des Programms „Sicherheit finden" haben Sie teilgenommen?
____

Verwenden Sie für die Beantwortung der folgenden Fragen bitten folgende Skala:

-3	-2	-1	0	+1	+2	+3
sehr schädlich	ziemlich schädlich	etwas schädlich	neutral	etwas hilfreich	ziemlich hilfreich	sehr hilfreich

Wie hilfreich ist diese Behandlung?

____ Wie hilfreich ist diese Behandlung *allgemein*?

____ Wie hilfreich ist diese Behandlung *in Bezug auf PTBS und Sucht?*

____ Wie hilfreich ist diese Behandlung *in Bezug auf PTBS allein?*

____ Wie hilfreich ist diese Behandlung *in Bezug auf Sucht allein?*

Wie hilfreich sind die Themen?

____ Sicherheit

____ PTBS: Die eigene Stärke zurückgewinnen

____ Distanzierung von emotionalem Schmerz (Erdung)

____ Wenn Substanzen Sie beherrschen

____ Um Hilfe bitten

____ Gut für sich sorgen

____ Mitgefühl

____ Rote und grüne Signale

____ Ehrlichkeit

____ Heilsames Denken

____ Die innere Spaltung überwinden

____ Verbindlichkeit

____ Sich Bedeutungen erschließen

____ Unterstützungsangebote

____ Grenzen setzen in Beziehungen

Abschluss – Arbeitsblatt 2/2

____ Entdeckungsreise
____ Andere dazu bringen, Ihre Genesung zu unterstützen
____ Umgang mit Auslösern
____ Würdigung der eigenen Zeit
____ Gesunde Beziehungen
____ Sich eine Freude machen
____ Heilung von Wut
____ Das „Spiel der Lebensentscheidungen" (Rückblick)
____ Abschluss

Wie hilfreich sind die einzelnen Bestandteile der Therapie?

____ Sicherheit als Schwerpunkt der Behandlung
____ Die integrierte Behandlung (der gleichzeitige Fokus auf PTBS und Sucht)
____ Die Betonung von Abstinenz von jeglichen Suchtmitteln
____ Die Betonung von Idealen (z.B. Ehrlichkeit, Mitgefühl)
____ Die Betonung des Erlernens von Bewältigungsstrategien
____ Die Betonung von kognitiven Fähigkeiten
____ Die Betonung von Fähigkeiten auf der Verhaltensebene
____ Die Betonung von interpersonellen Fähigkeiten
____ Die Betonung von öffentlichen Unterstützungsangeboten
____ Die Verwendung von Zitaten
____ Die Begrüßungs- und Abschlussrunde (wenn es Aspekte gab, die Sie nicht mochten, notieren Sie dies auf der Rückseite)
____ Die Arbeitsblätter
____ Die Selbstverpflichtungen („Hausaufgaben")
____ Die Liste der Sicheren Bewältigungsstrategien (z.B. „Beharrlichkeit")
____ Der Bogen der Sicheren Bewältigungsstrategien (d.h. „Altes Muster" vs. „Neues Muster")
____ Die Kernkonzepte der Behandlung
____ Die öffentlichen Unterstützungsangebote außerhalb dieser Behandlung
____ Die Länge der Behandlung (25 Sitzungen)
____ Die Menge des schriftlichen Materials
____ Die strukturierte Herangehensweise (der vorgegebene Plan für jede Sitzung)
____ Die empirische Basis dieser Behandlung (z.B. dass sie wissenschaftlich überprüft worden ist)
____ Weiteres: ______________________________
(schreiben Sie weitere Ergänzungen bei Bedarf auf die Rückseite)

Abschluss – Arbeitsblatt 2/3

Die nächsten vier Fragen sind nur von Therapeuten zu beantworten:

____ Die Anweisungen für den Therapeuten zu jedem Thema

____ Die weiterführenden Literaturhinweise

____ Der Abschnitt „Schwierige Fälle"

____ Die Betonung des Prozesses der Therapie (z.B. Gegenübertragungsphänomene)

Bitte bewerten Sie die folgenden vier Fragen mit Prozentangaben:

0% = überhaupt nicht 100% = absolut

- Wie oft werden Sie das, was Sie gelernt haben, in der Zukunft anwenden? ____%
- Wie leicht war diese Behandlung zu verstehen? ____%
- Wie innovativ ist diese Behandlung (kreativ, anders als andere Therapien) ____%
- In welchem Ausmaß würden Sie diese Behandlung weiterempfehlen? ____%
- Wie lange hat es gedauert, bis Sie sich mit dieser Therapie wohlgefühlt haben? ______________ (Bitte antworten Sie unter Angabe eines Zeitraums, z.B. eine Woche, sechs Monate, etc.)
- Ihr Alter: ________ Ihr Geschlecht: ☐ männlich ☐ weiblich
- Haben Sie eine der folgenden Erfahrungen gemacht *(bitte beantworten Sie diese Frage auch, wenn Sie Therapeut sind):*
- Trauma? ☐ Ja ☐ Nein PTBS? ☐ Ja ☐ Nein Substanzmissbrauch? ☐ Ja ☐ Nein

Bitte beantworten Sie die folgenden Fragen In Ihren eigenen Worten (schreiben Sie die Antworten auf die Rückseite):

- Was halten Sie für die besten/schlechtesten Aspekte dieses Behandlungsprogramms?
- Welche Änderungen würden Sie sich für das Programm wünschen? Sollte es beispielsweise länger gehen? Kürzer sein? Weitere Themen enthalten? Bestimmte Themen nicht enthalten?
- Gibt es einen bestimmten Typ Mensch, für den Ihrer Meinung nach dieses Therapieprogramm besonders hilfreich/wenig hilfreich ist?
- Weitere Kommentare?

Vielen Dank für Ihre Mitarbeit! Bitte senden Sie den Fragebogen zurück an:

Lisa Najavits, 12 Colbourne Crescent, Suite #2, Brookline, MA 02445, USA
Fax: 001-617-701-1295

Ingo Schäfer, ZIS, Klinik für Psychiatrie, Martinistr. 52, 20246 Hamburg
Fax: 040/42803-8351

Oder senden Sie Ihre Rückmeldung über die Website www.trauma-und-sucht.de.

Abschluss – Arbeitsblatt 2/4

Nur für Therapeuten – Zu Ihrem beruflichen Hintergrund

Theoretische Ausrichtung (Bitte machen Sie Ihre Angaben in Prozent; geben Sie bitte in Prozent an, in welchem Maße Sie die jeweiligen Verfahren einsetzen, wenn Sie sich als Eklektiker verstehen, oder markieren Sie „keine dieser Richtungen", wenn Sie sich keiner der angegebenen Orientierungen zuordnen würden.)

____ Kognitiv-behavioral

____ Zwölf Schritte

____ Psychodynamisch/Psychoanalytisch

____ Systemisch

____ Keine dieser Richtungen

____ Andere:____________________

____ *Gesamt* (Sie sollten insgesamt auf 100 % kommen).

Hauptdiagnose Ihres Patientenklientels (Bitte machen Sie Ihre Angaben wieder in Prozent).

____ Substanzmissbrauch

____ Trauma/PTBS

____ Affektive Störungen (z.B. Depression, Bipolare Störungen)

____ Psychosen

____ Persönlichkeitsstörungen

____ Andere:________________

____ *Gesamt* (Sie sollten insgesamt auf 100 % kommen).

Der Behandlungsrahmen (Markieren Sie bitte alles Zutreffende)

☐ Ambulanz ☐ Privatpraxis ☐ Stationär ☐ Entgiftungseinrichtung ☐ Wohneinrichtung

☐ Strafvollzug ☐ Andere: ______________________

Mit welcher Patientenklientel arbeiten Sie hauptsächlich? (Markieren Sie bitte alles Zutreffende)

☐ Geriatrische Patienten ☐ Erwachsene ☐ Jugendliche ☐ Kinder ☐ Männer

☐ Frauen ☐ Inhaftierte ☐ Andere: ________________________

Wie viele Stunden pro Woche verbringen Sie gegenwärtig unmittelbar mit der Therapie von Patienten? ____________

Wie viele Jahre Berufserfahrung haben Sie? __________ (es sind nur Jahre nach Ihrer Ausbildung gemeint). Wenn Sie gegenwärtig in der Ausbildung sind, wie viele Jahre Ihrer Ausbildung haben Sie bisher absolviert? ______________________________________

Abschluss – Arbeitsblatt 2/5

Welche Ausbildung haben Sie absolviert? (Markieren Sie bitte alles Zutreffende. Wenn Sie sich in der Ausbildung befinden, kreuzen Sie bitte an, welchem Ausbildungszweig Sie nachgehen)

☐ Sozialarbeiter/-pädagoge ☐ Suchttherapeut ☐ Dipl.-Psychologe ☐ Psychiater

☐ Pastor ☐ AA-Sponsor (oder Sponsor einer anderen Zwölf-Schritte-Gruppe)

☐ Keine professionelle Ausbildung ☐ Andere______________________________

Wie viele Therapiemanuale haben Sie gelesen? _______________

Bitte bewerten Sie die folgenden Fragen mit Prozentangaben:

0 % = überhaupt nicht 100 % = absolut

- Wie viel Freude bereitet Ihnen die therapeutische Arbeit? ________%
- Wie „ausgebrannt" fühlen Sie sich von der therapeutischen Arbeit? ________%
- Wie wahrscheinlich ist es, dass Sie sich wieder für eine therapeutische Karriere entscheiden würden? ________%
- Wie erfolgreich schätzen Sie sich selbst als Therapeut ein? ________%
- Wie würden Sie Ihre gegenwärtigen Fähigkeiten zur Durchführung dieser Therapie bewerten? ________%
- Wie hilfreich wäre es, zur Ergänzung des Therapiehandbuchs ein Video zur Hand zu haben, auf dem Therapietechniken und -verfahren aus den Sitzungen demonstriert werden? ________%
- Welche Art von Ausbildung oder Erfahrung ist Ihrer Ansicht nach für einen Therapeuten erforderlich, um dieses Therapieprogramm erfolgreich anwenden zu können? (Bitte nutzen Sie auch die Rückseite dieses Blattes.)

Abschluss – Selbstverpflichtung

Vorschlag für eine Selbstverpflichtung

Üben Sie in Ihrem Alltag:

- Substanzfrei zu bleiben, von Ihrem Trauma zu genesen (ja, beides ist möglich!),
- Sicherheit zu erlangen,
- guten Menschen zu vertrauen,
- auf andere zuzugehen, Risiken einzugehen,
- Behandlungen wahrzunehmen, die Ihnen helfen,
- sich selbst zu achten,
- sich Tag für Tag um gesunde Bewältigungsstrategien zu bemühen und
- jegliche Bestandteile dieser Therapie anzuwenden, die Sie hilfreich fanden.

Literatur

Für Informationen speziell zu PTBS und Substanzmissbrauch beachten Sie bitte die mit * markierten Literaturquellen. Weitere deutschsprachige Literaturempfehlungen finden Sie in einer getrennten Auflistung im Anschluss an das Literaturverzeichnis. Zudem finden Sie auf Seite 369 noch einige Hinweise auf Filme zum Thema PTBS und Substanzmissbrauch.

Zitierte Literatur

Abueg, F. R. & Fairbank, J. A. (1991). Behavioral treatment of the PTSD-substance abuser: A multidimensional stage model. In P. Saigh (Ed.), *Posttraumatic Stress Disorder: A Behavioral Approach to Assessment and Treatment* (pp. 111-146). New York: Pergamon Press.

American Psychiatric Association. (1994). *Diagnostic and Statistical Manual of Mental Disorders* (4th ed.). Washington, DC: American Psychiatric Association.

Back, S. E., Dansky, B. S., Caroll, K. M., Foa, E. B. & Brady, K. T. (2001). Exposure therapy in the treatment of PTSD among cocaine-dependent individuals: Description of procedures. *Journal of Substance Abuse Treatment, 21*, 35-45.

Beck, A. T., Emery, G. E. & Greenberg, R. L. (1985). *Anxiety Disorders and Phobias: A Cognitive Perspective*. New York: Basic Books.

Beck, A. T., Rush, A. J., Shaw, B. F. & Emery, G. E. (1979). *Cognitive Therapy of Depression*. New York: Guilford.

*Beck, A. T., Wright, F. D., Newman, C. F. & Liese, B. S. (1993). *Cognitive Therapy of Substance Abuse*. New York, NY: Guilford Press.

Benson, H. (1975). *The Relaxation Response*. New York: Morrow.

Bolen, J. S. (1999). In A. B. Freeman (Ed.), *One Hundred Years of Womens's Wisdom* (p. 148). Nashville, TN: Walnut Grove Press.

*Bollerud, K. (1990). A model for the treatment of trauma-related syndromes among chemically dependent inpatient women. *Journal of Substance Abuse Treatment, 7*, 83-87.

Bolo, P. M. (1991). Substance abuse and anxiety disorders. In M. S. G. Slaby (Ed.), *Dual diagnosis in substance abuse* (pp. 45-56). New York: Marcel Dekker.

Brady, K. T., Dansky, B. S., Back, S. E., Foa, E. B. & Carroll, K. M. (2001). Exposure therapy in the treatment of PTSD among cocain-dependent individuals: Preliminary findings. *Journal of Substance Abuse Treatment, 21*, 47-54.

Brady, K. T., Dansky, B. S., Sonne, S. C. & Saladin, M. E. (1998). Posttraumatic stress disorder and cocaine dependence. *American Journal on Addictions, 7*, 128-135.

Brady, K. T., Killeen, T., Saladin, M. E., Dansky, B. & Becker, S. (1994). Comorbid substance abuse and posttraumatic stress disorder: Characteristics of women in treatment. *American Journal on Addictions, 3*, 160-164.

Bremner, J. D., Southwick, S. M., Darnell, A. & Charney, D. S. (1996). Chronic PTSD in Vietnam combat veterans: Course of illness and substance abuse. *American Journal of Psychiatry, 153*, 369-375.

Breslau, N., Davis, G. C., Peterson, E. L. & Schultz, L. (1997). Psychiatric sequelae of posttraumatic stress disorder in women. *Archives of General Psychiatry, 54*, 81-87.

Breslau, N., Wilcox, H. C., Storr, C. L., Lucia, V. C. & Anthony, J. C. (2004). Trauma exposure and posttraumatic stress disorder: a study of youths in urban America. *Journal of Urban Health, 81* (4), 530-544.

Brown, S. (1985). *Treating the Alcoholic: A Developmental Model of Recovery*. New York: Wiley.

Brown, V., Finkelstein, N. & Hutchins, F. (2000). *Site principal investigators for Woman, Alcohol, Drug and Mental Disorders, and Violence, phase 2 multisite grant*. Substance Abuse and Mental Health Services Administration.

Brown, D. P. & Fromm, E. (1986). *Hypnotherapy and Hypnoanalysis*. Hillsdale, NJ: Lawrence Erlbaum.

Brown, P. J., Recupero, P. R. & Stout, R. (1995). PTSD substance abuse comorbidity and treatment utilization. *Addictive Behaviors, 20*, 251-254.

Brown, P. J., Stout, R. L. & Gannon-Rowley, J. (1998). Substance use disorders-PTSD comorbidity: Patients' perceptions of symptom interplay and treatment issues. *Journal of Substance Abuse Treatment, 14*, 1-4.

Brown, P. J., Stout, R. L. & Mueller, T. (1996). Posttraumatic Stress Disorder and substance abuse relapse among women: A pilot study. *Psychology of Addictive Behaviors, 10*, 124-128.

Brown, P. J., Stout, R. L. & Mueller, T. (1999). Substance use disorder and posttraumatic stress disorder comorbidity: Addiction and psychiatric treatment rates. *Psychology of Addictive Behaviors, 13*, 115-122.

Brown, P. J. & Wolfe, J. (1994). Substance abuse and posttraumatic stress disorder comorbidity. *Drug and Alcohol Dependence, 35*, 51-59.

Buddha. (1996). In E. Bruun & R. Getzen (Eds.), *The Book of American Values and Virtues: Our Traditions of Freedom, Liberty and Tolerance*. New York: Black Dog & Leventhal.

Bureau of Justice. (1992). *Criminal victimization in the US 1992*. Washington, DC: U.S. Government Printing Office.

*Burns, D. D. (1980). *Feeling Good: The New Mood Therapy*. New York: William Morrow.

Burns, D. D. (1990). *The Feeling Good Handbook*. New York: Penguin Books.

Burns, D. D. & Auerbach, A. H. (1992). Does homework compliance enhance recovery from depression? *Psychiatric Annals, 22*, 464-469.

Carroll, K. (1998). A cognitive-behavioral approach: Treating cocaine addiction. *NIH Publication 98-4308*. Rockville, MD: National Institute on Drug Abuse.

Carroll, K., Rounsaville, B. & Keller, D. (1991). Relapse prevention strategies for the treatment of cocaine abuse. *American Journal of Drug and Alcohol Abuse, 17*, 249-265.

Chemtob, C., Novaco, R., Hamada, R. & Gross, D. (1997). Cognitive-behavioral treatment for severe anger in posttraumatic stress disorder. *Journal of Consulting and Clinical Psychology, 65*, 184-189.

Chilcoat, H. D. & Breslau, N. (1998). Posttraumatic stress disorder and drug disorders: Testing causal pathways. *Archives of General Psychiatry, 55*, 913-917.

Childress, A., Ehrman, R., McLellan, A. & O'Brien, C. (1988). Update on behavioral treatments for substance abuse, *NIDA Research Monograph* (Vol. 90, pp. 183-192). Rockville, MD: U.S. Department of Health and Human Services.

*Chu, J. A. (1988). Ten traps for therapists in the treatment of trauma survivors. *Dissociation: Progress in the Dissociative Disorders, 1*, 24-32.

Chu, J. A. (1992). The therapeutic roller coaster: Dilemmas in the treatment of childhood abuse survivors. *Journal of Psychotherapy Practice and Research, 1*, 351-370.

Churchill, W. (1993). In L. Walters (Ed.), *Secrets of Successful Speakers* (p. 98). New York: McGraw-Hill.

Clark, D. A. (1995). Preceived limitations of standard cognitive therapy: A consideration of efforts to revise Beck's theory and therapy. *Journal of Cognitive Psychotherapy: An International Quarterly, 9*, 153-172.

Clark, D. B. & Kirisci, L. (1996). Posttraumatic stress disorder, depression, alcohol use disorders and quality of life in adolescents. *Anxiety, 2*, 226-233.

Cottler, L. B., Compton, W. M., Mager, D., Spitznagel, E. L. & Janca, A. (1992). Posttraumatic stress disorders among substance users from the general population. *American Journal of Psychiatry, 149* (5), 664-670.

Covey, S. J. (1989). *The Seven Habits of Highly Effective People.* New York: Simon & Schuster.

Craig, R. J. (1985). Reducing the treatment dropout rate in drug abuse programs. *Journal of Substance Abuse Treatment, 2,* 209-219.

Crits-Christoph, P. & Siqueland, L. (1996). Psychosocial treatment for drug abuse: Selected review and recommendations for national health care. *Archives of General Psychiatry, 53*, 749-756.

Crits-Christoph, P., Siqueland, L., Blaine, J., Frank, A., Luborsky, L., Onken, L. S., Muenz, L., Thase, M. E., Weiss, R. D., Gastfriend, D. R., Woody, G., Barber, J. P., Butler, S. F., Daley, D., Bishop, S., Najavits, L. M., Lis, J., Mercer, D., Griffin, M. L., Beck, A. & Moras, K. (1997). The NIDA Cocaine Collaborative Treatment Study: Rationale and methods. *Archives of General Psychiatry, 54*, 721-726.

Daley, D. C., Moss, H. M. & Campbell, F. (1993). *Dual Disorders: Counseling Clients with Chemical Dependency and Mental Illness* (2nd ed.). Center City, MN: Hazelden.

Dansky, B. S., Brady, K. T. & Saladin, M. E. (1998). Untreated symptoms of PTSD among cocaine-dependent individuals: Changes over time. *Journal of Substance Abuse Treatment, 15*, 499-504.

Dansky, B. S., Byrne, C. A. & Brady, K. T. (1999). Intimate violence and post-traumatic stress disorder among individuals with cocaine dependence. *American Journal of Drug and Alcohol Abuse, 25*, 257-268.

Dansky, B. S., Saladin, M. E., Brady, K. T., Kilpatrick, D. G. & Resnick, H. S. (1995). Prevalence of victimization and posttraumatic stress disorder among women with substance use disorders: A comparison of telephone and in-person assessment samples. *The International Journal of the Addictions, 30*, 1079-1099.

Davis, E. & Bass, L. (1988). *The Courage to Heal: A Guide for Women Survivors of Child Sexual Abuse.* New York: Harper & Row.

Davis, T. M. & Wood, P. S. (1999). Substance abuse and sexual trauma in a female veteran population. *Journal of Substance Abuse Treatment, 16*, 123-127.

Detrick, P. L. (2001). *Treatment of PTSD in Women in a Therapeutic Community.* NIDA Grant No. R21-DA14982.

Dewey, J. (1983). *John Dewey on Education.* Chicago: University of Chicago Press.

Dickens, C. (1917). *David Copperfield.* New York: Collier.

Dilling, A., Barghaan, D., Bullinger, M., Haasen, C. & Schäfer, I. (2006). Kognitiv-behaviorale Interventionen bei traumatisierten Suchtpatienten. *Nervenarzt*, 76 (Suppl. 3), 275.

Donovan, B., Padin-Rivera, E. & Kowaliw, S. (2001). „Transcend“: Initial outcomes from a posttraumatic stress disorder/substance abuse treatment program. *Journal of Traumatic Stress, 14* (4), 757-772.

Drake, R. E. & Noordsy, D. L. (1994). Case management for people with coexisting severe mental disorder and substance use disorder. *Psychiatric Annals, 24*, 427-431.

Driessen, M., Schulte, S., Luedecke, C., Schäfer, I., Sutmann, F., Ohlmeier, M., Kemper, U., Koesters, G., Chodzinski, C., Schneider, U., Broese, T., Dette, C. & Havemann-Reinecke, U. (2008). Trauma and PTSD in Patients with Alcohol, Drug, or Double Dependence: A Multi-Center Study. *Alcoholism: Clinical and Experimental Research, 32* (3), 481-488.

*DuWors, G. M. (1992). *White Knuckles and Wishful Thinking.* Kirkland, WA: Hogrefe & Huber.

Earley, P. H. (1991). *The Cocaine Recovery Book.* Newbury Park, CA: Sage Publications.

Elliott, D. M. & Briere, J. (1990). *Predicting molestation history in professional women with the Trauma Symptom Checklist (TSC-40).* Paper presented at the Western Psychological Association, Los Angeles, CA.

Ellis, A., McInerney, J. F., DiGiuseppe, R. & Yeager, R. J. (1988). *Rational-Emotive Therapy with Alcoholics and Substance Abusers.* Oxford: Pergamon Press.

Emerson, R. W. (1919). In *Bartlett's Familiar Quotations* (10th ed.). Boston: Little, Brown.

*Evans, K. & Sullivan, J. M. (1995). *Treating Addicted Survivors of Trauma.* New York: Guilford Press.

Figley, C. R., Bride, B. E. & Mazza, N. (Eds.). (1997). *Death and Trauma: The Traumatology of Grieving.* Washington, DC: Taylor & Francis.

First, M. B., Spitzer, R. L., Gibbon, M. & Williams, J. B. W. (1994). *Structured Clinical Interview for Axis I DSM-IV Disorders – Patient Edition (SCID-I/P, Version 2.0).* New York: Biometrics Research Department, New York State Psychiatric Institute.

*Foa, E. B. & Rothbaum, B. O. (1998). *Treating the Trauma of Rape: Cognitive-Behavioral Therapy for PTSD.* New York: The Guilford Press.

*Foy, D. W. (1992). *Treating PTSD: Cognitive-behavioral strategies*. New York: Guilford.

Frankl, V. E. (1963). *Man's Search for Meaning*. New York: Pocket Books.

Fullilove, M. T., Fullilove, R. E., Smith, M., Winkler, K., Michael, C., Panzer, P. G. & Wallace, R. (1993). Violence, trauma, and post-traumatic stress disorder among women drug users. *Journal of Traumatic Stress, 6* (4), 533-543.

*Galanter, M. (1993). Network therapy for addiction: A model for office practice. *American Journal of Psychiatry, 150*, 28-36.

Gandhi, M. K. (1996). In E. Bruun & R. Getzen (Eds.), *The Book of American Values and Virtues: Our Traditions of Freedom, Liberty and Tolerance* (p. 148). New York: Black Dog & Leventhal.

Glasgow, E. (1985). *Barren Ground*. New York: Harcourt Brace. (Original work published 1925).

Gluhoski, V. L. (1994). Misconceptions of cognitive therapy. *Psychotherapy, 31*, 594-600.

Goldenberg, I. M., Mueller, T., Fierman, E. J., Gordon, A., Pratt, L., Cox, K., Park, T., Lavori, P., Goisman, R. M. & Keller, M. B. (1995). Specificity of substance use in anxiety-disordered subjects. *Comprehensive Psychiatry, 36* (5), 319-328.

Goode, M. (1999). *The Land Before Time*. New York: Random House.

Grice, D. E., Brady, K. T., Dustan, L. R., Malcolm, R. & Kilpatrick, D. G. (1995). Sexual and physical assault history and posttraumatic stress disorder in substance-dependent individuals. *The American Journal on Addictions, 4* (4), 297-305.

Gunderson, J. G. (1996). Borderline patient's intolerance of aloneness: Insecure attachments and therapist availability. *American Journal of Psychiatry, 153*, 752-758.

Harm Reduction Coalition. (1998). *Harm Reduction Communication* (Vol. Fall, pp. 1-31). New York: Harm Reduction Coalition.

Harvey, M. R. (1990). *An Ecological View of Psychological Trauma*. Unpublished manuscript, Cambridge, MA, Cambridge Hospital.

*Herman, J. L. (1992). *Trauma and recovery*. New York: Basic Books.

Hien, D. A. (1997). *PTSD Treatment Outcomes for Cocaine Dependent Women*: NIDA grant DA-10843.

Hien, D. A., Cohen, L. R., Litt, L. C., Miele, G. M. & Capstick, C. (2004). Promising treatments for woman with comorbid PTSD and substance use disorders. *American Journal of Psychiatry, 161,* 1426-1432.

Hien, D. A. & Levin, F. R. (1994). Trauma and trauma-related disorders for women on methadone: Prevalence and treatment implications. *Journal of Psychoactive Substances, 26,* 421-429.

Hien, D. A. & Litt, L. (1999). *Comparison Treatment for PTSD and Substance Dependence in Inner-city Women: Preliminary Outcome Data*. Panel: „Trauma in the Psychotherapy Researcher's Armchair: Supervision and Countertransference in a Posttraumatic Stress Disorder Treatment Study." Society for Psychotherapy Research International Meeting, Braga, Portugal.

Higgins, S., Budney, A., Bickel, W., Hughes, J., Foerg, F. & Badger, G. (1993). Achieving cocaine abstinence with a behavioral approach. *American Journal of Psychiatry, 150*, 763-769.

Himber, J. (1994). Blood rituals: Self-cutting in female psychiatric inpatients. *Psychotherapy, 31*, 620-631.

Hinz, H. (2004). Behandlung von suchtkranken Menschen mit komplexen Traumatisierungen in der Fachklinik Richelsdorf. *Suchttherapie*, 5, 143-144.

Hunt, G. & Azrin, N. (1973). A community-reinforcement approach to alcoholism. *Behaviour Research and Therapy, 11*, 91-104.

Hutchins, F., Finkelstein, N. & Brown, V. (2000). *Woman, Violence, and Substance Abuse, multisite grant*. Substance Abuse and Mental Health Services Administration.

Hyman, S. E. & Tesar, G. E. (Eds.). (1994). *Psychiatric Emergencies* (3rd ed.). Boston: Little Brown.

Imhof, J. (1991). Countertransference issues in alcoholism and drug addiction. *Psychiatric Annals, 21*, 292-306.

Imhof, J., Hirsch, R. & Terenzi, R. (1983). Countertransferential and attitudinal considerations in the treatment of drug abuse and addiction. *International Journal of Addiction, 18*, 491-510.

Jackson, J. (1985). In G. A. Marlatt & J. R. Gordon (Eds.), *Relapse Prevention: Maintenance Strategies in the Treatment of Addictive Behaviors* (p. 15). New York: Guilford Press.

Jacob, F. (1997). *The Statue Within: An Autobiography*. New York: Basic Books.

*Janoff-Bulman, R. (1992). *Shattered Assumptions: Towards a New Psychology of Trauma*. New York: Free Press.

Janoff-Bulman, R. (1997). The impact of trauma on meaning: From meaningless world to meaningful life. In M. J. Power, C. R. Brewin, et al. (Eds.), *The Transformation of Meaning in Psychological Therapies: Integrating Theory and Practice* (pp. 91-106). Chichester, England: John Wiley & Sons.

Jelinek, J. M. & Williams, T. (1984). Post-traumatic stress disorder and substance abuse in Vietnam combat veterans: Treatment problems, strategies, and recommendations. *Journal of Substance Abuse Treatment, 1*, 87-97.

Jong, E. (1991). In *The Quotable Woman*. Philadelphia: Running Press.

Joplin, J. (1996). In E. Bruun & R. Getzen (Eds.), *The Book of American Values and Virtues: Our Traditions of Freedom, Liberty and Tolerance* (p. 534). New York: Black Dog & Leventhal.

Jordan, B. K., Schlenger, W. E., Fairbank, J. A. & Caddell, J. M. (1996). Prevalence of psychiatric disorders among incarcerated women. II: Convicted felons entering prison. *Archives of General Psychiatry, 53*, 513-519.

Jordan, J. V., Stiver, I. P. & Surrey, J. L. (1991). *Women's Growth in Connection: Writings from the Stone Center*. New York: Guilford.

Kaufman, E. (1989). The psychotherapy of dually diagnosed patients. *Journal of Substance Abuse Treatment, 6*, 9-18.

Kaufman, E. & Reoux, J. (1988). Guidelines for the successful psychotherapy of substance abusers. *American Journal of Drug and Alcohol Abuse, 14*, 199-209.

Keane, T. M. (1995). The role of exposure therapy in the psychological treatment of PTSD. *Clinical Quarterly (National Center for Posttraumatic Stress Disorder), 5* (1), 3-6.

Keane, T. M. & Wolfe, J. (1990). Comorbidity in posttraumatic stress disorder: An analysis of community and clinical studies. *Journal of Applied Social Psychology, 20*, 1776-1788.

Keller, H. (1996). In E. Bruun & R. Getzen (Eds.), *The Book of American Values and Virtues: Our Traditions of Freedom, Liberty and Tolerance* (p. 600). New York: Black Dog & Leventhal.

Kemmner, C., Klein, M. & Zemlin, U. (2004). Gewalterfahrungen bei Patientinnen und Patienten einer Fachklinik für Alkoholabhängige: Ergebnisse einer Prävalenzerhebung und Konsequenzen für das Behandlungsprogramm. *Suchttherapie, 5*, 124-131.

*Kessler, R. C., Sonnega, A., Bromet, E., Hughes, M. & Nelson, C. B. (1995). Posttraumatic stress disorder in the national comorbidity survey. *Archives of General Psychiatry, 52*, 1048-1060.

Khantzian, E. (1985). Psychotherapeutic interventions with substance abusers – The clinical context. *Journal of Substance Abuse Treatment, 2*, 83-88.

Khantzian, E. (1998). *Posttraumatic Stress Disorder and Substance Abuse.* Paper presented at the Massachusetts Psychiatric Society, September 16.

Kilpatrick, D. G., Acierno, R., Saunders, B., Resnick, H. S., Best, C. L. & Schnurr, P. P. (2000). Risk factors for adolescent substance abuse and dependence: Data from a national sample. *Journal of Consulting and Clinical Psychology, 68*, 19-30.

King, M. L. Jr. (1996). In E. Bruun & R. Getzen (Eds.), *The Book of American Values and Virtues: Our Traditions of Freedom, Liberty and Tolerance* (p. 534). New York: Black Dog & Leventhal.

Kofoed, L., Friedman, M. J. & Peck, R. (1993). Alcoholism and drug abuse in inpatients with PTSD. *Psychiatric Quarterly, 64*, 151-171.

Kovach, J. (1986). Incest as a treatment issue for alcoholic women. *Alcoholism Treatment Quarterly, 3*, 1-15.

Krausz, M. & Briken, P. (2002). Sexueller Mißbrauch bei opiatabhängigen Frauen in Relation zu biografischen Faktoren, Suchtentwicklung und psychischer Symptomatik. *Suchttherapie, 3*, 178-183.

Kushner, T. (1994). *Angels in America: A Gay Fantasia on National Themes. Part Two: Perestroika*. New York: Theatre Communications Group.

Kutscher, S., Hayatghebi, S., et al. (2002). Traumatische Lebensereignisse und posttraumatische Belastungsstörungen bei alkoholabhängigen Patienten. *Nervenarzt*, Suppl. 1, 200-201.

Langeland, W. & Hartgers, C. (1998). Child sexual and physical abuse and alcoholism: A review. *Journal of Studies on Alcohol, 59*, 336-348.

Lawrence, D. H. (1971). Change. In V. de Sola Pinto & W. Roberts (Eds.), *The Complete Poems of D. H. Lawrence* (p. 727). New York: Viking.

Lerner, H. G. (1988). *Women in Therapy*. Northvale, NJ: Jason Aronson.

Lewinsohn, P. M. (1984). *The Coping with Depression Course: A Psychoeducational Intervention for Unipolar Depression*. Eugene, OR: Castalia Publishing Company.

*Linehan, M. M. (1993). *Skills Training for Treating Borderline Personality Disorder*. New York: Guilford.

Linehan, M. M., Schmidt, H., Dimeff, L. A., Craft, J. C., Kanter, J. & Comtois, K. E. (1999). Dialectical behavior therapy for patients with borderline personality disorder and drug-dependence. *American Journal on Addictions, 8*, 279-292.

Lorde, A. (1980). *The Cancer Journals*. Argyle, NY: Spinsters, Ink.

Luborsky, L., Crits-Christoph, P., McLellan, A. T., Woody, G., Piper, W., Liberman, B., Imber, S. & Pukonis, P. (1986). Do therapists vary much in their success? Findings from four outcome studies. *American Journal of Orthopsychiatry, 56*, 501-512.

Macy, J. (1991). *World as Lover, World as Self*. New York: Parallax.

Maltsberger, J. & Buie, D. (1973). Countertransference hate in the treatment of suicidal patients. *Archives of General Psychiatry, 30*, 625-63 .

Mark, D. & Luborsky, L. (1992). *A manual for the use of supportive-expressive psychotherapy in the treatment of cocaine abusers.* Unpublished manuscript, Philadelphia: University of Pennsylvania.

Marks, I., Lovell, K., Noshirvani, H., Livanou, M. & Thrasher, S. (1998). Treatment of posttraumatic stress disorder by exposure and/or cognitive restructuring: A controlled study. *Archives of General Psychiatry, 55*, 317-325.

*Marlatt, G. & Gordon, J. (1985). *Relapse Prevention: Maintenance Strategies in the treatment of addictive behaviors.* New York: Guilford.

Maslow, A. (1970). *Motivation and Personality* (2nd ed.). New York: Harper & Row.

Maude-Griffin, P. M., Hohenstein, J. M., Humfleet, J. L., Reilly, P. M., Tusel, D. J. & Hall, S. M. (1998). Superior efficacy of cognitive-behavioral therapy for urban crack cocaine abusers: Main and matching effects. *Journal of Consulting and Clinical Psychology, 66*, 832-837.

McCrady, B. & Langenbucher, J. (1996). Alcohol treatment and health care system reform. *Archives of General Psychiatry, 53*, 737-746.

McFall, M. E., Wright, P. W., Donovan, D. M. & Raskind, M. (1999). Multidimensional assessment of anger in Vietnam veterans with posttraumatic stress disorder. *Comprehensive Psychiatry, 40,216-220.*

McKay, M., Rogers, P. & McKay, J. (1989). *When Anger Hurts: Quieting the Storm Within*. Oakland, CA: New Harbinger Publications, Inc.

McLellan, A. T., Woody, G. E., Luborsky, L. & Goehl, L. (1988). Is the counselor an „active ingredient" in substance abuse rehabilitation? An examination of treatment success among four counselors. *Journal of Nervous and Mental Disease, 176*, 423-430.

*Meisler, A. W. (1999). Group treatment of PTSD and comorbid alcohol abuse. In B. H. Young, D. D. Blake, et al. (Eds.), *Group Treatments for Post-traumatic Stress Disorder* (pp. 117-136). Philadelphia, PA: Brunner/Mazel, Inc.

Mercer, D., Carpenter, G., Daley, D., Patterson, C. & Volpicelli, J. (1994*). Addiction Recovery Manual* (Vol. 2). Philadelphia: University of Pennsylvania, Treatment Research Unit.

Miller, B., Downs, W. & Testa, M. (1993). Interrelationships between victimization experiences and women's alcohol use. *Journal of Studies on Alcohol, supplement no. 11*, 109-117.

Miller, N. S. (1995). History and review of contemporary addiction treatment. *Alcoholism Treatment Quarterly, 12*, 1-22.

Miller, W. R., Benefield, R. G. & Tonigan, J. S. (1993). Enhancing motivation for change in problem drinking: A controlled comparison of two therapist styles. *Journal of Consulting and Clinical Psychology, 61*, 455-461.

Miller, W. R. & Page, A. C. (1991). Warm turkey: Other routes to abstinence. *Journal of Substance Abuse Treatment, 8*, 227-232.

Miller, W. R. & Rollnick, S. (1991). *Motivational Interviewing: Preparing People to Change Addictive Behavior*. New York: Guilford.

Miller, W. R., Zweben, A., DiClemente, C. C. & Rychtarik, R. G. (Eds.). (1995). *Motivational Enhancement Therapy Manual* (Vol. 2). Rockville, MD: U.S. Department of Health and Human Services.

Mollica, R. (1988). The trauma story: The psychiatric care of refugee survivors of violence and torture. In F. Ochberg (Ed.), *Post-Traumatic Therapy and Victims of Violence* (pp. 295-314). New York: Brunner/Mazel.

Monti, P. M., Abrams, D. B., Kadden, R. M. & Cooney, N. L. (1989). *Treating Alcohol Dependence: A Coping Skills Training Guide*. New York: Guilford Press.

Nace, E. P. (1988). Posttraumatic stress disorder and substance abuse: Clinical issues. In M. Galanter (Ed.), *Recent Developments in Alcoholism* (Vol. 6, pp. 9-26). New York: Plenum.

Najavits, L. M. (1996). *Cognitive Behavior Therapy of Dual-Diagnosis Women*: NIDA Grant DA-08631.

Najavits, L. M. (1998). *Cognitive-Behavior Therapy for PTSD/Alcohol Use Disorder Adolescent Girls*: NIAAA grant R21 AA12181.

*Najavits, L. M. (2000). Training clinicians in the Seeking Safety treatment for PTSD and substance abuse. *Alcoholism Treatment Quarterly, 18*, 83-98.

*Najavits, L. M., Abueg, F., Brown, P. J., Dansky, B., Keane, T. & Lovern, J. (1998a). *Trauma and substance abuse I: Therapeutic approaches* [Educational video for professionals]. Nevada City, CA: Cavalcade Productions.

*Najavits, L. M., Abueg, F., Brown, P. J., Dansky, B., Keane, T. & Lovern, J. (1998b). *Trauma and substance abuse II: Special treatment issues* [Educational video for professionals]. Nevada City, CA: Cavalcade Productions.

Najavits, L. M., Blackburn, A. L., Shaw, S. R. & Weiss, R. D. (1996a). *An empirical study of cognitive distortions*. Poster presented at the annual meeting of the Association for Clinical Psychosocial Research, Boston.

Najavits, L. M., Crits-Christoph, P. & Dierberger, A. (2000). Clinicians' impact on subtsance abuse treatment. *Substance Use and Misuse, 35*, 216-219.

Najavits, L. M., Dierberger, A. E. & Weiss, R. D. (1999a). PTSD/Substance abuse patients: Treatment utilization and satisfaction. *Poster presented at the 15th annual meeting of the International Society for Traumatic Stress Studies.* Miami, FL.

Najavits, L. M. & Garber, J. (1989). *A cognitive-behavioral group therapy curriculum for inpatient depressed adolescents and adults.* Unpublished manuscript: Vanderbilt University, Nashville, TN.

Najavits, L. M., Gastfriend, D. R., Barber, J. P., Reif, S., Muenz, L. R., Blaine, J., Frank, A., Crits-Christoph, P., Thase, M. & Weiss, R. D. (1998c). Cocaine dependence with and without posttraumatic stress disorder among subjects in the NIDA Collaborative Cocaine Treatment Study. *American Journal of Psychiatry, 155*, 214-219.

Najavits, L. M., Griffin, M. L., Luborsky, L., Frank, A., Weiss, R. D., Liese, B. S., Thompson, H., Nakayama, E., Siqueland, L., Daley, D. & Simon Onken, L. (1995). Therapists' emotional reactions to substance abusers: A new questionnaire and initial findings. *Psychotherapy, 32*, 669-677.

Najavits, L. M., Shaw, S. R. & Weiss, R. D. (1996b). *Outcome of a new psychotherapy for women with posttraumatic stress disorder and substance dependence.* Paper presented at the College of Physicians on Drug Dependence, San Juan, Puerto Rico.

Najavits, L. M. & Weiss, R. D. (1994a). The role of psychotherapy in the treatment of substance use disorders. *Harvard Review of Psychiatry, 2*, 84-96.

Najavits, L. M. & Weiss, R. D. (1994b). Variations in therapist effectiveness in the treatment of patients with substance use disorders: An empirical review. *Addiction, 89*, 679-688.

Najavits, L. M. & Weiss, R. D. (2000). *Seeking Safety and Exposure Therapy for Men with PTSD and Substance Abuse.* Part of a larger grant funded by the Falk Foundation to Roger D. Weiss, 1999-2004.

Najavits, L. M., Weiss, R. D. & Liese, B. S. (1996c). Group cognitive-behavioral therapy for women with PTSD and substance use disorder. *Journal of Substance Abuse Treatment, 13*, 13-22.

Najavits, L. M., Weiss, R. D., Reif, S., Gastfriend, D. R., Siqueland, L., Barber, J. P., Butler, S. F., Thase, M. & Onken, L. S. (1998d). The addiction severity index as a screen for trauma and posttraumatic stress disorder. *Journal of Studies on Alcohol, 59*, 56-62.

*Najavits, L. M., Weiss, R. D. & Shaw, S. R. (1997). The link between substance abuse and posttraumatic stress disorder in women: A research review. *The American Journal on Addictions, 6*, 273-283.

Najavits, L. M., Weiss, R. D. & Shaw, S. R. (1999b). A clinical profile of women with PTSD and substance dependence. *Psychology of Addictive Behaviors, 13*, 98-104.

Najavits, L. M., Weiss, R. D., Nelson, S. R. & Dierberger, A. E. (2000). Psychotherapists' views of treatment manuals. *Professional Psychology: Research and Practice, 31*, 404-408.

Najavits, L. M., Weiss, R. D., Shaw, S. R. & Muenz, L. R. (1998e). „Seeking safety": Outcome of a new cognitive-behavioral psychotherapy for women with posttraumatic stress disorder and substance dependence. *Journal of Traumatic Stress, 11*, 437-456.

Nelson, P. (1994). *There's a Hole in My Sidewalk: The Romance of Self-Discovery.* Hillsboro, OR: Beyond Words.

Neumann, E., Martens, M.S. & Buth, S. (2004). Ambulante Suchthilfe in Hamburg. Statusbericht der Hamburger Basisdatendokumentation. BADO e.V. (Hrsg.). Hamburg: Kreuzfeldt.

Ochberg, F. (1996). The counting methods for ameliorating traumatic memories. *Journal of Traumatic Stress, 9* (4), 873-880.

Ouimette, P. C., Ahrens, C., Moos, R. H. & Finney, J. W. (1998). During treatment changes in substance abuse patients with posttraumatic stress disorder: The influence of specific interventions and program environments. *Journal of Substance Abuse Treatment, 15*, 555-564.

Ouimette, P. C., Brown, P. J. & Najavits, L. M. (1998). Course and treatment of patients with both substance use and posttraumatic stress disorders. *Addictive Behaviors, 23*, 785-795.

Ouimette, P. C., Finney, J. W. & Moos, R. H. (1999). Two-year posttreatment functioning and coping of substance abuse patients with posttraumatic stress disorder. *Psychology of Addictive Behaviors, 13*, 105-114.

*Pearlman, L. A. & Saakvitne, K. W. (1995). *Trauma and the Therapist: Countertransference and Vicarious Traumatization in Psychotherapy with Incest Survivors*. New York: WW Norton.

Peck, M. S. (1997). *People of the Lie: The Hope for Healing Human Evil*. New York: Simon & Schuster.

Perkonigg, A., Kessler, R.C., Storz, S. & Wittchen, H.-U. (2000). Traumatic events and posttraumatic stress disorder in the community: prevalence, risk factors and comorbidity. *Acta Psychiatrica Scandinavica, 101*, 46-59.

Potter-Efron, R. & Potter-Efron, P. (1995). *Letting Go of Anger*. New York: Barnes & Noble Books.

Project MATCH Research Group. (1997). Matching alcoholism treatments to client heterogeneity: Project MATCH posttreatment drinking outcomes. *Journal of Studies on Alcohol, 58*, 7-29.

Putnam, F. (1989). *Diagnosis and Treatment of Multiple Personality Disorder*. New York: Guilford Press.

Rabasca, L. (1999). Women addicts vulnerable to trauma. *American Psychological Association Monitor, 30*, 32.

Rilke, R. M. (1984). *Letters to a Young Poet* (S. Mitchell, Trans.). New York: Random House.

Rilke, R. M. (1996). *Rilke's Book of Hours: Love Poems to God* (A. Barrow & J. Macy, Trans.). New York: Riverhead Books.

Rimm, D. C. & Masters, J. C. (1979). *Behavior Therapy: Techniques and Empirical Findings* (2nd ed.). New York: Academic Press.

Rinaldi, R. C, Steindler, A., Wilford, B. B. & Goodwin, D. (1988). Clarification and standardization of substance abuse terminology. *Journal of the American Medical Association, 259*, 555-557.

Roosevelt, T. (1996). In E. Bruun & R. Getzen (Eds.), *The Book of American Values and Virtues: Our Traditions of Freedom, Liberty and Tolerance* (p. 527). New York: Black Dog & Leventhal.

Root, M. P. (1989). Treatment failures: The role of sexual victimization in women's addictive behavior. *American Journal of Orthopsychiatry, 59*, 542-549.

Rosenheck, R. (1999). *‚Seeking Safety' for Homeless Women Veterans*. New Haven Veterans Administration Project Grant.

Rounsaville, B. J., Glazer, W., Wilber, C. H., Weissman, M. M. & Kleber, H. D. (1983). Short-term interpersonal psychotherapy in methadone-maintained opiate addicts. *Archives of General Psychiatry, 40*, 629-636.

*Ruzek, J. I., Polusny, M. A. & Abueg, F. R. (1998). Assessment and treatment of concurrent posttraumatic stress disorder and substance abuse. In V. M. Follette, J. I. Ruzek & F. R. Abueg (Eds.), *Cognitive-Behavioral Therapies for Trauma* (pp. 226-255). New York: The Guilford Press.

Ruzek, J. I. & Wilser, R. (2000). *Seeking Safety for Men Combat Veterans: A Treatment Outcome Study*. Palo Alto Veterans Administration Project Grant.

Saroyan, W. (1969). *Time of Your Life: A Comedy in Three Acts*. New York: Samuel French.

Satel, S. L., Becker, B. R. & Dan, E. (1993). Reducing obstacles to affiliation with Alcoholics Anonymous among veterans with PTSD and alcoholism. *Hospital and Community Psychiatry, 44*, 1061-1065.

Schäfer, I. (2004). Traumatisierung bei Suchtpatienten – Relevanz und spezifische Behandlungsansätze in der Suchttherapie. In R. Rometsch & D. Sarrazin (Hrsg.), Der Schatten will nicht weichen: Traumaverarbeitung in der Suchtbehandlung. *Forum Sucht, Bd. 36*, 39–44.

Schäfer, I. (2006a). Versorgungsmodelle und Anforderungen an das Hilfesystem. In I. Schäfer & M. Krausz (Hrsg.), *Trauma und Sucht – Konzepte, Diagnostik und Behandlung* (S. 256-270). Stuttgart: Klett-Cotta.

Schäfer, I. (2006b). Gruppentherapeutische Behandlungsprogramme für traumatisierte Suchtpatienten. In R. Basdekis-Josza & M. Krausz (Hrsg.), *Gruppentherapie in der Suchtbehandlung. Konzepte und praktisches Vorgehen* (S. 174-196). Stuttgart: Klett-Cotta.

Schäfer, I. & Najavits, L. M. (2007), Clinical challenges in the treatment of patients with PTSD and substance abuse. *Current Opinion in Psychiatry, 20*, 614-618.

Schäfer, I., Reininghaus, U., Langeland, W., Voss, A., Zieger, N., Haasen, C. & Karow, A. (2007), Dissociative symptoms in alcohol dependent patients: Associations with childhood trauma and substance abuse characteristics. *Comprehensive Psychiatry, 48*, 539-545

Schäfer, I., Schultz, M., Verthein, U. & Krausz, M. (2004). Traumatisierungen bei Suchtpatienten – Relevanz und spezifische Behandlung in der ambulanten Suchttherapie. *Suchttherapie, 5*, 118-123.

Schäfer, M., Schnack, B. & Soyka, M. (2000), Sexueller und körperlicher Mißbrauch während früher Kindheit oder Adoleszenz bei späterer Drogenabhängigkeit. *Psychotherapie Psychosomatik Medizinische Psychologie, 50*, 38-50

Schmid, S. A. (2000). *Prävalenz sexuellen Kindesmissbrauchs bei Opiatabhängigen – Themenbezogene Grundlagen, Konzept, Durchführung und Ergebnisse eines Kontrollgruppenvergleichs*. Berlin: VWB, Verl. für Wiss. und Bildung.

Scurfield, R. M. (1985). Post-Trauma stress assessment and treatment: Overview and formulations. In C. R. Figley (Ed.), *Trauma and Its Wake* (Vol. 1, pp. 219-256). New York: Brunner/Mazel.

Shapiro, F. (1995). *Eye Movement Desensitization and Reprocessing: Basic Principles, Protocols, and Procedures*. New York: Guilford Press.

Shapiro, F. (1999). Eye Movement Desensitization and Reprocessing (EMDR) and the anxiety disorders: Clinical and research implications of an integrated psychotherapy treatment. *Journal of Anxiety Disorders, 13*, 35-67.

*Shay, J. (1994). *Achilles in Vietnam: Combat Trauma and the Undoing of Character*. New York: Simon & Schuster.

*Sobell, M. B. & Sobell, L. C. (1996). *Problem Drinkers: Guided Self-Change Treatment*. New York: Guilford.

Solomon, S. D., Gerrity, E. T. & Muff, A. M. (1992). Efficacy of treatments for posttraumatic stress disorder. *Journal of the American Medical Association, 268*, 633-638.

Spinoza, B. (1979). In *Oxford Dictionary of Quotations* (p. 517). New York: Oxford University Press.

Spinoza, B. (1979). Tractus Politicus (4th ed., pp. 661). Oxford: Oxford University Press.

Stevens, W. (1990). Notes toward a supreme fiction. In H. Stevens (Ed.), *The Palm at the End of the Mind* (p. 212). New York: Vintage.

Stewart, S. H. (1996). Alcohol abuse in individuals exposed to trauma: A critical review. *Psychological Bulletin, 120*, 83-112.

Stewart, S. H., Conrod, P. J., Pihl, R. O. & Dongier, M. (1999). Relations between posttraumatic stress symptom dimensions and substance dependence in a community-recruited sample of substance-abusing women. *Psychology of Addictive Behaviors, 13*, 78-88.

Strupp, H. H. & Binder, J. L. (1984). *Psychotherapy in a New Key: A Guide to Time-Limited Dynamic Psychotherapy*. New York: Basic.

Sullivan, J. M. & Evans, K. (1994). Integrated treatment for the survivor of childhood trauma who is chemically dependent. *Journal of Psychoactive Drugs, 26*, 369-378.

Sullivan, J. M. & Evans, K. (1996). Trauma and chemical dependence: A summary overview of the issues and an integrated treatment approach. *Sexual Addiction and Compulsivity, 3*, 228-249.

Teunißen, S. (2004). Integrative Behandlung von Drogenabhängigkeit und Traumatisierung in der Fachklinik Beusingser Mühle – Beschreibung eines Konzeptentwicklungsprozesses. *Suchttherapie*, 5, 137-139.

Thiel, G. & Szymalla, S. (2006), Belastende Lebenserfahrungen und Therapieergebnisse: Eine explorative Studie in einer stationären Drogentherapieeinrichtung. *Suchttherapie*, 7, 125-131.

Thoereau, H. D. (1987). In *Macmillan Dictionary of Quotations* (p. 582). New York: Macmillan.

*Triffleman, E. (1998). An overview of trauma exposure, posttraumatic stress disorder, and addictions. In H. R. Kranzler & B. J. Rounsaville (Eds.), *Dual Diagnosis and Treatment: Substance Abuse and Comorbid Medical and Psychiatric Disorders* (pp. 263-316). New York: Marcel Dekker.

Triffleman, E., Carroll, K. & Kellogg, S. (1999). Substance dependence posttraumatic stress disorder therapy: An integrated cognitive-behavioral approach. *Journal of Substance Abuse Treatment, 17*, 3-14.

*Trotter, C. (1992). *Double Bind*. Minneapolis: Hazelden Press.

van der Hart, O., Brown, P. & Van der Kolk, B. A. (1989). Pierre Janet's treatment of post-traumatic stress. *Journal of Traumatic Stress, 2*, 379-395.

*Van der Kolk, B. A. (1987). *Psychological Trauma*. Washington, DC: American Psychiatric Press.

Weiss, R. D. & Najavits, L. M. (1998). Overview of treatment modalities for dual diagnosis patients: Pharmacotherapy, psychotherapy, and 12-step programs. In H. R. Kranzler & B. J. Rounsaville (Eds.), *Dual Diagnosis and Treatment: Substance Abuse and Comorbid Medical and Psychiatric Disorders* (pp. 87-105). New York: Marcel Dekker, Inc.

Weiss, R. D., Najavits, L. M., Greenfield, S. F., Soto, J. A., Shaw, S. R. & Wyner, D. (1998a). Validity of substance use self-reports in dually diagnosed outpatients. *The American Journal of Psychiatry, 155*, 127-128.

Weiss, R. D., Najavits, L. M. & Mirin, S. M. (1998b). Substance abuse and psychiatric disorders. In R. J. Frances & S. I. Miller (Eds.), *Clinical Textbook of Addictive Disorders* (2nd ed., pp. 291-318). New York: Guilford Press.

Weissman, A. (1980). The dysfunctional attitude scale. In D. D. Burns (Ed.), *Feeling Good: The New Mood* (pp. 241-255). New York: William Morrow.

Young, J. E. (1999). *Cognitive Therapy for Personality Disorders: A Schema-Focused Approach* (3rd ed.). Sarasota, FL: Professional Resource Press.

Zenker, C., Bammann, K. & Jahn, I. (2002), Ursachen und Differenzierung der Abhängigkeitserkrankungen bei Frauen. *Sucht aktuell, 2*, 15-20.

Zlotnick, C. (1999). *Incarcerated Women with PTSD and Substance Abuse*: National Institute of Justice Grant.

Zlotnick, C., Najavits, L. M., Rohsenow, D. J. & Johnson, D. M. (2003). A cognitive-behavioral treatment for incarcerated women with substance use disorder and posttraumatic stress disorder: Findings from a pilot study. *Journal of Stubstance Abuse Treatment, 25*, 99-105.

Filme zum Thema PTBS und Substanzmissbrauch

PTBS: Beloved (1998); Streetwise (1998); The Great Santini (1980); This Boy's Life (1993); Ponette (1996); The Celebration (1998).

Substanzmissbrauch: When a Man Loves a Woman (1994); Leaving Las Vegas (1995); The Lost Weekend (1945); Trainspotting (1996); Clean and Sober (1988); 28 Days (2000).

Deutschsprachige Literaturempfehlungen

Beck, A. T., Rush, A. J. & Shaw, B. F. (2001). *Kognitive Therapie der Depression*. Weinheim: BeltzPVU.

Beck, A. T., Wright, F. D & Newman, C. F. (1997). *Kognitive Therapie der Sucht*. Weinheim: BeltzPVU.

Boos, A. (2005). *Kognitive Verhaltenstherapie nach chronischer Traumatisierung*. Göttingen: Hogrefe.

Burns, D. (2006). *Feeling Good: Depressionen überwinden, Selbstachtung gewinnen. Sich wieder wohlfühlen lernen – ohne Medikamente.* Paderborn: Junfermann.

Fehm, L. & Helbig, S. (2008). *Hausaufgaben in der Psychotherapie. Strategien und Materialien für die Praxis.* Göttingen: Hogrefe.

Herman, J. L. (2003). *Die Narben der Gewalt. Traumatische Erfahrungen verstehen und überwinden.* Paderborn: Junfermann.

Lindberg, L. & Haasen, C. (2005). *Wenn Cannabis der Seele schadet*. Düsseldorf: Patmos.

Lindenmeyer, J. (2005). *Lieber schlau als blau.* Weinheim: BeltzPVU.

Linehan, M. M. (1996). *Trainingsmanual zur Dialektisch-Behavioralen Therapie der Borderline-Persönlichkeitsstörung.* München: CIP-Medien.

Maercker, A. (2007). *Therapie der posttraumatischen Belastungsstörungen.* Berlin: Springer.

Miller, W. R. & Rollnick, S. (2005). *Motivierende Gesprächsführung.* Freiburg: Lambertus.

Peck, M. S. (1990). *Die Lügner. Eine Psychologie des Bösen und die Hoffnung auf Heilung.* München: Claudius.

Reddemann, L. (2007). *Imagination als heilsame Kraft. Zur Behandlung von Traumafolgen mit ressourcenorientierten Verfahren.* Stuttgart: Klett-Cotta.

Schäfer, I. & Krausz, M. (2006). *Trauma und Sucht. Konzepte, Diagnostik, Behandlung.* Stuttgart: Klett-Cotta.

Schwoon, D. R. (2004). *Basiswissen: Umgang mit alkoholabhängigen Patienten.* Bonn: Psychiatrie-Verlag.

Stavemann, H. H. (2001). *Im Gefühlsdschungel. Emotionale Krisen verstehen und bewältigen.* Weinheim: BeltzPVU.

Die Autorin sowie die Übersetzerinnen und Übersetzer des Bandes

Lisa M. Najavits, PhD, ist Professorin für Psychiatrie an der Medizinischen Fakultät der Universität Boston, Dozentin an der Medizinischen Fakultät der Universität Harvard, klinische Psychologin im „National Center for PTSD" (Veterans Affairs Boston Healthcare System) und Psychologin im McLean Hospital. Sie ist Autorin der Bücher *Seeking Safety: A Treatment Manual for PTSD and Substance Abuse* (2002) und *A Woman's Addiction Workbook* (New Harbinger Press; 2002) sowie von über 125 wissenschaftlichen Publikationen. Sie erhielt 1997 den „Chaim Danieli Young Professional Award" der „International Society for Traumatic Stress Studies", 1998 den „Early Career Award" der „Society for Psychotherapy Research" und 2004 den „Emerging Leadership Award" des „American Psychological Association's Committee on Women". Sie war Präsidentin der „New England Society for Behavior Analysis and Therapy" und ist im Advisory Board von *Psychotherapy Research, Psychology of Addictive Behaviors* und dem *Journal of Gambling Studies*. Dr. Najavits erhielt verschiedentlich Forschungförderung durch das „National Institute of Health" einschließlich eines „Independent Scientist Career Award" des „National Institute on Drug Abuse". Sie ist Mitglied der „American Psychological Association", approbierte Psychologin in Massachusetts, psychotherapeutische Supervisorin und betreibt eine psychotherapeutische Praxis. Sie erhielt ihren Doktortitel in Klinischer Psychologie an der Vanderbilt Universität (Nashville, Tennessee) und ihr Diplom mit Auszeichnung an der Universität von Columbia (New York, New York). Schwerpunkte ihrer klinischen Arbeit und Forschung sind Trauma, PTBS, Substanzabhängigkeit und Psychotherapieforschung. Unter www.seekingsafety.org kann Kontakt zu ihr aufgenommen werden.

Prof. Dr. med. Ingo Schäfer, MPH, Facharzt für Psychiatrie und Psychotherapie, studierte Medizin und Public Health in Tübingen, Bordeaux, Lausanne und Hamburg. Er ist Direktor des Zentrums für Interdisziplinäre Suchtforschung (ZIS) der Universität Hamburg und leitet den Arbeitsbereich Suchtmedizin und abhängiges Verhalten am Universitätsklinikum Hamburg-Eppendorf wo er einen Schwerpunkt zur Behandlung von Suchtkranken mit Traumafolgestörungen etabliert hat. Er führte zahlreiche Studien zu Traumatisierungen bei Suchtkranken durch, darunter ein nationaler Forschungsverbund zur Bedeutung früher Traumatisierungen bei Suchtkranken (CANSAS) und ein aktueller Forschungsverbund zu Trauma und Sucht bei Geflüchteten (PREPARE). Er ist (Ko-) Autor von 170 Publikationen, v. a. zu Themen der Psychotraumatologie und der Suchtmedizin, Koordinator der S-3 Leitlinie zur Behandlung der Posttraumatischen Belastungsstörung (AWMF), Past-Präsident der Deutschsprachigen Gesellschaft für Psychotraumatologie (DeGPT) und Past-Präsident der European Society for Traumatic Stress Studies (ESTSS).

Dipl.-Psych. Martina Stubenvoll ist als Psychologische Psychotherapeutin (VT) seit 2014 in eigener Privatpraxis und seit 2017 in der „Opferhilfe Hamburg e.V. – Beratung bei Gewalt und Trauma". Von 2008 bis 2014 wissenschaftliche Mitarbeiterin der Universitätsklinik Hamburg Eppendorf (UKE) Psychosoziales Zentrum, Arbeitsbereich Sucht und der Forschungsgruppe Trauma und Sucht. Von 2006 bis 2008 wissenschaftliche Mitarbeiterin im Forschungs- und Transferzentrum „Kooperatives Prozessmanagement im Gesundheitswesen" der Hochschule für angewandte Wissenschaften (HAW) Hamburg. Davor langjährige Tätigkeit als Krankenschwester im ambulanten und stationären Bereich.

Dr. med., Dipl.-Politologin Anne Dilling ist als Ärztin in Hamburg tätig. Studium der Politikwissenschaft und Philosophie in Hamburg und St. Petersburg. Studium der Humanmedizin in Berlin und Hamburg.

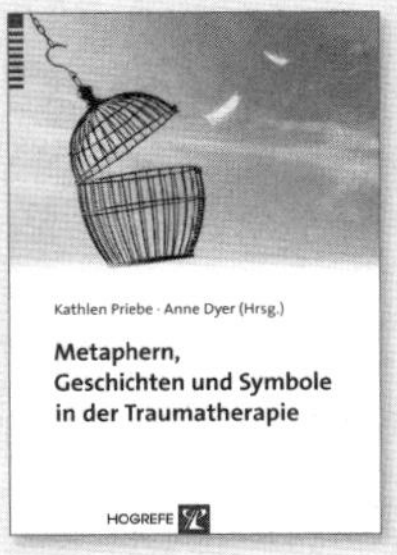

Kathlen Priebe / Anne Dyer (Hrsg.)
Metaphern, Geschichten und Symbole in der Traumatherapie

2014, 261 Seiten,
€ 29,95 / CHF 29.90
ISBN 978-3-8017-2606-5
Auch als eBook erhältlich

Der Band beschreibt verschiedene Metaphern, Geschichten und Symbole, die bei der Behandlung Traumatisierter eingesetzt werden können.

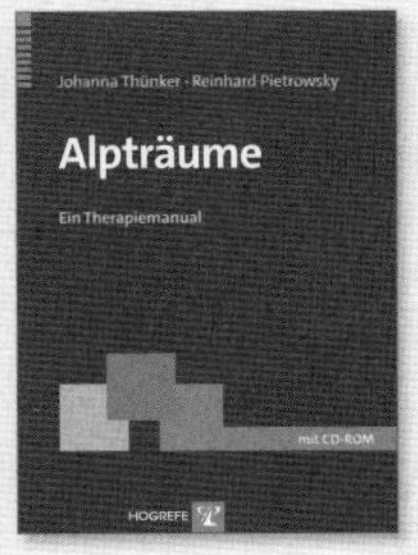

Johanna Thünker / Reinhard Pietrowsky
Alpträume
Ein Therapiemanual

(Reihe: „Therapeutische Praxis")
2011, 106 Seiten, Großformat, inkl. CD-ROM,
€ 39,95 / CHF 53.90
ISBN 978-3-8017-2297-5
Auch als eBook erhältlich

Das Manual beschreibt ein Programm zur Therapie von Alpträumen, welches auf der Imagery-Rehearsal-Therapie basiert und an verschiedenen Patientengruppen evaluiert wurde.

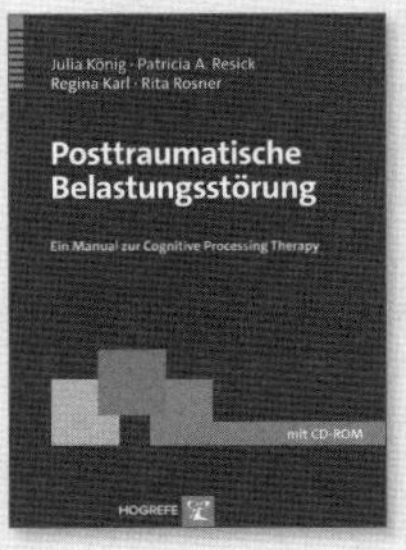

Julia König / Patricia A. Resick / Regina Karl / Rita Rosner
Posttraumatische Belastungsstörung
Ein Manual zur Cognitive Processing Therapy

(Reihe: „Therapeutische Praxis")
2012, 134 Seiten, Großformat, inkl. CD-ROM,
€ 39,95 / CHF 53.90
ISBN 978-3-8017-2419-1
Auch als eBook erhältlich

Die Cognitive Processing Therapy von Patricia A. Resick ist eine bewährte, kognitiv-verhaltenstherapeutische Kurzzeittherapie zur Behandlung der Posttraumatischen Belastungsstörung.

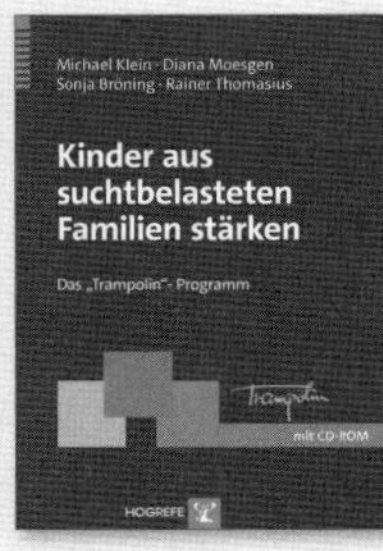

Michael Klein / Diana Moesgen / Sonja Bröning / Rainer Thomasius
Kinder aus suchtbelasteten Familien stärken
Das „Trampolin"-Programm

(Reihe: „Therapeutische Praxis")
2013, 129 Seiten, Großformat, inkl. CD-ROM, € 24,95 / CHF 35.50
ISBN 978-3-8017-2527-3
Auch als eBook erhältlich

Kinder, deren Eltern Alkohol- oder Drogenprobleme haben, sind häufig sehr belastet und in ihrer Entwicklung gefährdet. Das evidenzbasierte Trampolin-Programm stärkt diese Kinder auf vielfache Weise, indem es ihnen effektive Stressbewältigungsstrategien vermittelt.

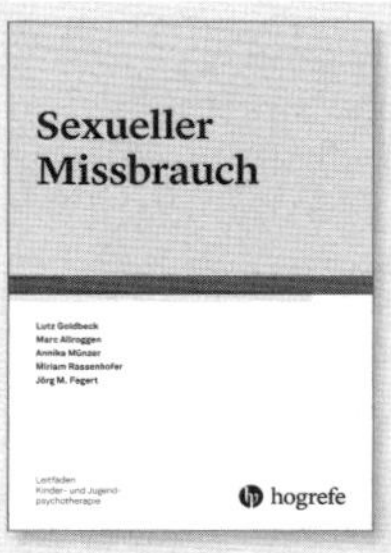

Lutz Goldbeck / Marc Allroggen / Annika Münzer / Miriam Rassenhofer / Jörg M. Fegert
Sexueller Missbrauch

(Reihe: „Leitfaden Kinder- und Jugendpsychotherapie", Band 21)
2017, XVI/138 Seiten,
€ 24,95 / CHF 32.50
(Im Reihenabonnement € 17,95 / CHF 24.50)
ISBN 978-3-8017-1680-6
Auch als eBook erhältlich

Der Leitfaden will Sicherheit im Umgang mit Missbrauchsfällen bzw. Verdachtsfällen vermitteln. Dazu werden u.a. Leitlinien für das Erkennen sexuellen Missbrauchs, für den Umgang mit Verdachtsfällen sowie für die Diagnostik und Therapie beschrieben.

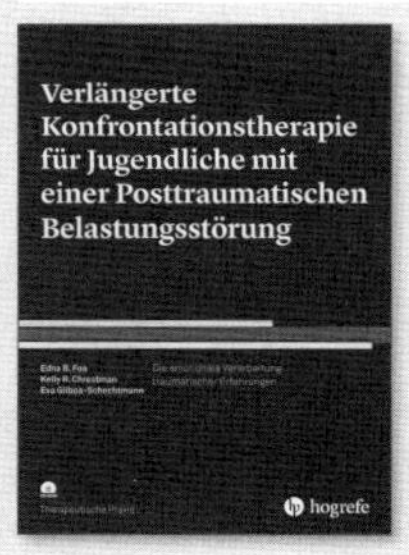

Edna B. Foa / Kelly R. Chrestman / Eva Gilboa-Schechtman
Verlängerte Konfrontationstherapie für Jugendliche mit einer Posttraumatischen Belastungsstörung
Die emotionale Verarbeitung traumatischer Erfahrungen

(Reihe: „Therapeutische Praxis")
2016, 142 Seiten, Großformat, inkl. CD-ROM, € 44,95 / CHF 59.90
ISBN 978-3-8017-2630-0

Das Manual beschreibt die Durchführung der Verlängerten Konfrontationstherapie nach Edna Foa für traumatisierte Jugendliche zwischen 13 und 18 Jahren.